Zahnärztliche Chirurgie

Jochen Jackowski
Hajo Peters
Frank Hölzle
(Hrsg.)

Zahnärztliche Chirurgie

Mit 163 größtenteils farbigen Abbildungen
und 72 Tabellen

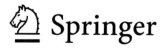 Springer

Herausgeber
Jochen Jackowski
Universität Witten/Herdecke
Witten

Frank Hölzle
Universitätsklinikum
der RWTH Aachen
Aachen

Hajo Peters
Spezialistenpraxis »mundgerecht«
Wien

Das Werk ist 2007 als »Praxisleitfaden Zahnärztliche Chirurgie«
bei Elsevier Urban &Fischer erschienen.

ISBN 978-3-642-54753-9   978-3-642-54754-6 (eBook)
DOI 10.1007/978-3-642-54754-6

Die Deutsche Nationalbibliothek verzeichnet diese Publikation in der Deutschen
Nationalbibliografie; detaillierte bibliografische Daten sind im Internet über
http://dnb.d-nb.de abrufbar.

Springer
© Springer-Verlag GmbH Deutschland 2017,
korrigierte Publikation November 2017

Umschlaggestaltung: deblik Berlin
Fotonachweis Umschlag: © Comstock / Thinkstock.com

Gedruckt auf säurefreiem und chlorfrei gebleichtem Papier

Springer ist Teil von Springer Nature
Die eingetragene Gesellschaft ist Springer-Verlag GmbH Deutschland
Die Anschrift der Gesellschaft ist: Heidelberger Platz 3, 14197 Berlin, Germany

Vorwort

Die Faszination der Zahnärztlichen Chirurgie als der ältesten zahnärztlichen Disziplin geht von ihrer Stellung als Bindeglied zwischen der Zahn-, Mund- und Kieferheilkunde und der Humanmedizin aus.

Systemische Erkrankungen und/oder deren medikamentöse Therapien spiegeln sich häufig in der Mundhöhle wider und bieten sowohl diagnostische als auch therapeutische Herausforderungen. Aus diesem Grund werden heute die Teilgebiete der Oralen Pathologie und Oralen Medizin als wichtiger Bestandteil der universitären Ausbildung im Bereich der Zahnärztlichen Chirurgie mit engem Bezug zur Humanmedizin gelehrt. Auf der anderen Seite erfordert die Beherrschung operativer Techniken große manuelle Geschicklichkeit und perfekte theoretische Vorbereitung, denn operative Eingriffe sind risikobehaftet. Ausführliche Anamnese und Befunderhebung mit klinischen und bildgebenden Verfahren führen zur Erstellung einer Diagnose, auf deren Basis die Therapieoptionen entschieden werden, die dem Patienten in einer verständlichen Aufklärung erläutert werden müssen. Dieser logischen Abfolge liegt die umfassende Kenntnis des Fachgebietes zugrunde, welches sich natürlich durch neue medizinische Leitlinien und aktuell angepasste Nomenklaturen im Laufe der Zeit im Wandel befindet. Wir freuen uns deswegen besonders, dass das vorliegende Werk alle aktuellen wissenschaftlichen Updates (Stand Frühjahr 2017) berücksichtigt. Der nunmehr vorliegende Leitfaden »Zahnärztliche Chirurgie« ersetzt in der Überarbeitung als Neuauflage im Springer-Verlag den im Jahre 2007 erschienenen »Praxisleitfaden Zahnärztliche Chirurgie« (Elsevier GmbH, Urban & Fischer Verlag). Ein Leitfaden ist als »eine komprimierte akademische Einleitung ins Fachgebiet« gedacht und soll daher ausführliche Lehrbücher nicht ersetzen. In Erinnerung an die eigene universitäre Ausbildung und Assistenzzeit war es unsere vorrangige Absicht, ein Buch zur Verfügung zu stellen, das die gegenwärtigen diagnostischen und therapeutischen Strategien in der Zahnärztlichen Chirurgie, Oralpathologie und Oralmedizin ausgewogen und übersichtlich darstellt. Hierbei haben wir uns an den gegenwärtigen Anforderungen der studentischen Ausbildung in Europa orientiert. Wissenschaftliche Grundlagen und praxisorientierte Vorgehensweisen sind so zusammengeführt worden, dass die Informationsbedürfnisse vor allem von Studierenden der Zahn-, Mund- und Kieferheilkunde, Berufseinsteigern und Weiterbildungsärzten abgedeckt werden.

Im Hinblick auf den zunehmenden Umfang von überwiegend digital verfügbaren Informationen sind wir heutzutage mehr denn je verpflichtet, unsere Therapieentscheidungen auf etablierten und wissenschaftlich fundierten Konzepten zu begründen. Hierzu soll das vorliegende Buch ein hilfreicher Wegweiser und Begleiter sein, welcher der digitalen Suchmaschine hinsichtlich der Relevanz (noch) überlegen ist. Nicht zuletzt dient ein gedrucktes Werk als Arbeitsbuch zur Prüfungsvorbereitung und als schnelle Gedächtnisstütze im Klinikalltag. Mögen Sie als Leser und Anwender so viel Freude beim Gebrauch dieses Werkes haben, wie wir an Herzblut und Engagement in den letzten drei Jahren in dessen Erstellung zusammen mit den vielen Fachkollegen investiert haben. Wir freuen uns auf Ihr Feedback!

Sehr zu Dank verpflichtet sind wir allen Bereichsautoren und Mitarbeitern, die durch ihren Beitrag diesen Leitfaden erst möglich gemacht haben. Außerdem danken wir unseren Familien und Freunden, die uns neben den täglichen beruflichen Herausforderungen den zusätzlichen zeitlichen Aufwand für dieses Buch-Projekt mit größtem Verständnis zugestanden haben.

Univ.-Prof. Dr. Jochen Jackowski
Dr. Hajo Peters
Univ.-Prof. Dr. Dr. Frank Hölzle
Witten, Wien und Aachen im Sommer 2017

Die Originalversion des Autorenverzeichnisses in diesem Buch wurde revidiert. Ein Erratum ist online unter https://doi.org/10.1007/978-3-642-54754-6 verfügbar.

Inhaltsverzeichnis

Autorenverzeichnis

Arnoldi, Frederik, Dr. med. dent.
Universität Witten/Herdecke
Fakultät für Gesundheit, Department für Zahn-, Mund- und Kieferheilkunde
Abteilung für Zahnärztliche Chirurgie und Poliklinische Ambulanz
Alfred-Herrhausen-Straße 45
58455 Witten
frederik.arnoldi@uni-wh.de

Baumhoer, Daniel, Prof. Dr. med.
Knochentumor- und DÖSAK-Referenzzentrum
Pathologie/Universitätsspital Basel
Schönbeinstrasse 40
4031 Basel, Schweiz
ktrz@usb.ch

Benz, Korbinian, Dr. med. dent.
Universität Witten/Herdecke
Fakultät für Gesundheit, Department für Zahn-, Mund- und Kieferheilkunde
Abteilung für Zahnärztliche Chirurgie und Poliklinische Ambulanz
Alfred-Herrhausen-Straße 45
58455 Witten
korbinian.benz@uni-wh.de

Brokmann, Jörg, Dr. med.
Uniklinik RWTH Aachen
Zentrale Notaufnahme
Pauwelsstraße 30
52074 Aachen
jbrokmann@ukaachen.de

Dietz, Marisa, Dr. med. dent.
Universität Witten/Herdecke
Fakultät für Gesundheit, Department für Zahn-, Mund- und Kieferheilkunde
Abteilung für Zahnärztliche Chirurgie und Poliklinische Ambulanz
Alfred-Herrhausen-Straße 45
58455 Witten
marisa.dietz@uni-wh.de

Dirsch, Peter
Universität Witten/Herdecke
Fakultät für Gesundheit, Department für Zahn-, Mund- und Kieferheilkunde
Abteilung für Zahnärztliche Chirurgie und Poliklinische Ambulanz
Alfred-Herrhausen-Straße 45
58455 Witten
peter.dirsch@uni-wh.de

Elvers, Dirk, Dr. med. dent.
Uniklinik RWTH Aachen
Klinik und Poliklinik für Mund-, Kiefer- und Gesichtschirurgie
Pauwelsstraße 30
52074 Aachen
delvers@ukaachen.de

Goloborodko, Evgeny, Dr. med.
Uniklinik RWTH Aachen
Klinik und Poliklinik für Mund-, Kiefer- und Gesichtschirurgie
Pauwelsstraße 30
52074 Aachen
egoloborodko@ukaachen.de

Hanisch, Marcel René, Dr. med. dent.
Universitätsklinikum Münster
Klinik und Poliklinik für Mund-, Kiefer- und Gesichtschirurgie
Albert-Schweitzer-Campus 1, Gebäude W 30
Waldeyerstraße 30
48149 Münster
marcel.hanisch@uni-wh.de

Lehrauftrag an der Universität Witten/Herdecke
Fakultät für Gesundheit, Department für Zahn-, Mund- und Kieferheilkunde
Alfred-Herrhausen-Straße 45
58455 Witten
marcel.hanisch@uni-wh.de

Hartmann, Thomas, Ass.Prof. Dr. med.
Allgemeines Krankenhaus der Stadt Wien
Klinische Abteilung für Allgemeine Anästhesie und Intensivmedizin
Medizinische Universität Wien
Währinger Gürtel 18–20
1090 Wien, Österreich
thomas.hartmann@meduniwien.ac.at

Haßfeld, Stefan, Univ.-Prof. Dr. med. Dr. med. dent.
Klinikum Dortmund gGmbH
Klinik für Mund-, Kiefer- und Gesichtschirurgie – Plastische Operationen
Klinikzentrum Nord
Münsterstraße 240
44145 Dortmund
stefan.hassfeld@klinikumdo.de

Hatzmann, Wolfgang, Prof. Dr. med.
Marien-Hospital Witten
Klinik für Frauenheilkunde und Geburtshilfe
Marienplatz 2
58452 Witten
hatzmann@marien-hospital-witten.de

Hölzle, Frank, Univ.-Prof. Dr. med. Dr. med. dent.
Uniklinik RWTH Aachen
Klinik und Poliklinik für Mund-, Kiefer- und Gesichtschirurgie
Pauwelsstraße 30
52074 Aachen
fhoelzle@ukaachen.de

Jackowski, Jochen, Univ.-Prof. Dr. med. dent.
Universität Witten/Herdecke
Fakultät für Gesundheit, Department für Zahn-, Mund- und Kieferheilkunde
Abteilung für Zahnärztliche Chirurgie und Poliklinische Ambulanz
Alfred-Herrhausen-Straße 45
58455 Witten
jochen.jackowski@uni-wh.de

Kesting, Marco, Prof. Dr. med. Dr. med. dent.
Technische Universität München
Klinik und Poliklinik für Mund-, Kiefer-Gesichtschirurgie
Klinikum rechts der Isar
Ismaninger Straße 22
81675 München
marco.kesting@tum.de

Kleine, Martin
Universität Witten/Herdecke
Fakultät für Gesundheit, Department für Zahn-, Mund- und Kieferheilkunde
Abteilung für Zahnärztliche Chirurgie und Poliklinische Ambulanz
Alfred-Herrhausen-Straße 45
58455 Witten
martin.kleine@uni-wh.de

Lethaus, Bernd, PD Dr. med. Dr. med. dent.
Uniklinik RWTH Aachen
Klinik und Poliklinik für Mund-, Kiefer- und Gesichtschirurgie
Pauwelsstraße 30
52074 Aachen
blethaus@ukaachen.de

Maurer, Peter, Prof. Dr. med. Dr. med. dent.
Praxisklinik Prof. Maurer
Wendalinusstraße 5–7
66606 St. Wendel
peter.drmaurer@web.de

Müller, Thomas, Prof. Dr. med.
Klinik für Neurologie
St. Joseph-Krankenhaus Berlin-Weißensee
Gartenstraße 1
13088 Berlin

Neubauer, Horst, PD Dr. med.
St. Elisabeth Hospital Herten gGmbH
Abteilung für Innere Medizin II – Kardiologie und Internistische Intensivmedizin
Im Schloßpark 12
45699 Herten
silvia.filbrand@st-elisabeth-hospital.de

Peters, Hajo, Dr. med. dent.
Spezialistenpraxis mundgerecht
Oralchirurg
Weimarer Straße 5/21
1180 Wien, Österreich
office@mundgerecht.at

Rashad, Ashkan, Dr. med. Dr. med. dent.
Universitätsklinikum Hamburg-Eppendorf
Klinik und Poliklinik für Mund-, Kiefer- und Gesichtschirurgie
Martinistraße 52
20246 Hamburg
a.rashad@uke.de

Rossaint, Rolf, Univ.-Prof. Dr. med.
Uniklinik RWTH Aachen
Klinik für Anästhesiologie
Pauwelsstraße 32
52074 Aachen
rrossaint@ukaachen.de

Schmidt, Heike, Dr. med. dent.
Uniklinik RWTH Aachen
Klinik und Poliklinik für Mund-, Kiefer- und Gesichtschirurgie
Pauwelsstraße 30
52074 Aachen
hschmidt@ukaachen.de

Steiner, Timm, PD Dr. med. Dr. med. dent.
Uniklinik RWTH Aachen
Klinik und Poliklinik für Mund-, Kiefer- und Gesichtschirurgie
Pauwelsstraße 30
52074 Aachen
tsteiner@ukaachen.de

Teichmann, Jan, Dr. med. Dr. med. dent.
Uniklinik RWTH Aachen
Klinik und Poliklinik für Mund-, Kiefer- und Gesichtschirurgie
Pauwelsstraße 30
52074 Aachen
jteichmann@ukaachen.de

Thurmüller, Petra, Dr. med. Dr. med. dent.
Praxis für Mund-, Kiefer- und Gesichtschirurgie
Theaterstraße 17
52062 Aachen
praxis@kieferchirurg-aachen.de

Topoll, Heinz, Prof. Dr. med. dent.
Zahnarzt-Praxis Münster
Kanalstraße 15
48147 Münster
praxis@prof-topoll.de

Weise, Eva, Dr. med. dent.
Uniklinik RWTH Aachen
Klinik und Poliklinik für Mund-, Kiefer- und Gesichtschirurgie
Pauwelsstraße 30
52074 Aachen
evaweise@gmx.de

Wittenborn, Julian, Dr. med. dent.
Uniklinik RWTH Aachen
Klinik und Poliklinik für Mund-, Kiefer- und Gesichtschirurgie
Pauwelsstraße 30
52074 Aachen
jwittenborn@ukaachen.de

Wysluch, Andreas, Dr. med. Dr. med. dent.
Praxisklinik für Mund-, Kiefer- und plastische Gesichtschirurgie
Flössaustraße 22
90763 Fürth
info@mkg-wysluch.com

Zeiß, Hendrik, Dr. jur.
Ehlers & Feldmeier
Rechtsanwälte Notare Fachanwälte
Elisabethstraße 6
44139 Dortmund
zeiss@ehlers-feldmeier.de

Topographische Anatomie

Jochen Jackowski, Hajo Peters

Literatur – 16

J. Jackowski et al. (Hrsg.), *Zahnärztliche Chirurgie*,
DOI 10.1007/978-3-642-54754-6_1, © Springer-Verlag GmbH Deutschland 2017

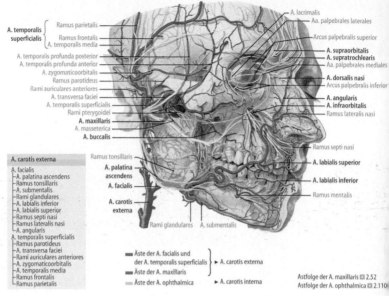

A. temporalis — Ramus parietalis
superficialis — Ramus frontalis
— A. temporalis media
A. temporalis profunda posterior
A. temporalis profunda anterior
A. zygomaticoorbitalis
— Ramus parotideus
Rami auriculares anteriores
A. transversa faciei
A. temporalis superficialis
Rami pterygoidei
A. maxillaris
A. masseterica
A. buccalis

A. lacrimalis
Aa. palpebrales laterales
Arcus palpebralis superior
A. supraorbitalis
A. supratrochlearis
Aa. palpebrales mediales
A. dorsalis nasi
Arcus palpebralis inferior
A. angularis
A. infraorbitalis
Ramus lateralis nasi

Ramus septi nasi
A. labialis superior
A. labialis inferior
Ramus mentalis

A. carotis externa
A. facialis
– A. palatina ascendens
– Ramus tonsillaris
– A. submentalis
– Rami glandulares
– A. labialis inferior
– A. labialis superior
– Ramus septi nasi
– Ramus lateralis nasi
– A. angularis
A. temporalis superficialis
– Ramus parotideus
– A. transversa faciei
– Rami auriculares anteriores
– A. zygomaticoorbitalis
– A. temporalis media
– Ramus frontalis
– Ramus parietalis

Ramus tonsillaris
A. palatina
ascendens
A. facialis

A. carotis
externa

Rami glandulares — A. submentalis

▬ Äste der A. facialis und
der A. temporalis superficialis } ► A. carotis externa
▬ Äste der A. maxillaris
▬ Äste der A. ophthalmica ► A. carotis interna

Astfolge der A. maxillaris ◫ 2.52
Astfolge der A. ophthalmica ◫ 2.110

◫ **Abb. 1.1** Arterien der Gesichtsregion mit äußerer Halsschlagader. (Aus Tillmann 2010; Zeichnung: Clemens Franke)

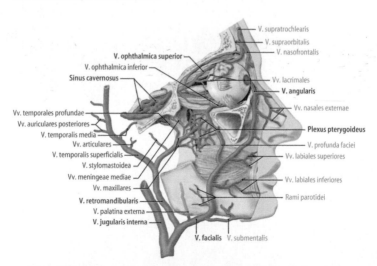

V. supratrochlearis
V. supraorbitalis
V. nasofrontalis
V. ophthalmica superior
V. ophthalmica inferior
Sinus cavernosus
Vv. lacrimales
V. angularis
Vv. nasales externae
Vv. temporales profundae
Vv. auriculares posteriores
V. temporalis media
Vv. articulares
V. temporalis superficialis
V. stylomastoidea
Vv. meningeae mediae
Vv. maxillares
V. retromandibularis
V. palatina externa
V. jugularis interna
Plexus pterygoideus
V. profunda faciei
Vv. labiales superiores
Vv. labiales inferiores
Rami parotidei
V. facialis V. submentalis

◫ **Abb. 1.2** Innere Drosselvene. (Aus Zilles u. Tillmann 2010; Zeichnung: Clemens Franke)

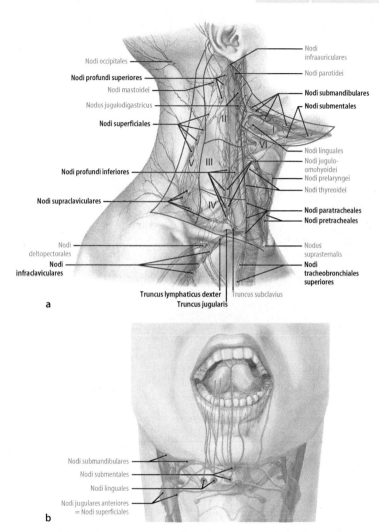

Abb. 1.3 Lymphknoten des Halses. (Aus Zilles u. Tillmann 2010 (**a**) und Tillmann 2010 (**b**))

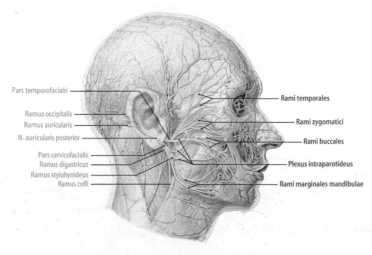

Pars temporofacialis

Ramus occipitalis
Ramus auricularis
N. auricularis posterior

Pars cervicofacialis
Ramus digastricus
Ramus stylohyoideus
Ramus colli

Rami temporales

Rami zygomatici

Rami buccales

Plexus intraparotideus

Rami marginales mandibulae

■ **Abb. 1.4** Gesichtsnerven. (Aus Tillmann 2010; Zeichnung: Clemens Franke)

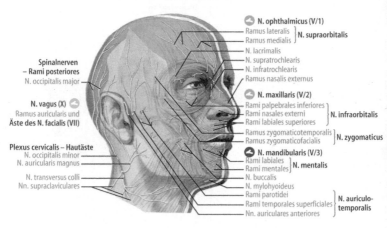

N. ophthalmicus (V/1)
Ramus lateralis ⎫ N. supraorbitalis
Ramus medialis ⎭
N. lacrimalis
N. supratrochlearis
N. infratrochlearis
Ramus nasalis externus

Spinalnerven
– Rami posteriores
N. occipitalis major

N. vagus (X)
Ramus auricularis und
Äste des N. facialis (VII)

Plexus cervicalis – Hautäste
N. occipitalis minor
N. auricularis magnus

N. transversus colli
Nn. supraclaviculares

N. maxillaris (V/2)
Rami palpebrales inferiores ⎫
Rami nasales externi ⎬ N. infraorbitalis
Rami labiales superiores ⎭
Ramus zygomaticotemporalis ⎫ N. zygomaticus
Ramus zygomaticofacialis ⎭

N. mandibularis (V/3)
Rami labiales ⎫ N. mentalis
Rami mentales ⎭
N. buccalis
N. mylohyoideus
Rami parotidei ⎫
Rami temporales superficiales ⎬ N. auriculo-
Nn. auriculares anteriores ⎭ temporalis

■ **Abb. 1.5** Gesicht und Hals, sensible Innervation. (Aus Tillmann 2010; Zeichnung: Clemens Franke)

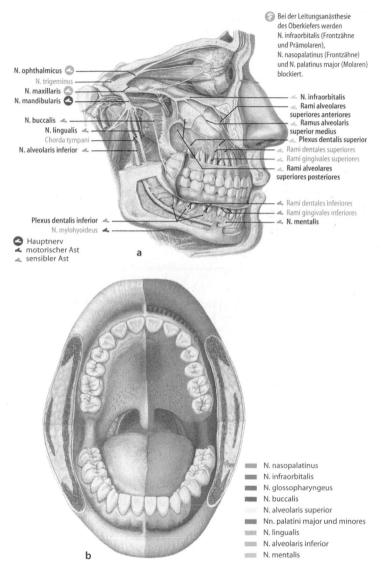

Bei der Leitungsanästhesie des Oberkiefers werden N. infraorbitalis (Frontzähne und Prämolaren), N. nasopalatinus (Frontzähne) und N. palatinus major (Molaren) blockiert.

N. ophthalmicus
N. trigeminus
N. maxillaris
N. mandibularis

N. buccalis
N. lingualis
Chorda tympani
N. alveolaris inferior

N. infraorbitalis
Rami alveolares superiores anteriores
Ramus alveolaris superior medius
Plexus dentalis superior
Rami dentales superiores
Rami gingivales superiores
Rami alveolares superiores posteriores

Rami dentales inferiores
Rami gingivales inferiores
N. mentalis

Plexus dentalis inferior
N. mylohyoideus

Hauptnerv
motorischer Ast
sensibler Ast

a

N. nasopalatinus
N. infraorbitalis
N. glossopharyngeus
N. buccalis
N. alveolaris superior
Nn. palatini major und minores
N. lingualis
N. alveolaris inferior
N. mentalis

b

■ **Abb. 1.6a–c** N. maxillaris und N. mandibularis. **a** Nervenversorgung der Zähne und der Mundhöhle, Ansicht der rechten Seite von lateral, **b** Nervenversorgung der Mundhöhle, **c** N. trigeminus, schematische Darstellung der Trigeminusäste. (Aus Tillmann 2010; Zeichnungen: Clemens Franke (a, c), Claudia Sperlich (b))

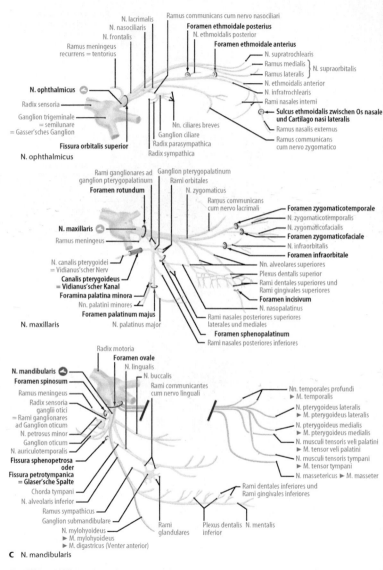

C N. mandibularis

■ **Abb. 1.6** (Fortsetzung)

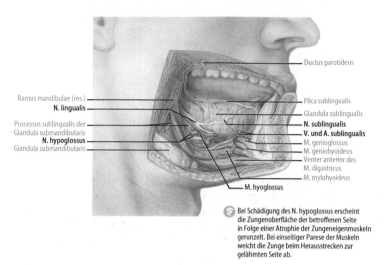

Bei Schädigung des N. hypoglossus erscheint die Zungenoberfläche der betroffenen Seite in Folge einer Atrophie der Zungeneigenmuskeln gerunzelt. Bei einseitiger Parese der Muskeln weicht die Zunge beim Herausstrecken zur gelähmten Seite ab.

□ Abb. 1.7 Mundhöhle. Unterzungenregion und Mundboden der rechten Seite, Einsicht in die Mundhöhle von lateral nach Resektion von Wange und Unterkiefer. (Aus Tillmann 2010)

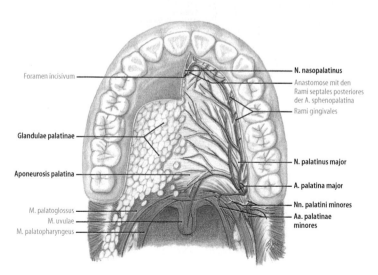

□ Abb. 1.8 Mundhöhle. Strukturen und Leitungsbahnen des harten und weichen Gaumens, Ansicht von vorn-unten. (Aus Tillmann 2010; Zeichnung: Claudia Sperlich)

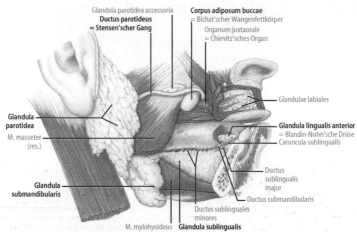

Glandula parotidea accessoria
**Ductus parotideus
= Stensen'scher Gang**

Corpus adiposum buccae
= Bichat'scher Wangenfettkörper

Organum juxtaorale
= Chievitz'sches Organ

Glandulae labiales

**Glandula
parotidea**

M. masseter
(res.)

Glandula lingualis anterior
= Blandin-Nuhn'sche Drüse
Caruncula sublingualis

Ductus
sublingualis
major

**Glandula
submandibularis**

Ductus submandibularis

Ductus sublinguales
minores

M. mylohyoideus   **Glandula sublingualis**

Zur Darstellung der Unterzungendrüse wurde ein Teil des Unterkiefers reseziert.

⬛ Abb. 1.9 Speicheldrüsen der rechten Seite, Ansicht von lateral. (Aus Tillmann 2010; Zeichnung: Claudia Sperlich)

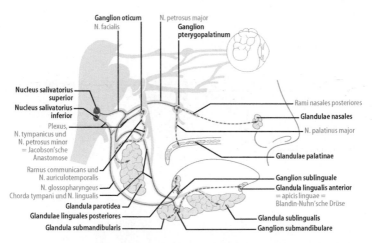

Ganglion oticum
N. facialis

N. petrosus major

**Ganglion
pterygopalatinum**

**Nucleus salivatorius
superior**
**Nucleus salivatorius
inferior**

Plexus,
N. tympanicus und
N. petrosus minor
= Jacobson'sche
Anastomose

Ramus communicans und
N. auriculotemporalis

N. glossopharyngeus
Chorda tympani und N. lingualis

Glandula parotidea
Glandulae linguales posteriores
Glandula submandibularis

Rami nasales posteriores

Glandulae nasales

N. palatinus major

Glandulae palatinae

Ganglion sublinguale
Glandula lingualis anterior
= apicis linguae =
Blandin-Nuhn'sche Drüse

Glandula sublingualis
Ganglion submandibulare

⬛ Abb. 1.10 Unterkieferspeicheldrüsen. Innervation der Drüsen im Kopfbereich. (Aus Tillmann 2010; Zeichnung: Clemens Franke)

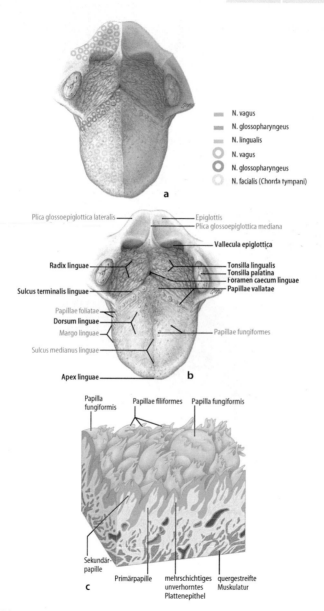

Abb. 1.11 Somatosensibilität der Zunge. (Aus Tillmann 2010 (**a**) und Zilles u. Tillmann 2010 **b**, **c**); Zeichnungen: Claudia Sperlich (a, b), Ingrid Schobel (c))

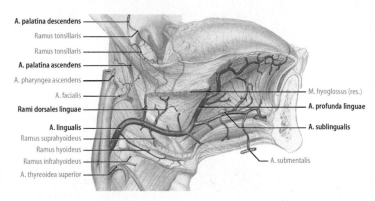

A. palatina descendens
Ramus tonsillaris
Ramus tonsillaris
A. palatina ascendens
A. pharyngea ascendens
A. facialis
Rami dorsales linguae
A. lingualis
Ramus suprahyoideus
Ramus hyoideus
Ramus infrahyoideus
A. thyreoidea superior

M. hyoglossus (res.)
A. profunda linguae
A. sublingualis
A. submentalis

■ **Abb. 1.12** Arterielle Versorgung der Zunge und der Mundbodenregion. (Aus Zilles u. Tillmann 2010)

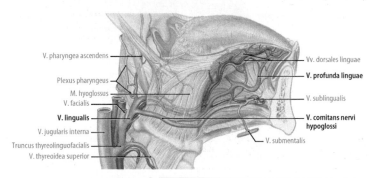

V. pharyngea ascendens
Plexus pharyngeus
M. hyoglossus
V. facialis
V. lingualis
V. jugularis interna
Truncus thyreolinguofacialis
V. thyreoidea superior

Vv. dorsales linguae
V. profunda linguae
V. sublingualis
V. comitans nervi hypoglossi
V. submentalis

■ **Abb. 1.13** Venöser Abfluss und Innervation der Zunge. (Aus Zilles u. Tillmann 2010)

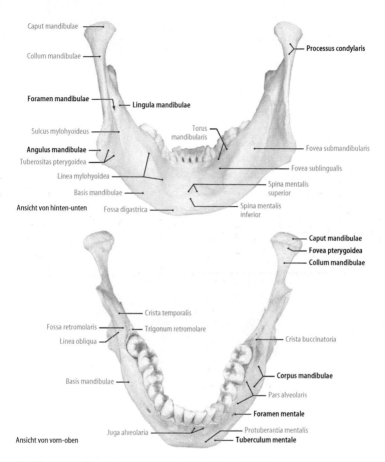

Caput mandibulae

Collum mandibulae

Processus condylaris

Foramen mandibulae

Lingula mandibulae

Sulcus mylohyoideus

Torus mandibularis

Angulus mandibulae

Fovea submandibularis

Tuberositas pterygoidea

Linea mylohyoidea

Fovea sublingualis

Basis mandibulae

Spina mentalis superior

Ansicht von hinten-unten   Fossa digastrica

Spina mentalis inferior

Caput mandibulae

Fovea pterygoidea

Collum mandibulae

Crista temporalis

Fossa retromolaris

Trigonum retromolare

Linea obliqua

Crista buccinatoria

Corpus mandibulae

Basis mandibulae

Pars alveolaris

Foramen mentale

Juga alveolaria

Protuberantia mentalis

Ansicht von vorn-oben

Tuberculum mentale

■ **Abb. 1.14** Vollbezahnter Unterkiefer. (Aus Tillmann 2010)

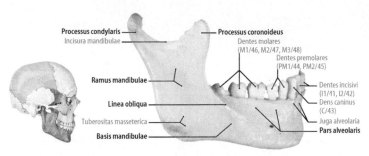

Abb. 1.15 Vollbezahnter Unterkiefer. Ansicht der rechten Seite von lateral. (Aus Tillmann 2010)

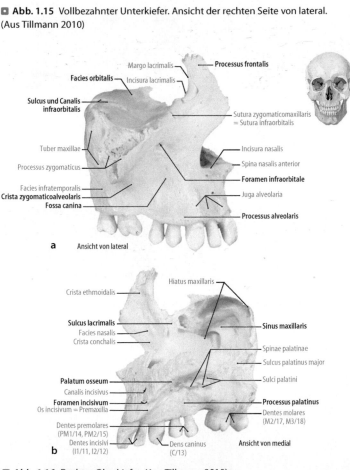

Abb. 1.16 Rechter Oberkiefer. (Aus Tillmann 2010)

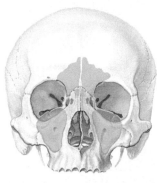

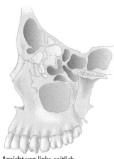

Ansicht von links-seitlich

a   Ansicht von vorn

🔵 Entzündungen der Nasennebenhöhlen (Sinusitis) sind eine häufige
Erkrankung in Mitteleuropa. Beim
Erwachsenen ist die Kieferhöhle,
beim Kind sind die Siebbeinzellen
am häufigsten betroffen.

▬ Sinus frontalis
▭ Cellulae ethmoidales anteriores
▬ Cellulae ethmoidales posteriores
▭ Sinus sphenoidalis
▭ Sinus maxillaris

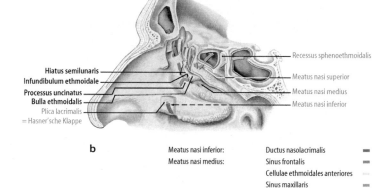

Hiatus semilunaris
Infundibulum ethmoidale
Processus uncinatus
Bulla ethmoidalis
Plica lacrimalis
= Hasner'sche Klappe

Recessus sphenoethmoidalis
Meatus nasi superior
Meatus nasi medius
Meatus nasi inferior

b   Meatus nasi inferior: Ductus nasolacrimalis   ▬

Meatus nasi medius: Sinus frontalis   ▬
                            Cellulae ethmoidales anteriores   ▭
                            Sinus maxillaris   ▬
Meatus nasi superior: Cellulae ethmoidales posteriores ▭
Recessus sphenoethmoidalis: Sinus sphenoidalis   ▬

■ **Abb. 1.17** Gesichtsschädel. **a** Projektion der Nasennebenhöhlen auf den Schädel.
b Seitliche Nasenwand der rechten Seite. Mündung der Nasennebenhöhlen und des
Tränennasenganges, Ansicht von medial. (Aus Tillmann 2010)

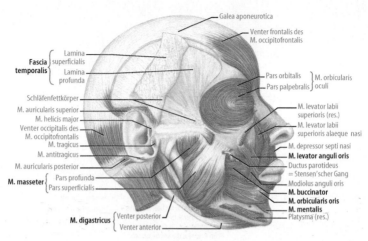

◻ Abb. 1.18 Kaumuskulatur. (Aus Zilles u. Tillmann 2010; Zeichnung: Claudia Sperlich)

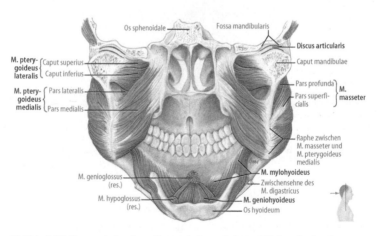

◻ Abb. 1.19 Kaumuskeln, obere Zungenbeinmuskeln und Kiefergelenke, dargestellt an einem Frontalschnitt durch den Kopf, Ansicht von hinten. (Aus Tillmann 2010; Zeichnung: Claudia Sperlich)

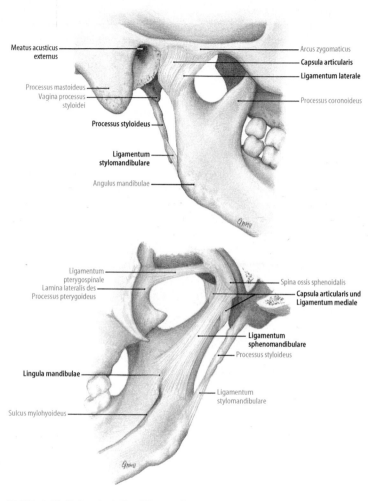

Meatus acusticus externus
Processus mastoideus
Vagina processus styloidei
Processus styloideus
Ligamentum stylomandibulare
Angulus mandibulae
Arcus zygomaticus
Capsula articularis
Ligamentum laterale
Processus coronoideus

Ligamentum pterygospinale
Lamina lateralis des Processus pterygoideus
Lingula mandibulae
Sulcus mylohyoideus
Spina ossis sphenoidalis
Capsula articularis und Ligamentum mediale
Ligamentum sphenomandibulare
Processus styloideus
Ligamentum stylomandibulare

◾ **Abb. 1.20** Kiefergelenk. (Aus Zilles u. Tillmann 2010; Zeichnung: Claudia Sperlich)

Literatur

Tillmann B (2010) Atlas der Anatomie, 2. Aufl. Springer, Berlin Heidelberg

Zilles K, Tillmann B (2010) Anatomie. Springer, Berlin Heidelberg

Präoperative Grundlagen

Hajo Peters, Hendrik Zeiß, Jochen Jackowski

J. Jackowski et al. (Hrsg.), *Zahnärztliche Chirurgie*,
DOI 10.1007/978-3-642-54754-6_2, © Springer-Verlag GmbH Deutschland 2017

2.1   Medizinrecht

Hendrik Zeiß, Jochen Jackowski

Jeder Arzt kommt im Rahmen seiner beruflichen Tätigkeit mit verschiedenen Gebieten des Rechtes in Berührung.

Das ärztliche Berufsrecht ist Teil des **Öffentlichen Rechts** und regelt unter anderem den Zugang zum ärztlichen Beruf und die ärztlichen Standespflichten. Gesetzliche Vorschriften zu den Beziehungen zwischen Ärzten und gesetzlichen Krankenkassen einschließlich der ärztlichen Selbstverwaltung finden sich im **Sozialrecht.**

Das Verhältnis zwischen Arzt und Patient ist dem **Zivilrecht** zuzuordnen. Jeder ärztlichen Behandlung liegt ein ausdrücklich oder stillschweigend geschlossener Behandlungsvertrag zugrunde (▶ Abschn. 2.1.1). Regelungen zum Abschluss eines solchen Vertrages und den sich hieraus ergebenden Verpflichtungen finden sich im Bürgerlichen Gesetzbuch (BGB). Ein besonderes Augenmerk ist dabei auf die ärztliche Sorgfaltspflicht zu legen (▶ Abschn. 2.1.2). Diese betrifft nicht nur die Behandlung als solche, sondern auch die Aufklärung (▶ Abschn. 2.1.3) des Patienten und die Dokumentation (▶ Abschn. 2.1.4). Eine Verletzung der ärztlichen Sorgfalt kann Schadensersatzansprüche des Patienten begründen (▶ Abschn. 2.1.5).

Schließlich kommt der Arzt im Rahmen seiner beruflichen Tätigkeit täglich mit dem **Strafrecht** in Berührung, was ihm jedoch in den wenigsten Fällen bewusst ist. Hier geht es vor allem um die mögliche Verwirklichung der Straftatbestände der Körperverletzung durch den ärztlichen Heileingriff und der unterlassenen Hilfeleistung aufgrund besonderer ärztlicher Fähigkeiten (▶ Abschn. 2.1.6).

2.1.1   Der Behandlungsvertrag

Die Beziehung zwischen Arzt und Patient stellt keine gewöhnliche vertragliche Beziehung dar. Vielmehr ist das Arzt-Patienten-Verhältnis geprägt von ethischen und standesrechtlichen Einflüssen (BVerfG NJW 1979, 1925, 1930). Auf Seiten des Patienten ist zu berücksichtigen, dass dieser dem Arzt ein besonderes Maß an Vertrauen entgegen bringen muss. Auf der Seite des Arztes ist zu berücksichtigen, dass die ärztliche Tätigkeit besonders »gefahrgeneigt« ist. Dies ist zum einen in der Unberechenbarkeit des menschlichen Organismus begründet und zum anderen in den zum Teil erheblichen Konsequenzen, die der Eingriff für den Patienten haben kann. Diese Besonderheiten der Beziehung zwischen Arzt und Patient treten angesichts des Fortschrittes der Medizin und der zunehmend monetären

Betrachtungsweise auch des Arztvertrages zum Teil in den Hintergrund. Einzelne Operationen werden heutzutage quasi als Standard betrachtet mit der Folge, dass der Patient den Eintritt eines bestimmten Heilerfolges geradezu erwartet.

Trotz allem wird der Arztvertrag weder als Vertrag sui generis noch als Werkvertrag betrachtet, sondern als **Dienstvertrag**. Der Arzt schuldet eine sachgerechte Behandlung des Kranken, also seine ärztliche Tätigkeit, nicht aber den gewünschten Erfolg, nämlich die Heilung des Kranken. Dies gilt auch für eine zahnprothetische Behandlung, denn zahnärztliche Leistungen sind Dienste höherer Art (BGH NJW 2011, 1674, 1674; BGH NJW 1975, 305, 306). Das Gewährleistungsrecht des Werkvertrages gilt aber, soweit eine spezifisch zahnärztliche Heilbehandlung nicht vorliegt, sondern es nur um die technische Anfertigung der Prothese geht (BGH NJW 2011, 1674, 1674; BGH NJW 1975, 305, 306).

Am 26.02.2013 trat das **Gesetz zur Verbesserung der Rechte von Patientinnen und Patienten** in Kraft. Mit diesem verkürzt als **Patientenrechtegesetz** bezeichneten Gesetz wurden die **§§ 630a bis 630h BGB** geschaffen. In den neuen Regelungen geht es um den jetzt in § 630a BGB definierten **Behandlungsvertrag**. Der zivilrechtlichen Einordnung als Dienstvertrag folgend wurden die Vorschriften im Anschluss an die bereits existierenden Bestimmungen zum Dienstvertrag in das Gesetz integriert. Der Gesetzgeber hat im Wesentlichen die seit vielen Jahren gefestigte höchstrichterliche Rechtsprechung zum Behandlungsvertrag kodifiziert. Wenn auch in der für den juristischen Laien häufig etwas unverständlichen Gesetzessprache formuliert, so ist doch die Lektüre dieser acht Paragraphen jedem Arzt zu empfehlen.

Die gesetzliche Definition des Behandlungsvertrages in **§ 630a Abs. 1 BGB** lautet:

(1) Durch den Behandlungsvertrag wird derjenige, welcher die medizinische Behandlung eines Patienten zusagt (Behandelnder), zur Leistung der versprochenen Behandlung, der andere Teil (Patient) zur Gewährung der vereinbarten Vergütung verpflichtet, soweit nicht ein Dritter zur Zahlung verpflichtet ist.

§ 630c Abs. 1 BGB bestimmt:

(1) Behandelnder und Patient sollen zur Durchführung der Behandlung zusammenwirken.

Wenn in den §§ 630a bis 630h BGB von dem Behandelnden die Rede ist, so meint das Gesetz denjenigen, mit dem der Behandlungsvertrag zustande kommt. Ist dies ein Krankenhausträger oder eine andere Einrichtung, so erfolgt die Durchführung der Behandlung in der Regel durch angestellte Ärzte. Soweit in diesem Kapitel von dem Behandelnden die Rede ist, so ist damit auch der die Behandlung tatsächlich durchführende Arzt gemeint.

2.1.2 Sorgfaltspflicht

§ 630a Abs. 2 BGB normiert die allgemeine Sorgfaltspflicht des Arztes:

(2) Die Behandlung hat nach den zum Zeitpunkt der Behandlung bestehenden, allgemein anerkannten fachlichen Standards zu erfolgen, soweit nicht etwas anderes vereinbart ist.

Maßstab der ärztlichen Sorgfalt ist also nach wie vor der sog. **Facharztstandard.** Dieser gibt Auskunft darüber, welches Verhalten von einem gewissenhaften und aufmerksamen Arzt in der konkreten Behandlungssituation aus der berufsfachlichen Sicht seines Fachbereiches im Zeitpunkt der Behandlung erwartet werden kann. Er repräsentiert den jeweiligen Stand der naturwissenschaftlichen Erkenntnisse und der ärztlichen Erfahrung, der zur Erreichung des ärztlichen Behandlungsziels erforderlich ist und sich in der Erprobung bewährt hat (BGH Urt. v. 15.04.2014, VI ZR 382/12).

Der Erkenntnisstand der medizinischen Wissenschaft wird bestimmt durch:

- Richtlinien der medizinischen Gesellschaften und der Bundesärztekammer.
- Leitlinien der Fachgesellschaften.
- Empfehlungen.
- Sachverständige der jeweiligen Fachgebiete.

Anders als Richtlinien besitzen **Leitlinien** nicht den Charakter einer Rechtsnorm. Die *Arbeitsgemeinschaft der Wissenschaftlichen Medizinischen Fachgesellschaften e.V. (AWMF)* definiert auf ihrer Homepage die »Leitlinien« der Wissenschaftlichen Medizinischen Fachgesellschaften als »systematisch entwickelte Hilfen für Ärzte zur Entscheidungsfindung in spezifischen Situationen. Sie beruhen auf aktuellen wissenschaftlichen Erkenntnissen und in der Praxis bewährten Verfahren und sorgen für mehr Sicherheit in der Medizin, sollen aber auch ökonomische Aspekte berücksichtigen. Die ›Leitlinien‹ sind für Ärzte rechtlich nicht bindend und haben daher weder haftungsbegründende noch haftungsbefreiende Wirkung« (www.awmf.org/leitlinien.html).

Der Bundesgerichtshof betont, dass Leitlinien nicht unbesehen mit dem medizinischen Standard gleichzusetzen sind. Leitlinien können in einem Haftungsprozess kein Sachverständigengutachten ersetzen. Zwar können sie im Einzelfall den medizinischen Standard für den Zeitpunkt ihres Erlasses zutreffend beschreiben; sie können aber auch Standards ärztlicher Behandlung fortentwickeln oder ihrerseits veralten (BGH Urt. v. 15.04.2014, VI ZR 382/12).

Trotz dieser Einschränkungen ist die Bedeutung von Leitlinien hoch. Derjenige Behandelnde, der von einer Leitlinie abweicht, hat diese Abweichung im Haftungsfall zu begründen (OLG Hamm Urt. v. 18.06.2014, 3 U 66/14). Die Abweichung kann die Annahme eines groben Behandlungsfehlers rechtfertigen (BGH Urt. v. 07.02.2011, VI ZR 269/09).

Der zivilrechtliche Sorgfaltsmaßstab ist objektiviert. Das bedeutet, dass ein dem medizinischen Facharztstandard zuwiderlaufendes Vorgehen einen **Behandlungsfehler** begründet, auch wenn das Verhalten aus der subjektiven Sicht des Arztes entschuldbar sein mag, etwa weil er es nicht besser wusste (BGH NJW 2003, 2311, 2313; BGH NJW 2001, 1786, 1787). Deshalb muss der Behandelnde die Entwicklung der medizinischen Heilkunde verfolgen und sich entsprechend fortbilden. Persönliche Überforderung entschuldigt nicht (*Weidenkaff* in Palandt 2014, § 630a, Rn. 9).

2.1.3   Selbstbestimmung und Aufklärung

Spricht man von Aufklärung im medizinischen Bereich, so muss man unterscheiden zwischen der **therapeutischen Aufklärung** (auch Sicherungsaufklärung) (▶ unten) und der **Selbstbestimmungsaufklärung** (auch Eingriffsaufklärung). Letztere ist von besonderer Bedeutung und verdient daher die Behandlung in einem gesonderten Abschnitt.

Die besondere Bedeutung der Selbstbestimmungsaufklärung erschließt sich am besten, wenn man sich vor Augen hält, dass grundsätzlich jeder – auch der völlig lege artis durchgeführte – ärztliche Heileingriff die körperliche Unversehrtheit des Patienten verletzt. Dies ist einerseits von strafrechtlicher Relevanz (▶ unten) und begründet andererseits eine zivilrechtliche Haftung des Arztes (BGH NJW 1989, 1538, 1540; BGH NJW 1987, 1481, 1481). Diese zivilrechtliche Haftung entfällt nur dann, wenn der Patient vor der Durchführung des Eingriffes in die Vornahme desselben wirksam eingewilligt hat.

Hierzu bestimmt **§ 630d Abs. 1 S. 1 BGB**:

(1) Vor Durchführung einer medizinischen Maßnahme, insbesondere eines Eingriffes in den Körper oder die Gesundheit, ist der Behandelnde verpflichtet, die Einwilligung des Patienten einzuholen.

Das zweite wesentliche Element der Selbstbestimmungsaufklärung ergibt sich aus dem Verständnis der Beziehung zwischen Arzt und Patient. Die in früheren Zeiten verbreitete Vorstellung, dass der Patient sich den Vorgaben des Arztes zu fügen und keine Fragen zu stellen habe, wurde verdrängt. Heute steht das **Selbstbestimmungsrecht des Patienten** im Vordergrund. Dieser hat das Recht zu erfahren, woran er leidet und was der Arzt zur Linderung seines Leidens plant. Gewiss mag es auch heute Ausnahmen geben, in denen es aus medizinischer Sicht geboten ist, den Patienten gerade nicht umfassend aufzuklären, etwa wenn er unheilbar krank ist und eine Unterrichtung über seinen Krankheitszustand ihn nur zusätzlich psychisch belasten würde. Im Bereich der zahnmedizinischen Behandlung dürfte dies jedoch eher die Ausnahme sein.

Im gleichen Zuge, in dem das Selbstbestimmungsrecht des Patienten an Bedeutung gewonnen hat, hat auch die Aufklärungspflicht des Arztes an Bedeutung gewonnen, denn nur ein umfassend und korrekt aufgeklärter Patient kann selbstbestimmt in den ärztlichen Heileingriff einwilligen. Ist die Aufklärung nicht oder unzureichend erfolgt, so ist eine dennoch erteilte Einwilligung des Patienten unwirksam.

Diesen Zusammenhang zwischen Einwilligung und Aufklärung stellt **§ 630d Abs. 2 BGB** her:

(2) Die Wirksamkeit der Einwilligung setzt voraus, dass der Patient oder im Fall des Absatzes 1 Satz 2 der zur Einwilligung Berechtigte vor der Einwilligung nach Maßgabe von § 630e Absatz 1 bis 4 aufgeklärt worden ist.

Diesem Verständnis folgend bestimmt **§ 630e Abs. 1 BGB**:

(1) Der Behandelnde ist verpflichtet, den Patienten über sämtliche für die Einwilligung wesentlichen Umstände aufzuklären. Dazu gehören insbesondere Art, Umfang, Durchführung, zu erwartende Folgen und Risiken der Maßnahme sowie ihre Notwendigkeit, Dringlichkeit, Eignung und Erfolgsaussichten im Hinblick auf die Diagnose oder die Therapie. Bei der Aufklärung ist auch auf Alternativen zur Maßnahme hinzuweisen, wenn mehrere medizinisch gleichermaßen indizierte und übliche Methoden zu wesentlich unterschiedlichen Belastungen, Risiken oder Heilungschancen führen können.

Der Gesetzgeber hat damit die von der Rechtsprechung entwickelten Kategorien der Selbstbestimmungsaufklärung, nämlich

- Diagnoseaufklärung
- Verlaufsaufklärung
- Risikoaufklärung

aufgegriffen. Trotz der gesetzlichen Regelung ist diese Unterteilung nicht überholt. Sie hilft, sich die notwendigen Schritte der Aufklärung vor Augen zu führen. Zu beachten ist allerdings, dass sich die einzelnen Bereiche nicht scharf voneinander abgrenzen lassen und es auch zu Überschneidungen mit der Therapie-/Sicherungsaufklärung kommen kann.

Diagnoseaufklärung

Im Rahmen der Diagnoseaufklärung ist der Patient vom Arzt über den medizinischen Befund zu unterrichten. Der Patient muss erfahren, dass er krank ist und an welcher Krankheit er leidet. Er ist über die voraussichtlichen Konsequenzen seiner Erkrankung sowie die Dringlichkeit einer Therapie zu informieren. In diesem Bereich kann es im Einzelfall geboten sein, den Patienten, der an einer unheilbaren, tödlichen Krankheit leidet, nur eingeschränkt oder gar nicht aufzuklären. Auch darf der Arzt den Patienten nicht mit unsicheren Verdachtsdiagnosen belasten.

Verlaufsaufklärung

Die Verlaufsaufklärung umfasst die Unterrichtung des Patienten über die Art, den Umfang und die Durchführung des geplanten Eingriffes. Nach der ständigen Rechtsprechung des Bundesgerichtshofs muss der Patient »im Großen und Ganzen« wissen, worin er einwilligt. Dazu muss er über die Art des Eingriffes und seine nicht ganz außerhalb der Wahrscheinlichkeit liegenden Risiken informiert werden, soweit diese sich für einen medizinischen Laien aus der Art des Eingriffes nicht ohnehin ergeben und für seine Entscheidung von Bedeutung sein können. Dem Patienten muss eine allgemeine Vorstellung von der Schwere des Eingriffes und den spezifisch mit ihm verbundenen Risiken vermittelt werden, ohne diese zu beschönigen oder zu verschlimmern (BGH NJW 2010, 3230, 3231).

Zur Verlaufsaufklärung gehört die Unterrichtung über sichere Folgen des Eingriffes unabhängig davon, ob diese nach mehr oder weniger kurzer Zeit abheilen (z. B. die Bildung eines Hämatoms, Schmerzen) oder bleibende Folgen darstellen (z. B. das Entstehen einer Zahnlücke nach Extraktion, Narbenbildung, Funktionsstörung).

Praxistipp

Das Oberlandesgericht Stuttgart befand am 12.07.2005 (NJW-RR 2005, 1389) über einen Fall, in dem sich eine Patientin am 26.04.1999 einer Implantationsbehandlung unterzogen hatte. Es erfolgte dabei ein Knochenaufbau im Oberkiefer unter Verwendung des Augmentationsmaterials »Bio-Oss«. Die Patientin hatte nach vorheriger Belehrung des behandelnden Zahnarztes in den Eingriff eingewilligt. Im Rahmen der Aufklärung hatte der Zahnarzt darauf hingewiesen, dass das verwendete Material »boviner Herkunft« sei. Die Patientin berief sich nun vor Gericht darauf, ihr sei nicht klar gewesen, dass das Material vom Rind gewonnen worden sei. Ferner sei sie nicht über die Möglichkeit der Entnahme von Knochenmaterial aus dem Beckenkamm unterrichtet worden. Es gelang dem insoweit beweisbelasteten Arzt nicht zu beweisen, dass er die Patientin über Behandlungsalternativen aufgeklärt hatte. Auch gelang ihm nicht die Führung des Nachweises, dass der Patientin klar gewesen sei, was unter »boviner Herkunft« zu verstehen ist. Die von der Patientin abgegebene Einwilligung wurde daher vom Gericht als unwirksam und der Eingriff als rechtswidrig angesehen. Da es dem Arzt außerdem nicht gelang zu beweisen, dass die Patientin in den konkreten Eingriff auch bei ordnungsgemäßer Aufklärung eingewilligt hätte, nahm das Gericht eine Haftung des Arztes für die mit dem Eingriff verbundenen Nachteile und Schmerzen an. Dies obwohl der Eingriff als solcher lege artis durchgeführt wurde, ein Behandlungsfehler also nicht vorlag.

Im Schnittbereich zwischen Verlaufs- und Risikoaufklärung bewegt sich die Unterrichtung des Patienten über die **Erfolgsaussichten** der geplanten Behandlung und mögliche **Behandlungsalternativen**, zu denen auch ein möglicher Verzicht auf den Eingriff gehört. Diesen Teil der Aufklärung hat der Gesetzgeber in § 630e Abs. 1 Satz 2 BGB besonders hervorgehoben. Aufzuklären ist der Patient insbesondere, wenn die Operation nur relativ indiziert und möglicherweise durch eine konservative Behandlung vermeidbar ist (OLG Hamm VersR 2011, 625) oder mehrere Möglichkeiten der Versorgung mit deutlich verschiedener Beanspruchung des Patienten zur Verfügung stehen (OLG Baumburg VersR 2004, 1460).

Praxistipp

Das Oberlandesgericht Stuttgart hatte am 17.04.2001 (VersR 2002, 1286) über folgenden Fall zu entscheiden:
Eine Patientin unterzog sich im Jahre 1993 einer implantologischen Behandlung. Sie erhielt zunächst im Unterkieferbereich ein enossales Implantat und dann 1994 im vollkommen zahnlosen Oberkiefer ein subperiostales Implantat. Nach Eingliederung des Zahnersatzes im Jahre 1995 litt die Patientin unter schmerzhaften Infektionen im Oberkiefer. 1997 wurden die Implantate entfernt und 1999 durch sechs ennossale Implantate ersetzt. Vor der Behandlung war die Patientin von dem Zahnarzt ausweislich eines Aufklärungsformulares über »alternative Behandlungsmethoden ohne Implantate« aufgeklärt worden.
Das Oberlandesgericht sah einen Aufklärungsfehler des Arztes darin, dass dieser die Patientin nicht über die Alternativen (subperiostales und enossales Implantat nach Sinuslift) aufgeklärt hatte. Vor- und Nachteile beider Methoden müssten dem Patienten unterbreitet werden, zumal nach den Angaben des gerichtlich bestellten Sachverständigen bereits im Jahre 1993/94 das subperiostale Implantat nicht mehr empfohlen wurde.
Das Gericht sah darüber hinaus noch einen Behandlungsfehler darin, dass nach Auftreten der Beschwerden im Oberkiefer das subperiostale Implantat nicht rechtzeitig entfernt wurde und verurteilte den Zahnarzt zur Rückzahlung des Honorars von rund 14.000,- DM und Zahlung eines Schmerzensgeldes von 15.000,- DM.

Risikoaufklärung

Das Maß der Risikoaufklärung ist abhängig von der Dringlichkeit des Eingriffes. Bei diagnostischen Eingriffen gelten strengere Maßstäbe als bei dringenden, möglicherweise zur Lebensrettung erforderlichen Operationen. In jedem Fall aber erfordert die Risikoaufklärung eine Unterrichtung des Patienten über die nach medizinischen Erkenntnissen zu befürchtenden Komplikationen und Nebenfolgen der Operation sowie die Gefahr eines Fehlschlagens. Je größer die Gefahr eines Misserfolges, erheblicher Komplikationen oder einer Verschlechterung des Gesundheitszustandes des Patienten ist, desto umfassender ist der Patient über den geplanten Eingriff und mögliche Alternativen hierzu aufzuklären (BGH NJW 1988, 1514, 1515; BGH NJW 1981, 633, 633).

Über die wesentlichen Risiken des Eingriffes ist der Patient auch dann aufzuklären, wenn es zu dem Eingriff keine Alternative gibt. Selbst bei vitaler Indikation eines Eingriffes verlangt das Selbstbestimmungsrecht des

Patienten, dass der Arzt ihm die Möglichkeit belässt, über den Eingriff selbst zu entscheiden und ihn gegebenenfalls abzulehnen, auch wenn ein solcher Entschluss medizinisch unvernünftig ist (BGH NJW 1994, 799, 800; BGH Urt. v. 28.11.1957, 4 StR 525/57).

Aufzuklären ist über die dem Eingriff spezifisch anhaftenden Risiken. Hierzu gehören auch selten auftretende Komplikationen, wenn diese mit erheblichen Folgen für den Patienten verbunden sind. So ist vor einer Weisheitszahnentfernung über das Risiko einer Osteomyelitis aufzuklären (BGH NJW-RR 2003, 1606, 1606).

Durchführung der Aufklärung

Der Frage, wie die Aufklärung durchzuführen ist, widmet sich **§ 630e Abs. 2 bis 5 BGB**:

(2) Die Aufklärung muss
1. mündlich durch den Behandelnden oder durch eine Person erfolgen, die über die zur Durchführung der Maßnahme notwendige Ausbildung verfügt; ergänzend kann auch auf Unterlagen Bezug genommen werden, die der Patient in Textform erhält,
2. so rechtzeitig erfolgen, dass der Patient seine Entscheidung über die Einwilligung wohl überlegt treffen kann,
3. für den Patienten verständlich sein.

Dem Patienten sind Abschriften von Unterlagen, die er im Zusammenhang mit der Aufklärung oder Einwilligung unterzeichnet hat, auszuhändigen.
(3) Der Aufklärung des Patienten bedarf es nicht, soweit diese ausnahmsweise aufgrund besonderer Umstände entbehrlich ist, insbesondere wenn die Maßnahme unaufschiebbar ist oder der Patient auf die Aufklärung ausdrücklich verzichtet hat.
(4) Ist nach § 630d Absatz 1 Satz 2 die Einwilligung eines hierzu Berechtigten einzuholen, ist dieser nach Maßgabe der Absätze 1 bis 3 aufzuklären.
(5) Im Fall des § 630d Absatz 1 Satz 2 sind die wesentlichen Umstände nach Absatz 1 auch dem Patienten entsprechend seinem Verständnis zu erläutern, soweit dieser aufgrund seines Entwicklungsstandes und seiner Verständnismöglichkeiten in der Lage ist, die Erläuterung aufzunehmen, und soweit dies seinem Wohl nicht zuwiderläuft. Absatz 3 gilt entsprechend.

Hiernach sind durch den Behandelnden im Rahmen der Aufklärung folgende Punkte zu beachten:

Wer muss die Aufklärung durchführen?

Die Aufklärung hat grundsätzlich durch den Behandelnden im Sinne des Gesetzes, also durch den Vertragspartner des Patienten zu erfolgen. Der Träger einer ärztlichen Einrichtung hat dafür Sorge zu tragen, dass der aufklärende Arzt fachlich hinreichend qualifiziert ist und die Aufklärung ordnungsgemäß erfolgt. Fachlich qualifiziert ist auch ein noch in der Ausbildung befindlicher Arzt, der über die notwendigen theoretischen Kenntnisse verfügt. Der für die Behandlung verantwortliche Arzt muss vor der Durchführung des Eingriffes die ordnungsgemäße Aufklärung überprüfen.

Wer muss aufgeklärt werden?

Es ist immer derjenige aufzuklären, der in den Eingriff einzuwilligen hat. Bei Volljährigen der Patient selbst, bei Minderjährigen die Eltern und zwar grundsätzlich beide Elternteile. Bei Ausländern kann die Hinzuziehung eines Dolmetschers erforderlich sein. § 630d Abs. 1 S. 2 BGB bestimmt den Adressaten der Aufklärung im Falle eines **einwilligungsunfähigen Patienten**:

(1) (…) Ist der Patient einwilligungsunfähig, ist die Einwilligung eines hierzu Berechtigten einzuholen, soweit nicht eine Patientenverfügung nach § 1901a Absatz 1 Satz 1 die Maßnahme gestattet oder untersagt. Weitergehende Anforderungen an die Einwilligung aus anderen Vorschriften bleiben unberührt. Kann eine Einwilligung für eine unaufschiebbare Maßnahme nicht rechtzeitig eingeholt werden, darf sie ohne Einwilligung durchgeführt werden, wenn sie dem mutmaßlichen Willen des Patienten entspricht.

Ergänzend hierzu sieht § 630e Abs. 4 und 5 BGB vor, dass der Berechtigte in gleicher Weise aufzuklären ist, wie ein einwilligungsfähiger Patient. Zusätzlich ist der einwilligungsunfähige Patient selbst im Rahmen seiner Verständnismöglichkeiten aufzuklären.

Wann muss aufgeklärt werden?

Es ist so rechtzeitig aufzuklären, dass dem Patienten hinreichend Zeit zur Abwägung des »Für und Wider« des Eingriffes bleibt und damit sein Selbstbestimmungsrecht gewahrt ist (BGH NJW 1994, 3010, 3010). Ferner gilt: Je schwerwiegender der Eingriff umso früher hat die Aufklärung zu erfolgen. Bei Wahleingriffen in stationärer Behandlung sollte der Patient bereits bei Vereinbarung des Operationstermines aufgeklärt werden. Bei sonstigen stationären Eingriffen genügt in der Regel eine Aufklärung am Vortag des Eingriffes, wobei der Begriff »Tag« ernst zu nehmen ist. Die

Aufklärung hat bis etwa 17.00 Uhr zu erfolgen. Eine Aufklärung am Vorabend des Eingriffes oder am Tag des Eingriffes selbst ist in der Regel nicht ausreichend (BGH NJW 1998, 2734, 2734). Bei ambulanten und diagnostischen Eingriffen genügt in der Regel eine Aufklärung am Tag des Eingriffes, wobei zwischen Aufklärung und Eingriff mindestens eine Stunde liegen sollte, um dem Patienten eine selbstbestimmte Entscheidungsfindung zu ermöglichen. Eine Aufklärung erst auf dem Operationstisch genügt nicht (BGH NJW 2000, 1784, 1787).

Wie muss aufgeklärt werden?

Die Aufklärung hat mündlich im persönlichen Arzt-Patient-Gespräch zu erfolgen, wobei der Patient Gelegenheit zu Rückfragen haben sollte. Die Hinzuziehung schriftlicher Unterlagen ist auch nach dem Patientenrechtegesetz nicht erforderlich. Dennoch wurden die Anforderungen an die Dokumentation der Aufklärung durch den Gesetzgeber verschärft. Erfolgt die Aufklärung ausschließlich mündlich, so lag es schon bisher im eigenen Interesse des Arztes, eine Dokumentation in der Krankenakte vorzunehmen, um später nicht in Beweisnot zu geraten. Nunmehr sieht § 630f Abs. 2 BGB ausdrücklich vor, dass unter anderem »**Aufklärungen und Einwilligungen**« **in die Patientenakte aufzunehmen** sind. Wird zur Unterstützung der Aufklärung Bezug genommen auf Unterlagen (z. B. schematische Darstellungen der geplanten Operation), so sieht § 630e Abs. 2 S. 1 Ziff. 1 BGB vor, dass diese dem Patienten in Textform zu überlassen sind. Der Begriff Textform verweist auf § 126b BGB, der – kurz gesagt – die Verwendung eines Schriftstücks voraussetzt, das den Aussteller erkennen lässt und durch eine Unterschrift (auch Faksimile) oder in sonstiger Weise abgeschlossen wird. Werden solche Unterlagen zur Unterstützung der Aufklärung herangezogen, so sind diese dem Patienten zu überlassen, wobei insoweit die Überlassung eines identischen Doppels genügt. **Unterzeichnet jedoch der Patient das Dokument, so sieht § 630e Abs. 2 S. 2 BGB vor, dass dem Patienten hiervon zwingend eine Kopie zu überlassen ist!**

Für die in der Praxis regelmäßig anzutreffende Verwendung von **Aufklärungsbögen** (■ Abb. 2.1) gilt daher Folgendes: Auch wenn der Bundesgerichtshof Aufklärungsbögen kritisch gegenüber steht (vgl. BGH NJW 1985, 1399), ist deren Verwendung nach wie vor zu empfehlen. Der Bundesgerichtshof wollte stets sichergestellt wissen, dass die Aufklärung im persönlichen Arzt-Patient-Gespräch erfolgt und sich nicht in der Überreichung von Aufklärungsbögen erschöpft (BGH NJW 1994, 793). Das Erfordernis der mündlichen Aufklärung ist nun gesetzlich normiert. In schwierigen Fällen sollte das Gespräch unter Zeugen geführt werden. Es ist zwingend in der Krankenakte zu dokumentieren. Aufklärungsbögen sollten dem Patienten vor dem eigentlichen Aufklärungsgespräch überreicht werden. Aus dem Aufklärungsbogen kann sich nämlich eine **Frage-last des Patienten** ergeben (vgl. BGH NJW 2000, 1784). Dies kann jedoch nur dann der Fall sein, wenn der Patient vor dem Gespräch Gelegenheit dazu hatte, den Aufklärungsbogen zur Kenntnis zu nehmen. Sodann sollte der Arzt im Aufklärungsgespräch den Patienten zunächst mit seinen eigenen Worten aufklären, wobei auf die graphischen Darstellungen in den Aufklärungsbögen Bezug genommen werden kann und sollte. Anmerkungen, Unterstreichungen, Ergänzungen etc. im Aufklärungsbogen sind zu empfehlen. Wenn Patient und Arzt den Aufklärungsbogen unterzeichnet haben, ist hiervon eine vollständige und lesbare Kopie zu fertigen und diese dem Patienten zu überlassen.

Widerruf der Einwilligung

Hat der Patient auf der Grundlage einer ordnungsgemäßen Aufklärung wirksam in den Eingriff eingewilligt, so liegt es auf der Hand und ist nunmehr in **§ 630b Abs. 3 BGB** ausdrücklich geregelt, dass der Patient die von ihm erteilte Einwilligung jederzeit widerrufen kann:

(3) Die Einwilligung kann jederzeit und ohne Angabe von Gründen formlos widerrufen werden.

Dies gilt selbstverständlich nur vor Durchführung des Eingriffes bzw. bei laufender Behandlungsmaßnahme für die Zukunft. Der Patient kann nicht durch den nachträglichen Widerruf der Einwilligung dem Eingriff die rechtfertigende Grundlage entziehen.

Folgen unterbliebener oder fehlerhafter Aufklärung

Allein aus einer unterbliebenen oder fehlerhaften Aufklärung folgt noch keine zivilrechtliche Haftung des Behandelnden. Eine ohne wirksame Einwilligung durchgeführte Behandlung begründet die Haftung nur, wenn sie zu einem Gesundheitsschaden des Patienten geführt hat (BGH NJW 2008, 2344, 2345). Hierfür genügt jedoch bereits die Vornahme eines operativen Eingriffes, sei dieser noch so indiziert und lege artis durchgeführt (BGH NJW 1987, 1481, 1481).

Der Vorwurf einer unterbliebenen oder fehlerhaften Aufklärung und damit einer unwirksamen Einwilligung wird so für einen Patienten, dem es nicht gelingt, dem Arzt einen konkreten Behandlungsfehler nachzuweisen zum »Notnagel«, um doch noch eine Haftung des Arztes zu begründen, weil aus Sicht des Patienten nicht der gewünschte Heilerfolg eingetreten oder es zu sonstigen Komplikationen gekommen ist, die nicht als schicksalhaft hingenommen werden. Um dieser Argumentation entgegenzuwirken, sollte jeder Arzt seinen Patienten so umfassend wie möglich aufklären und

Qualitätsmanagement-Handbuch

Private Universität Witten/Herdecke gGmbH · Universitäts-Zahnklinik
Alfred-Herrhausen-Str. 50 · 58448 Witten

Chir / Einverständniserklärung für z.-c. Eingriffe.doc
Kapitel 5; Seite 1 von 1

Einverständniserklärung für zahnärztlich-chirurgische Eingriffe

Patient: _____

Folgender Eingriff soll bei mir durchgeführt werden:

_____

_____

_____

Ich hatte Gelegenheit anhand des Merkblattes: ❑ MKG 1/2   ❑ MKG 03   ❑ MKG 4
❑ MKG 5   ❑ MKG 6   ❑ MKG 12   ❑ MKG 14 ❑ MKG 17   ❑ MKG 33
Informationen zu erhalten, die für den vorgesehenen Eingriff als wichtig erachtet werden.
Ferner hatte ich die Gelegenheit zu einem ausführlichen Gespräch mit:

_____
- Name des Behandlers -

Ich wurde auf folgende Risiken hingewiesen:
- ➢ Erfolgsrate bei Wurzelspritzenresektion   ❑
- ➢ Wundheilungsstörung   ❑
- ➢ Eröffnung der Kieferhöhle (MAV)   ❑
- ➢ Sensibilitätsstörung im Versorgungsgebiet   ❑
  - • Nervus alveolaris inferior   ❑
  - • Nervus mentalis   ❑
  - • Nervus lingualis   ❑
- ➢ Kieferbruchgefahr   ❑
- ➢ Schwellung, Schmerz, Nachblutung   ❑
- ➢ sonstige Risiken _____   ❑

> Zu Ihrer Information:
>
> Sensibilitätsstörungen:
> • N. alv. inf.   0,4 bis 4,4%
> • N. lingualis   0,06 bis 1,1%
> (bleibende Schäden bei etwa 1%)
>
> Wundheilungsstörungen
> • Alveolitis   0,5 bis 30%
> • Wundinfektion   1,5 bis 5,8%
>
> Kieferhöhleneröffnung   ca. 11%
>
> Quelle: www.dgzmk.de

Weiter Optionen:
❑ Zuführung von Gewebe aus dem OP-Gebiet zur histopathologischen Untersuchung
❑ _____

Nach einer Lokalanästhesie ist die Reaktionsfähigkeit und damit die
Verkehrstüchtigkeit deutlich herabgesetzt!

Ich habe keine weiteren Fragen.

Witten, den _____   Unterschrift _____

Erstellt am: 15.02.2006	Geprüft / Freigegeben am: 19.10.06	Version: 0
Erstellt von: H. Wiese	Durch: Prof. Dr. J. Jackowski	

◼ **Abb. 2.1** Beispiel eines Aufklärungsbogens

dies beweisbar dokumentieren. Die Beweislast für die Durchführung der Aufklärung liegt beim Behandelnden (▶ unten).

Wirtschaftliche Aufklärung

Schließlich ist der Behandelnde auch zur **wirtschaftlichen Aufklärung** verpflichtet.

Hierzu regelt **§ 630 c Abs. 3 und 4 BGB**:

(3) Weiß der Behandelnde, dass eine vollständige Übernahme der Behandlungskosten durch einen Dritten nicht gesichert ist oder ergeben sich nach den Umständen hierfür hinreichende Anhaltspunkte, muss er den Patienten vor Beginn der Behandlung über die voraussichtlichen Kosten der Behandlung in Textform informieren. Weitergehende Formanforderungen aus anderen Vorschriften bleiben unberührt.

(4) Der Information des Patienten bedarf es nicht, soweit diese ausnahmsweise aufgrund besonderer Umstände entbehrlich ist, insbesondere wenn die Behandlung unaufschiebbar ist oder der Patient auf die Information ausdrücklich verzichtet hat.

Diese gesetzliche Neuregelung ist vor allem dem Umstand geschuldet, dass der weit überwiegende Teil der Bevölkerung gesetzlich krankenversichert ist und davon ausgeht, dass die ärztliche Behandlung nicht mit unmittelbar selbst zu tragenden Kosten verbunden ist. Erfahrungsgemäß gehen allerdings auch beihilfeberechtigte und privat versicherte Patienten davon aus, dass sie die Kosten der ärztlichen Behandlung nicht »aus eigener Tasche« bezahlen müssen, weil sie diese erstattet erhalten. Es ist im Lichte des § 630c Abs. 3 BGB dringend zu empfehlen, jeden Patienten über die voraussichtlichen Kosten der Behandlung zu informieren, wenn nicht ganz sicher ist, dass die Kosten von einem Dritten übernommen werden. Dies gilt ausnahmslos für Privatpatienten bzw. Selbstzahler, da eine mögliche Verpflichtung zur Übernahme der Behandlungskosten durch einen Dritten insoweit nie sicher ist.

2.1.4 Dokumentation

Ein weiterer Bestandteil der ärztlichen Sorgfaltspflicht ist die **Dokumentationspflicht**. Es war bereits vor dem Patientenrechtegesetz gefestigte Rechtsprechung, dass die **ausführliche, sorgfältige und vollständige Dokumentation** der ärztlichen Behandlung/Operation zu den wesentlichen Pflichten des Arztes gegenüber dem Patienten gehört. Die Dokumentation ist zugleich Standespflicht nach § 6 MBO-Z (Musterberufsordnung-Zahnärzte) und zum Teil sogar gesetzliche Pflicht (z. B. in § 43 StrlSchV, § 29 Abs. 2 RöV, § 19 ArbStoffV, § 37 Abs. 3 JarbSchG).

§ 630f BGB enthält nunmehr folgende Regelungen:

(1) Der Behandelnde ist verpflichtet, zum Zweck der Dokumentation in unmittelbarem zeitlichem Zusammenhang mit der Behandlung eine Patientenakte in Papierform oder elektronisch zu führen. Berichtigungen und Änderungen von Eintragungen in der Patientenakte sind nur zulässig, wenn neben dem ursprünglichen Inhalt erkennbar bleibt, wann sie vorgenommen worden sind. Dies ist auch für elektronisch geführte Patientenakten sicherzustellen.

(2) Der Behandelnde ist verpflichtet, in der Patientenakte sämtliche aus fachlicher Sicht für die derzeitige und künftige Behandlung wesentlichen Maßnahmen und deren Ergebnisse aufzuzeichnen, insbesondere die Anamnese, Diagnosen, Untersuchungen, Untersuchungsergebnisse, Befunde, Therapien und ihre Wirkungen, Eingriffe und ihre Wirkungen, Einwilligungen und Aufklärungen. Arztbriefe sind in die Patientenakte aufzunehmen.

(3) Der Behandelnde hat die Patientenakte für die Dauer von zehn Jahren nach Abschluss der Behandlung aufzubewahren, soweit nicht nach anderen Vorschriften andere Aufbewahrungsfristen bestehen.

Zweck der Dokumentation ist die **Therapiesicherung, Rechenschaftslegung und Beweissicherung.** Inhaltlich hat sich die Dokumentation auf **Anamnese, Diagnose und Therapie** zu erstrecken.

Im Bereich der Therapiesicherung dient die Dokumentation dazu, eine fachgerechte Behandlung des Patienten sicherzustellen. Die Arbeitsteilung im ärztlichen Bereich macht es unerlässlich, dass unterschiedliche Behandelnde umfassend über die bei dem Patienten durchgeführten Maßnahmen unterrichtet werden. Unnötige Doppeluntersuchungen sollen vermieden werden.

Die Rechenschaftslegung dient in erster Linie dem Nachweis der erbrachten Leistungen und zwar sowohl zum Zwecke der Prüfung der Abrechnung als auch, um dem Patienten eine Überprüfung der Behandlung durch einen anderen Arzt zu ermöglichen.

Im Rahmen der Beweissicherung sind besonders die Dokumentation der Aufklärung und der Operationsbericht hervorzuheben. Besondere Bedeutung kommt darüber hinaus dem durch den Anästhesisten zu fertigenden Anästhesieprotokoll zu.

Die Frage, ob ein ärztlicher Behandlungsfehler vorliegt, wird in erster Linie anhand des dokumentierten Behandlungsverlaufes beurteilt. Aus diesem Grunde werden von der Rechtsprechung hohe Anforderungen an die **Form** der ärztlichen Dokumentation gestellt. Die Dokumentation muss in einer für den Fachmann klaren Form erfolgen. Nicht erforderlich ist dagegen, dass sie für den Laien verständlich ist. Unschädlich ist ebenfalls, wenn die Dokumentation stichpunktartig erfolgt, schwer lesbar ist oder von einer Helferin verfasst wird. Der Beweiswert der Dokumentation ist jedoch umso größer, je sorgfältiger die Dokumentation erfolgt. Schließlich muss die Dokumentation im unmittelbaren zeitlichen Zusammenhang mit der Behandlung oder dem Eingriff erfolgen. Nachträgliche Korrekturen oder Ergänzungen sind zulässig, sofern Inhalt und Zeitpunkt der Änderung sowie die ursprüngliche Dokumentation erkennbar sind.

Eine Verletzung der Dokumentationspflicht kann einen Schadensersatzanspruch des Patienten wegen der Kosten einer unnötig durchgeführten Doppeluntersuchung auslösen. Darüber hinaus kann sich aus einer fehlenden oder lückenhaften Dokumentation eine Beweiserleichterung zugunsten des Patienten gem. § 630h Abs. 3 BGB ergeben (▶ unten).

Einsicht in die Patientenakte

Bei Anfertigung der Dokumentation ist nicht nur den vorstehenden Vorgaben Rechnung zu tragen. Der Behandelnde sollte sich stets auch bewusst machen, dass **§ 630g BGB** dem Patienten ein Recht auf Einsichtnahme in die Patientenakte gibt:

(1) Dem Patienten ist auf Verlangen unverzüglich Einsicht in die vollständige, ihn betreffende Patientenakte zu gewähren, soweit der Einsichtnahme nicht erhebliche therapeutische Gründe oder sonstige erhebliche Rechte Dritter entgegenstehen. Die Ablehnung der Einsichtnahme ist zu begründen. § 811 ist entsprechend anzuwenden.

(2) Der Patient kann auch elektronische Abschriften von der Patientenakte verlangen. Er hat dem Behandelnden die entstandenen Kosten zu erstatten.

(3) Im Fall des Todes des Patienten stehen die Rechte aus den Absätzen 1 und 2 zur Wahrnehmung der vermögensrechtlichen Interessen seinen Erben zu. Gleiches gilt für die nächsten Angehörigen des Patienten, soweit sie immaterielle Interessen geltend machen. Die Rechte sind ausgeschlossen, soweit der Einsichtnahme der ausdrückliche oder mutmaßliche Wille des Patienten entgegensteht.

Die Möglichkeit der Einschränkung der Einsichtnahme mit Rücksicht auf therapeutische Gründe oder Rechte Dritter betrifft in erster Linie psychotherapeutische Behandlungen (BGH NJW 1989, 764, 765). Außerhalb dieses Bereiches hat der Patient das Recht, das Original der Patientenakte vollständig einzusehen.

2.1.5 Zivilrechtliche Haftung

Führt eine Therapie oder Operation nicht zu dem gewünschten Erfolg und/ oder kommt es darüber hinaus zu einer Verschlechterung der gesundheitlichen Situation des Patienten, wird gelegentlich der Ruf nach einer Entschädigung laut. Hierbei geht es neben dem Ersatz materieller Schäden (Kosten einer Folgebehandlung, Verdienstausfall, Haushaltsführungsschaden) um den Ausgleich immaterieller Schäden. Gem. § 253 Abs. 2 BGB kann derjenige, der eine Körperverletzung oder Gesundheitsschädigung erleidet, eine »billige Entschädigung in Geld« (sog. Schmerzensgeld) fordern. Einen Anspruch auf eine derartige Entschädigung hat der Patient allerdings nur, wenn dem Behandelnden ein Fehler unterlaufen ist, der ihm zivilrechtlich vorzuwerfen und der ursächlich für den Gesundheitsschaden des Patienten geworden ist.

Dass dies so sei, mag der Patient behaupten. Erfolg haben wird er jedoch nur, wenn er seine Behauptung auch beweisen kann.

Erhebt der Patient den Vorwurf, er sei fehlerhaft behandelt und dadurch geschädigt worden, stellt sich für den Juristen das Problem beurteilen zu müssen, ob dem Arzt

- Ein Behandlungsfehler unterlaufen (▶ unten) und
- Dieser Behandlungsfehler ursächlich für einen Schaden bei dem Patienten geworden ist (▶ unten).

Nach den allgemeinen zivilrechtlichen Grundsätzen muss der Patient den Nachweis führen, dass der Behandelnde mit einem Tun oder Unterlassen die ärztliche Sorgfaltspflicht verletzt hat und dass der Sorgfaltspflichtverstoß ursächlich für eine Verletzung seines Körpers oder eine Schädigung seiner Gesundheit geworden ist. Für diese sog. haftungsbegründende Kausalität gilt das Beweismaß des § 286 der Zivilprozessordnung (ZPO). Hiernach muss das Gericht nach freier Überzeugung entscheiden, ob eine Behauptung für wahr zu erachten ist. Dies ist der Fall, wenn für die Behauptung ein so hoher Grad der Wahrscheinlichkeit spricht, dass dieser »den Zweifeln Schweigen gebietet, ohne sie völlig auszuschließen« (BGH NJW 1970, 946).

Die Beweisführung gestaltet sich für den Patienten im Arzthaftungsprozess häufig schwierig. Der Behandelnde kennt die Behandlungsabläufe und die medizinischen Zusammenhänge, während der Patient nur begrenzten Einblick in das Behandlungsgeschehen hat. Aufgrund der Komplexität des menschlichen Organismus fällt es oft schwer, einen Verletzungserfolg einer konkreten Ursache zuzuordnen. Um dem Patienten in seiner Beweisnot zu helfen, hat die Rechtsprechung ergänzend zu den allgemeinen zivilprozessualen Beweisgrundsätzen Fallgruppen entwickelt, deren Vorliegen Beweiserleichterungen zugunsten des Patienten bis hin zu einer völligen Umkehr der Beweislast nach sich ziehen. Mit dem Patientenrechtegesetz fanden die von der Rechtsprechung entwickelten Grundsätze Eingang in § 630h BGB.

Voll beherrschbare Risiken

§ 630h Abs. 1 BGB regelt die **Beweislastumkehr bei sog. voll beherrschbaren Risiken**:

(1) Ein Fehler des Behandelnden wird vermutet, wenn sich ein allgemeines Behandlungsrisiko verwirklicht hat, das für den Behandelnden voll beherrschbar war und das zur Verletzung des Lebens, des Körpers oder der Gesundheit des Patienten geführt hat.

Die Rechtsprechung und mit ihr nunmehr der Gesetzgeber gehen davon aus, dass ein Bereich der **Organisation und Koordination des medizinischen Geschehens** existiert, der außerhalb der Unwägbarkeiten des menschlichen Organismus liegt. Resultiert die Schädigung des Patienten aus diesem Bereich, so wird vermutet, dass der Behandelnde innerhalb dieses Bereiches einen Fehler gemacht hat. Um sich zu entlasten, muss er beweisen, dass er nicht fehlerhaft gehandelt hat.

Voll beherrschbare Behandlungsrisiken betreffen die Organisation der Behandlung und die dafür eingesetzten Geräte und Hilfsmittel. Einen insbesondere für Krankenhäuser wesentlichen Bereich bilden die Anfängereingriffe ohne Anleitung, Assistenz und Kontrolle erfahrener Ärzte (BGH NJW 1993, 2989; BGH NJW 1992, 1560; BGH NJW 1988, 2298; BGH NJW 1984, 655).

Auch die korrekte Lagerung des Patienten auf dem Operationstisch gehört zu den voll beherrschbaren Risiken (BGH NJW 1995, 1618; BGH NJW 1984, 1403).

Zu den voll beherrschbaren Pflichten des Krankenhausträgers gehört es, voll funktionsfähige Geräte zur Verfügung zu stellen und für die Einhaltung der Hygienevorschriften zu sorgen (BGH NJW 1978, 584; BGH NJW 1994, 1594; BGH NJW 1994, 584; BGH NJW 1991, 1541; BGH NJW 1975, 2245; OLG Hamm NJW 1999, 1787; OLG Köln VersR 2000, 974).

Der Arzt begeht eine Pflichtverletzung im voll beherrschbaren Operationsbereich, wenn er im Operationsgebiet Fremdkörper zurücklässt, ohne alle möglichen und zumutbaren Sicherheitsvorkehrungen gegen ein solches Fehlverhalten zu treffen (BGH NJW 1981, 983; OLG Köln VersR 1988, 140).

Fehlerhafte Aufklärung

Der Behandelnde hat nach **§ 630h Abs. 2 BGB** zu beweisen, dass der Patient auf der Grundlage einer ordnungsgemäßen Eingriffsaufklärung wirksam in die Behandlung eingewilligt hat:

(2) Der Behandelnde hat zu beweisen, dass er eine Einwilligung gemäß § 630d eingeholt und entsprechend den Anforderungen des § 630e aufgeklärt hat. Genügt die Aufklärung nicht den Anforderungen des § 630e, kann der Behandelnde sich darauf berufen, dass der Patient auch im Fall einer ordnungsgemäßen Aufklärung in die Maßnahme eingewilligt hätte.

Zur Eingriffsaufklärung und Einwilligung wird auf die obigen Ausführungen verwiesen. Gelingt dem Behandelnden die Beweisführung nicht, so bleibt ihm noch die Möglichkeit, sich auf eine **hypothetische Einwilligung** des Patienten zu berufen. Er muss hierzu darlegen, warum der Patient auch bei ordnungsgemäßer Aufklärung in den Eingriff eingewilligt hätte (Schwere der Erkrankung, Erfolgsprognose). Der Patient seinerseits kann sich darauf berufen, dass er sich bei ordnungsgemäßer Aufklärung in einem echten Entscheidungskonflikt befunden hätte, aus dem heraus eine Ablehnung der Behandlung plausibel erscheint (BGH NJW 1991, 1543; BGH NJW 1991, 2344; BGH NJW 1982, 700). In einem gerichtlichen Verfahren soll der Patient hierzu vom Gericht persönlich angehört werden (BGH NJW 2005, 1364; BGH NJW 1990, 2928).

Unterlassene Dokumentation

Schon nach der bisherigen Rechtsprechung konnte eine unterlassene, unklare, lückenhafte oder verspätete Dokumentation im Falle eines Haftungsprozesses dazu führen, dass sich die Beweislast hinsichtlich eines Behandlungsfehlers zu Ungunsten des Arztes umkehrt (BGH NJW 1999, 863; BGH NJW 1996, 779; BGH NJW 1995, 1611).

§ 630h Abs. 3 BGB sieht nun für den Fall der **Nichtdokumentation einer medizinisch gebotenen wesentlichen Maßnahme** ausdrücklich eine Beweislastumkehr vor:

(3) Hat der Behandelnde eine medizinisch gebotene wesentliche Maßnahme und ihr Ergebnis entgegen § 630f Absatz 1 oder Absatz 2 nicht in der Patientenakte aufgezeichnet oder hat er die Patientenakte entgegen § 630f Absatz 3 nicht aufbewahrt, wird vermutet, dass er diese Maßnahme nicht getroffen hat.

Die Regelung bekräftigt noch einmal die besondere Bedeutung der Dokumentation der ärztlichen Behandlung. Zwar hat der Behandelnde die Möglichkeit zu beweisen, dass die gebotene Maßnahme getroffen wurde. Dies kann beispielsweise mit Zeugen geschehen. Je länger die Behandlung zurückliegt, umso schwerer wird jedoch die Führung eines solchen Beweises fallen.

Übernahmeverschulden

Ein Übernahmeverschulden trifft denjenigen Arzt, der eine Behandlung oder Operation durchführt, obwohl er weiß oder wissen müsste, dass er hierzu mangels ausreichender Kenntnisse oder apparativer Ausstattung nicht in der Lage ist (Anfängeroperation, unterlassene Hinzuziehung eines Konsiliararztes). An die mangelnde Befähigung zur Durchführung der Behandlung knüpft § 630h Abs. 4 BGB an und stellt eine Vermutung für den Ursachenzusammenhang zwischen dieser und dem Schadenseintritt beim Patienten her:

(4) War ein Behandelnder für die von ihm vorgenommene Behandlung nicht befähigt, wird vermutet, dass die mangelnde Befähigung für den Eintritt der Verletzung des Lebens, des Körpers oder der Gesundheit ursächlich war.

Besondere Bedeutung erlangt diese Regelung im Zusammenspiel mit § 630h Abs. 1 BGB, wonach das Zulassen einer Anfängeroperation einen Organisationsmangel darstellt, der als voll beherrschbares Risiko die Vermutung eines Behandlungsfehlers begründet. So kann eine Anfängeroperation sowohl die Vermutung eines Behandlungsfehlers als auch die Vermutung des Ursachenzusammenhanges zwischen Fehler und Schaden des Patienten begründen. Entlasten kann sich der Krankenhausträger, indem er nachweist, dass die Fähigkeiten des Anfängers denjenigen eines Facharztes entsprachen und/oder dass der Schaden seine Ursache nicht in der mangelnden Befähigung des Anfängers hat.

Grober Behandlungsfehler

Für den Fall, dass es dem Patienten gelingt, nachzuweisen, dass der Behandelnde in besonders schwerer Weise gegen die ärztlichen Sorgfaltspflichten verstoßen hat, hat die Rechtsprechung eine Beweislastumkehr hinsichtlich des Ursachenzusammenhanges zwischen diesem Fehler und dem Schaden des Patienten entwickelt (BGH NJW 2008, 1304). Diesen Grundsatz greift nun § 630h Abs. 5 S. 1 BGB auf:

(5) Liegt ein grober Behandlungsfehler vor und ist dieser grundsätzlich geeignet, eine Verletzung des Lebens, des Körpers oder der Gesundheit der tatsächlich eingetretenen Art herbeizuführen, wird vermutet, dass der Behandlungsfehler für diese Verletzung ursächlich war.

Gesetzlich definiert wurde der Begriff des groben Behandlungsfehlers nicht. Hier gilt nach wie vor die vom Bundesgerichtshof entwickelte Definition, wonach ein grober Behandlungsfehler vorliegt, wenn das Fehlverhalten aus objektiver ärztlicher Sicht nicht mehr verständlich erscheint, weil ein solcher Fehler dem behandelnden Arzt »schlechterdings nicht unterlaufen darf«. Es kommt also darauf an, ob das ärztliche Verhalten eindeutig gegen gesicherte und bewährte medizinische Erkenntnisse und Erfahrungen verstieß (BGH NJW 1992, 754; BGH NJW 1983, 2080).

Ob ein von dem Patienten nachzuweisender Behandlungsfehler als grob einzustufen ist, ist eine Frage juristischer Wertung, die im jeweiligen Einzelfall vom Gericht auf der Grundlage der unterbreiteten Fakten vorzunehmen ist (BGH NJW 1988, 1513; BGH NJW 2000, 2737). Da jeweils der Einzelfall zu bewerten ist, können keine allgemeinen Grundsätze aufgestellt werden. Grundsätzlich kann jeder einfache Behandlungsfehler auch in Gestalt eines groben Fehlers auftreten.

Ein grober Behandlungsfehler ist beispielsweise dann anzunehmen, wenn grundlos Standardmethoden zur Bekämpfung möglicher, bekannter Risiken nicht angewandt werden (BGH NJW 1998, 814). Zeigt eine Röntgenaufnahme bei nahezu allen Implantaten einen weit fortgeschrittenen Knochenabbau, so stellt sich die Aufbringung der Suprakonstruktion auf die bereits deutlich geschädigten Implantate bzw. den deutlich geschädigten Kiefer als grober Behandlungsfehler dar (OLG Köln VersR 1998, 35).

Diagnosefehler

Besondere Betrachtung verdienen sog. Diagnosefehler. Ein solcher liegt vor, wenn der Behandelnde einen Befund falsch interpretiert. Da sich die Rechtsprechung bewusst ist, wie schwierig die korrekte Interpretation eines Befundes sein kann, wird ein Diagnosefehler nur dann als grober Behandlungsfehler eingestuft, wenn sich die Diagnose als völlig unvertretbare Fehlleistung darstellt (BGH NJW 1995, 778), also ein vorliegender Befund fundamental falsch eingeschätzt wird (BGH NJW 2011, 1672; BGH NJW-RR 2007, 744).

Unterlassene Befunderhebung

Vom Diagnosefehler zu unterscheiden sind Fehler im Bereich der Befunderhebung und Befundsicherung. Ergeben die Anamnese oder erste Befunde den Verdacht auf das Vorliegen einer Erkrankung, hat der Arzt diesen Verdacht mit den hierfür üblichen Befunderhebungen abzuklären. Unterlässt der Arzt dies, ist die Rechtsprechung weniger nachsichtig als beim Diagnosefehler. Ein Behandlungsfehler wird bereits dann angenommen, wenn die vom Arzt gestellte Diagnose auf der Unterlassung elementarer Befunderhebungen beruht oder die erste Diagnose nicht durch die Einholung von Kontrollbefunden überprüft wird. Über **§ 630h Abs. 5 Satz 2 BGB** führt eine **unterlassene Befunderhebung** zu einer Beweislastumkehr, selbst wenn das Unterlassen der Befunderhebung für sich betrachtet nicht grob fehlerhaft ist:

> (5) (…) Dies gilt auch dann, wenn es der Behandelnde unterlassen hat, einen medizinisch gebotenen Befund rechtzeitig zu erheben oder zu sichern, soweit der Befund mit hinreichender Wahrscheinlichkeit ein Ergebnis erbracht hätte, das Anlass zu weiteren Maßnahmen gegeben hätte, und wenn das Unterlassen solcher Maßnahmen grob fehlerhaft gewesen wäre.

Die Beweislastumkehr greift also bereits ein, wenn die Nichtreaktion auf den nicht erhoben Befund als unverständliche Fehlleistung zu qualifizieren wäre.

Unterlassen der gebotenen therapeutischen Aufklärung

Die therapeutische Aufklärung ist von der Eingriffsaufklärung zu unterscheiden. Während letztere Grundlage der wirksamen Einwilligung des Patienten in die Behandlung ist, ist erstere Bestandteil der ärztlichen Behandlungspflicht. Im Rahmen der therapeutischen Aufklärung oder auch Sicherungsaufklärung ist der Arzt dazu verpflichtet, den Patienten über alle Umstände zu informieren, die zur Sicherung des Heilerfolges und zu einem therapiegerechten Verhalten erforderlich sind (BGH VersR 2005, 227, 228) (Empfehlungen zur Durchführung von Kontrolluntersuchungen, Ratschläge zur korrekten Lebensführung, Hinweise zur Medikation).

Die Verpflichtung des Behandelnden zur Durchführung der therapeutischen Aufklärung wurde mit dem Patientenrechtegesetz in **§ 630c Abs. 2 BGB** fixiert:

> »(2) Der Behandelnde ist verpflichtet, dem Patienten in verständlicher Weise zu Beginn der Behandlung und, soweit erforderlich, in deren Verlauf sämtliche für die Behandlung wesentlichen Umstände zu erläutern, insbesondere die Diagnose, die voraussichtliche gesundheitliche Entwicklung, die Therapie und die zu und nach der Therapie zu ergreifenden Maßnahmen.

Eine Verletzung dieser Pflicht kann unmittelbar zu einer zivilrechtlichen Haftung des Behandelnden führen, wenn sich erweist, dass ein Gesundheitsschaden des Patienten ursächlich auf die Pflichtverletzung zurückzuführen ist. Auch in der Verletzung der Pflicht zur therapeutischen Aufklärung kann ein grober Behandlungsfehler zu sehen sein. Dies etwa, wenn dem Patienten durch die unterbliebene Aufklärung ein erheblicher Schaden droht (BGH NJW 2005, 427; BGH NJW 1989, 2318).

Anscheinsbeweis

Das Institut des Anscheinsbeweises ist keine arzthaftungsrechtliche Beson-
derheit, sondern ein allgemeiner zivilprozessualer Grundsatz, dem jedoch
im Arzthaftungsrecht besondere Bedeutung zukommt. Der Anscheinsbeweis kommt im Arzthaftungsrecht in zwei »Richtungen« zur Anwendung.
Im Kern geht es immer um einen **typischen Geschehensablauf**. Liegt ein
Behandlungsfehler vor, der die eingetretene Schädigung typischerweise zur
Folge hat, greifen die Grundsätze ebenso ein, wie dann, wenn infolge der
Behandlung ein Schaden eingetreten ist, der typischerweise auf einen Behandlungsfehler zurückzuführen ist. Ist das Eine oder das Andere der Fall,
so ist es Sache des Behandelnden, Tatsachen zu beweisen, welche die Möglichkeit eines **atypischen Geschehensablaufes** in ernste Betrachtung
rücken (BGH VersR 1965, 792).

Erkranken z. B. mehrere Patienten eines dauernd Hepatitis-B-Erreger
ausscheidenden Zahnarztes an dieser Infektion, so spricht der Beweis des
ersten Anscheins für eine Ansteckung durch diesen (OLG Köln MedR
1986, 200). Dies gilt jedenfalls dann, wenn der Zahnarzt rissige Hände
hatte und diese bei der Arbeit teilweise ungeschützt ließ (OLG Oldenburg
MedR 1991, 203). Wird der Nervus lingualis bei der Extraktion eines Weis-
heitszahns primär durch ein rotierendes Instrument geschädigt, so spricht
der Anscheinsbeweis für ein Verschulden des Operateurs (OLG Stuttgart
VersR 1999, 1018).

Hinweispflicht

Im Bereich der zivilrechtlichen Haftung des Behandelnden ist noch auf
§ 630c Abs. 2 S. 2 hinzuweisen.

(2) (…) Sind für den Behandelnden Umstände erkennbar, die die Annahme
eines Behandlungsfehlers begründen, hat er den Patienten über diese auf
Nachfrage oder zur Abwendung gesundheitlicher Gefahren zu informieren.
Ist dem Behandelnden oder einem seiner in § 52 Absatz 1 der Strafprozess-
ordnung bezeichneten Angehörigen ein Behandlungsfehler unterlaufen, darf
die Information nach Satz 2 zu Beweiszwecken in einem gegen den Behandelnden oder gegen seinen Angehörigen geführten Straf- oder Bußgeldver-
fahren nur mit Zustimmung des Behandelnden verwendet werden.

Nach dem Wortlaut der Vorschrift trifft die Hinweispflicht den Behandelnden nur, wenn der Patient ihn ausdrücklich nach einem Behandlungsfehler
befragt, oder wenn die Information zur Abwendung gesundheitlicher Gefahren notwendig ist.

2.1.6   Strafrechtliche Relevanz ärztlichen Verhaltens

Körperverletzung

Die Verletzung des Körpers eines anderen ist strafbar. Für die verschiedenen Abstufungen dieser Strafbarkeit finden sich im Strafgesetzbuch (StGB) eine Reihe von Vorschriften (§§ 223 bis 229 StGB). Schon vor mehr als 110 Jahren wurde um die Frage gestritten, ob diese Vorschriften auch Anwendung finden sollen auf Ärzte, die in der Absicht handeln, ihre Patienten zu heilen, auch wenn dies mit einer Körperverletzung (z. B. Schnitt mit dem Skalpell) einhergeht. Anlässlich einer gegen den ausdrücklichen Willen des Vaters eines siebenjährigen Mädchens erfolgten Amputation eines tuberkulös entzündeten Fußes entschied das Reichsgericht im Jahre 1894: **Auch der medizinisch indizierte, lege artis durchgeführte und im Ergebnis erfolgreiche ärztliche Heileingriff stellt eine tatbestandliche Körperverletzung dar** (RG Urt. v. 31.05.1894, RGSt 25, 375). Der Arzt wurde verurteilt, obwohl er dem Mädchen mit der Amputation das Leben gerettet hatte.

Gegen den Widerstand zahlreicher Rechtsgelehrter hielt der Bundesgerichtshof sowohl auf dem Gebiet des Zivilrechtes (BGH Urt. v. 10.07.1954, VI ZR 45/54) als auch auf dem Gebiet des Strafrechtes (BGH Urt. v. 28.11.1957, 4 StR 525/57) an dieser Rechtsprechung fest. Hieran hat sich bis heute nichts geändert.

Damit steht allerdings nicht jeder Arzt bei Ausübung seiner ärztlichen Tätigkeit »mit einem Bein im Gefängnis«. Eine Bestrafung wegen einer Körperverletzung setzt neben dem objektiven Tatbestand ein rechtswidriges und schuldhaftes Handeln voraus. Die Körperverletzung ist nicht rechtswidrig, wenn eine **wirksame Einwilligung** des Patienten in den ärztlichen Eingriff vorliegt. Für die Beantwortung der Frage, ob der Patient wirksam eingewilligt hat, gelten die oben dargestellten zivilrechtlichen Grundsätze. Die wirksame Einwilligung und damit die ordnungsgemäße Aufklärung des Patienten sind damit sozusagen doppelt relevant. Einerseits für die zivilrechtliche Haftung und andererseits für die strafrechtliche Verantwortung.

Liegt mangels ordnungsgemäßer Aufklärung eine wirksame Einwilligung nicht vor, so kann der Eingriff möglicherweise durch die Annahme einer **hypothetischen Einwilligung** gerechtfertigt sein. Voraussetzung hierfür ist, dass der Patient auch bei einer ordnungsgemäßen Aufklärung in den Eingriff eingewilligt hätte.

Ist der Patient nicht dazu in der Lage, in den ärztlichen Eingriff einzuwilligen, etwa weil er bewusstlos ist, kommt als Rechtfertigungsgrund die **mutmaßliche Einwilligung** in Betracht. Für die Annahme einer mutmaßlichen Einwilligung ist der individuelle, mutmaßliche Wille des Patienten zu ermitteln. Es kommt also weder auf die Angaben von Angehörigen noch darauf an, was »man« gemeinhin als vernünftig ansehen würde. Sowohl Äußerungen von Angehörigen als auch der allgemeine Vernunftsmaßstab können jedoch für die Ermittlung des mutmaßlichen Willens des Kranken als Anhaltspunkte herangezogen werden. Das Risiko, hier falsch zu entscheiden, ist groß. Es ist daher zu empfehlen, den Patienten – wenn möglich – vor Eintritt der Entscheidungsunfähigkeit zu befragen oder auf die Erteilung einer Vorsorgevollmacht hinzuwirken. Kann die Operation oder Operationserweiterung ohne gravierende medizinische Nachteile verschoben werden, bis der Patient wieder entscheidungsfähig ist oder ein gesetzlicher Vertreter, Betreuer oder Bevollmächtigter entscheiden kann, so ist in jedem Fall dieser Weg vorzuziehen.

Fehlt es an einer wirksamen Einwilligung, ist in strafrechtlicher Hinsicht weiterhin festzustellen, ob der Arzt auch **schuldhaft** gehandelt hat. Das Strafgesetzbuch unterscheidet zwischen vorsätzlicher und fahrlässiger Körperverletzung. Eine **vorsätzliche Körperverletzung** kann vorliegen, wenn der Arzt gegen den ausdrücklichen Willen des Patienten handelt. Dies ist zum Beispiel der Fall, wenn keine wirksame Einwilligung vorliegt und der Arzt positiv weiß, dass der Patient den Eingriff nicht wünscht. Nur im Falle einer vorsätzlichen Körperverletzung kommen die sog. Qualifikationen, die das Strafgesetzbuch kennt, z. B. gefährliche Körperverletzung oder Körperverletzung mit Todesfolge, in Betracht.

Die **fahrlässige Körperverletzung** setzt voraus, dass der Arzt diejenige Sorgfalt außer Acht lässt, zu der er nach den Umständen und seinen persönlichen Fähigkeiten verpflichtet ist. Der Fahrlässigkeitsvorwurf kann sich dabei einerseits auf den Eingriff als solchen, aber auch auf die Einwilligung beziehen. Deutlich wird dies an der bereits angeführten Entscheidung des BGH in Strafsachen aus dem Jahre 1957. Die Patientin litt an einem doppelfaustgroßen Myom an der Gebärmutter. Vor dem Eingriff klärte der Arzt die 46-jährige Patientin nur über eine Entfernung des Myoms und nicht über die Möglichkeit einer Entfernung der Gebärmutter auf. Intraoperativ zeigte sich, dass die Gebärmutter entfernt werden musste. Der BGH stellte sachverständig beraten fest, dass die Entfernung korrekt war und der Eingriff auch nicht zur Erweiterung der Aufklärung unterbrochen werden konnte. Dennoch handelte der Arzt fahrlässig, weil er die Patientin unzureichend aufgeklärt hatte. Er hätte angesichts der Größe des Myoms die eventuelle Notwendigkeit der Entfernung der Gebärmutter erkennen und die Patientin hierüber aufklären müssen (BGH Urt. v. 28.11.1954, 4 StR 525/57).

Hinsichtlich des operativen Vorgehens gilt der aus dem Bereich des Zivilrechts bekannte Sorgfaltsmaßstab, der sog. Facharztstandard (► Abschn. 2.1.2), mit einer subjektiven Komponente. Ist der behandelnde Arzt überdurchschnittlich qualifiziert, dann werden an ihn auch überdurchschnittliche Anforderungen gestellt; er kann sich also nicht damit entschuldigen, dass der Fehler einem »normal« qualifizierten Arzt ebenso unterlaufen wäre. Ist der Arzt dagegen unterdurchschnittlich qualifiziert, so muss er den Eingriff einem kundigeren Kollegen überlassen, da er sich sonst den Vorwurf gefallen lassen muss, er habe eine Tätigkeit übernommen, derer er nicht gewachsen ist (Übernahmeverschulden, ▶ Abschn. 2.1.3). Gelangt man zu dem Ergebnis, dass der Arzt bei der Vornahme des Eingriffes die erforderliche Sorgfalt außer Acht gelassen und damit fahrlässig gehandelt hat, so ist der Tatbestand der fahrlässigen Körperverletzung erfüllt. Zu betonen ist an dieser Stelle jedoch nochmals, dass auch ein fahrlässig fehlerhaft durchgeführter Eingriff nicht zur Strafbarkeit führt, sofern der Patient zuvor nach ordnungsgemäßer Aufklärung in den Eingriff eingewilligt hat.

Unterlassene Hilfeleistung

Die Pflicht des Arztes ärztliche Hilfe zu leisten, lässt sich strafrechtlich in zwei Gruppen unterteilen. Zum einen kennt das deutsche Strafrecht **unechte Unterlassungsdelikte**. Es handelt sich hierbei um Delikte, die in erster Linie durch aktives Tun begangen werden, so z. B. die fahrlässige Körperverletzung oder die fahrlässige Tötung. Diese Delikte können auch durch das **Unterlassen eines rechtlich gebotenen Tuns** begangen werden. Rechtlich geboten ist ein Handeln allerdings nur dann, wenn den »Unterlassenden« eine sog. **Garantenpflicht** trifft, er also für die Abwendung des tatbestandlichen Erfolges (Körperverletzung oder Tod) einzustehen hat. Eine solche Erfolgsabwendungspflicht wird in erster Linie durch die vertragliche oder faktische Übernahme einer ärztlichen Behandlung begründet. Garant ist zum Beispiel der Bereitschaftsarzt während des Bereitschaftsdienstes, der Aufnahmearzt eines Krankenhauses für die in die Notaufnahme eingelieferten Patienten sowie alle im Krankenhaus tätigen Ärzte für ihre stationären oder ambulanten Patienten.

Von der vorgenannten Fallgruppe zu unterscheiden ist der gesonderte **Straftatbestand der unterlassenen Hilfeleistung** (§ 323c StGB). Es handelt sich hierbei um ein **echtes Unterlassungsdelikt**. Im Unterschied zu der vorstehenden Fallgruppe hängt eine Bestrafung nicht von dem Eintritt eines Schadens ab, sondern die Strafbarkeit wird an das bloße Unterlassen als solches geknüpft und zwar unabhängig von dem Eintritt eines Erfolges.

Im Rahmen des § 323c StGB geht es um die **Wahrnehmung von Rettungschancen**. Diese im Falle ihrer Nichtbefolgung strafrechtlich sanktionierte Hilfeleistungspflicht trifft grundsätzlich jeden. Es existiert dabei **keine berufstypische Sonderverpflichtung für Ärzte**. Für die Beantwortung der Frage, wer im Sinne von § 323c StGB hilfspflichtig ist, kommt es allerdings auf die jeweiligen **Handlungs- und Hilfsmöglichkeiten** des potenziellen »Täters« an. Bei der Beurteilung dieser Frage spielt das regelmäßig vorhandene Sonderwissen von Ärzten eine Rolle. Oftmals sind nur Ärzte in einem Unglücksfall überhaupt in der Lage, Hilfe zu leisten, sodass der Arzt von der allgemeinen Hilfspflicht des § 323c StGB in besonderer Weise betroffen ist.

Häufig übersehen wird, dass es sich bei § 323c StGB um ein **reines Vorsatzdelikt** handelt. Bestraft wird also nur derjenige Arzt, der in Kenntnis eines Unglücksfalles die ihm zur Verfügung stehenden Möglichkeiten sowie deren Erforderlichkeit und Zumutbarkeit erkennt, dennoch untätig bleibt und dabei bewusst in Kauf nimmt, dass er dem Patienten die notwendige Hilfe verweigert.

2.2   Anamnese – Befund – Diagnose

Hajo Peters

2.2.1   Anamnese

Die Anamnese liefert Informationen zum gesundheitlichen Status des Patienten. Sie ist die gesundheitliche Vorgeschichte des Patienten, die durch ihn selbst (Eigenanamnese) oder ihn begleitende Personen (Fremdanamnese) dem Arzt mitgeteilt wird. In jedem Fall handelt es sich bei der Anamnese um subjektive Angaben.

Die Anamnese bei oralchirurgischen Patienten gliedert sich in folgende Kategorien:

- Patientendaten:
  - Name, Alter, Adresse, Beruf, vorbehandelnde/überweisende (Zahn-)Ärzte.
- Grund der Konsultation (»chief complaint«):
  - Warum sucht der Patient den Behandelnden auf? (Die eigenen Worte des Patienten notieren, dies erleichtert eventuell erforderliche Reevaluationen im späteren Behandlungsablauf).
  - Wurde der Patient zur konsiliarischen Untersuchung/Weiterbehandlung überwiesen? (Genaue Fragestellung des Überweisers sollte schriftlich vorliegen, ansonsten Rückfrage, Überweiser erhält nach Behandlungsende Arztbrief).
- **Spezielle Anamnese:**
  - Charakterisierung der Beschwerden durch den Patienten (Lokalisation, Art, Dauer, Häufigkeit, beeinflussende Faktoren, eigene Einschätzung, woher die Probleme kommen).

- **Allgemeine Anamnese:**
  - Auflistung aller durchgemachten oder noch bestehenden Erkrankungen und entsprechender Medikationen (schriftliche Fixierung auf Anamnesebogen-Vordrucken erleichtert die Dokumentation).
  - Regelmäßige Aktualisierung nötig bei gesundheitlichen Veränderungen.
  - Die ausführliche allgemeine Anamnese ist Voraussetzung für eine umfassende oralmedizinische Diagnostik (Einfluss von allgemeinmedizinischen Erkrankungen auf die Hart- und Weichgewebsstrukturen der Mundhöhle ► Abschn. 2.3) und sichere Einschätzung des oralchirurgischen Patienten (Risikopatienten, Allergien, potenziell zu erwartende Notfallsituationen, Medikamentenwechselwirkungen etc.).
- **Familienanamnese:**
  - Verdacht auf genetisch bedingte Erkrankungen oder familiär gehäuft vorkommende Leiden (z. B. Amelogenesis imperfecta, Hämophilie, chronisch rezidivierende Aphthen, Diabetes).
  - Infektionen, die sich in der gesamten Familie ausbreiten können.
- **Sozialanamnese:**
  - Ausbildung, Beruf, soziale Kontakte, Lifestyle (Haustiere, exotische Reiseziele, sexuelle Kontakte, relevante Habits (Alkohol, Tabak, Drogen), Hobbies, Ernährungsgewohnheiten, psychischer Stress).
- **Zahnmedizinische Anamnese:**
  - Durchgeführte Behandlungen, Erfahrungen mit zahnärztlicher Behandlung, Mundhygiene-Maßnahmen.

2.2.2 Befund

Extraoral
Haut

- Farbe:
  Bedingt durch Durchblutung, Hb-Gehalt des Blutes, Blutfarbstoffe, Pigmente:
  - Rosig: Normalbefund.
  - Livide: Durchblutungsstörungen.
  - Blass: Hypotonie, Anämie.
  - Gelblich: Ikterus (Leberschaden!).
  - Bläulich (Haut und Schleimhäute): Zyanose.
  - Rötlich: Hypertonie, Infektion, Entzündung.

- Effloreszenzen
nach Niveau, Größe, Form, Grenzen, Oberfläche:
  - Im Hautniveau:
    - Makula (Fleck): Umschriebene Farbveränderung durch Pigment oder Gefäßveränderungen.
    - Rot: Erythem (reflektorisch, entzündlich), Teleangiektasie (irreversibel erweiterte Kapillargefäße), Petechie (stecknadelkopfgroße Blutungen), Purpura (multiple kleinfleckige Hautblutungen), Ekchymose (umschriebene Blutungen >3 mm Durchmesser) bis hin zur großflächigen Sugillation (<30 mm Durchmesser).
  - Erhaben:
    - Urtika: Entzündliches Reizödem (Quaddel), weich, häufig schnell abklingend.
    - Vesikula: Bläschen, max. 5 mm, flüssigkeitsgefüllt.
    - Bulla: Blase, >5 mm, flüssigkeitsgefüllt.
    - Pustula: Eiterblase.
    - Papula: Solides Knötchen bis 5 mm.
    - Nodus: Solider Knoten ab 5 mm.
- Auflagerungen:
  - Squama (Schuppe): Verstärkte Hornbildung, die makroskopisch sichtbar ist.
  - Crusta (Kruste): Eingetrocknete Auflagerung aus Eiter/Serum/Blut.
  - Eschara (Schorf): Nekrotisches Gewebe.
- Gewebsdefekte:
  - Erosion: Innerhalb des Epithels.
  - Exkoriation: Bis ins Corium reichender Defekt.
  - Ulkus: Mindestens bis ins Corium reichender Defekt, Gefäße liegen frei/sind arrodiert.
  - Cicatrix: Narbe.

Typische Diagnosen und Befunde der Gesichtshaut

- **Erysipel:** Scharf begrenztes leuchtend rotes Erythem, Schwellung, Druckschmerzhaftigkeit:
  - ↓ Allgemeinzustand (AZ).
  - Fieber.
  - Lymphknoten(LK)-Schwellung.
- **Kutaner Lupus erythematodes:** Unscharf begrenztes, makulöses bis ödematöses Schmetterlingserythem (Nasenrücken und Wangen); bei systemischem Lupus begleitet von: Arthralgien, Myalgien.

- **Allergisches Kontaktekzem:** Erythem, Ödem, Papulovesikel, Nässen, Juckreiz:
  - Akute Form nach Antigenexposition.
  - Chronisch: Hyperkeratosen, Lichenifikation.
- **Seborrhoisches Ekzem:** Schuppung, wenig entzündliche braun-rötliche Herde, Prädilektionsstellen: Nasolabialfalten, Periorbitalregion, Haaransatz:
  - Häufigste Hauterkrankung.
  - Abhängig von Klima/»Stress«.
- **Atopische Dermatitis:** Schuppung, Kratzeffekte, Papulovesikel, Lichenifikation:
  - Syn.: Neurodermitis atopica.
  - Multifaktoriell verursacht mit erblicher Disposition.
- **Dermatomyositis:** Fliederfarbene, symmetrisch periorbitale und Wangenerytheme:
  - Systembeteiligung.
  - Muskelschwäche.
  - ↓ AZ.
  - Ausschluss eines malignen Tumors ist angezeigt.
- **Rosazea:** Nasen-Wangen-Erytheme, Teleangiektasien, Papeln, Pusteln, keine Komedonen, Talgdrüsenhyperplasie (Maximalform: Rhinophym):
  - Beginnend im 4. bis 5. Lebensjahrzehnt.
  - CAVE: Basalzellkarzinom in Rosazea-Nase.
- **Periorale Dermatitis:** Periorales, leicht schuppendes Erythem mit Papeln/Pusteln, erscheinungsfreie schmale Randzone um die Lippen:
  - V.a. Frauen mittleren Alters.
  - Übermäßiger Gebrauch von Kosmetika.
  - Nach Anwendung von lokalen Kortikoiden.
- **Impetigo contagiosa:** Umschriebene Erytheme mit Vesikel/Pusteln, scharf begrenzte Herde mit goldgelben Krusten:
  - V.a. Kinder.
  - Schmierinfektion.
  - Häufige Infektionsquelle: Nasen-/Racheninfektionen.
  - *Staphylococcus aureus/Streptococcus pyogenes.*
- **Akne vulgaris:** Komedonen, sekundär entzündliche Papeln und Pusteln:
  - V.a. Pubertät, Jungen häufiger und stärker betroffen.
  - Unterschiedliche Schweregrade.

- **Aktinische Keratose:** Rötliche, fest haftende Schuppen auf licht-exponierter Haut (Schläfen, Stirn, Glatze, Nase):
  - V.a. Menschen in zweiter Lebenshälfte.
  - Fakultative Präkanzerose.
- **Aktinische Cheilitis:** Nach Sonnenexposition entzündlich veränderte Lippe:
  - Meist Unterlippe.
  - Verlust der Lippenrotgrenze.
  - In chronischer Form präkanzerös.

Augen

- Palpation des knöchernen Randes der Orbita zur Kontinuitätsfest-stellung.
- Seitenvergleich der Bulbusstellung (unilateraler Enophthalmus bei Orbitabodenfraktur, einseitiger Exophthalmus/Lidschwellung kann Hinweis auf dentogene und/oder Nasennebenhöhlen(NNH)-verursachte Infektionen geben).
- »Blaues Auge«: Zustand nach Weichteiltrauma, Schädelfraktur, aber auch nach dentoalveolären Eingriffen (Implantation, Sinus-bodenelevation und Augmentation).
- Inspektion der Konjunktiven durch leichtes Herabziehen der Unter-lider: Beurteilung der Durchblutung (erhöhte Durchblutung bei Entzündungen, gelbliche Verfärbung bei Ikterus).
- Skleren: Bei Ikterus gelblich, bei Bindegewebserkrankungen bläulich.
- Pupillen:
  - Beurteilung der Weite.
  - Miosis (Engstellung) ausgelöst durch: Parasympathikusaktivie-rung, Sympathikuslähmung, Opiate.
  - Mydriasis (Weitstellung) ausgelöst durch: Sympathikusaktivie-rung, Parasympathikuslähmung, Kokain, Alkohol, epileptischer Anfall, Glaukomanfall.

Zur Vervollständigung des neurologischen Status durch Pupillendiagnostik (in oralchirurgischer Praxis nur in Notfallsituationen erforderlich) können außerdem folgende Befunde erhoben werden: (An-)Isokorie, direkte Licht-reaktion, konsensuelle Lichtreaktion, Konvergenzreaktion.

Ohren

- Fehlbildungen der Ohrmuschel.
- Inspektion und Palpation des Mastoids (schmerzhafte retroaurikuläre Schwellung → Mastoiditis).
- Abstehende Ohrläppchen bei Parotitis.

Nase

— Atembehinderungen durch Formvariationen.
— Sekrete (wässrig bei Rhinitiden; schleimig-eitrig bei NNH-Entzündungen).
— Nasenbluten (Hypertonie, Leberzirrhose, hämorrhagische Diathesen, Erkrankungen des hämatopoetischen Systemes).

Nervenaustrittspunkte

Durch Palpation werden beidseits die Nervenaustrittspunkte der Trigeminusäste auf Schmerzhaftigkeit überprüft:
— N. ophthalmicus am Foramen supraorbitale.
— N. maxillaris am Foramen infraorbitale.
— N. mandibularis am Foramen mentale.

Positive Druckdolenz kann ein Hinweis sein auf: Nasennebenhöhlenentzündungen, Trigeminusneuralgie, Meningitis.

Lymphknoten

Die **Beurteilung** der Lymphknoten (LK) erfolgt nach Lage, Anzahl, Größe, Konsistenz, Verschieblichkeit und Druckdolenz:
— Akute Druckdolenz, verschiebliche und kompressible LK → Hinweis auf entzündlich infektiöses Geschehen.
— Fester, unempfindlicher und verschieblicher einzelner LK → sklerosierter LK nach abgelaufener Infektion.
— Multiple, feste, indolente LK, mit dem Umgebungsgewebe verbacken → Hinweis auf regionäre Metastasen eines malignen Neoplasmas.

Untersuchung (der Behandler steht am besten hinter dem Patienten):
— **Submentale und submandibuläre Region:**
   Untersucherdaumen ruht auf dem lateralen Unterkieferrand, dann Palpation mit den gekrümmten Fingern in Richtung Mundboden und diesen gegen den medialen Unterkieferrand drücken, Untersuchung kann bei Inklination des Kopfes (»Kinn auf die Brust«) wiederholt werden (→ Stauchung der submandibulären Loge erleichtert das Auffinden veränderter LK).
— **Zervikojugulare Region:**
   Untersuchung der anterioren und posterioren Region des M. sternocleidomastoideus bei kontralateraler Rotation des Kopfes (linksseitige Untersuchung bei Kopfdrehung nach rechts). Mit den Fingerspitzen werden die Ränder des M. sternocleidomastoideus palpiert, während der Daumen Gegendruck erzeugt. Die gleichzeitige Extension bzw. Inklination des Kopfes erleichtert auch hier die vollständige Palpation.

Hirnnerven

Die klinische Untersuchung der Hirnnerven erfolgt selten in der oralchirurgischen Praxis, da vermeintliche Defizite der neurologischen Befundung des Zentralnervensystemes (ZNS) bedürfen.

Gerade aber im Hinblick auf sensible (oder motorische) Störungen nach oralchirurgischen Eingriffen sind orientierende Untersuchungen von diagnostischer und forensischer Bedeutung.

N. trigeminus

— Untersuchung der drei Äste (N. ophthalmicus, N. maxillaris, N. mandibularis) immer im Seitenvergleich.
— Sensibilitätstest durch:
    — **Spitz-Stumpf-Diskriminierung** (spitzes bzw. stumpfes Ende der zahnärztlichen Sonde, ohne dass der Patient die gewählte Instrumentenseite sehen kann): In anästhesiertem Areal keine Spitz-Empfindung mehr gegeben, maximal stumpfes Druckgefühl.
    — **Zwei-Punkt-Diskriminierung** (ab welcher Distanz werden zwei Druckpunkte als getrennt voneinander wahrgenommen; gut geeignet: Zahnärztliche Pinzette, die zunehmend gespreizt wird).
— Immer Dokumentation bei pathologischem Befund! Zur Verlaufsbeobachtung nach postoperativen Sensibilitätsstörungen am einfachsten Einzeichnung in Intraoral-/Extraoralschemata.

Orientierende Untersuchung des Versorgungsgebietes des N. fazialis

— Stirn runzeln (zur Mitte/nach oben).
— Augen gegen Widerstand schließen.
— Zähne zeigen.
— Periphere Fazialislähmung: Ganze Gesichtshälfte betroffen, Lidspalte erweitert, Lagophthalmus, herabhängender Mundwinkel.
— Zentrale Fazialislähmung: Stirnrunzeln möglich (zentrale Doppelversorgung der Stirnmuskulatur), kein Lagophthalmus, paretischer Mund.

Kiefergelenke

— Präaurikuläre Palpation der lateralen Kiefergelenkspole im Seitenvergleich (Empfindlichkeit oder Schmerz deutet auf entzündliche Gelenkveränderungen hin).
— Bestimmung der maximalen Mundöffnung (Dokumentation der maximalen Schneidekantendistanz, die der Patient aktiv erzielt, und der passiven Dehnbarkeit durch den Untersucher).
— Laterale Deviationen des Unterkiefers bei Mundöffnung.

Ursachen der Kieferklemme (Einschränkung der Mundöffnung):

- Dentogene Infektionen (Weisheitszähne).
- Arthrogen (Kiefergelenk).
- Myogen (Kaumuskulatur).
- Parotitis.
- Neurogen (Tetanus).
- Tumoren.

Ursachen der Kiefersperre (Unfähigkeit, die habituelle Okklusion einzunehmen):

- Kiefergelenkluxation.
- Unterkieferfraktur.

Intraoral
Untersuchung der oralen Weichgewebe
Lippen

- Extraorale Oberfläche (Lippenrot) blassrosa und scharf abgegrenzt von der periolaren Haut.
- Häufige Veränderungen: Oberflächendefekte, Rauigkeiten, weißliche Gewebszunahmen.
- Intraoral gelegene Lippenmukosa deutlich roter, Gefäßzeichnungen.
- Durch bidigitale Palpation kann das submuköse Gewebe der Lippen auf Veränderungen ausgetastet werden.
- Zyanose: Violette bis bläuliche Verfärbung als Zeichen für Unterversorgung des Blutes mit Sauerstoff (kardiale/pulmonale Ursachen).

Bukkale Mukosa/Mundwinkel

Bei leichter Mundöffnung wird die Wangenschleimhaut durch zwei zahnärztliche Spiegel nach oben und unten und von den Zähnen weg aufgespannt. Seitenweise Inspektion der Wangenschleimhaut und des Mundwinkels:

- Linea alba: Weißliche Verdickung der Mukosa auf Niveau der Okklusionsebene (Wangenbeißen, Wagensaugen).
- Cheilitis angularis: Mundwinkelrhagaden, entzündliche Veränderung mit oberflächlichem Gewebedefekt als Folge von Infektionen (Candida albicans), Bisssenkung (reduzierte Vertikaldimension begünstigt breite Lippenauflage mit chronisch feuchten Mundwinkeln), Mangelerscheinungen (Eisen, Vitamin B), Stoffwechselstörungen (Diabetes mellitus) oder Ekzemen.
- Fordyce-Flecken: Leicht erhabene gelblich-weiße Flecken von 1–3 mm Durchmesser (ektope Talgdrüsen).
- Öffnung des Stensen-Ganges (Parotisausführungsgang): Bukkal des zweiten Molaren.

- Kontrolle des Speichelabflusses: Parotis-Palpation im Seitenvergleich und Kontrolle des Speichelabflusses.
- Zahnärztlicher Spiegel gleitet nicht, sondern klebt an der bukkalen Mukosa: Xerostomie (Mundtrockenheit).

Bukkales Vestibulum

Bei leichter Mundöffnung wird die Wangenschleimhaut vom Alveolarfortsatz weggespreizt → Inspektion und seitenvergleichende Austastung.

Harter Gaumen

- Im anterioren Bereich: Beidseitige Rugae palatinae liegen lateral der singulären Papilla incisiva.
- Knöcherne Aufwölbung (Exostose): Torus palatinus.

Weicher Gaumen

Zur vollständigen Inspektion die Zunge dorsal hinunterdrücken und »Ah« sagen lassen → funktionelle Beurteilung des Gaumensegels (Uvuladeviation zur kontralateralen Seite bei Glossopharyngeuslähmung).

Zunge

- Dorsale/ventrale Seite durch Herausstrecken bzw. Anheben einsehbar.
- Laterale Begrenzungen nur nach Fassen der Zungenspitze (entrollter Tupfer) und vorsichtigem Herausziehen der Zunge beurteilbar.
- Bidigitale Palpation ergibt Hinweis auf submuköse Gewebsveränderungen.
- Zungenbeweglichkeit/Geschmackssinn können getestet werden.
- Protrusionsdeviation zur geschädigten Seite bei Hypoglossus-Lähmung.
- Zungenrücken:
  - Normal raue, rosa Oberfläche mit ca. 10 Papillae circumvallatae im posterioren Bereich.
  - Gelegentlich Furchen/Risse auf dem Zungenrücken (Lingua fissurata).
  - Leichter Zungenbelag ist bei Erwachsenen häufig.
- Ventrale Zungenseite mit Gefäßzeichnung (ggf. linguale Varikosis).

Mundboden

- Klinische Inspektion, indem der Patient die Zunge gleichzeitig nach oben und links/rechts nimmt.
- Risikoregion für orale Tumoren.
- Bimanuelle Palpation (Fingerspitzen der ersten Hand von extraoral gegen palpierenden Zeigefinger der zweiten Hand von intraoral) → Lymphknoten, Speichelsteine, vergrößerte Speicheldrüsen, Tumoren.

— Kontrolle der Ausführungsgänge der Glandula sublingualis/
des Ductus submandibularis (Wharton'scher Gang) durch manuell
stimulierte Exprimierung von Speichel.

— Linguale Exostose auf dem Alveolarfortsatz: Torus mandibularis.

Gingiva

— Blass-rosa, fest, gestippelte Oberfläche.

— Füllt approximal als Papille den Interdentalraum bis zum Kontaktpunkt der Zähne aus.

— Attached (»keratinisierte«) Gingiva um die Zähne herum deutlich
von der gefäßgezeichneten (verschieblichen) Alveolarmukosa nach
oral/vestibulär zu unterscheiden.

— Häufigste Erkrankung: Chronische Gingivitis mit Rötung,
Schwellung und Blutung auf Sondierung.

Untersuchung der Zähne

Überblickartige Beurteilung (Zahnanlage, Zahnzahl, Zahnerhalt, Restaurationen, Hypoplasien, Verfärbungen, Erosion/Abrasion, Mundhygiene).

Spezifische Untersuchung zur genauen Beurteilung von einzelnen
Zähnen/Zahngruppen:

— Sensibilität.

— Perkussionsempfindlichkeit.

— Lockerungsgrad.

— Sondierungstiefenmessung.

— Kariesdiagnostik.

— Okklusion.

— Umgebendes Weichgewebe (Rötung, Schwellung, Pusentleerung,
Fistelgang).

— Druckdolenz der apikalen Region.

2.2.3   Verdachtsdiagnose und Diagnose

Die zusammenfassende Beurteilung der erhobenen klinischen Befunde
führt zur Erstellung einer (Verdachts-)Diagnose.

Ggf. ist für die definitive Diagnosestellung die Erhebung weiterer Befunde erforderlich: Bildgebung, Laboruntersuchungen, mikrobiologische/
histopathologische Untersuchungen.

Erst aufgrund einer eindeutig gestellten Diagnose ist eine Therapie
einzuleiten.

2.2.4 Dokumentation

Ist Bestandteil der (zahn)ärztlichen Sorgfaltspflicht und unterliegt der (zahn)ärztlichen Schweigepflicht.

> Datenschutz muss gewährleistet sein (keine Weitergabe der Daten ohne Einverständniserklärung des Patienten).
> Bedeutung im Arzthaftungsprozess (mangelhafte Dokumentation kann bis zur Beweislastumkehr bei Schadensersatzprozessen führen; ► Abschn. 2.1.2 Sorgfaltspflicht).

Umfang:
- Anamnese.
- Untersuchungen und klinische, radiologische und sonstige Befunde.
- **Diagnosen!** Ein therapeutischer Eingriff ist nur nach Diagnosestellung gerechtfertigt.
- Therapien (Maßnahmen, Materialien, Medikamente, Verlauf).
- Aufklärung des Patienten über Befunde, (Differenzial-)Diagnosen, Therapie(-alternativen), Unterlassung, Behandlungsverlauf, Risiken und Komplikationen sowie Kosten.
- Einwilligung in (operativen) Eingriff.
- Empfehlungen und Anweisungen an den Patienten.

2.2.5 Epikrise

- Kritische und zusammenfassende Darstellung über den Verlauf des vorliegenden Krankheitsbildes.
- Begründung der Diagnosestellung und Differenzialdiagnosen.
- Einschätzung der Therapie und zu erwartende Prognose.
- Empfehlungen zu weiterführender Therapie mit Begründung.

> Wichtig ist: Vollständigkeit, zeitnahe Erstellung, genaue Angaben, keine Abkürzungen verwenden und Aussagen klar formulieren (Schachtelsätze vermeiden, kein unnötiger Textballast).

2.2.6 Arztbrief

Kommunikationsmittel mit Zuweiser/Konsiliarius/Weiterbehandler/sonstigen an der Behandlung beteiligten ärztlichen Kollegen.
Gliederung:
- Absender und Adressat(en).
- Patientenidentifikation (mindestens: Name, Vorname und Geburtsdatum).

- Datum der Vorstellung.
- Diagnose.
- Kurzanamnese.
- Befunde und Diagnostik.
- Durchgeführte Therapie.
- Therapieverlauf.
- Weiteres Vorgehen/Empfehlung.
- Unterschrift.

2.3   Orale Manifestationen systemischer Erkrankungen

Hajo Peters

Auswirkungen systemischer Erkrankungen auf die Erscheinung und die Funktion oraler Weich- und Hartgewebe sind häufig. Sind systemische Erkrankungen aus der Patientenanamnese bekannt, so müssen orale Veränderungen als Ursache der systemischen Grunderkrankung oder als Nebenwirkung der systemischen Medikation identifiziert werden. Andersherum können orofaziale Erkrankungen diagnostische Hinweise auf eine systemische Erkrankung liefern und dem Patienten und dem behandelnden Arzt initialer diagnostischer Wegweiser sein (◘ Tab. 2.1).

◘ **Tab. 2.1** Orale Manifestationen systemischer Erkrankungen.

Systemische Erkrankung	Orale Manifestationen
Kardiovaskuläres System	
Arterielle Hypertonie	Nebenwirkungen der antihypertensiven medikamentösen Therapie: Xerostomie, Gingivaschwellung (Nifedipin), lichenoide Reaktionen (Methyldopa), Angioödem (ACE-Hemmer), »burning mouth syndrome« (ACE-Hemmer)
Rechts-Links-Shunt	Zyanose Verzögerter Zahndurchbruch (Fallot'sche Tetralogie)
Angina pectoris	Auf den Kiefer projizierte Schmerzen
Arteriosklerose	Kalzifizierte Ablagerungen in der Karotis können auf Panoramaröntgenbild sichtbar sein

◘ Tab. 2.1 (Fortsetzung)

Systemische Erkrankung	Orale Manifestationen
Arrhythmien	Nebenwirkungen der antiarrhythmischen medikamentösen Therapie: Ulzerationen, Xerostomie, Petechien
Hämatologische Erkrankungen	
Leukozytendefekte	Herpesinfektionen Candidiasis Ulzerationen
Leukämie	Infektionen Ulzerationen Gingivale Schwellungen Blutungsneigung Zervikale Lymphadenopathie Parästhesien (Taubheit, Brennen, Kribbeln)
Non-Hodgkin-Lymphom	Erythematöse Schwellung (Waldeyer-Rachenring) Ulzerationen Zervikale Lymphadenopathie
Zyklische Neutropenie	Ulzerationen Parodontitis
Stammzelltransplantation	Ulzerationen Mukositis Xerostomie Candidiasis Herpesinfektionen Graft-versus-Host-Reaktion
Eisenmangelanämie	Atrophische Glossitis Blasse Mundschleimhäute »Burning mouth syndrome« Cheilitis angularis Ulzerationen Candidiasis
Perniziöse Anämie (B12-Mangel)	Atrophische Glossitis Rezidivierende Aphthen Orale Parästhesien
Bindegewebe	
Rheumatoide Arthritis	Kiefergelenkarthritis Sjögren-Syndrom Medikamenteninduziert: Lichenoide Reaktionen, Ulzerationen (Immunsuppressiva)

◨ Tab. 2.1 (Fortsetzung)

Systemische Erkrankung	Orale Manifestationen
Systemische Sklerosen	Skleroglosson Teleangiektasien Xerostomie Mikrocheilie Mikrostomie Periorale Fältelung (»Tabakbeutel-Mund«)
Endokrines System	
Diabetes mellitus (DM)	Parodontitis Xerostomie Candidiasis Sialadenosen Oraler Lichen Planus Infektionen/schlechte Wundheilung (bei schlecht eingestelltem DM)
Hyperparathyreoidismus	Riesenzellgranulome (»Brauner Tumor«) Röntgenologischer Verlust der Lamina dura
Hypoparathyreoidismus	Schmelzhypoplasien Candidiasis Cheilitis angularis
Hypothyreose	Makroglossie Schluckbeschwerden (muskulär) Verzögerter Zahndurchbruch Diabetes mellitus und Sjögren-Syndrom bei Hashimoto-Thyreoiditis
Primäre Nebennierenrinden-insuffizienz	Hyperpigmentation der Mukosa
Schwangerschaft/Stillzeit	»Schwangerschaftsgingivitis« Epulis
Gastrointestinales System	
Morbus Crohn	Lippenschwellung Gingivahyperplasie/-rötung Glossitis Cheilitis angularis
Zöliakie	Ulzerationen Glossitis Cheilitis angularis

⬛ **Tab. 2.1** (Fortsetzung)

Systemische Erkrankung	Orale Manifestationen
Heriditäre Erkrankungen	
Down-Syndrom	Verzögerter Zahndurchbruch
	Maxilläre Hypoplasie
	Frontal offener Biss
	Makroglossie
	Lingua fissurata
	Hypodontie
	Parodontitis
	Cheilitis
Neurologische Erkrankungen	
Parkinson-Syndrom	Hypersalivation (verringerte Schluckfrequenz)
	Zungentremor
	Rigor oder Tremor im Mund- und/oder Gesichtsbereich
Epilepsie	Mechanische Traumata
	Medikamenteninduzierte Gingivahyperplasie (Phenytoin)
Psychiatrische Erkrankungen	
Bulimie	Zahnerosionen (lingual)
	Vermehrte Karies
	Hypersensibilität der Zähne
Depressionen	Bruxismus
	Ulzerationen (Artefakte)
	Medikamentennebenwirkungen: Xerostomie, diffuse Schmerzen, Geschmacksveränderungen, Parästhesien
Lebererkrankungen	
Virushepatitis	Xerostomie
	Speicheldrüsenschwellung
	Oraler Lichen planus
Nierenerkrankungen	
Chronische Niereninsuffizienz	Xerostomie
	Halitosis
	Leukoplakien
Dialyse	Xerostomie
	Sialadenitis

◻ Tab. 2.1 (Fortsetzung)

Systemische Erkrankung	Orale Manifestationen
Atemwegserkrankungen	
Asthma	Candidiasis (immunsuppressive Medikation)
Chronisch obstruktive Erkrankungen	Zyanose
Iatrogene Veränderungen	
Organtransplantationen	Unerwünschte Arzneimittelwirkungen der immunsuppressiven Medikation: Candidiasis, Herpesinfektionen, Lymphome, Mukositis, Gingivahyperplasie, Ulzerationen, Petechien, Ecchymosen, Sialadenosen
Radiochemotherapie	Mukositis Xerostomie (Speicheldrüsenatrophie) Strahlenkaries Parodontitis Osteoradionekrose Ulzerationen Candidiasis
Infektionen	
HIV	Herpesinfektionen Candidiasis Ulzerationen Lymphome Lymphknotenschwellungen Haarleukoplakie Parotitis Xerostomie Purpura Kaposi-Sarkom Parodontitis
Sonstige Infektionen ▶ **Kap. 12 »Orale Pathologie«**	

2.4   Endokarditisprophylaxe

Hajo Peters

Die Endokarditis ist eine seltene, aber immer noch lebensbedrohliche Erkrankung (Details ► Abschn. 15.2.2). Der Krankheitsverlauf ist vom Typ des Erregers abhängig. Die Letalität liegt bei 15–35 %.

Pathomechanismus der Endokarditis:
— Intaktes Endokard verhindert Bakterienadhärenz.
— Unphysiologische Blutströmung/strukturelle Endokardschäden verursachen Verlust der endokardialen Thromboseresistenz.
— Bildung von Plättchen-Fibrin-Komplexen wird begünstigt.
— Plättchen-Fibrin-Komplexe werden leicht bakteriell besiedelt.
— Bei künstlichen Oberflächen (z. B. Klappenprothesen) erfolgt eine bakterielle Kolonisation im adhärenten Biofilm (schwer Antibiotikazugänglich).

> **Praxistipp**
>
> Bedingung für Entstehung einer Endokarditis: Bakteriämie trifft auf vorgeschädigtes Endothel! (Bakteriämie: Folge fokaler Infektionen oder Eingriffe, bei denen an bakterienbesiedelter Haut- oder Schleimhautoberfläche manipuliert wurde.)

❯ Bakteriämie dentaler Flora bereits nach Zerkauen von Nahrung und täglichen Mundhygienemaßnahmen möglich (kumulative Bakteriämie).
Kardiale Risikopatienten sind speziell auf die Notwendigkeit von dentaler/oraler Gesundheit hinzuweisen!

Zur **Planung einer Endokarditisprophylaxe** vor invasiven Eingriffen gehören:
1. Risikostratifizierung der zugrunde liegenden Herzerkrankung: Ermittlung von Hochrisikopatienten mit dem größten zu erwartenden Nutzen einer medikamentösen Endokarditisprophylaxe.
2. Einschätzung des Bakteriämierisikos des geplanten Eingriffes.
3. Auswahl eines verträglichen Antibiotikums.

2.4.1 Risikostratifizierung der zugrunde liegenden Herzerkrankung

Eine Prophylaxe wird nur noch für **Hochrisikopatienten** empfohlen, bei denen eine Endokarditis im Erkrankungsfall mit hoher Wahrscheinlichkeit einen **schweren bzw. letalen Verlauf** nehmen würde. Hierzu gehören:

- Patienten mit Klappenersatz (mechanische und biologische Prothesen).
- Patienten mit rekonstruierten Klappen aus alloplastischem Material in den ersten sechs Monaten nach der Operation.
- Patienten mit überstandener Endokarditis.
- Patienten mit angeborenen Herzfehlern:
  - Zyanotische Herzfehler, die nicht oder palliativ mit systemisch-pulmonalem Shunt versorgt sind.
  - Operierte Herzfehler mit implantierten Conduits (mit oder ohne Klappe) oder residuellen Defekten, d. h. turbulenten Blutströmungen im Bereich des prothetischen Materiales.
  - Operativ oder interventionell mit prothetischem Material behandelte Herzfehler in den ersten sechs postoperativen Monaten.
- Herztransplantierte Patienten mit kardialer Valvulopathie.
- Nach individueller Abwägung: Patienten, die nach den bisherigen Leitlinien eine Prophylaxe bekommen haben, keine Probleme damit hatten und die in Absprache mit dem behandelnden Arzt diese Prophylaxepraxis fortsetzen möchten.

2.4.2 Einschätzung des Bakteriämierisikos

Potenzielle Auslösung von post-procedure Bakteriämien durch zahnärztlich-chirurgische Eingriffe mit Blutungsgefährdung oder Manipulationen am Parodont (Sulcus) und Endodont.

Indikationen für eine Endokarditisprophylaxe bei Risikopatienten sind die folgenden zahnärztlichen Eingriffe:

- Sondierungstiefenmessung.
- »Scaling«/»root planning«.
- Zahnpolitur.
- Intraligamentäre Anästhesie.
- Gingivale Retraktion.
- Biopsien.
- Platzieren kieferorthopädischer Bänder.
- Keil-/Matrizenapplikation.
- Kofferdamapplikation.
- Zahnentfernung/Osteotomie.

— Mukogingivale Chirurgie/Gingivektomie.
— Endodontie.
— Zahnreplantation.
— Implantationen.

2.4.3 Auswahl des geeigneten Antibiotikums

Die periinterventionelle Mundspülung mit Antiseptika kann die Bakteriämieinzidenz senken, sie ersetzt jedoch nicht die antibiotische Prophylaxe.

Die Antibiotikaprophylaxe sollte **30–60 min vor dem Eingriff** verabreicht werden (◘ Tab. 2.2). Nur für den Fall, dass ein Patient versehentlich keine Prophylaxe vor dem Eingriff bekommen hat, erscheint diese bis zu 2 h nach dem Eingriff noch sinnvoll.

◘ **Tab. 2.2** Endokarditisprophylaxeschema.

Patienten-gruppe	Keine Penicillinunverträg-lichkeit	Penicillinunverträglichkeit
Erwachsene	Amoxicillin 2 g p.o.: 1 h vor der Intervention	**Clindamycin** 600 mg p.o. alternativ: **Clarithromycin** 500 mg p.o. 1 h vor der Intervention
Kinder	**Amoxicillin** 50 mg/kg KG p.o 1 h vor der Intervention	**Clindamycin** 15 mg/kg KG p.o. alternativ: **Clarithromycin** 15 mg/kg KG p.o. 1 h vor der Intervention

2.5 Hygiene

Hajo Peters

2.5.1 Gesetze und Verordnungen

Die Pflichten der zahnärztlichen Praxis zum Infektionsschutz werden durch zahlreiche Gesetze und Verordnungen geregelt; die wesentlichen Grundlagen sind in ◘ Tab. 2.3 zusammengestellt.

◼ **Tab. 2.3** Wichtige Gesetzte und Verordnungen, die den Infektionsschutz in zahnärztlichen Praxen regeln.

Gesetz/Verordnung	Internetadresse (Stand Februar 2015)
Berufsgenossenschaftliche Vorschriften (BGV)	www.arbeitssicherheit.de
Arbeitsschutzgesetz (ArbschG)	www.gesetze-im-internet.de/arbschg/
Biostoffverordnung (BiostoffV)	www.gesetze-im-internet.de/bio-stoffv_2013/
Infektionsschutzgesetz (IfsG)	www.gesetze-im-internet.de/ifsg/
Medizinproduktegesetz (MPG)	www.gesetze-im-internet.de/mpg/
Medizinproduktebetreiber-verordnung (MpBetreibV)	www.gesetze-im-internet.de/mpbetreibv/
Kreislaufwirtschaftsgesetz	dejure.org/gesetze/KrWG
Technische Regeln für Gefahr-stoffe (TRGS 525) Technische Regeln für Biolo-gische Arbeitsstoffe (TRBA 250) Technische Regeln für Arbeits-stätten (ASR) Arbeitsmedizinische Regeln (AMR) Technische Regeln für Betriebs-sicherheit (TRBS)	www.vbg.de/gesetze-vorschriften/struktur/hi_tr.htm
Robert Koch-Institut (RKI) – Empfehlung zur Infektionsprä-vention in der Zahnheilkunde	www.rki.de/DE/Content/Infekt/Kranken-haushygiene/Kommission/Downloads/Zahn_Rili.pdf?__blob=publicationFile

2.5.2 Maßnahmen zur Infektionsprävention

Grundsätzliches

- Regelmäßig aktualisierte Anamnese des Patienten erleichtert die Risikoeinschätzung.
- Rationelles Instrumentieren.
- Greifdisziplin.
- Vermeidung von Verletzungen.
- Abhalteinstrumente statt Fingereinsatz.
- Effektive Absaugtechnik.
- Sichere Entsorgung von scharfkantigen Abfällen.

- Reduktion der mikrobiellen Flora in Speichel/auf Schleimhaut/im Aerosol durch präoperative mechanische Reinigung und Spülung der Mundhöhle (Chlorhexidinglukonat oder Polyvidon-Jod).
- Händewaschen bei sichtbarer Verschmutzung/vor Arbeitsbeginn mit Seifenlotion.
- Kein Tragen von Schmuck.
- Kurze, unlackierte Fingernägel.

Händedesinfektion
Hygienische Händedesinfektion

- Ziel: Reduktion der transienten Hautflora der Hände.
- Vor und nach jeder Behandlung.
- Handgelenke, Handflächen, Finger, Nägel.
- Einhaltung der präparatespezifischen Anwendungsrichtlinien (Einwirkzeit mindestens bis zur vollständigen Abtrocknung).

Chirurgische Händedesinfektion vor Anlegen steriler Handschuhe

- Ziel: Reduktion der residenten Hautflora.
- Bei umfangreichen oralchirurgischen Eingriffen sowie bei erhöhtem Infektionsrisiko.
- Durchführung:
    - Waschen mit Seifenlotion (Hände, Unterarme, Ellenbogen).
    - Reinigung der Fingernägel.
    - Abtrocknen mit keimarmem Einmalhandtuch.
    - Desinfektion gemäß vorgeschriebener Einwirkzeit, i. d. R. 3 min.
    - Zunächst Hände und Unterarme, danach nur noch Hände.
    - Hände vom Körper weghalten (überschüssige Flüssigkeit muss von Fingern in Richtung Ellenbogen ablaufen).

Persönliche Schutzausrüstung

- Mund-Nasen-Schutz:
    - Dicht anliegend.
    - Filterwirkung nimmt mit zunehmender Durchfeuchtung ab.
    - Erst Mundschutz anlegen, danach Händedesinfektion (Kontamination durch Nasenflora).
    - Nach dem Abnehmen entsorgen.
- Schutzbrille:
    - Mit seitlichem Spritzschutz.
    - Desinfizierbar.
- Handschuhe:
    - Nach jeder Patientenbehandlung wechseln.
    - Ungepudert, proteinarm (CAVE: Latexallergie).

- Sterile, qualitativ höherwertige Handschuhe.
- Händepflege beachten.
- Schutzkleidung:
  - Definitionsgemäß: (Über-)Kleidung (Kittel etc. langärmlig, flüssigkeitsdicht, geschlossen) zum Schutz vor Erregerkontamination der Berufskleidung (Praxis-»Outfit«).

2.5.3 Aufbereitung

Aufbereitung von Medizinprodukten

Die Aufbereitung von Medizinprodukten darf nur durch Personen mit der erforderlichen speziellen Sachkenntnis und gemäß Herstellerangaben und validierten Aufbereitungsverfahren vorgenommen werden.

Die Art der Aufbereitung ist abhängig von Risikobewertung und Einstufung des Medizinproduktes:

- **Unkritische Medizinprodukte:**
  - Lediglich Kontakt mit intakter Haut.
  - Reinigung und Desinfektion.
- **Semikritische Medizinprodukte:**
  - Kontakt mit Schleimhaut oder krankhaft veränderter Haut.
  - **Semikritisch A:** Ohne besondere Anforderungen an die Aufbereitung (z. B. nicht invasive Handinstrumente für Kons/KFO etc.) → Reinigung und Desinfektion.
  - **Semikritisch B:** Mit erhöhten Anforderungen an die Aufbereitung (z. B. rotierende oder oszillierende Instrumente) → Vorreinigung unmittelbar nach der Anwendung, Reinigung und Desinfektion.
- **Kritische Medizinprodukte:**
  - Durchdringung von Haut oder Schleimhaut.
  - **Kritisch A:** Ohne besondere Anforderungen an die Aufbereitung (z. B. Instrumente für chirurgische, parodontologische oder endodontische Maßnahmen) → Reinigung, Desinfektion und Sterilisation.
  - **Kritisch B:** Mit erhöhten Anforderungen an die Aufbereitung (z. B. rotierende oder oszillierende Instrumente für chirurgische, parodontologische oder endodontische Maßnahmen) → Vorreinigung unmittelbar nach der Anwendung, Reinigung, Desinfektion und Sterilisation.
  - **Kritisch C:** Mit besonders hohen Anforderungen an die Aufbereitung (keine Bedeutung für die Zahnarztpraxis).

Hygieneplan

Beinhaltet Verhaltensregeln und Maßnahmen zur Reinigung, Desinfektion und Sterilisation sowie außerdem Regeln zu Entsorgung und Schutzausrüstung:

- Anpassung empfohlener Hygienepläne an die eigene Praxissituation.
- Aktualisierung.
- Unterweisung der Mitarbeiter (Dokumentation!).

2.5.4 Arbeitsmedizinische Vorsorge

- Arbeitsmedizinische Vorsorgeuntersuchung vor Aufnahme der beruflichen Tätigkeit im Gesundheitswesen.
- Erhebung des serologischen Status zu Hepatitis-B- und -C-Virus.
- Arbeitgeber muss seinem Personal Hepatitis-B-Impfung anbieten (inkl. serologischer Kontrolle des Impferfolges (Titerkontrolle) und ggf. notwendiger Nachimpfung).
- Diphtherie- und Tetanus-Schutz soll grundsätzlich bestehen.
- Bei regelmäßiger Behandlung von Kindern: Vorsorgeuntersuchungen zu *Bordetella pertussis*, Masernvirus, Mumpsvirus, Rötelnvirus und Varizella-Zoster-Virus veranlassen und Impfung anbieten.
- Bei tätigkeitsspezifischen Infektionsgefährdungen ggf. Influenzaimpfung.
- Empfehlungen der ständigen Impfkommission (STIKO) auf den Internetseiten des Robert Koch-Instituts unter www.rki.de.

2.5.5 Schnitt- und Stichverletzungen

Nach Schnitt- oder Stichverletzung mit potenziell kontaminierten Instrumenten sind folgende Sofortmaßnahmen unverzüglich einzuleiten:

1. **Sofortige Wundversorgung:**
- Bei Durchdringung der Haut: Blutfluss fördern durch Druck auf das umliegende proximale Gewebe (mind. 1 min).
- Intensive Desinfektion mit hochprozentiger Alkohollösung (>70 %) oder Kombinationspräparat mit hochprozentiger Alkohollösung und PVP-Jodlösung (Betaseptic).
- Bei Jodunverträglichkeit: AHD 2000 oder Amphisept-E-Lösung (1:1 mit Wasser verdünnen, keine HCV-/HBV-Wirksamkeit).
- Bei Kontamination von Auge/Schleimhaut: Mehrfache intensive Spülung mit Wasser oder NaCl-Lösung (verwenden, was am schnellsten erreichbar ist).

— Alternativ bei Kontamination der Mundhöhle: Betaisodona-Mundantiseptikum oder hochprozentige Alkohollösung.

— Alternativ bei Kontamination des Auges: Isotonische wässrige PVP-Jodlösung (2,5 %).

— Darauf achten, dass ausreichendes antiseptisches Wirkstoffdepot vorliegt (mit Antiseptikum satt getränkten Tupfer im Verletzungsbereich für etwa 10 min fixieren und zwischenzeitlich erneut tränken).

2. **Klärung des Infektionsstatus der Infektionsquelle (Indexpatient):**

— Anti-HIV 1/2, HBsAg, Anti-HCV, ggf. Virus-PCR (Viruslastbestimmung sinnvoll zur Risikoeinschätzung).

— Aufklärung des Indexpatienten und schriftliche Einverständniserklärung.

3. **Unfalldokumentation und weiteres Procedere** (D-Arzt/Klinikambulanz/HIV-Ambulanz):

Ausgangszustand des Verletzten:

— HIV-Antikörper.

— HBsAg.

— HCV-Antikörper.

— Medikamentenanamnese (Wechselwirkung mit Postexpositionsprophylaxe).

— Blutbild.

— Transaminasen (GOT/GPT/GLDH).

— AP.

— Gamma-GT.

— Kreatinin/Harnstoff.

— Blutzucker.

— Bei HIV-Verdacht und abhängig von Verletzung/Kontamination: Ggf. Einleitung einer systemischen medikamentösen Postexpositionsprophylaxe (PEP) innerhalb von 1–2 Stunden nach Verletzung (kann später immer noch abgesetzt werden) für ca. 4 Wochen (Nebenwirkungen beachten) (◻ Tab. 2.4).

◻ **Tab. 2.4** Empfehlungen zur HIV-Postexpositionsprophylaxe. (Quelle: Arbeitsgemeinschaft der Wissenschaftlichen Medizinischen Fachgesellschaften – AWMF online, Stand Mai 2013)

Standardprophylaxe (alternativ auch andere Medikamente):
Raltegravir (Isentress, 400 mg, 1 Tabl. 2× täglich: 1-0-1)
In Kombination mit
Tenofovir/Emtricitabin (Truvada, 245/200 mg, 1 Tabl. 1× täglich: 1-0-0)

2.5.6 Besondere Maßnahmen bei spezifischen Infektionen

HIV/AIDS
▶ Abschn. 15.8.1

Tetanus
Erreger: *Clostridium tetani.*
Infektion durch (Bagatell-)Verletzung und verunreinigte Wunde.
Inkubationszeit: 3 Tage bis 3 Wochen.
Ansteckung von Mensch zu Mensch nicht möglich (keine besonderen Vorkehrungen für Kontaktpersonen).
Keine Immunität nach überstandener Tetanusinfektion → Impfung obligat.
Diagnostik: Typisches klinisches Bild von toxinbedingten neurologischen Störungen (erhöhter Muskeltonus/Krämpfe → Risus sardonicus, Trismus, respiratorische Insuffizienz).
Präventive Maßnahmen: Aktive Immunisierung. Bei nicht oder nicht ausreichend Geimpften: Unverzügliche Tetanusimmunprophylaxe (▶ Tab. 4.1).

Influenza
Erreger: Influenza-A- und -B-Viren.
Aerogener Infektionsweg über Exspirationströpfchen, hohe Kontagiosität.
Inkubationszeit: 1–3 Tage.
Symptomatik: Fieber, Schüttelfrost, Muskelschmerzen, allgemeine Schwäche, Kopf- und Halsschmerzen. Evtl. Pneumonie durch bakterielle Superinfektion (Staphylokokken, Pneumokokken, *Haemophilus influenzae*).
Therapie: Symptomatisch, bei Superinfektion Antibiotika.

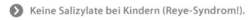 Keine Salizylate bei Kindern (Reye-Syndrom!).

Bei Risiko für Komplikationen: Neuraminidasehemmer.
Prävention für Beschäftigte im Gesundheitswesen: Influenzaschutzimpfung (im Oktober/November), Beachtung der hygienischen Regeln.

Hepatitis A
▶ Abschn. 15.6.3
Erreger: Hepatitis-A-Virus (RNA-Virus).
Infektionsweg: Fäkal-oral durch Kontakt- oder Schmierinfektion (direkt über enge Personenkontakte oder indirekt über kontaminierte Lebensmittel/Gebrauchsgegenstände).
Inkubationszeit: 25–30 Tage.
Häufig subklinischer (gastrointestinale Symptome, Temperaturerhöhung) oder asymptomatischer, überwiegend komplikationsloser Verlauf.
Infektion bewirkt lebenslange Immunität.

Nachweis einer frischen Infektion über Anti-HCV-IgM. Anti-HCV-IgG zeigt abgelaufene Infektion an.

Therapie: Symptomatisch, Alkoholkarenz.

Prävention für Beschäftigte im Gesundheitswesen:

— Hepatitis-A-Impfung.

— Effektive Händehygiene.

Hepatitis B

► Abschn. 15.6.3

Erreger: Hepatitis-B-Virus (DNA-Virus).

Parenteraler Infektionsweg, hohe Kontagiosität, sexuelle Übertragung für die meisten Neuinfektionen verantwortlich.

Risikogruppen: Tätige im Gesundheitswesen, Dialysepflichtige, i.v. Drogenbenutzer, Inhaftierte, Prostituierte.

Inkubationszeit: Ca. 60–90 Tage.

Eine Ansteckungsfähigkeit besteht symptomunabhängig, solange HBsAg, HBV-DNA oder HBeAG nachgewiesen werden.

Symptomatik: Klinische Symptomatik abhängig vom Immunstatus des Infizierten, ein Drittel der Infizierten zeigt Anzeichen einer akut ikterischen Hepatitis.

Diagnostik: Klinische Symptomatik, Enzyme (Transaminasen, GPT, GOT), spezifische Hepatitisserologie.

Prävention für Beschäftigte im Gesundheitswesen:

— Aktive Immunisierung und Antikörpertiterbestimmung (Anti-HBs).

— Wiederholung der Immunisierung (Boosterung) abhängig von Antikörpertiter:

    — Anti-HBs <100 I.E./l → erneute Dosis und neue Titerbestimmung nach 4–8 Wochen.

    — Anti-HBs ≥100 I.E./l → Kontrolle und Auffrischung nach 10 Jahren.

Postexpositionsprophylaxe (STIKO 2014) ◘ Abb. 2.2

Hepatitis C

Erreger: Hepatitis-C-Virus (RNA-Virus).

Parenteraler Infektionsweg durch Kontakt mit kontaminiertem Blut (HCV ist Viruslast-abhängig auch in anderen Körperflüssigkeiten nachweisbar).

Inkubationszeit: In der Regel 6–9 Wochen.

Symptomatik: In den meisten Fällen unspezifische, grippeähnliche Symptomatik, nur ein Viertel der Infizierten zeigt eine akute Hepatitis.

ELISA-Antikörpernachweis 6–8 Wochen nach Infektion möglich (dann PCR-Bestätigung erforderlich).

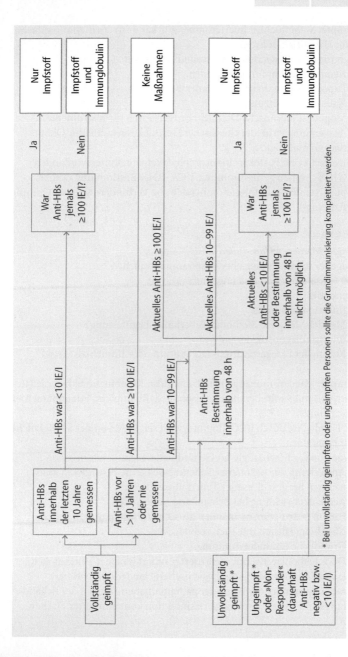

Abb. 2.2 Fließschema. (Aus Robert Koch-Institut 2014; mit freundlicher Genehmigung des Robert Koch-Instituts, Berlin)

Therapie: Mehrwöchige Interferontherapie kann zur Viruselimination bei akuter Hepatitis C führen.

Prävention für Beschäftigte im Gesundheitswesen:

— Keine Schutzimpfung vorhanden.

— Expositionsprophylaxe (Hygienemaßnahmen, Vermeidung von Nadelstichverletzungen).

— Möglichst thermische Desinfektionsverfahren für Instrumente.

— Anwendung viruzider chemischer Desinfektionsmittel für Oberflächen und Hände.

— Derzeit keine Postexpositionsprophylaxemaßnahmen vorhanden (HCV-Antikörperbestimmung/HCV-RNA-Bestimmung und bei positivem Befund Interferontherapie zur Verhinderung einer Chronifizierung).

Tuberkulose

Erreger: *Mycobacterium-tuberculosis*-Komplex.
Aerogener Infektionsweg über Exspirationströpfchen.
In 80 % Manifestation als Lungentuberkulose.

Diagnostik:

— Infektionsanamnese.

— Mendel-Mantoux-Methode (Tuberkulin-Hauttestung).

— Röntgendiagnostik der Lunge.

— Kultureller Erregernachweis aus Sputum oder Bronchialsekret.

Therapie: Mind. 6-monatige medikamentöse Kombinationstherapie (Resistenzen!) mit Antituberkulotika (Isoniazid, Rifampicin, Ethambutol und Pyrazinamid).
Eine Prophylaxe durch BCG-Impfung wird seit 1998 von der STIKO **nicht** mehr empfohlen.

Prävention für Beschäftigte im Gesundheitswesen:

— Ansteckung nur bei offener Tuberkulose (keine besonderen Maßnahmen bei geschlossener Tuberkulose).

— Aerosolentwicklung bei Behandlung minimieren.

— Patient instruieren, niemanden direkt anzuhusten und Mund und Nase beim Husten mit Tuch zu bedecken.

— Gründliche Raumdurchlüftung.

— Desinfektionsmittel mit zertifizierter tuberkulozider Wirksamkeit.

— Doppelte Anwendung der hygienischen Händedesinfektion.

— Desinfizierende Reinigung der patientennahen Flächen des Behandlungszimmers bzw. sofortige Desinfektion kontaminierter Flächen.

Infektionen mit multiresistenten Erregern (MRE)

Klinisch von besonderer Relevanz ist das Auftreten von bakteriellen Resistenzen gegenüber β-Lactamase-festen Penicillinen. *Staphylococcus-aureus*-Isolate, die eine solche Resistenz ausbilden, bezeichnet man als
- Methicillin-resistenter *Staphylococcus aureus* (MRSA) oder synonym.
- Oxacillin-resistenter *Staphylococcus aureus* (ORSA).

Infektionsweg: Endogen vom Patienten selbst oder exogen von anderen Patienten (auch über unbelebte Umgebung) → Kontakt-/Schmierinfektion.

Wichtigstes Erregertransportvehikel: Hände von Pflegepersonal/ärztlichem Personal!

Prädilektionsstellen der Besiedelung: Nasenvorhof, Rachen, Perineum, Leistengegend.

Prädisponierend für eine *Staphylococcus-aureus*-Infektionen sind: Diabetes, Dialysepflichtigkeit, Fremdkörper (Verweilkanülen, Endoprothesen), Immunsuppression, chronische/habituelle Hautverletzungen.

Prävention für Beschäftigte im Gesundheitswesen:
- Kein Risiko für gesunde Kontaktpersonen (Ausnahme: Hautdefekte, Immunsupprimierte).
- Während Transport des Patienten besiedelte Areale abdecken (Mund-Nasen-Schutz etc.).
- Aufenthalt der MRSA-Patienten im Wartebereich vermeiden.
- Operationen (OP) am Ende des OP-Tagesprogrammes.
- Kennzeichnung »MRSA« auf OP-Plan.
- OP-Türen geschlossen halten.
- Materialien, die noch an anderen Patienten angewendet werden sollen, nicht in der Nähe von MRSA-Patienten lagern.
- Patientennahes Umfeld und Fußboden nach Behandlung wischdesinfizieren.
- Konsequentes Hygienemanagement.
- Effektive Händehygiene.
- Mund-Nasen-Schutz/Handschuhe.
- Patientengebunde Schutzkittel.
- Dekolonisation: Chlorhexidinspülung vor Behandlung im Mundraum, Reinigung von (Haut-)Wunden (Octenisept).
- Information an weiterbehandelnde Ärzte.

Literatur

Bürgerliches Gesetzbuch (BGB): http://www.gesetze-im-internet.de/bgb/

Gesetz zum Schutz der arbeitenden Jugend (Jugendarbeitsschutzgesetz – JArbSchG): http://www.gesetze-im-internet.de/jarbschg/

Neufassung der Verordnung über gefährliche Arbeitsstoffe (Arbeitsstoffverordnung – ArbStoffV) http://www.bgbl.de/xaver/bgbl/start.xav?startbk=Bundesanzeiger_BGBl&jumpTo=bgbl182s0144.pdf

Robert Koch-Institut (2014) Empfehlungen der Ständigen Impfkommission (STIKO), Epidemiologisches Bulletin Nr. 34, Stand: August 2014, Robert Koch-Institut, Berlin

Strafgesetzbuch (StGB): http://www.gesetze-im-internet.de/stgb/

Verordnung über den Schutz vor Schäden durch ionisierende Strahlen (StrlSchV): http://www.gesetze-im-internet.de/strlschv_2001/

Verordnung über den Schutz vor Schäden durch Röntgenstrahlen (Röntgenverordnung – RöV): http://www.gesetze-im-internet.de/r_v_1987/index.html

Weidenkaff in Palandt, Bürgerliches Gesetzbuch, 73. Auflage 2014, Verlag C.H. Beck, München

Zahnärztliche Schmerz-ausschaltung

Hajo Peters, Jochen Jackowski, Thomas Hartmann, Rolf Rossaint

J. Jackowski et al. (Hrsg.), *Zahnärztliche Chirurgie*,
DOI 10.1007/978-3-642-54754-6_3, © Springer-Verlag GmbH Deutschland 2017

3.1   Lokalanästhesie

3.1.1   Indikationen

— Lokale Schmerzausschaltung bei konservativen, prothetischen und chirurgischen Eingriffen.

— Zur Diagnostik: Um bei unklaren diffusen Kopf-/Gesichtsschmerzen dentale Ursachen zu verifizieren, können einzelne Zähne oder Kieferabschnitte selektiv anästhesiert werden.

3.1.2   Kontraindikationen

— Allergien gegen Lokalanästhetika (LA).
— Ablehnung durch den Patienten.
— Kardiale Dekompensation.
— Relative Kontraindikationen: Kardiale Überleitungsstörungen.
— Kontraindikationen für LA mit Epinephrinzusatz: Engwinkelglaukom, Sulfitempfindlichkeit (Konservierungsmittel), Einnahme von Monoaminooxidasehemmern, frischer Myokardinfarkt.

3.1.3   Komplikationen

1. Lokalanästhesieintoxikation.
   — Durch versehentliche intravenöse Applikation.
   — Zentralnervöse Symptome: Angst, Übelkeit, Unruhe, metallischer Geschmack, Seh- und Hörstörungen, erhöhter Blutdruck/erhöhte Herzfrequenz.
   — Schwere Intoxikation: Krämpfe, Bewusstlosigkeit, Herz- und Kreislaufstillstand.
2. Intoxikation durch vasokonstriktorische Zusätze.
   — Durch versehentliche intravenöse Applikation.
   — Zeichen einer Epinephrinintoxikation: Tachykardie, Blässe, Kaltschweißigkeit, Unruhe, Benommenheit bis hin zu Dyspnoe, Tachyarrhythmie, Herzversagen.
3. Anaphylaktoide Reaktionen.
   — Selten bei Lokalanästhetika vom Amid-Typ (► unten).
   — Eher auf Konservierungsstoffe (Paragruppenallergie).
   — Lokale Reaktionen (Urtikaria, Rötung, Juckreiz) bis zu systemischen Komplikationen (anaphylaktischer Schock).

Vermeidung von Komplikationen bei der Lokalanästhesie:
- Genaue Anamneseerhebung (Allgemeinerkrankungen und Medikamenteneinnahme).
- Grenzdosis des Lokalanästhetikums/Vasokonstriktors auf das Patientengewicht abstimmen.
- Aspiration vor Injektion (Vermeidung von intravasaler Applikation).
- Patienten nicht unbeaufsichtigt lassen.
- Bereitschaft für venösen Zugang und Sauerstoffgabe bei Überschreiten der Grenzdosis.

3.1.4 Pharmakologie

Allgemein
- Tertiäre Amine (man unterscheidet nach Molekülzwischenketten: Ester- oder Amid-Lokalanästhetika).
- Die protonierte Form der tertiären Amine ist besser wasserlöslich, weswegen der pH-Wert der Injektionslösungen um 4–6 liegt.
- Zum Eindringen ins Axon (und damit zum Wirkeintritt durch Hemmung des Na+-Einstromes und somit stabilisiertem Ruhepotenzial) ist nur die deprotonierte/lipophile Form fähig.
- Die Gewebepuffer bewirken Überführung der protonierten Form in die deprotonierte Form und ermöglichen somit Eintritt ins Axon und LA-Wirkeintritt.
- Im sauren Gewebe (Entzündung/Erschöpfung der Gewebepuffer bei zu hoher Konzentration von saurer LA-Injektionslösung) liegt eine geringere/keine LA-Wirkung vor.
- Abbau:
  - Amid-LA nach Spaltung in der Leber durch Amidasen und biliäre Ausscheidung (CAVE: Leberfunktionsstörung!).
  - Ester-LA durch ortsständige Gewebeesterasen (Cholinesterase) und in der Leber (= schnellerer Abbau, dabei entsteht allergene Paraaminobenzoesäure).
- Berechnung der Grenzdosis [ml]:

$$\frac{K\ddot{o}rpergewicht\,[kg] \times Grenzdosis\ LA\ [mg/kg\ Kg]}{Konzentration\ [mg/ml]}$$

❯ Hinweis: Wird als Konzentration die übliche %-Angabe verwendet, so muss im Nenner noch mit 10 multipliziert werden (1 % entspricht 10 mg/ml. Dies entspricht einer Konzentration von 1:100).

Präparate
Zur Injektion

Siehe ◧ Tab. 3.1.

◧ Tab. 3.1 Präparate zur Injektion

INN	Handelsname	Dar-reichungs-form	Wirkstoff-konzen-tration	Vasokon-striktor (pro ml LA-Lösung)
Articain AP: 5 RT: 1,5 PB: 95 % HW: 30min	Ultracain D ohne Adrenalin	Zylinderam-pulle 1,7 ml Ampulle 2 ml	40 mg/ml	-
	Ultracain DS 1:200.000	Zyl. 1,7 ml Amp. 2 ml Flasche 20 ml	40 mg/ml	Epinephrin 0,005 mg
	Ultracain DS forte 1:100.000	Zyl. 1,7 ml Amp. 2 ml Fl. 20 ml	40 mg/ml	Epinephrin 0,01 mg
	Ubistesin 1:400.000	Zyl. 1,7 ml	40 mg/ml	Epinephrin 0,0025 mg
	Ubistesin 1:200.000	Zyl. 1,7 ml	40 mg/ml	Epinephrin 0,005 mg
	Ubistesin 1:100.000	Zyl. 1,7 ml	40 mg/ml	Epinephrin 0,01 mg
Lidocain AP: 4 RT: 2 PB: 50–80 % HW: 90min	Xylocain 2 % Dental m. Adrenalin 1:100.000	Zyl. 1,8 ml	20 mg/ml	Epinephrin 0,01 mg
	Xylocitin 2 % mit Epinephrin 1:100.000	Amp. 2 ml	20 mg/ml	Epinephrin 0,01 mg

Zusätze	Grenzdosis (mg/kg KG)	Grenzdosis [ml/70 kg KG] für Erwachsene (Rote Liste) Dosierungsrichtlinien gemäß Packungsbeilage/Fachinformation beachten	Hinweise
-	4	7 ml	- Bei Paragruppenallergie kein LA aus Flasche - Keine Anwendung bei Allergie auf Natriumbisulfit (Asthmatiker) - Höhere Epinephrindosis für stärkere Ischämie im OP-Bereich - Anwendung in der Schwangerschaft möglich - Erste Muttermilch nach der Anästhesie verwerfen
Natriumbisulfit (Zyl., Amp., Fl.) Methylhydroxybenzoat (Fl.)	7	12,25 ml	
Natriumbisulfit (Zyl., Amp., Fl.) Methylhydroxybenzoat (Fl.)	7	12,25 ml	
Natriumsulfit	7	12,25 ml	
Natriumsulfit	7	12,25 ml	
Natriumsulfit	7	12,25 ml	
Natriumbisulfit	7	6 ml	- Stark vasodilatorisch, nur kurze Wirkdauer ohne Vasokonstriktor - Gegenanzeigen: Hochgradige Bradykardie, Adams-Stokes-Syndrom, Wolff-Parkinson-White-Syndrom - Strenge Indikationsstellung in Schwangerschaft und Stillzeit
Natriumbisulfit	7	10 ml	

◘ **Tab. 3.1** (Fortsetzung)

INN	Handelsname	Dar-reichungs-form	Wirkstoff-konzen-tration	Vasokon-striktor (pro ml LA-Lösung)
Mepivacain AP: 4 RT: 2 PB: 75 % HW: 115min	Meaverin-Actavis 3 % ohne gefäß-verengenden Zusatz	Zyl. 1,8 ml	30 mg/ml	-
	Mepivastesin	Zyl. 1,7 ml	30 mg/ml	-
Bupivacain AP: 16 RT: 8 PB: 95 % HW: 160min	Bupivacain 0,5 % mit Epine-phrin 0,0005 % (1:200.000) JENAPHARM	Amp. 10 ml	5 mg/ml	Epinephrin 0,005 mg
Prilocain AP: 4 RT: 2 PB: 55–70 % HW: 95min	Xylonest 3 % DENTAL mit Octapressin	Zyl. 1,8 ml	30 mg/ml	Felypressin 0,03 I.E./ml

Amp. = Ampulle, AP = analgetische Potenz, Fl. = Flasche, HW = Halbwertszeit, PB = Plasmaproteinbindung, RT = relative Toxizität, beide Referenzwerte be-ziehen sich auf Procain, welches in der Zahnheilkunde keine Anwendung findet, Zyl. = Zylinder

Zusätze	Grenzdosis (mg/kg KG)	Grenzdosis [ml/70 kg KG] für Erwachsene (Rote Liste) Dosierungsrichtlinien gemäß Packungsbeilage/Fachinformation beachten	Hinweise
-	4	6 ml	- Lange Wirkung auch ohne Vasokonstriktor - Gegenanzeigen: Schwere Hypotonie - Strenge Indikationsstellung in der Schwangerschaft - Wiederaufnahme des Stillens nach 24 h
-	4	9 ml	
Natriumbisulfit	2	30 ml	- Lange Wirkdauer - Anwendung auch in Schmerztherapie - Strenge Indikation in Frühschwangerschaft - Geringer Übergang in Muttermilch
-	6	6 ml	- Abbau auch in der Lunge unter Bildung von Methämoglobin - Gegenanzeigen: Angeborene oder erworbene Methämoglobinämie/hochgradige Anämie - Felypressin auch anwendbar, wenn Epinephrin kontraindiziert

Zur Oberflächenanästhesie

Siehe ◘ Tab. 3.2

Vasokonstriktoren

— Zusatz vom Katecholamin **Epinephrin** (Adrenalin) in LA-Lösungen bewirkt 1) vorübergehende Ischämie durch Vasokonstriktion und verlangsamt 2) die Aufnahme des LA in den Intravasalraum.

— Vorteile: Geringere Blutungsneigung im OP-Gebiet, Anästhesiedauer wird verlängert, Reduktion der LA-Maximalkonzentration im Serum (LA-Grenzdosis höher als ohne Vasokonstriktor).

— **Felypressin** (Vasopressinderivat).

❗ CAVE: Bei kardial vorerkrankten Patienten.

Konservierungsmittel

— Natriumhydrogensulfit: Verhindert die Autooxidation des Epinephrins.

❗ CAVE: Kontraindiziert bei sulfitsensiblen Patienten (5 % aller Asthmatiker sulfitsensitiv).

— Methylparaben (Methylhydroxybenzoat): LA-Konservierungsmittel; wirkt antibakteriell.

❗ CAVE: Paragruppenallergie (anaphylaktoide Reaktionen!)

◘ **Tab. 3.2** Präparate zur Oberflächenanästhesie

INN	Handels-name	Dosis	Zusätze	Hinweis
Lidocain	Xylocain Pumpspray Xylocain Gel 2 %	Spray: Ca. 10 mg/ Sprühstoß Gel: 20 mg/g	Spray: Ethanol 95 % Gel: Methyl- und Propyl-hydroxy-benzoat	- Max. 20 Sprühstöße - Gegenanzeigen: Asthma - Strenge Indikationsstellung im 1. Trimenon - Sprühkanüle ist autoklavierbar - Gel: Max. 16 g bei 70 kg KG
Tetracain	Gingicain D	0,7 mg/ Sprühstoß	Ethanol 8 % Benzalko-niumchlorid	- Max. 25 Sprühstöße - Nicht anwenden bei Paragruppen-allergie

3.1.5 **Technik**

Spritzensysteme

Als Spritzensysteme werden Carpulen-Zylinderampullenspritzen, Einmalspritzen und Spritzen für die intraligamentäre Injektion verwendet.

Für diese Instrumente muss vollkommene Keimfreiheit sichergestellt werden, um das Risiko einer lokalen Infektion im Injektionsgebiet so gering wie möglich zu halten. Bei Injektionen werden ausschließlich Einmalmaterialien verwendet. Das Wiederauffüllen einer Einmalspritze mit einer Lokalanästhesielösung aus Ampullen oder Darreichungsformen aus Flaschen bedeutet eine erhöhte Kontamination für die Einmalkanüle.

Vorbereitung des Patienten

Psychologische Unterstützung des Patienten in Form beruhigender Worte erhöht das Vertrauen des Patienten in die bevorstehende lokale Anästhesie.

Eine Aufklärung des Patienten sollte nicht nur über den vorzunehmenden Eingriff, sondern auch über die hierzu notwendige Art der Lokalanästhesie erfolgen.

Nach Leitungsanästhesien können Sensibilitätsstörungen im Versorgungsgebiet in Form von Hyp-, Hyper-, Par- oder Anästhesien auftreten. Sie werden für den Nervus alveolaris inferior mit 0,4–4,4 % und den Nervus lingualis mit 0,06–1,1 % angegeben. Im Rahmen der präoperativen Aufklärung müssen die Patienten auf dieses Risiko hingewiesen werden.

Ebenso sollte über mögliche Bissverletzungen durch betäubte Wangen-, Zungen- oder Lippenschleimhäute informiert werden.

Vorzugsweise soll die Lokalanästhesie am liegenden Patienten vorgenommen werden.

Ausnahmen: Behinderte Patienten, Schwangere und Patienten mit kardiovaskulären Erkrankungen. Bei diesen Patienten wird die LA in halbsitzender Position vorgenommen.

Oberflächenanästhesie

Eine Oberflächenanästhesie kann den Einstichschmerz ausschalten. Patienten sprechen fälschlicherweise von einer »Vereisung«.

Die Applikation eines Oberflächenanästhetikums erfolgt mit einem Wattestäbchen, auf das ein Oberflächenanästhesiegel oder -spray aufgetragen wurde. Bei unpräziser Applikation eines Sprays wird u. U. eine große Schleimhautfläche anästhesiert. Im Bereich des vorderen Gaumenbogens bzw. des Epipharynx kann dies bei den Patienten das Gefühl der Atemnot hervorrufen.

Ein Oberflächenanästhetikum muss bei der Berechnung der individuellen maximalen Grenzdosis vor einer Lokalanästhesie mit berücksichtigt werden.

Zwei Minuten nach Oberflächenanästhesie sollte die Infiltrations- oder Leitungsanästhesie erfolgen, um den Effekt eines schmerzlosen Einstiches zu erhalten. In Abhängigkeit vom Geschmack des Sprays kann eine Hypersalivation eintreten.

Alternativ zum Einsatz eines Oberflächenanästhetikums kann eine »ablenkende Analgesie« vorteilhaft sein. Ein leichter Druck mit dem Mundspiegel oder einem Finger in der Nähe der eigentlichen Einstichstelle vermindert die Schmerzempfindung beim Nadeleinstich. Bei einer Injektion im Ober- oder Unterkieferfrontbereich kann der Einstichschmerz durch ein leichtes Zusammenpressen der Lippen verringert werden.

Infiltrationsanästhesie

- Terminale Anästhesie.
- V.a. im (spongiösen!) Oberkiefer durch Ausschaltung der Nervendigungen.
- Supraperiostale Applikation.

⊗ CAVE: Bei spitzwinkliger Lage der Kanüle zum Knochen Periostverletzung möglich.

Leitungsanästhesie

- Blockade eines gesamten Nervastes durch LA-Applikation am proximalen Nervstamm.
- Enoral und extraoral (selten).
- Größeres Wirkgebiet der Anästhesie (Nervanatomie!).
- Auch zur Vermeidung von Einstichen im infizierten Gebiet bei Anästhesie zur Abszesseröffnung/Wundbehandlung.

Injektionstechnik

- Einmalspritze in Schreibfederhaltung erfordert Umgreifen für Aspiration.
- Karpulenspritze mit Arretierungsvorrichtung für Gummistopfen ermöglicht sichere Aspiration ohne Umgreifen.
- Luftblasen aus der Lokalanästhesielösung herausdrücken.
- Nadel feinfühlig einstechen und zielgerichtet kontinuierlich zum Applikationsort vorschieben.
- Sorgfältige Aspiration in zwei Ebenen (Ansaugen der Gefäßinnenwand an die Schlifffläche der Nadelspitze).
- Bei Blutaspiration Injektion mit neuem Lokalanästhetikum wiederholen.

— Lokalanästhetikum langsam unter leichtem Druck auf den Spritzenkolben applizieren.
— Abwarten bis zum Eintreten des Anästhesieeffektes (3 min).

Komplikationen

Zur Vermeidung von lokalen und systemischen Komplikation ist ein absolut sicheres Wissen um die regionale Kopfanatomie und Pharmakologie
der verwendeten Lokalanästhetika eine conditio sine qua non.

— Lokale Ischämie: Reversible Blässe um die Einstichstelle (auch auf
   Gesichtshaut).
— Kanülenfraktur: Bei heutigen Einmalkanülen sehr selten; wenn
   unmittelbare Bergung nicht möglich, dann Klinikeinweisung.
— Nervtouchierung: Bei heftigem elektrisierendem Einstichschmerz
   vollständiger Rückzug der Kanüle und erneute Injektion.
— Temporäre Fazialisparese: Reversible Anästhesie (motorische Ausfälle)
   bei retromandibulärer Fehllage des Anästhesiedepots.
— LA-Intoxikation: Durch versehentliche intravasale Injektion kann
   es zu zentralnervösen Symptomen kommen (leichte Anzeichen:
   Übelkeit, Schwindel, metallischer Geschmack, Unruhe, Tachykardie).
— Epinephrinintoxikation: Kaltschweißigkeit, Blässe, Unruhe, Tachy-
   kardie.
— Beim Auftreten von Nebenwirkungen:
   — Behandlung sofort unterbrechen.
   — Fremdkörper aus der Mundhöhle entfernen.
   — Flachlagerung des Patienten.
   — Vitalfunktionen überwachen.
   — Notarzt alarmieren, wenn Komplikationen nicht beherrschbar.

Vorsichtsmaßnahmen während und nach der Injektion

— Den Patienten nach der Injektion im Behandlungszimmer oder Ein-
   griffsraum nicht alleine lassen und sorgfältig beobachten (Monitoring).
— Auf Notfallausrüstung und Notfallmedikamente muss unverzüglicher
   Zugriff möglich sein (quartalsmäßige Überprüfung der Notfallausrüstung auf Vollständigkeit, Funktionsüberprüfung, Kontrolle des Ab-
   laufdatums der Notfallmedikamente, regelmäßiges Notfalltraining).

3.1.6 Schmerzblockade im Oberkiefer

Die im Vergleich zum Unterkiefer dünne kortikale Knochenstruktur begünstigt die Diffusion des Lokalanästhetikums über die Umschlagfalte
zum Zielort Wurzelspitze.

Blockade im Bereich der Inzisivi und Canini

- Injektion in die Umschlagfalte in Form einer Infiltrationsanästhesie.
- Injektionsort in Höhe des Zahnes.
- Geringstmöglicher Abstand zwischen Injektionsnadel und Wurzelspitze.
- Vermeidung einer Periostverletzung.
- Abgabe von 1–2 ml Lokalanästhesielösung.
- **Maximale Anästhesie** auf den jeweiligen Zahn beschränkt (→ Berücksichtigung der Länge der Eckzahnwurzel).

Blockade des Nervus nasopalatinus

- Leitungsanästhesie: Injektion am Rand der Papilla inzisiva (zentrale Injektion sehr schmerzhaft!).
- Nach Kontakt am harten Gaumen Zurückziehen der Nadel um 0,5–1 mm und langsame Injektion von 0,1–0,3 ml Anästhesielösung, wenig Druck auf Spritzenkolben.
- **Umfang der Anästhesie:** Palatinale Gingiva, Schleimhaut und Periost im anterioren Oberkieferbereich.

Blockade des Nervus infraorbitalis

- Leitungsanästhesie: Palpation des Infraorbitalrandes mit dem Zeigefinger, Lokalisation der Mitte, ein Zentimeter kaudal davon liegt das Foramen infraorbitale.
- Hier verbleibt der Zeigefinger, die Oberlippe wird mit dem Daumen oder Mundspiegel angehoben.
- Zielgerichtetes Einstechen und Vorschieben der Injektionsnadel bis in Höhe der extraoral platzierten Zeigefingerkuppe.
- Aspiration und Applikation von 1 ml Anästhesielösung.
- **Umfang der Anästhesie:** Zähne 12, 13, 14, 15, vestibuläre Gingiva und Knochen.
- Eine Schmerzausschaltung auf der palatinalen Seite der Zähne 11, 12, 13, 14 und 15 erfolgt über eine Leitungsanästhesie des Nervus nasopalatinus und des Nervus palatinus major.

Blockade im Prämolarenbereich

- Infiltrationsanästhesie in die Umschlagfalte unmittelbar kranial dieser beiden Zähne.
- Injektionsrichtung ist axial.
- Applikation von 1–1,5 ml Anästhesielösung.
- **Umfang der Anästhesie:** Zähne 14, 15, vestibuläre Gingiva, Schleimhaut und Knochen.

- **Zusätzliche Infiltrationsanästhesie am harten Gaumen:** In halber Höhe der Wurzellänge im rechten Winkel zur bedeckenden Schleimhaut.
- Applikation von 0,1–0,3 ml Anästhesielösung.
- **Umfang der Anästhesie:** Zähne 14, 15, palatinale Gingiva und Knochen.

Blockade im Molarenbereich

- Infiltrationsanästhesie in die Umschlagfalte, Vorschieben der Injektionsnadel in Richtung der Wurzelspitzen, Applikation von 1–2 ml Lokalanästhetikum.
- Eine weite Mundöffnung erschwert die Infiltrationsanästhesie in dieser Region.
- **Umfang der Anästhesie:** Zähne 16, 17, 18, bukkale Gingiva und Schleimhaut, Knochen.

Tuberanästhesie

- Palpation der Crista zygomaticomaxillaris, Einstich der Injektionsnadel unmittelbar hinter dem zweiten Molaren und Vorschieben in medio-dorso-kranialer Richtung um ungefähr 2 cm, Applikation von 1–2 ml Lokalanästhetikum nach sorgfältiger Aspiration.
- **Umfang der Anästhesie:** Zähne 16, 17, 18, bukkale Gingiva und Schleimhaut, Knochen, vorderer Gaumenbogen bis zur Uvula.

Blockade des Nervus palatinus major

- Einführung der Injektionsnadel mit 0,5–1 cm Abstand vom Gingivarand in Höhe des zweiten Molaren im rechten Winkel zur palatinalen Schleimhaut. Nach Knochenkontakt Zurückziehen der Nadelspitze um 1 mm und Abgabe von 0,2 ml Anästhesielösung.
- **Umfang der Anästhesie:** Zähne 16, 17, 18, palatinale Gingiva und Schleimhaut, Knochen.

3.1.7 Schmerzblockade im Unterkiefer

Aufgrund der Dicke der Kortikalis im Unterkiefer ist eine Diffusion des Lokalanästhetikums zu den Wurzelspitzen über eine Infiltrationsanästhesie nur im Bereich der Unterkieferinzisivi und -canini möglich.

Blockade im Bereich der Inzisivi und Canini

- Einführung der Injektionsnadel in die Umschlagfalte und Abgabe von 1 ml Anästhesielösung.
- **Umfang der Anästhesie:** Zähne 31, 32, 33, 41, 42, 43, vestibuläre Gingiva und Schleimhaut, Knochen.

Blockade des Nervus lingualis

- Infiltration des Mundbodens unmittelbar unterhalb der Gingiva, Abgabe von 0,5 ml Lokalanästhesielösung.
- **Umfang der Anästhesie:** Zähne 31, 32, 33, 41, 42, 43, linguale Gingiva und Schleimhaut, Knochen.

Blockade im Bereich der Prämolaren
Blockade des Nervus mentalis

- Leitungsanästhesie: Die Injektionsnadel wird von ventral in schräger Richtung auf das Foramen mentale in die Schleimhaut eingeführt.
- Nach sorgfältiger Aspiration Injektion von 1,0–1,5 ml Lokalanästhetikum.
- **Umfang der Anästhesie:** Zahn 44, evtl. 45, vestibuläre Gingiva und Schleimhaut, Knochen.

Blockade des Nervus lingualis

- Infiltration durch Einführen der Injektionsnadel direkt unter die linguale Schleimhaut in Höhe der Prämolarenregion.
- CAVE: Blutgefäße! Sorgfältige Aspiration und Injektion von 0,5 ml Lokalanästhetikum.
- **Umfang der Anästhesie:** Zahn 44, evtl. 45, linguale Gingiva und Schleimhaut, Knochen.

Blockade im Bereich der Molaren
Blockade des Nervus alveolaris inferior

- **Leitungsanästhesie:** Zielpunkt für die Abgabe des Lokalanästhetikums ist das Foramen mandibulare.
- **Direkte Methode:**
  - Weite Mundöffnung, Palpation des Processus coronoideus mit dem linken Zeigefinger und Einführen der Injektionsnadel in die Schleimhaut der Prämolarenregion der Gegenseite in Höhe des Zeigefingers.
  - Beim Erwachsenen liegt der Injektionspunkt ca. 1 cm oberhalb der Okklusionsflächen der Molaren medial des Zeigefingers, aber lateral der Plica pterygomandibularis.
  - Entlang der medialen Seite des aufsteigenden Unterkieferastes Vorschieben der Injektionsnadel um 1,5–2 cm nach dorsal.
  - Nach Knochenkontakt Zurückziehen der Injektionsnadel um 1–2 mm.
  - Sorgfältige Aspiration in zwei Ebenen (Drehung der Injektionsnadel um 180°).
  - Langsame Applikation von 1,5 ml Lokalanästhetikum.

Indirekte Methode:
- Aufsuchen der Linea obliqua mit dem Zeigefinger.
- Einstechen der Injektionsnadel medial der Zeigefingerkuppe.
- Vorschieben der Injektionsnadel nach dorsal entlang der medialen Seite des aufsteigenden Astes.
- Vorsichtiges Schwenken der Spritze zur kontralateralen Seite unter kontinuierlichem Vorschub nach dorsal.
- Nach Knochenkontakt Zurückziehen der Injektionsnadel um 1–2 mm.
- Sorgfältige Aspiration in zwei Ebenen (Drehung der Injektionsnadel um 180°).
- Langsame Injektion von 1,5 ml Lokalanästhetikum.

Blockade des Nervus lingualis

- **Leitungsanästhesie:** Injektion von 0,3–0,5 ml Lokalanästhetikum in Höhe der Crista temporalis.
- Beim Zurückziehen der Injektionsnadel vom Foramen mandibulare erfolgt nach sorgfältiger Aspiration die Blockade 0,5 cm medial und ventral der Lingula.

Blockade des Nervus buccalis

- **Leitungsanästhesie:** Einführung der Injektionsnadel oberhalb der Umschlagfalte in Höhe des dritten Molaren.
- Vorschub der Injektionsnadel in distaler Richtung zum aufsteigenden Unterkieferast.
- Injektion von 0,5 ml Lokalanästhetikum.
- Umfang der Anästhesie nach Leitungsanästhesie des N. alveolaris inferior, N. lingualis und N. buccalis:
  - Inzisivi, Caninus, Prämolaren und Molaren der gleichen Seite.
  - Bukkale und linguale Gingiva und Schleimhaut.
  - Mundboden.
  - Unterlippe.

3.1.8 Intraligamentäre Anästhesie

- LA-Applikation mittels spezieller Spritzensysteme unter kontrolliertem Druck über den Sulcus gingivae in das parodontale Ligament.
- Einwurzeliger Zahn – kons./proth. Therapie: 1× 0,2 ml.
- Mehrwurzeliger Zahn – kons./proth. Therapie: 0,2 ml/Wurzel (mesial, distal, palatinal).
- Einwurzeliger Zahn – Extraktion: 2× 0,1–0,2 ml mesio-vestibulär und disto-oral.

— Mehrwurzeliger Zahn – Extraktion: 4× 0,1–0,2 ml mesio-vestibulär, disto-vestibulär, disto-oral und mesio-oral.

— V.a. bei Kindern.

— Möglichkeit bei nicht wirksamer Infiltrations-/Leitungsanästhesie.

❶ CAVE: Bakteriämie, Desmodont-Schädigung

3.2   Sedierung

3.2.1 Allgemein

Die schmerzfreie Zahnbehandlung stellt mittlerweile für die meisten Menschen eine Grundvoraussetzung dar. Neben der Schmerzfreiheit werden aber zunehmend Zustände der Angstfreiheit, der Entspannung und der angenehmen Atmosphäre gefordert.

Aussagen wie:»Ich möchte am liebsten nichts mitbekommen, nichts hören, nichts spüren« kennt heutzutage jeder Zahnarzt. Bei der Mehrzahl der Eingriffe, die in Sedierung durchgeführt werden, wird, um Schmerzfreiheit zu erzielen, zusätzlich eine Lokal- bzw. Leitungsanästhesie durchgeführt.

Eine nicht oder nur schlecht wirkende Lokalanästhesie wird sämtliche Sedierungsmethoden in ihrer Durchführung und Akzeptanz erschweren. Die unerwünschten Wirkungen werden durch zu tiefe Sedierungsstadien zunehmen. Sollte es daher nicht möglich sein, eine suffiziente Lokal- bzw. Leitungsanästhesie zu gewährleisten, muss in jedem Fall eine Vollnarkose in Betracht gezogen werden.

Ziel der Sedierung: Angst- und stressfreier Patient ohne Schmerzen, der einen (oralchirurgischen) Eingriff toleriert und gleichzeitig noch den Anweisungen des Behandlers Folge leisten kann und dementsprechend kooperativ ist.

Unterschieden werden (◘ Tab. 3.3):

— Anxiolyse:
  — Medikamenteninduzierter Zustand, in dem die Patienten normal auf verbale Stimulation reagieren.
  — Koordination und kognitive Fähigkeiten können beeinträchtigt sein.
  — Ventilation und Herz-Kreislauf-System sind unbeeinträchtigt.

— Mäßige Sedierung:
  — Medikamenteninduzierte Bewusstseinsminderung.
  — Patienten reagieren weiterhin auf verbale Aufforderungen (ggf. erst nach taktiler Kostimulation).

◼ **Tab. 3.3** Einteilung der Sedationszustände nach ASA (American Society of Anesthesiologists)

	Geringe Sedierung (Anxiolyse)	Mäßige Sedierung	Tiefe Sedierung	Narkose
Reaktion	Normal auf verbale Stimulation	Zielgerichtete Reaktion auf verbale oder taktile Stimulation	Zielgerichtete Reaktion auf wiederholte verbale oder Schmerz-Stimulation	Keine Reaktion, auch nicht auf Schmerzreize
Atemwege	Unbeeinträchtigt	Kein Eingreifen erforderlich	Evtl. Eingreifen erforderlich	Eingreifen erforderlich
Spontanatmung	Unbeeinträchtigt	Adäquat	Beeinträchtigt	Beeinträchtigt
Herz-Kreislauf-System	Unbeeinträchtigt	Aufrechterhalten	Aufrechterhalten	Beeinträchtigt

— Keine Maßnahmen zur Sicherung der Atemwege erforderlich.
— Herz-Kreislauf-System ist unbeeinträchtigt.
— Tiefe Sedierung:
    — Medikamenteninduzierte Bewusstseinsminderung.
    — Patient schwer erweckbar, aber mit Reaktion auf Schmerzreize.
    — Atemwegsmanagement sicherstellen, da Spontanatmung beeinträchtigt ist.
    — In der Regel keine kardialen Beeinträchtigungen.
— Narkose:
    — Bewusstlosigkeit mit Reflexlosigkeit.
    — Beatmung erforderlich.
    — Kardiovaskuläre Beeinträchtigung möglich.

Die **Übergänge** der einzelnen Sedierungsstadien sind fließend (mit einem Abgleiten in den nächst tieferen Sedierungszustand ist immer zu rechnen). Bewusstseinsverlust, Verlust der Schutzreflexe, Atemdepression und Kreislaufversagen sind immer möglich!

Es besteht daher das **Risiko** von: Aspiration, Atemwegsobstruktion, hypoxischem Hirnschaden, vasovagalen Synkopen und Übergang der Sedierung in eine Narkose. Das Risiko ist erhöht bei Patienten in fortge-

schrittenem Alter, Übergewichtigen, Patienten mit Begleiterkrankungen des Herzens, der Lunge, des ZNS, der Leber und der Nieren.
Deshalb:

- Analgosedierung immer in Notfallbereitschaft (apparativ, medikamentös, kompetent).
- Durchführung/Bewertung/Dokumentation von Anamnese und körperlicher Untersuchung ist vor Analgosedierung obligat.

3.2.2 Verabreichung

Oral/nasal/rektal

Das am weitesten verbreitete orale Benzodiazepin ist Midazolam (Dormicum). Es erreicht beim Erwachsenen nach ca. 30 Minuten seine Wirkung, die bis zu 2 Stunden anhält. In dieser Zeit ist eine individuelle Bandbreite der Sedierung bei Patienten, vor allem bei Kindern, erkennbar. Von müde/entspannt, fast somnolent, über (in seltenen Fällen) agitiert sind fast alle Sedierungstiefen möglich. In der Zeit der oralen Sedierung sollte der Patient selbstverständlich in der ärztlichen Praxis betreut werden.

Nasale oder rektale Applikationen können in Ausnahmefällen bei Kindern durchgeführt werden.

Nicht geeignet für Patienten, die den Anspruch stellen, vom Eingriff möglichst nichts mitzubekommen.

Vorteil: Einfach, kostengünstig, kein großes zusätzliches technisches Equipment notwendig.

Nachteil: Schlecht steuerbar (keine Titration möglich), exakter Zeitablauf notwendig, verlängerte Aufenthaltsdauer.

Dosierung: 7,5–15 mg Midazolam oral für Erwachsene (teilweise schwierige Dosisfindung).

0,2–0,5 mg/kg Midazolam für Kinder unter Bereithaltung einer erweiterten Überwachungsmöglichkeit und der eventuellen Behandlung von Komplikationen bei der Atmung.

Intravenös
Midazolam

Für die intravenöse Sedierung eines Patienten durch einen Nichtanästhesisten hat sich das Benzodiazepin Midazolam mit günstiger Pharmakokinetik (0,02–0,05 mg/kg KG) bewährt:

- Wirkungseintritt nach 3 min.
- Wirkungsdauer: 45–90 min.

❗ CAVE: Altersabhängige Reaktion und schwer kalkulierbare Wirkdauer insbesondere bei alten Menschen.

Vorbereitung und Monitoring

Vor einer Analgosedierung prüfen bzw. sicherstellen:

Atemwegsbefund

Da während der Sedierung die Notwendigkeit zur Beatmung entstehen kann, ist vor der Behandlung eine Untersuchung hinsichtlich möglicher Komplikationen erforderlich:

- Anamnestisch.
- Kardiopulmonales Risikoprofil.
- Bekannte Probleme bei Sedierung/Beatmung.
- Stridor, Schnarchen, Schlafapnoe.

Befund

- Geringe körperliche Belastbarkeit (Treppensteigen <2 Etagen).
- Fettleibigkeit (besonders im Halsbereich).
- Extensionseinschränkung des Halses.
- Wirbelsäulenschäden.
- Anatomisch-morphologische Besonderheiten der Kopf-Hals-Region.
- Limitierte Mundöffnung.
- Dysgnathien.
- Makroglossie.
- Hyperplastische Tonsillen.

Nüchternheit

- Keine Speisen 6 h vor Eingriff unter Analgosedierung.
- Bei Erwachsenen keine Flüssigkeit 6 h präoperativ; bei Kindern keine Flüssigkeit bis 4 h präoperativ.

Ausstattung

- Pulsoxymetrie.
- Sauerstoffzufuhr (Nasenbrille/Masken unterschiedlicher Größe/Ambubeutel).
- Absaugung.
- Reanimationszubehör (Intubationsbesteck, Defibrillator, Notfallmedikamente etc.).

Patientenmonitoring

- Bewusstsein.
  - Operateur kann Vitalparameter während des Eingriffes nicht gleichzeitig überwachen → qualifizierte zusätzliche Person übernimmt Überwachung des Patienten.
  - Anästhesist hinzuziehen bei größeren Eingriffen oder erheblich vorerkrankten Patienten.

❗ CAVE: Tiefe Narkose und Vollnarkose darf nur durch Fachärzte für Anästhesiologie erfolgen; Berücksichtigung der Arbeitsplatzausstattung gemäß DGAI-Empfehlung

— Ventilation.
  — Beobachtung der Atembewegungen.
  — Auskultation der Atemgeräusche.
— Oxygenierung.
  — Kontinuierliche Anzeige der partiellen Sauerstoffsättigung mithilfe der Pulsoxymetrie.
  — Werte unter 90 % bedeuten therapiebedürftige Hypoxämie.
— Hämodynamik und EKG.
  — Regelmäßige Messung des Blutdruckes während des Eingriffes bei bekannter Hyper-/Hypotonie.
  — EKG-Überwachung nur bei herzkranken Patienten notwendig.
— I.v. Zugang.
  — Ein sicherer (Flexüle) intravenöser Zugang ist bis zur vollkommenen Erholung des Patienten zu belassen.

Dokumentation
— Anamnese.
— Befunde.
— Verabreichte Medikamente (Dosis, Art, Intervalle).
— Anfang und Ende der Interventionen.
— Intraoperativ aufgezeichnete Vitalparameter.

Anwendung von Midazolam
A. Dosierung bei Patienten über 60 Jahre/Patienten mit Einschränkung der kardiorespiratorischen Funktionen:
— Initialdosis: 1 mg langsam intravenös (1 mg/min).
— Eine Initialdosis von 1 mg kann unter Umständen ausreichend sein; Verabreichung 5–10 min vor dem Beginn des Eingriffes.
— Nach 2 min kann eine weitere Dosis von 1 mg gegeben werden – die Dosistitration kann in 1-mg-Schritten alle 2 min bis zum Auftreten der gewünschten Sedierung (Anzeichen: Verwaschene Sprache) vorgenommen werden.
— Eine Gesamtdosis von 3,5 mg intravenös soll nicht überschritten werden.

B. Erwachsene unter 60 Jahre ohne die unter A. genannten Risiken:
— Initialdosis: 1–2,5 mg langsam intravenös. Eine Initialdosis von 1 mg kann unter Umständen ausreichend sein; Verabreichung 5–10 min vor dem Beginn des Eingriffes.

— Nach 2 min kann eine weitere Dosis von 1 mg gegeben werden; die Dosistitration kann in 1-mg-Schritten alle 2 min bis zum Auftreten der gewünschten Sedierung (Anzeichen: Verwaschene Sprache) vorgenommen werden.

— Eine Gesamtdosis von mehr als 5,0 mg intravenös ist im Allgemeinen nicht erforderlich.

Symptome der Überdosierung: Benommenheit, Müdigkeit, ataktische Erscheinungen, Sehstörungen, Erschlaffung der Muskulatur, paradoxe Reaktionen, bei hohen Dosen Tiefschlaf bis zur Bewusstlosigkeit, Areflexie, Atemdepression, Kreislaufkollaps.

Patienten mit leichteren Intoxikationserscheinungen unter Kontrolle ausschlafen lassen. Bei Bedarf Kreislaufhilfe durch periphere Kreislaufmittel vom Noradrenalintyp und Volumensubstitution.

Venenpunktion notwendig, bei speziellen Formen der Nadelphobie Applikation eines lokalanästhetischen Pflasters möglich (EMLA Salbe).

Anwendung: Geschultes Team, Operieren unter Sedierung teilweise erschwert.

Kontraindikationen: Unmöglichkeit der Applikation einer Lokal-, Leitungsanästhesie, Erkrankungen der Wirbelsäule (Unmöglichkeit. ruhig zu liegen), neurologische, psychiatrische Erkrankungen,»Patient lehnt den Eingriff ab« (geistig retardierte Patienten), Patient stellt den Anspruch, absolut nichts vom Eingriff mitzubekommen.

Vorteil: Relativ rasche Durchführung, rascher Wirkbeginn, kurze postoperative Betreuungszeit, exakte Dosierungsmöglichkeit durch Titration, fachliche Trennung der operativen Tätigkeit von der Durchführung der Sedierung (Zweipersonenprinzip: Konzentration auf die eigentliche zahnärztliche Tätigkeit), Antagonisierung mit Flumazenil möglich.

Nachteil: Venenpunktion, erhöhter personeller und technischer Aufwand (Pulsoximeter, RR-Messung, Intubationsmöglichkeit, Notfallequipment, Möglichkeit der O_2-Gabe); 2. Person notwendig (Anästhesist oder speziell geschulter Arzt), erhöhte Kosten.

Die **Überwachung** in geeigneter Räumlichkeit durch qualifiziertes Personal muss gewährleistet sein (ein sedierter Patient gehört zur Überwachung nicht in den Flur vor Dienst- und Behandlungsräumen!).

Entlassung: Erst nach vollständiger Erholung (»home ready«, wenn Vitalfunktionen stabil sind und Patient ohne Unterstützung gehen, trinken und Wasser lassen kann), nur in Begleitung (auch die Begleitperson ist schriftlich über die Nachwirkungen einer Sedierung, die möglichen Komplikationen und die sich ergebenden Gefahren eingeschränkter kognitiver und motorischer Fähigkeiten des Patienten aufzuklären).

Patient ist 24 Stunden nach der Sedierung nicht geschäftsfähig und nicht verkehrstüchtig (24 Stunden Sorgfaltspflicht durch Dritte muss gewährleistet sein).

24 Stunden Alkoholkarenz!

Antidot zu Midazolam

Flumazenil (Benzodiazepinantagonist): Insgesamt 0,01 mg/kg KG i.v., abhängig von der verabreichten Dosis Midazolam. Gabe sehr langsam (0,1–0,2 mg als Bolus für Erwachsene), Entzugserscheinung möglich, kürzere Halbwertszeit als Midazolam (Rebound-Effekt).

Gleichzeitige Analgesie:
- Paracetamol 1–2 mg/kg KG i.v..
- Diclofenac 1 mg/kg KG i.v..

Kombination mit Narkotikum:
- Propofol: 10–20 mg i.v. als Bolus, bis zu 1–2 mg/kg KG/h als kontinuierliche Verabreichung.
- Gabe nur durch Fachärzte für Anästhesie, Gefahr der Kumulation und Atemdepression, geringe therapeutische Breite, kein Antagonist vorhanden.

Lachgas

Allgemeines

- Zunehmende Nachfrage bei Zahnärzten nach Anxiolyse durch Lachgassedierung.
- Ausgiebige Weiterbildungen und technische Ausstattung als Voraussetzung für Anwendung in der zahnärztlichen Praxis ohne Anästhesist.
- Erste Grundlagen zur Standardisierung der Lachgasanwendung in der Zahnmedizin in wissenschaftlicher Mitteilung von deutschen zahnmedizinischen (DGZMK, DGKiZ) und anästhesiologischen Fachgesellschaften (DGAI, BDA) von 2013.
- Im internationalen Vergleich ist die zahnärztliche Lachgasanwendung in Deutschland noch in den Anfängen; weitere Standardisierungen in Ausbildung, Arbeitsschutz und Praxiseinsatz sind gefordert.

Indikationen

- Ängstliche Patienten (Kinder, Jugendliche, Erwachsene) mit ausreichender Compliance (Phobiker sind NICHT geeignet für Lachgassedierungen).
- Zeitlich überschaubare zahnmedizinische Eingriffe.
- Stressvermeidung bei sensiblen Patienten.

- Erhöhter Würgereiz.
- Spritzenangst.

Kontraindikationen

- Patienten ab ASA-Stufe III.
- Otitis media.
- Große oder längere Eingriffe.
- Eingeschränkte Nasenatmung.
- Mangelhafte Compliance.
- Schwangerschaft.
- Multiple Sklerose.
- Chronisch obstruktive Lungenerkrankung.
- Vitamin-B12-Mangel.

Pharmakologie/Wirkungen/Nebenwirkungen

- Brandförderndes Gas (CAVE: Keine Anwendung von zahnärztlichem Laser/Elektrokoagulation).
- Schwach narkotische Wirkung (Stimulation von GABA-Rezeptoren, Hemmung der NMDA-Rezeptoren).
- Geringe Löslichkeit in Blut, daher schnelle An- und Abflutung.
- Hohe Lipidlöslichkeit (schnelle Verteilung im ZNS).
- Anxiolytischer und sedierender Effekt.
- Geringer analgetischer Effekt (kein Verzicht auf Lokalanästhetika bei chirurgischen Interventionen).
- Keine muskelrelaxierende Wirkung.
- Fast vollständige Abatmung (geringe Verstoffwechselung).
- Keine schweren Nebenwirkungen bei maximaler Konzentration von 50 % Lachgas und 50 % Sauerstoff.
- Leichte Nebenwirkungen: Übelkeit, Schwindel, Kopfschmerzen.
- Keine gleichzeitige Anwendung mit anderen Sedativa, um Medikamenteninteraktionen zu verhindern.
- Subjektive Wirkungen beim Patienten:
  - Euphorie.
  - Akustische/optische Wahrnehmungsveränderungen.
  - Halluzinationen.

Anwendung

- Einstellung der Anästhesietiefe durch schrittweise Erhöhung der Lachgaskonzentration im Gasgemisch mit Sauerstoff.
- Gleichzeitige Gabe von Sauerstoff.
- Maximale Konzentration von 50 % Lachgas im Gasgemisch sollte gerätetechnisch sichergestellt sein.

━ Kontinuierliches Monitoring der Vitalparameter.
━ Kontrolle von Atemfrequenz und Atemminutenvolumen (Assistenz!).
━ 100 % Sauerstoffgabe für 5 min nach Behandlungsende.

Arbeitsschutz

━ Schutz des medizinischen Personales vor Lachgasemission in den Behandlungsraum essenziell.
━ Arbeitsschutzgesetz/Gefahrstoffverordnung.
━ Anwendung von Doppelmasken mit gleichzeitiger Absaugung minimiert Exposition des medizinischen Personales.
━ Belastung des Personales ist wegen »offenem System« der Mundhöhle des Patienten bei der Behandlung in Lachgassedierung NICHT vermeidbar.
━ Deshalb nur zeitlich überschaubare Eingriffe.

3.3   Narkose

Durchführung nur durch Facharzt für Anästhesie!

3.3.1   Allgemeines

Sollte es aufgrund der Größe/Zeitdauer des Eingriffes, des Zustandes des Patienten (unkooperative Patienten, extreme Angstzustände, Behinderungen, geistige Retardierung) nicht möglich sein, eine Kombination aus Lokalanästhesie und Sedierung durchzuführen, muss die Vollnarkose gewählt werden. In der Mehrzahl der Fälle wird der Anästhesist die Atemwegssicherung durch Intubation wählen. In Ausnahmefällen ist aber durchaus auch das Setzen einer Larynxmaske möglich.

Um optimale Bedingungen im Mundbereich zu gewährleisten, wird die nasale Intubation der oralen vorzuziehen sein. Die Entscheidung sollte der Operateur gemeinsam mit dem Anästhesisten treffen. Ein wesentliches Kriterium ist die suffiziente oropharyngeale Tamponade, um das Herabrinnen von Flüssigkeit, Blut und Fremdkörpern in den Magen zu verhindern. Gerade größere Mengen von Blut sind mit hoher postoperativer Übelkeit und Erbrechen verbunden!

Die Vorbegutachtung des Patienten muss durch den Facharzt für Anästhesie erfolgen. Er entscheidet, ob aus allgemeinmedizinischer Sicht Bedenken oder Kontraindikationen gegenüber einer Allgemeinanästhesie bestehen. Ebenso trifft er die Entscheidung zwischen ambulanter oder stationärer Behandlung.

Verfahren: Entweder als total intravenöse Anästhesie (TIVA) oder als balancierte Inhalationsanästhesie.

Mindestanforderungen an den anästhesiologischen Arbeitsplatz (Empfehlungen Deutsche Gesellschaft für Anästhesiologie und Intensivmedizin e.V. und Berufsverband Deutscher Anästhesisten e.V., Anästh Intensivmed, 2013).

Techniken:

— **Maskennarkose** bei kurzen Eingriffen möglich, jedoch kein sicherer Atemweg (Aspirationsgefahr).

— **Intubationsnarkosen:** »State of the Art«, je nach Größe, Dauer und Lokalisation des Eingriffes entweder oral oder nasotracheal.

Vorteil: Patient bekommt vom Eingriff absolut nichts mit, kein Zeitlimit gegeben.

Nachteil: Hoher apparativer und personeller Aufwand, postoperative Überwachungsmöglichkeit mit dem damit verbundenen Zeitaufwand, postoperative Übelkeit möglich, Hals und Schluckbeschwerden durch Tubus möglich.

Chirurgische Prinzipien

Frank Hölzle, Dirk Elvers, Jochen Jackowski

J. Jackowski et al. (Hrsg.), *Zahnärztliche Chirurgie*,
DOI 10.1007/978-3-642-54754-6_4, © Springer-Verlag GmbH Deutschland 2017

4.1   Wundlehre

Definition Wunde: Verlust des Zusammenhanges von Körperoberflächen mit oder ohne Substanzverlust, mechanisch oder physikalisch (thermisch, chemisch, aktinisch) bedingt.

4.1.1   Wundformen

Einteilung nach morphologischen Kriterien

Offene mechanische Wunde:
- Schnittwunde (adaptiert oder klaffend, je nach Verlauf zu den Hautlinien).
- Risswunde.
- Platzwunde.
- Schürfwunde (Exkoriation).
- Décollement (Ablederung, Sonderform: Skalpierung).
- Stichwunde (Sonderform: Pfählungsverletzung).
- Bisswunde.
- Schusswunde.
- Traumatische Amputation.

Geschlossene mechanische Wunde:
- Prellung (Contusio).
- Erschütterung (Commotio).
- Quetschung (Compressio).

Thermisch:
- Verbrennung.
- Erfrierung.

Chemisch:
- Durch Säuren verursacht (bedingt eine Koagulationsnekrose).
- Durch Laugen verursacht (bedingt eine Kolliquationsnekreose).

Aktinisch/Radiogen:
- Durch ionisierende Strahlung, Röntgenstrahlung oder Strahlentherapie verursacht.

Einteilung nach ätiologischen Kriterien

- Durch äußere Gewalteinwirkung (▶ siehe oben).
- Iatrogen (ärztlich) verursacht (bei Inzision, Punktion, Laserung, Spalthautentnahme, therapeutische Amputationen etc.).
- Chronische Wunden, meist resultierend aus Mangelversorgung des Hautgewebes, z. B.
  - Arteriosklerotisch oder diabetisch bedingte Angiopathie in Form einer Gangrän.
  - Dekubitus bei bettlägerigen Patienten an Aufliegestellen.
  - Ulcus cruris venosum bei chronisch venöser Insuffizienz.

4.1.2 Wundheilung

Der Heilungsverlauf einer Wunde hängt im Wesentlichen von der Verletzung (Art, Tiefe und Ausdehnung) und ihrem Zustand (Verschmutzungsgrad, Durchblutung des Wundgebietes) ab. Zudem spielen Alter, Ernährungs- und Allgemeinzustand des Patienten, die Begleiterkrankungen, die eingenommenen Medikamente oder Drogen eine Rolle.

Prinzipien der Wundheilung

Nahezu alle Gewebearten sind zur Wundheilung fähig. Eine Ausnahme stellt der Zahnschmelz dar. Die Wundheilung erfolgt durch Regeneration oder Reparation.

- Regeneration: Gewebespezifischer Ersatz, der im Bereich der Epithelien vollständig und in parenchymatösen Organen eingeschränkt möglich ist.
- Reparation: Fehlendes Gewebe wird durch unspezifisches Bindegewebe ersetzt, welches dann vernarbt.

Sonderstellung Knochen: Bindegewebige Matrix wird später gewebespezifisch umgebaut (Knochenneubildung).

Phasen

Der Heilungsvorgang einer Wunde wird in drei Phasen unterteilt:

- 1.–3. Tag: Exsudative Phase (Wundschmerz, Wundödem, »metabolic burst«).
- 4.–12. Tag: Proliferative Phase (Granulationsgewebe, Proliferationsgipfel).
- Ab 12. Tag: Reparationsphase (Narbe).

Ablauf

Während der Exsudationsphase wird zunächst der Blut- und Lymphaustritt aus den eröffneten Gefäßen durch Blutgerinnung und Vasokonstriktion gestoppt. Fibrin verklebt die Wunde, Granulozyten und Histiozyten phagozytieren abgestorbenes Gewebe und Keime. Es wird ein hochwirksames System zur Phagozytose, Infektabwehr und Immunstimulation aufgebaut. In der Proliferationsphase sprießen Kapillaren aus dem Wundrand ein, und ortsständige Fibroblasten bilden Granulationsgewebe. Die Vernetzung der Kollagenfasern in der Regenerationsphase führt zu einer Stabilisierung, und durch die Migration umgebener Epithelzellen wird die Wunde schließlich verschlossen. In der resultierenden Narbe fehlen die Hautanhangsgebilde.

Primäre Wundheilung

Die oben genannten Phasen gelten prinzipiell für die primäre Wundheilung, die bei glatten, sauberen Wunden mit guter Durchblutung zu erwarten ist. Eine operative Versorgung von zerklüfteten oder nekrotischen Wunden kann die Voraussetzung zur primären Heilung durch Wundausschneidung oder Anfrischen der Wundränder (Debridement) schaffen. Diese Methode kommt bis ca. 8 Stunden nach der Verletzung in Betracht.

❯ Der Begriff der verzögerten Primärheilung bezeichnet das Offenhalten (Drainage) einer mutmaßlich kontaminierten Wunde durch feuchte Gaze und sekundärer Nahtadaptation nach 2–3 Tagen.

Sekundäre Wundheilung

Bei zerfetzten, klaffenden Wunden ohne Anfrischungsmöglichkeit, bei stark eiternden Wunden, bei stark verschmutzten Wunden oder bei Infektionen primär verschlossener Wunden wird eine Sekundärheilung abgewartet, d. h., der Defekt wird auch ohne mechanischen Verschluss durch Granulationsgewebe aufgefüllt, welches sich später in Narbengewebe umdifferenziert.

Extraktionswunde

Theoretisch ist eine Primärheilung nicht denkbar, da die Extraktionswunde als komplizierte Quetschwunde einzustufen ist, dennoch ist bei Ausbleiben von Wundheilungsstörungen ein ungestörter Heilungsvorgang zu erwarten.

Durch digitale Kompression der Alveole kann der Heilungsvorgang über die Matrix des sich in der Regel bildenden Blutkoagels unterstützt werden. Von außen nach innen erfolgt die Organisation des Blutgerinnsels. Epithel aus den Wundrändern schiebt sich über den Alveolarinhalt. Die knöcherne Umwandlung des Alveolarinhaltes dauert mindestens 4–6 Wochen. Auch noch nach Monaten kann daher im Röntgenbild die Extraktionsstelle nachgewiesen werden.

Knochen

Unter günstigen Bedingungen kommt es zur vollständigen Regeneration, entweder durch die primäre oder indirekte bzw. sekundäre Bruchheilung.

— Bei der primären Knochenheilung überbrückt neugebildeter Knochen direkt den Frakturspalt. Intraoperativ muss versucht werden, den freigelegten Knochen axial mit Druck zu vereinigen und unmittelbar ruhig zu stellen. Verletzungsbedingt ist nicht immer eine lückenlose Adaptation der Fragmentenden möglich.

— Die sekundäre Knochenheilung über den sog. Kallus ist die Regel. Sie verläuft über das Bruchspalthämatom ab, welches mit der Organisation des geronnenen Blutes beginnt und über lebhafte Resorptions- und Regenerationsvorgänge des Kallus schließlich in einer Knochenstruktur endet, die im Wesentlichen dem ursprünglichen Zustand entspricht. Die exakte Ruhigstellung ist unabdingbar notwendig, um Heilungsstörungen vorzubeugen, sollte aber unter klinischen Aspekten so gering wie möglich gehalten werden, um funktionelle Reize für die endgültige Bruchheilung zu nutzen.

Muskel

Durch Retraktion der Muskelstümpfe nach traumatischer Durchtrennung kommt es zum Auseinanderklaffen dieser. Nach Ausfüllen der Muskellücke mit Granulationsgewebe führt die narbige Ausreifung in den meisten Fällen zu einer ungenügenden Regeneration. Durch eine Wiedervereinigung der Muskelstümpfe durch Naht werden meistens bessere funktionelle Ergebnisse erreicht. Gerade im Gesichtsbereich kann es im Bereich des M. masseter und der Mm. pterygoidei zu Funktionsstörungen im Sinne von Kieferklemmen kommen, die nur noch schwer zu beeinflussen sind.

Nerv

Die Heilungsvorgänge unterscheiden sich je nach Zugehörigkeit der Nerven zum zentralen und peripheren Nervensystem. Periphere markhaltige Nerven besitzen eine starke Regenerationskraft, weil die Zerstörung nur die Zellfortsätze und nicht die Ganglienzellen betrifft. Bei einer Durchtrennung sprießen vom zentralen Stumpf aus feine Fortsätze aus den Achsenzylindern heraus, die langsam peripher fortwachsen und nachträglich von einer neuen Scheide umgeben werden. Sind Nerven im Gesichtsbereich traumatisch oder bei Tumorresektionen durchtrennt worden, sollte über eine mikrochirurgische Readaptation, falls notwendig mit einem Nerveninterponat –

z. B. Nervus-suralis-Interponat – nachgedacht werden, da speziell der die mimische Muskulatur versorgende N. facialis auch nach Teildurchtrennung nur selten regeneriert. Dagegen werden Regenerationserscheinungen der sensiblen Äste des N. trigeminus beobachtet – entweder durch Einwachsen vom zentralen Stumpf oder aus Nervenendigungen, die aus dem Nachbargewebe in das anästhetische Gebiet einsprossen.

Wundheilungsstörung

Wundinfektionen treten meist zwischen dem 3. und 5. postoperativen Tag auf. Ob sich eine Wunde infiziert, hängt entscheidend von der Anzahl, Art und Virulenz der eingedrungenen Keime, der Beschaffenheit der Wunde und dem Immunstatus des Patienten ab.

Eine Wundinfektion mit den Kardinalsymptomen einer Entzündung (Rötung, Erwärmung, Schwellung, Schmerz und Funktionsstörung) kann durch Viren, Bakterien oder Pilze ausgelöst werden:

- Pyogene Wundinfektionen sind eitrig und werden meist durch Kokken verursacht.
- Putride Infektionen werden durch Fäulniserreger hervorgerufen, sie imponieren klinisch als Gangrän.
- Anaerobe Infektionen entstehen in Wunden mit ausgedehnten Nekrosen.

Gefährlich sind der durch ubiquitär vorkommende Clostridien als Erreger ausgelöste Gasbrand und Tetanus (Wundstarrkrampf):

- Beim Gasbrand kommt es durch Toxämie zu einem ausgedehnten lokalen Ödem und massiven Gewebszerfall mit Gasbildung. Dieses wird typischerweise durch den ubiquitär vorkommenden Erreger *Clostridium perfringens* verursacht. Eintrittspforte ist meist das traumatisch zerstörte Gewebe, v. a. die Muskulatur. Die Therapie beinhaltet sorgfältiges chirurgisches Wunddebridement, die Antibiotikatherapie mit Penicillin und ggf. adjuvante hyperbare Sauerstofftherapie in einer Druckkammer.
- Der Tetanus ist gekennzeichnet durch vegetative Allgemeinbeschwerden mit Schluckbeschwerden, steigendem Muskeltonus bis zum typischen Risus sardonicus (Teufelslächeln durch Spasmen der mimischen Muskulatur), durch Trismus (Kieferklemme durch Spasmen der Kiefer- und Schlundmuskulatur) und einem Opisthotonus (Krampf der Rückenstreckmuskulatur mit Rückwärtsneigung des Kopfes und bogenartiger Biegung des Körpers nach hinten). Die Therapie beinhaltet die lokale Wundexzision und systemische aktive und passive Immunisierung zur Rezidivprophylaxe und falls notwendig intensivmedizinische Maßnahmen.

■ **Tab. 4.1** Die Tetanusimmunprophylaxe ist unverzüglich durchzuführen. Fehlende Impfungen der Grundimmunisierung sind entsprechend den für die Grundimmunisierung gegebenen Empfehlungen nachzuholen. (Nach Robert Koch-Institut 2014; mit freundlicher Genehmigung)

Vorgeschichte der Tetanusimmunisierung (Anzahl der Impfungen)	Saubere, geringfügige Wunden		Alle anderen Wunden[1]	
	DTaP/Tdap[2]	TIG[3]	DTaP/Tdap[2]	TIG[3]
Unbekannt	Ja	Nein	Ja	Ja
0 bis 1	Ja	Nein	Ja	Ja
2	Ja	Nein	Ja	Nein[4]
3 oder mehr	Nein[5]	Nein	Nein[6]	Nein

[1] Tiefe und/oder verschmutzte (mit Staub, Erde, Speichel, Stuhl kontaminierte) Wunden, Verletzungen mit Gewebszertrümmerung und reduzierter Sauerstoffversorgung oder Eindringen von Fremdkörpern (z. B. Quetsch-, Riss-, Biss-, Stich-, Schusswunden); schwere Verbrennungen und Erfrierungen; Gewebsnekrosen; septische Aborte
[2] Kinder unter 6 Jahren DTaP, ältere Personen Tdap (d. h. Tetanus-Diphtherie-Impfstoff mit verringertem Diphtherietoxoidgehalt)
[3] TIG = Tetanusimmunglobulin, im Allgemeinen werden 250 I.E. verabreicht, die Dosis kann auf 500 I.E. erhöht werden; TIG wird simultan mit DTaP/Tdap-Impfstoff angewendet.
[4] Ja, wenn die Verletzung länger als 24 Stunden zurückliegt.
[5] Ja (1 Dosis), wenn seit der letzten Impfung mehr als 10 Jahre vergangen sind.
[6] Ja (1 Dosis), wenn seit der letzten Impfung mehr als 5 Jahre vergangen sind.

❯ Tetanusinfektionen können sich auf dem Boden von Bagatellverletzungen entwickeln, daher ist eine Kontrolle des Impfschutzes bei JEDER Wundversorgung obligat (■ Tab. 4.1).

❯ Die Behandlung der Wahl bei infizierten Wunden ist die Eröffnung der Wunde und die Einleitung einer offenen Wundbehandlung. Zusätzlich ist bei kontaminierten Wunden eine Antibiotikaprophylaxe empfehlenswert.

4.1.3 Wundbehandlung

Alle Wundbehandlungen müssen mit dem Ziel der funktionsgerechten Wiederherstellung der zerstörten Gewebeformation unter sterilen Kautelen erfolgen. Der Umfang der Wundversorgung richtet sich nach der Verletzungsart und -ausdehnung:

1. Anästhesie: Bei einfachen Wunden erfolgt eine Infiltrationsanästhesie, in schwierigen Fällen kann diese mit einer Midazolamsedierung unter Überwachung der Vitaliätsparameter, insb. Sauerstoffsättigung kombiniert werden. Bei komplizierten Wunden sollte eine Leitungs- oder Allgemeinanästhesie (Vollnarkose) vorgenommen werden.
2. Wundvorbereitung: Prophylaktische Maßnahmen zur Verhinderung der Wundinfektion durch chirurgische Desinfektion des Operationsgebietes und Einhaltung steriler Kautelen.
3. Operative Versorgung: Mit Wundtoilette (NaCl- oder Ringer-Lösung oder H_2O_2) und Primärverschluss der Wunde.

Wundversorgung

Bei jeder Wundversorgung sollten die Wundränder spannungsfrei und locker adaptiert werden. Bei subkutanen Nähten sollte bis auf wenige Ausnahmen resorbierbares Nahtmaterial gewählt werden. Die aus nicht resorbierbarem Material gefertigten Hautnähte sollten funktionellen und ästhetischen Gesichtspunkten je nach Körperregion genügen und nur mit atraumatischem Nahtmaterial durchgeführt werden.

> Eine operative Versorgung sollte stets von innen nach außen erfolgen.

Blutstillung

Man unterscheidet verschiedene Arten der Blutstillung:

- Einfache Blutstillung durch Druck oder Kompressionsverband oder Tamponade.
- Operative Blutstillung durch Elektrokoagulation mittels diathermischer Verschorfung kleinerer Gefäße, Umstechung, Gefäßligatur, Gefäßclip.
- Lokale Hämostyptika (z. B. Tabotamp als resorbierbarer Gazestreifen aus regenerierter Zellulose).
- Systemische Unterstützung der Blutgerinnung durch Thrombozytenkonzentrate, Vitamin K bei Patienten mit Gerinnungsstörungen oder medikamentöser Antikoagulation (Cumarinsäurederivate wie Marcumar, Acetylsalicylsäure, Clopidogrel, Heparin etc.).

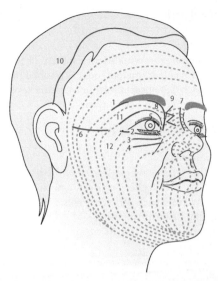

◼ **Abb. 4.1** Langer-Hautlinien im Gesicht mit Darstellung der wichtigsten Zugangswege bei Mittelgesichtsfrakturen. (Aus Jackowski et al. 2007. Mit freundlicher Genehmigung von Elsevier). *1* Lateraler Augenbrauenschnitt, *2* Subziliarschnitt, *3* mittlerer Unterlidschnitt, *4* Infraorbitalschnitt, *5* Transkonjunktival- und Transkarunkulärschnitt, *6* Jochbogenschnitt, *7* nasaler Medianschnitt (Glabellaschnitt), *8* gerader medialer Orbitaschnitt (Brillen- und Bogenschnitt), *9* W-förmiger medialer Orbitaschnitt, *10* bikoronaler Bügelschnitt, *11* lateraler Oberlidschnitt, *12* laterale Kanthotomie

4.2 Arbeitstechniken

4.2.1 Schnittführung

Wenn möglich, sollte eine Schnittführung parallel der Langer-Hautlinien gewählt werden (◼ Abb. 4.1), um starke Zugkräfte auf das sich neu bildende Gewebe zu vermeiden und einer Narbenhypertrophie oder ästhetisch unbefriedigenden Narben entgegen zu wirken.

Prinzipien
- So kurz wie möglich, so lang wie nötig (Ästhetische Aspekte versus Übersicht).
- Verlauf von Gefäßen, Nerven, Muskeln und Faszien beachten.

4.2.2 Nahttechnik

Siehe auch ◨ Abb. 4.2.

Bei der Nahtvereinigung von Wundflächen sollten alle Schichten lückenlos adaptiert werden, um eine Hämatom- oder Serombildung in Hohlräumen zu vermeiden. Je nach Gewebeart sind unterschiedliche Nahtmaterialien in unterschiedlichen Größen zu bevorzugen.

> **Praxistipp**
>
> Tipps zur Nahttechnik:
> - Nadel mit dem Nadelhalter im letzten Drittel fassen.
> - Nadel senkrecht einstechen und der Krümmung folgend drehen.
> - Bei langen Wunden nach der Halbierungstaktik vorgehen (Wundabschnitte mehrmals halbieren).
> - Ein- und Ausstich auf gleicher Höhe und in gleicher Entfernung vom Wundrand.
> - Bei Spannungen Wundränder mobilisieren oder Entlastungsschnitte durchführen.

Instrumentenknoten

Gerade für den häufig in der Mundhöhle tätigen Zahnarzt, Oralchirurgen und Mund-Kiefer-Gesichtschirurgen empfiehlt sich diese Technik aus Gründen der Zugänglichkeit, Zeit- und Materialschonung.

Handknüpfung

Das Knüpfen der Knoten kann mit der Einhand- oder Zweihandtechnik durchgeführt werden. Der chirurgische Knoten hat aufgrund der höheren Reibung auch eine höhere Festigkeit.

> ❯ Immer müssen mehrere, am besten gegenläufige Schlingen übereinander gelegt werden, um einer Lösung der Naht und damit einer Wunddehiszenz vorzubeugen.

Knoten
Einzelknopf

Gebräuchlichste Technik bei unkomplizierten Wundverhältnissen. Jeder Faden wird einzeln gelegt und geknüpft. Sie kann in fast allen Situationen und Regionen angewandt werden.

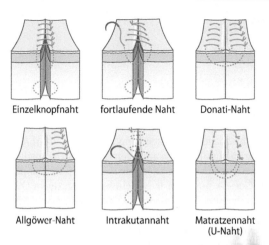

Einzelknopfnaht   fortlaufende Naht   Donati-Naht

Allgöwer-Naht   Intrakutannaht   Matratzennaht
(U-Naht)

■ **Abb. 4.2** Nahttechniken. (Aus Jackowski et al. 2007. Mit freundlicher Genehmigung von Elsevier)

Matratzennaht

Diese Technik, vertikal oder horizontal angelegt, findet dann Anwendung, wenn eine Auskrempelung der Wundränder und eine besonders innige Vereinigung der Wundränder erzielt werden soll. Speziell an den Gaumenweichteilen, z. B. zur plastischen Rekonstruktion von Gaumenspalten, findet diese Technik Anwendung.

Eine spezielle Form der Matratzennaht stellt die Dreiecksnaht im Spitzenbereich von V-förmigen Wunden dar, um eine Nekrose der Lappenspitze zu vermeiden.

Fortlaufende Naht

Diese Nahttechnik kann als einfache und als überwendliche Technik angewendet werden und bietet gerade bei langen Wunden eine enorme Zeitersparnis. Hierbei muss allerdings auf ein Nachziehen der einzelnen Schlingen vor der Legung der nächsten geachtet werden, um eine adäquate Wundadaptation zu erreichen. Aus ästhetischen Gesichtspunkten ist sie der Einzelknopftechnik unterlegen – außer man legt sie als Intrakutannaht (nach Halsted) an und versenkt die Naht bis auf Ein- und Ausstich vollkommen in der Hautschicht. Wenn nicht resorbierbares Nahtmaterial verwendet wird, sollte eine maximale Länge von 5–10 cm nicht überschritten werden. Bei infizierten Wunden ist die Intrakutannaht kontraindiziert, da bei ihrem Verlust die Dehiszenz der gesamten Wundlänge droht.

Instrumente

▶ Kap. 5

Materialien

Siehe auch ▶ Kap. 5

Nadelform

In der Regel werden gebogenen Nadeln verschiedener Kreisgrößen und einer unterschiedlichen Kreisbogenlänge (1/4-, 1/2-, 3/8-, 5/8-Krümmung) oder für spezielle Indikationen auch gerade Nadeln benutzt.

Für die atraumatische Nahttechnik werden spitze Rundkörpernadeln für weiche Gewebe und scharfe Nadeln mit dreieckigem Querschnitt für harte Gewebe benutzt. Der Faden ist bei der atraumatischen Nadel-Faden-Kombination am Nadelende in axialer Bohrung verpresst, wodurch das Gewebe beim Durchziehen geschont wird. Zusätzlich kann bei sog. Abreißfäden eine Sollbruchstelle am proximalen Fadenende eingearbeitet sein, durch die sich der Faden bei kräftigem Zug von der Nadel löst.

Nahtmaterial

Resorbierbares Nahtmaterial zur Verwendung in tieferen Hautschichten und intraoral:

- Synthetische Polyglykolsäure, Polydioxan oder Glykolyt-Laktid Polymere
  z. B. Dexon, PDS, PGS, Vicryl, Safil.
- Catgut und Chromcatgut (Kollagen aus tierischem Darm) wurde wegen BSE-Problematik aus dem Handel genommen.

Nicht resorbierbares Nahtmaterial zur Verwendung an der äußeren Haut:

- Seide/Zwirn.
- Kunststoffe aus Polyamiden, Polyesthern oder Polypropylenen
  z. B. Prolene, Supramid, Ethilon, Mersilene, Dafilon.

Die Fadenstärke kann in der Einheit USP (United States Pharmacopeia) oder metrisch angegeben werden. Ein Faden der USP-Stärke 4-0 weist eine metrische Dicke von 1,5 (0,150–0,199 mm), ein Faden der USP-Stärke 6-0 weist eine metrische Dicke von 0,7 (0,070–0,079 mm) auf. Die Auswahl der Fadenstärke richtet sich nach den Gegebenheiten des zu versorgenden Gewebes. Im Kopf-Hals-Bereich werden meist Fadenstärken von 3-0 bis 4-0 für die subkutanen Nähte, 4-0 bis 6-0 für die Hautnaht, 7-0 für die Lidchirurgie und zwischen 8-0 bis 11-0 für die Mikrochirurgie benutzt. Intraoral benutzt man meist resorbierbares Nahtmaterial der Stärke 3-0 oder 4-0.

Fadenaufbau

- Monofile Fäden: Starr, schlechter Knotensitz.
- Polyfile, geflochtene Fäden: Sägewirkung im weichen Gewebe, hoher Reibungswiderstand.
- Pseudomonofile Fäden: Durch eine spezielle Verarbeitungstechnik, Beschichtung oder schlauchartige Überzüge wird versucht, die Nachteile der monofilen und geflochtenen Fäden zu minimieren.

4.2.3 Laserchirurgie

Abhängig von der Intention und von den Gewebeeigenschaften des Zielgewebes werden in der Zahn-Mund-Kieferheilkunde an einen Laser sehr unterschiedliche Anforderungen gestellt.

Laser

Laser ist die Abkürzung für **L**ight **A**mplification by **S**timulated **E**mission of **R**adiation (Lichtverstärkung durch angeregte Strahlung).

CO_2-Laser

Wellenlänge: 10.600 nm

Der CO_2-Laser verfügt über hervorragende Schneideeigenschaften, weil er nur eine geringe Penetrationstiefe von 0,1–0,3 mm und minimale Streuwirkung besitzt. Fokussierend lässt sich ohne Schädigung des Nachbargewebes das Weichgewebe präzise schneiden. Der hämostatische bzw. koagulative Effekt kann durch Verkürzung der Pulsdauer im gepulsten Modus beeinflusst werden. Postoperativ beobachtet man eine sehr gute Reepithelisierung und weniger Ödembildung sowie ein geringeres Infektionsrisiko und geringere Wundkontraktion.

> Bei zu langer Expositionszeit kommt es im Randbereich zu einer Koagulationsnekrose, die eine verzögerte Wundheilung zur Folge hat.

Anwendungsgebiete sind die Behandlung von Narben, Fibromen, Epulitiden im gepulsten Modus und die superfizielle Vaporisation, z. B. einer Leukoplakie im »Continous-wave«-Modus. Der Vorteil liegt darin, dass auch eine Exzision des Befundes zur histologischen Aufarbeitung vorgenommen werden kann.

Nd:YAG-Laser

Wellenlänge: 1064 nm

Ein Betrieb sowohl im gepulsten als auch im »Continous-wave«-Modus ist möglich. Der Nd:YAG-Laser penetriert die orale Mukosa relativ ungehindert und kann ca. 3–5 mm in die Tiefe vordringen. Durch Fokussierung erreicht man die erwünschten Effekte der Aufheizung, Koagulation und Karbonisierung des tiefer liegenden Gewebes. Aufgrund seiner geringen Wellenlänge kann der Laserstrahl durch ein Glasfaserkabel geleitet werden. Der Nd:YAG-Laser eignet sich daher sowohl für die Anwendung bei tiefer liegenden Hämangiomen (Fibertom) an Wange, Gaumen und Zunge als auch bei oberflächlichen Hämangiomen oder kleinen oberflächlichen dermalen Gefäßen (Besenreiservarizen, Teleangiektasien) im »Contact«-Verfahren. Durch die Auflage eines Eisstücks auf die zu behandelnde Region lassen sich fast schmerzfrei und gewebeschonend auch gut durchblutete Gewebe bearbeiten.

Er:YAG-Laser

Wellenlänge: 2940 nm
Sämtliche Klassen der Kavitätenpräparation sind mit diesem Lasergerät möglich. Der Schmerz, den die Patienten normalerweise während der Behandlung verspüren, ist dank der »kalten« Ablation so stark reduziert, dass in den meisten Fällen gänzlich auf die Anwendung von Anästhetika verzichtet werden kann. Der Laserstrahl ist stark selektiv, so dass die gesunde Zahnsubstanz maximal geschont werden kann. Mit dem Er:YAG-Laser können Demineralisationen gestoppt werden. Idealerweise sollten hierbei Energien zwischen 100 und 200 mJ eingesetzt werden. Um den Zahnnerv nicht zu gefährden, sollten Kavitätenpräparationen mit dem ER:YAG-Laser nur unter Wasserkühlung erfolgen.

Andere Indikationen für den Einsatz des Er:YAG-Lasers sind die Parodontologie, die Endodontologie und auch die Hautchirurgie aufgrund der Absorption des energiereichen und unsichtbaren Lichtes vom Gewebewasser. Da dieses den Hauptbestandteil unserer Haut darstellt, ist das Laserlicht in der Lage, sehr präzise oberste Schichten der Haut abzutragen, ohne das umliegende Gewebe zu schädigen. Der Er:YAG-Laser wird eingesetzt bei gutartigen bzw. ästhetisch störenden Hautveränderungen (wie z. B. Xanthelasmen), Syringomen, Talgdrüsenhyperplasien, Angiofibromen, der aktinischen Porokeratose (genetisch bedingte Verhornungsstörung), seborrhoische Warzen, der solaren Lentigines, Faltenbehandlung, Krebsvorstufen und bösartigen Veränderungen (wie z. B. aktinische Keratosen, Cheilitis actinica, Morbus Bowen, oberflächliche Basaliome).

Dioden-Laser

Wellenlänge: 805–820 nm
Der Vorteil im Vergleich etwa zu Festkörper-Nd:YAG-Lasern ist, dass Dioden-Laser keine aufwendigen Netz- und Kühlgeräte benötigen und deshalb kleiner und kostengünstiger sind. Indikationen bietet der Dioden-

Laser etwa bei schmerzhaften Parodontitiden, der Weichgewebschirurgie und der Alternativbehandlung von Besenreiservarizen.

Ein spezieller Dioden-Laser mit einer Wellenlänge von 655 nm soll eine Detektion subgingivaler Konkremente sowie eine Unterscheidung vom Wurzelzement möglich machen.

Argon-Laser

Wellenlänge: 488 nm

Die wichtigste Indikation für den Argon-Laser im Bereich der Dermatologie sind die Gefäßmäler. Im Rahmen von Spezialsprechstunden werden Patienten mit Naevus flammeus (Feuermal), Naevi aranei (Spinnennaevus), Teleangiektasien (Gefäßerweiterungen), kleinen Hämangiomen (Gefäßneubildungen), Erythrosis interfollikularis colli (flächenhafte Rötungen der seitlichen Halspartien), »venous lakcs« (Lippenrandangiomen), gelegentlich auch mit eruptiven Hidradenomen (Schweißdrüsenadenom) und epidermalen »weichen« Naevi behandelt.

Prinzip

Die Wirkung eines Lasers hängt von der Absorption des Lasers in der »beschossenen« Substanz ab. Die Schädigung des umliegenden Gewebes ist umso größer, je weniger die Lichtenergie im beschossenen Gewebe absorbiert wird, d. h., ein Laser mit einem hohen Absorptionskoeffizienten erreicht im bestrahlten Gewebe eine hohe Ablation bei nur geringer Schädigung der Umgebung.

Anwendung

Anwendungsgebiete eines Lasersystemes können sein:

- Kariologie.
- Endodontie.
- Parodontologie.
- Zahnärztliche Chirurgie.
- Mund-Kiefer-Gesichtschirurgie.
- Dermatologie.
- HNO-Chirurgie.

4.2.4 Elektrochirurgie

Elektrotomie

Als Elektrotomie wird das »elektrische Schneiden« von Körpergeweben durch Hochfrequenzstrom mittels nadel-, lanzett- oder schlingenförmiger aktiver Elektrode bezeichnet, an der es zu intensiver Hitzeentwick-

lung auf engstem Raum und zu Wasserdampfexplosionen bei Funken-
zahlen von 50 000–70 000/s kommt (sog. Funken- oder Schmelzschnitt).
Dieser »Scharfschnitt« unterscheidet sich vom »Schorfschnitt« (Koa-
gulationsschnitt mit langsamer Schnittführung bei erhöhter Strom-
stärke). Bei der Elektrotomie werden so hohe Spannungen (>200 V)
eingesetzt, dass zwischen Schneidelektrode und Gewebe Lichtbögen
generiert werden, die entlang der Elektrode das angrenzende Gewebe abtasten. Durch die resultierende Vaporisation entsteht zwischen Elektrode
und Gewebe ein Dampfpolster, das einen berührungslosen Schnitt ermöglicht.

Elektrokoagulation

Die Elektrokoagulation bezeichnet die elektrokaustische Verschorfung von
Gewebe, zu der ein bipolarer Strom erforderlich ist. Es empfiehlt sich,
bipolare Pinzetten zu verwenden. Zum Verschweißen blutender Gefäße
und von Sickerblutungen können auch andere Formen von aktiven Elektroden genutzt werden, z. B. feine Nadelelektroden zur Epilation, Kugel-
und Plattenelektroden. Wichtig ist, dass die Oberfläche der Elektrode stets
sauber gehalten wird, da eine Kruste aus verbranntem Gewebe und Blut-
resten die Elektrodenoberfläche isoliert und zur Funkenbildung und Ver-
kohlung der Kontaktflächen führen kann.

Prinzip

Ein wesentlicher Vorteil gegenüber herkömmlicher Schneidetechnik mit
dem Skalpell ist, dass gleichzeitig mit dem Schnitt eine Blutungsstillung
durch Verschluss der betroffenen Gefäße erfolgen kann. Die benutzten
Geräte werden auch als Elektroskalpell bezeichnet. Beim Resezieren von
bösartigen Tumoren sollte die Verwendung des Elektromessers nahe dem
Tumor unterbleiben, da der Pathologe so nicht mehr beurteilen kann, ob
der Tumor in sano reseziert wurde.

4.3   Chirurgische Komplikationen

4.3.1   Intraoperative Komplikationen

Extraktion

Bei sorgfältiger Planung des Eingriffes, Anwendung der richtigen Extraktionstechnik und Beachtung der anatomischen Verhältnisse lassen sich
Komplikationen weitestgehend vermeiden. Auf Beschädigungen von Füllungen an Nachbarzähnen, Schädigung oder Anluxation von Nachbarzähnen (CAVE: Nie bei der Hebelluxation gegen einen alleinstehenden Zahn

abstützen) muss geachtet werden, und bei Zwischenfällen sind entsprechende therapeutische Maßnahmen einzuleiten.

> ❯ Sollte versehentlich der falsche Zahn extrahiert werden, kann dies im Sinne der fahrlässigen Körperverletzung von forensischer Bedeutung sein. Fehlerhaft extrahierte Zähne sollten nach den Richtlinien der Transplantation in die Alveole zurückgesetzt und mit einem Schienenverband ruhig gestellt werden.

Kieferhöhle
Mund-Antrum-Verbindung

(Siehe auch bei Kieferhöhle unter Chirurgische Eingriffe, ▶ Abschnitt 11.8.7)
Durch die unmittelbare Beziehung oberer Molaren und Prämolaren zum Boden des Sinus maxillaris werden sog. Mund-Antrum-Verbindungen (MAV) bei einwandfreier Extraktionstechnik relativ häufig gesehen.
Die Kontrolle, ob eine MAV vorliegt, erfolgt immer über zwei Tests:
— Nasenblasversuch: Unsicher, da Perforationsstelle mit polypös veränderter Kieferhöhlenschleimhaut verlegt sein und ein falsch negatives Ergebnis vortäuschen kann.
— Bowman-Sonde/Kleeblatt-Sonde: Sicher; wichtig ist ein behutsames Austasten der Alveole, damit die intakte Kieferhöhlenschleimhaut, manchmal als letzte Barriere, nicht durchstoßen wird.

> ❯ Auf keinen Fall darf man die MAV mit einer Tamponade versehen. Dabei besteht die Gefahr der Einschleppung von Keimen und Ausbildung einer Mund-Antrum-Fistel.

Vier Parameter sind für die Therapieentscheidung einer MAV wichtig:
— Lage der MAV: Tief in der Alveole oder oberflächlich bei starker Knochenatrophie.
— Größe der MAV: Klein (2–3 mm) oder ausgedehnt (>4 mm).
— Zustand des extrahierten Zahnes (entzündlich beherdeter Zahn, vitaler und reizloser Weisheitszahn, gesunder Zahn bei kieferorthopädischer Indikationsstellung).
— Compliance des Patienten.

Eine MAV muss nicht zwingend durch einen Mukoperiostlappen nach Rehrmann verschlossen werden, wenn die MAV tief in der Alveole liegt, sie nicht zu groß ist, der Zahn apikal nicht beherdet erscheint und der Patient zuverlässig ist. Bei dieser Konstellation kann auch ein Koagelstabilisator (zumeist tierisches Kollagen) in die Alveole eingebracht werden und eine adaptierende Naht erfolgen. Der Patient sollte ausführlich über das postoperative Verhalten aufgeklärt werden (Schnäuzverbot, sofortige

Wiedervorstellung bei Komplikationen). Eine antibiotische Abschirmung ist bei entzündungsfreien Verhältnissen nicht nötig.

Bei korrektem postoperativen Verhalten (eine Wochen Schnäuzverbot, beim Niesen den Mund öffnen und stärkere körperliche Anstrengung vermeiden) hat eine MAV keine weiteren Folgen.

Luxation von Zahn oder Zahnanteilen in die Kieferhöhle

Bei dem Verdacht auf eine Luxation von Zahnanteilen in die Kieferhöhle sollten zunächst Röntgenaufnahmen in zwei Ebenen zur Lokalisationsdiagnostik angefertigt werden. Denn auch eine Luxation in die bukkalen oder palatinalen Weichgewebe, selbst ein Verschwinden in der Mundhöhle oder ein Verschlucken ist denkbar. Zumeist liegen in die Kieferhöhle luxierte Zahnwurzeln zwischen Kieferhöhlenboden und der Schneider'schen Membran und können mit gebogenen, idealerweise diamantierten Instrumenten geborgen werden.

Bestätigt sich der Verdacht auf eine Luxation von Zahnanteilen in die Kieferhöhle sind folgende Maßnahmen denkbar:

- Je nach Lage sollte versucht werden, den Fremdkörper über die erweiterte Alveole oder über eine Eröffnung der vorderen Kieferhöhlenwand zu entfernen.
- Endoskopisch kann versucht werden, mit der Absaugvorrichtung den Fremdkörper aus der Kieferhöhle zu entfernen.

Weichteile

Verletzungen der Schleimhaut in Form von Quetsch- und Risswunden sind meist iatrogener Natur und können Wundheilungsstörungen mit Infektionen, Schmerzen und Schleimhautnekrosen als Folge haben.

Gefahr besteht bei:

- Unsachgemäßer Hebelanwendung (z. B. Abgleiten in den Mundboden).
- Mangelhafter Lösung der gingivodentalen Manschette.
- Groben Luxationsbewegungen.

> Mögliche Verletzungen tiefer liegender Gewebeanteile und Entstehung von ausgedehnten Blutungen. Es muss die sofortige Blutstillung und Verschluss der Wunde, ggf. in einer Fachklinik, erfolgen.

Frakturen

Die Gefahr einer Fraktur ist vor allem bei der Entfernung tief verlagerter und retinierter Zähne im Unterkiefer gegeben. Im Speziellen soll hier auf die entsprechenden Kapitel (Zahnfrakturen, Alveolarfortsatzfrakturen, Unterkieferfrakturen) verwiesen werden.

Emphysem

Unter einem Emphysem versteht man eine pathologische Luft(Gas-)ansammlung im Körpergewebe, z. B. bei zu starkem Einblasen von Luft in den Wurzelkanal (Insufflation) oder »Überspülung« mit Wasserstoffperoxid im Rahmen einer Wurzelkanalbehandlung oder durch bakterielle Gasbildung. Ein Emphysem kann postoperativ nach Eingriffen oder posttraumatisch am Kopf-Hals-Bereich auftreten und im schlimmsten Falle zu Schluckbeschwerden oder Atemnot führen. Meist werden jedoch mehr oder weniger harmlose Haut- und Weichteilemphyseme (z. B. Lidemphysem nach Fraktur des Orbitabodens) beobachtet. Beim Abtasten kann man ein typisches Knistergeräusch der darüber liegenden Haut wahrnehmen.

Nerv

Bei Eingriffen im Unterkieferseitenzahnbereich kann es zu einer mechanischen Schädigung des Unterkiefernervs (N. alveolaris inferior) kommen. In der Folge kann eine vorübergehende, selten dauerhafte Funktionsstörung des Nervs auftreten. Dies äußert sich vor allem in einem Taubheitsgefühl der entsprechenden Unterlippenhälfte. Die Lippenbeweglichkeit ist nicht beeinträchtigt. Selten kann auch der an der Innenseite des Unterkiefers verlaufende Zungennerv (N. lingualis) durch die Leitungsanästhesie oder den operativen Eingriff geschädigt werden. In der Folge kann es zu einem meist zeitlich begrenzten, gelegentlich dauernden Taubheitsgefühl und zu Geschmacksstörungen im Bereich der betroffenen Zungenhälfte kommen.

Aspiration

Unter Aspiration versteht man das An- und Einatmen von Fremdkörpern in die Atemwege. Eine Aspiration kann sowohl intra- als auch postoperativ als Komplikation auftreten, wenn z. B. erbrochener Mageninhalt oder geschlucktes Blut in die Lunge gelangt und dort durch seine spezifischen Eigenschaften eine starke Entzündungsreaktion hervorruft. Wird eine Aspiration nicht behandelt, kann sie zu einer Lungenentzündung (Aspirationspneumonie) bzw. einer Atelektase (Minderbelüftung von Lungenanteilen) führen. Im Rahmen einer Zahnextraktion sind abbrechende Zahnkronen eine häufige Aspirationsquelle.

4.3.2 Postoperative Komplikationen

Neben einer allgemein verzögerten Wundheilung können spezielle Komplikationen auftreten:
- Dehiszenz: Wundruptur einer primär verschlossenen Wunde durch Nahtinsuffizienz, aseptische oder infektiöse Ursachen.

— Wundinfektionen (▶ oben) mit der möglichen Folge einer Phlegmone, eines Abszesses oder einer Lymphangitis.

— Gestörte Gewebeneubildung (Keloidbildung): Vermeidung der Narbenhypertrophie durch parallele Schnittführung zu den Langer-Hautlinien.

— Fremdkörpergranulom: Lokale Gewebsreaktion auf Fremdkörper (z. B. Schmutzpartikel, Fäden) mit Gefahr der Abszess- und Fistelbildung.

— Hämatom und Serom: Da die Gefahr des Auseinanderdrängens der Wundränder besteht, sollten alle größeren Operationswunden mit (Saug-)Drainagen versorgt werden.

Alveolitis

Die Entzündung der Alveole als Komplikation nach Entfernung eines Zahnes (in 2–4 %) tritt meist in Form der trockenen Alveole (»dry socket«, Alveolitits sicca) infolge eines Zerfalls des Blutkoagulums auf (◘ Tab. 4.2) und wird zu den Osteomyelitiden des Kieferknochens gerechnet. Die Alveolitis sicca ist durch starke neuralgiforme Schmerzen gekennzeichnet. Ist durch konservative Maßnahmen, z. B. durch die Spülung mit Kochsalzlösung und Lidocain-Einlage (Socketol), keine Linderung zu erreichen, sollte mit der Wundrevision, ggf. Nekrosektomie mit Anfrischung der Wundinnenränder nicht länger als 7–10 Tage gewartet werden.

Blutung und Blutstillung

Bei postoperativen Komplikationen mit Blutungen ist es notwendig, sich einen Überblick über die Gesamtsituation des Patienten zu verschaffen.

◘ **Tab. 4.2** Risikofaktoren für die Alveolitis

	Hohes Risiko	Niedriges Risiko
Geschlecht	♀	♂
Nikotinabusus	Ja	Nein
Orale Antikonzeption	Ja	Nein
Zahn	M und PM im UK	Inzisivi im OK/UK
Extraktionsindikation	Pulpitis, akute apikale Parodontitis, Perikoronitis	Marginale Parodontitis, KFO-Indikationen
Extraktionsverlauf	Intraalveoläre Zahnentfernung nach Kronen-/Wurzelfraktur	Komplikationslose Zangenextraktion

So birgt z. B. derselbe Blutverlust bei einer Tumorarrosionsblutung eines kachektischen Patienten ein größeres Vitalitätsrisiko für den Patienten als eine Nachblutung nach Weisheitszahnextraktion. Es gilt einzuschätzen, wie bedrohlich die Blutung für den Patienten ist und mit welchen Maßnahmen sie zu stoppen ist.

Im Prinzip gilt: Jede Blutung ist durch Kompression zumindest temporär kontrollierbar. Danach erfolgt die Einschätzung der Stärke der Blutung, ob arteriell/venös/kapillär und ob sie durch konservative (Kompression, Kühlung, Aufbisstupfer ggf. mit flüssigem Hämostyptikum getränkt, Vitamin-K-Gabe bei marcumarisierten Patienten, Verbandplatten aus Kunststoff, etc.) oder operative Maßnahmen (plastische Deckung, Überknüpfverband, Umstechung, Bipolarkoagulation, Gefäßligatur, etc.) angegangen werden soll.

Die Blutung aus arteriellen Gefäßen ist hellrot und pulssynchron spritzend. Kapilläre Blutungen zeigen sich diffus sickernd, meist aus großen Wundflächen. Venöse Blutungen dagegen zeigen dunkelrotes Blut und einen kontinuierlichen Blutaustritt.

> ❯ Eine schwere Blutung mit einem Volumendefizit von über 25 % kann einen hämorrhagischen Schock zur Folge haben und bei einem Verlust von 50 % droht akute Lebensgefahr.

> ❯ Vor allem bei hämorrhagischer Diathese (mangelhafte Blutgerinnungsfähigkeit) des Patienten, z. B. bei Hämophilie oder Einnahme von Antikoagulanzien wie Cumarinderivaten (Marcumar), Acetylsalicilsäure (ASS), Clopidogrel (Plavix), Rivaroxaban (Xarelto) oder anderen Dauerantikoagulanzien kann es zu gefährlichen dentogenen Blutungen kommen. Diese Patienten sollten nur unter speziellen Vorkehrungsmaßnahmen in einer Fachklinik operiert werden.

Lokale Blutstillung

Die lokalen biochemischen Mechanismen der Blutstillung sind komplex und werden hier nur in den wesentlichen Punkten dargestellt.

Für die Praxis ist es relevant, die wichtigsten Laborparameter (Quick, INR, PTT, TPZ, PTZ bzw. TZ), deren Normwerte und erkrankungsbedingte und medikamentöse Einflussfaktoren zu kennen.

- Hämatokrit (Hkt): Frauen 36–45 %, Männer 42–50 %.
- Hämoglobin (Hb): Frauen 12,3–15,3 g/dl, Männer 14–17,5 g/dl.
- Erythrozyten: Frauen: 4,1–5,1/pl, Männer: 4,5–5,9/pl.
- Thrombozyten: 136–423/nl.
- Plasmathrombinzeit (PTZ, TZ): 14–17 s → Maß für die gemeinsame Endstrecke des extrinsischen und intrinsischen Gerinnungssystemes; Heparin verlängert die Plasmathrombinzeit.

- Partielle Thromboplastinzeit (PTT): 18–40 s → Maß für intrinsisches System; erhöht bei Hämophilie A und B, Hyperfibrinolyse, schweren Lebererkrankungen, Verbrauchskoagulopathie, angeborenem Faktorenmangelsyndrom.
- Thromboplastinzeit (Quick-Wert, TPZ): 70–120 % → Maß für das extrinsische System; erniedrigt bei Lebererkrankungen durch geminderte Bildung von Vitamin-K-abhängigen Gerinnungsfaktoren (II, VII, IX, X) in der Leber oder iatrogen durch Gabe von Vitamin-K-Antagonisten (Cumarinderivate: Marcumar), um therapeutisch oder prophylaktisch die Thromboplastinzeit zu senken.
- INR-Wert (»international normalized ratio«; Referenzwert 1,0): Quickwerte, die in verschiedenen Labors bestimmt wurden, sind nur begrenzt miteinander vergleichbar. Der INR-Wert ist eine methodenunabhängige Größe, die auf einen Standard der Weltgesundheitsorganisation (WHO) bezogen ist. INR-Werte sind zwischen verschiedenen Laboren vergleichbar.
- Faktor-Xa-Aktivität: 100 % → zur Überprüfung der Rivaroxaban-(Xarelto-)Wirkung.

Mechanische Blutstillung

In Notfallsituationen lässt sich so gut wie jede Blutung manuell durch Kompression zum Stillstand bringen. Wichtig ist, die Blutungsquelle zu lokalisieren und wenn notwendig, operativ zu versorgen. Dies kann dann durch eine Gefäßligatur, Umstechung und Übernähung oder einen Überknüpfungsverband geschehen.

Thermische Blutstillung

Diffuse Blutungen lassen sich gut mit thermischen Methoden zum Stillstand bringen.

Häufig finden die mono- und bipolare Elektrokoagulation Anwendung.

Systemische Blutstillung

Eigentlich ist der gesunde Organismus in der Lage, spontane Blutungen nach Verletzungen zu stillen, und zwar durch drei physiologische Reaktionen: 1. Blutgerinnung, 2. Gefäßreaktion, 3. Blutdrucksenkung. Die Gerinnung spielt dabei die entscheidende Rolle.

Hämatome

Hämatome sind Blutansammlungen im Gewebe, die sich altersabhängig in der Farbe verändern. Ein frisches Hämatom (<24 h) zeigt eine rötlich-blaue Verfärbung. In den folgenden Tagen wechselt die Farbe ins dunkelblaue, um dann nach etwa 5–7 Tagen ins gelbgrünliche überzugehen, bis sie nach etwa 1–3 Wochen über einen gelbbraunen Farbton meist vollständig verschwunden ist.

4.4 Postoperatives Management

Um eine möglichst rasche Wundheilung gewährleisten zu können, müssen sich Ärzte, Pflegepersonal und Patient an bestimmten Konzepten orientieren, die standardmäßig ablaufen sollten.

4.4.1 Verhalten

Postoperativ sollte der Patient über den Operationsverlauf aufgeklärt werden und auf eventuelle individuelle Besonderheiten des postoperativen Verhaltens hingewiesen werden. Auch das Pflegepersonal sollte über entsprechende besondere Maßnahmen unterrichtet werden, damit ein komplikationsloser Heilungsverlauf erzielt werden kann.

Auf heiße Getränke, Rauchen und anstrengende Arbeit sollte während der frühen postoperativen Phase verzichtet werden.

4.4.2 Physikalische Maßnahmen

Eine Kühlung des Operationsgebietes durch kalte Umschläge oder Eisbeutel im Gesichtsbereich oder an anderen Körperstellen verschafft Linderung des Operationsschmerzes, verringert die postoperative Schwellung des Gewebes und hilft Entzündungserscheinungen vorzubeugen. Es ist auf eine nicht zu kalte und intermittierende Kühlung der betroffenen Körperbereiche zu achten.

4.4.3 Medikation

Die postoperative Medikation kann sich bei einem normalen Wundheilungsverlauf auf eine individuelle Schmerzmedikation mit nicht steroidalen Antiphlogistika (z. B. Ibuprofen 400 mg) beschränken und sollte erst bei Entzündungszeichen mit einem Antibiotikum erweitert werden. Sollte eine darüber hinausgehende Schmerzmedikation bei ausgedehnteren Eingriffen nötig werden, empfiehlt sich das WHO-Stufenschema:

- Stufe 1 bei mäßigen Schmerzen: Nicht-Opiodanalgetika.
- Stufe 2 bei starken Schmerzen: Niederpotente Opioidanalgetika und Nicht-Opiodanalgetika.
- Stufe 3 bei stärksten Schmerzen: Hochpotente Opioidanalgetika und Nicht-Opioidanalgetika.

Die Gabe von Koanalgetika und adjuvanten Substanzen (Antidepressiva, Muskelrelaxanzien, Glukokortikoide, etc.) sollte Schmerztherapeuten überlassen werden.

> Bei neuropathischen Schmerzen sind Nicht-Opioidanalgetika nicht indiziert. Unbedingt auch die absoluten Kontraindikationen für Nicht-Opioidanalgetika beachten: Aktuelle Magen- oder Zwölffingerdarmgeschwüre, Blutgerinnungsstörungen, Asthma bronchiale; weitere Kontraindikationen ergeben sich aus den unterschiedlichen Nebenwirkungsspektren der einzelnen Substanzen.

> Bei Verabreichung von Opioidanalgetika auf die unerwünschten Nebenwirkungen achten: Atemdepression, Obstipation, Übelkeit und Erbrechen, Dysphorie, Sedation, Blutdruckabfall.

Literatur

Jackowski J, Peters H, Hölzle F (2007) Praxisleitfaden Zahnärztliche Chirurgie. Elsevier, München
Robert Koch-Institut (2014) Empfehlungen der Ständigen Impfkommission (STIKO), Epidemiologischen Bulletin Nr. 34, Stand: August 2014, Robert Koch-Institut, Berlin

Instrumente

Martin Kleine, Korbinian Benz

J. Jackowski et al. (Hrsg.), *Zahnärztliche Chirurgie*,
DOI 10.1007/978-3-642-54754-6_5, © Springer-Verlag GmbH Deutschland 2017

5.1   Halteinstrumente

Halte- und Fassinstrumente dienen dazu, dem Operateur während des Eingriffes eine ausreichende Übersicht über das Operationsfeld zu schaffen.

Der zahnärztliche **Mundspiegel** dient dem Abhalten der Weichteile zur Inspektion. Zu Beginn der Operation werden die Wangen- und Lippenweichteile mit einem **Haken** nach Middeldorpf abgehalten. Dieser ist kräftiger als der zahnärztliche Mundspiegel und gewährt eine bessere Übersicht. Zum Abhalten der Zunge wird ein **Zungenspatel** nach Buchwald (geschlossen) oder nach Brünnings (gefenstert) benötigt.

Nach Präparation eines mukoperiostgestielten Lappens wird dieser mithilfe eines Hakens nach Langenbeck vom Knochen abgehalten. Dieser ersetzt zugleich den Wangenhaken.

Der stumpfe, zweizinkige **Wundhaken** nach Wassmund findet im oberen Frontzahngebiet beidseits der Spina nasalis anterior Anwendung. Eine Einteilung der Haken und Häkchen erfolgt nach

— der Zahl der Zinken,
— der Ausformung des Arbeitsendes (stumpfe oder scharfe Haken).

Für das Operieren in Narkose werden des Weiteren **Mundsperrer** nach Denhart bzw. Roser-König benötigt.

❗ Bei Anwendung eines Mundsperrers zum Schutz der Zähne Arbeitsenden abpolstern!

5.2   Fassinstrumente

Zu den Fassinstrumenten gehören Pinzetten, Klemmen, Fass- und Kornzangen.

5.2.1 Pinzetten

Bei den Pinzetten werden anatomische, chirurgische und zahnärztliche Pinzetten unterschieden:

— **Anatomische** und **zahnärztliche Pinzetten** haben ein quer geriffeltes Arbeitsende und sind zum Fassen von Tamponadenmaterial, Tupfern, Drainagen und Nahtmaterial vorgesehen. Sie unterscheiden sich durch die Form der Arbeitsenden:
    — Anatomische Pinzetten sind gerade.
    — Zahnärztliche Pinzetten sind abgewinkelt und daher zum Fassen an schwer zugänglichen Stellen oft besser geeignet. Zur Entfer-

nung freiliegender Zahnteile, Knochensplitter oder Sequester eigenen sich die kräftigeren **Splitterpinzetten** (Sonderform zahnärztlicher Pinzetten).

— **Chirurgische Pinzetten** verfügen über kleine Zacken am Arbeitsende; diese ermöglichen es, Weichgewebe sicher fassen zu können ohne es zugleich durch starkes Zusammendrücken zu quetschen.

5.2.2 Klemmen

Klemmen unterscheiden sich in Aufbau und Funktion:

— Klemmen nach Backhaus oder Schädel haben scharfe Enden und sind feststellbar. Sie dienen der Fixierung von Abdecktüchern und werden deshalb auch als **Tuchklemmen** bezeichnet.

— **Gefäß- und Weichteilklemmen** sind ebenfalls feststellbar, haben aber andere Arbeitsenden:

  — Anatomische Klemmen (Peanklemmen) sind – analog den Pinzetten – an den Arbeitsenden quergeriffelt. Sie dienen dem atraumatischen Halten von Gewebe.

  — Chirurgische Klemmen (Kocherklemmen) verfügen über zusätzliche Häkchen an den Arbeitsenden; sie werden zum Fassen von Gefäßen und Weichteilen verwendet.
  Die verschiedenen Klemmen sind sowohl in der geraden als auch in der gebogenen Variante erhältlich.

  — Die nach Halstead benannten **Moskitoklemmen** sind durch ihre grazile Ausführung für die Anwendung in der Mundhöhle besonders geeignet.

5.2.3 Fasszangen

Zungenfasszangen dienen beim bewusstlosen Patienten dem Hervorziehen der zurückgesunkenen Zunge. Die Zungenfasszange nach Löbker hat zwei spitze Arbeitsenden; damit kann die Zunge bei nur geringer Traumatisierung sicher gefasst werden. Nicht empfehlenswert ist die Zungenfasszange nach Collin mit den breiten, gefensterten Arbeitsenden, da die Zunge hier leicht entgleiten kann und durch starke Kraftanwendung unnötig traumatisiert wird.

Kornzangen sind in gerader oder abgewinkelter Form verfügbar. Sie werden zum Greifen und Halten von sterilen Materialien eingesetzt; grazile Kornzangen werden zum stumpfen Eingehen und Spreizen von Gewebe bei Abszessinzisionen verwendet.

5.3   Schneideinstrumente

Die scharfe Durchtrennung von Gewebe erfolgt mit dem Skalpell.

Hier werden fast ausschließlich Einmalprodukte verwendet: Entweder Einmalskalpellklingen für sterilisierbare Skalpellgriffe oder komplette Einmalskalpelle, da die Klingen sowohl durch den Gebrauch als auch durch die Sterilisation schnell stumpf werden. Zudem entfallen die Sterilisation und die damit verbundene Gefahr von Verletzungen.

Für Eingriffe in der Mundhöhle sehr gut geeignet ist das Skalpell Nr. 15, da mit seiner Klingenform verschiedene Präparationen durchgeführt werden können. Für spezielle Präparationen (z. B. in der Parodontalchirurgie das Beaver-Skalpell) kommen lanzett- und sichelförmige Skalpellklingen zum Einsatz.

Scheren werden zum Kürzen und Glätten von Wundrändern sowie zum Abschneiden von Nahtmaterial verwendet. Sie sind in geraden oder abgewinkelten Ausführungen erhältlich. Neben den hauptsächlich verwendeten spitzen Scheren kommen noch stumpfe Präparationsscheren zur Gewebespreizung zum Einsatz.

5.4   Präparationsinstrumente

Zum Abschieben von Mukoperiostlappen kommen **Raspatorien** zum Einsatz. Häufig verwendet werden:
- Raspatorium nach Willinger. Die eine Seite des Instrumentes ist flach, die andere gewölbt. Mit der konkaven Seite zum Knochen wird es vorwiegend zum Abpräparieren des Mukoperiostes verwendet.
- Elevatorium nach Freer. Dieses wird bei feineren Präparationen benutzt.

Scharfe Löffel dienen der Excochleation, z. B. im Rahmen einer Zystektomie oder Zystostomie. Hier kommen der scharfe Löffel nach Lucas, der gerade scharfe Löffel nach Willinger und der scharfe Löffel mit Handgriff nach Volkmann zum Einsatz.

5.5   Rotierende Instrumente

Rotierende maschinengetriebene Instrumente werden für die Knochenchirurgie verwendet. Hauptsächlich kommen kugelförmige, verschieden große Fräsen und Rosenbohrer sowie Fissurenbohrer und Lindemann-Fräsen zur Anwendung.

❗ Beim Arbeiten mit rotierenden maschinengetriebenen Instrumenten auf sichere Abstützung achten! Ein Abgleiten des Instrumentes in die Weichteile der Mundhöhle kann die Verletzungen von anatomischen Strukturen zur Folge haben.

Das Arbeiten mit Bohrern und Fräsen ist mit einer großen Wärmeentwicklung verbunden. Eine suffiziente Kühlung mit steriler Kühlflüssigkeit ist deshalb obligat. Als Kühlmedium wird physiologische Kochsalzlösung verwendet. Eine insuffiziente Kühlung hat die Denaturierung von vitalem Gewebe zur Folge.

Im Rahmen enoraler chirurgischer Eingriffe werden außengekühlte chirurgische Handstücke mit Kühlmedienzufuhr von mindestens 50 ml/min verwendet.

> **Praxistipp**
>
> Rotierende Instrumente sollen stets scharf geschliffen sein, da stumpfe Instrumente zu einer übermäßigen Wärmeentwicklung führen.

Die durchgängige Sterilisierbarkeit muss bei allen Instrumenten gegeben sein.

5.5.1 Meißelförmige Instrumente

Manuelle Osteotomien können mit scharfen **Meißeln** erfolgen. Unter dosierten Hammerschlägen können Knochenanteile abgetragen werden. So kann die Entfernung von Exostosen mit Flachmeißeln durchgeführt werden. Eine instrumentelle Alternative ist der Einsatz der Piezochirurgie.

Zur Abtragung von scharfen Knochenkanten eignet sich des Weiteren die Luer'sche **Hohlmeißelzange** mit leicht gebogenen Arbeitsenden.

Zur Verbolzung von Knochenblutungen sollten keine Meißel, sondern Punzen verwendet werden.

5.6 Extraktionsinstrumente

Siehe auch ☐ Abb. 5.1.

Hebel werden zur Luxation von Zähnen und Zahnresten verwendet. Sie bestehen aus Handgriff, Schaft und Arbeitsende.

Bei der operativen Zahnentfernung wird vornehmlich der **Hebel nach Bein** verwendet. Sein hohlmeißelförmiges Arbeitsende wird zwischen dem

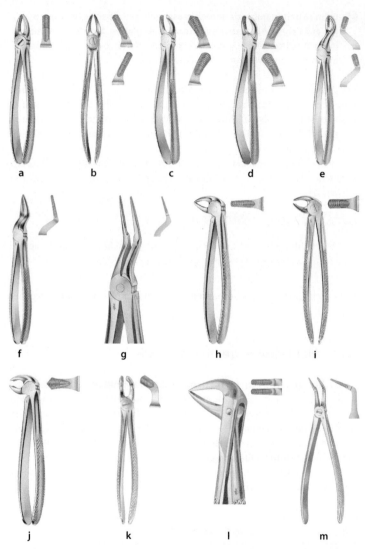

◘ **Abb. 5.1** Extraktionszangen für **a** obere Schneide- und Eckzähne, **b** obere Prämolaren, **c** obere Molaren rechts, **d** obere Molaren links, **e** obere Weisheitszähne, **f** obere Wurzeln, **g** obere Wurzeln tiefgreifend, **h** untere Schneidezähne, Prämolaren, Wurzeln, **i** untere Eckzähne und Prämolaren, **j** untere Molaren beide Seiten, **k** untere Weisheitszähne, **l** untere Wurzeln, **m** untere Wurzel fein. (Copyright: Aesculap AG, mit freundlicher Genehmigung)

zu entfernenden Zahn und dem angrenzenden Knochen gebracht. Durch Rotation um die Längsachse wird der zu entfernende Zahn aus seinem Lager gehoben.

Daneben kommen zur operativen Zahnentfernung häufig **Krallenhebel** zum Einsatz. Das Arbeitsende dieser Instrumente ist spitz und seitlich abgewinkelt (Kralle). Die verschiedenen Ausführungen von Krallenhebeln, z. B. nach Winter, Seldin oder Barry, unterscheiden sich in der Ausführung des Handgriffes. Je nach Ausrichtung der Kralle wird das Instrument in der rechten oder linken Kieferhälfte verwendet.

> Beim Arbeiten mit dem Hebel können im Bereich des Arbeitsendes große Kräfte freigesetzt werden. Insbesondere bei mesioangulierten dritten Molaren im Unterkiefer kann dies zu Komplikationen wie Kieferwinkelfrakturen führen.
> Hebel mit T-förmigen Handgriffen sollten wegen der hohen Kraftfreisetzung und dem damit verbundenen Verletzungsrisiko nicht verwendet werden.

Krallenhebeln werden bei der operativen Entfernung von Zähnen, nach Präparation eines Bohrloches eingesetzt; dieses wird idealerweise an der Schmelz-Zement-Grenze angelegt und dient dazu, einen Ansatzpunkt für das Arbeitsende des Instrumentes zu schaffen.

5.7 Nahtinstrumente

Zu den Nahtinstrumenten gehören **Nadelhalter** und **Nadeln**.

5.7.1 Nadelhalter

Arretierbare Nadelhalter haben den Vorteil, dass sie die Nadel im geschlossenen Zustand fixieren. Gebräuchlich sind:

- Nadelhalter nach Hegar: Aufbau ähnlich dem einer Klemme.
- Nadelhalter nach Mathieu: Zusätzlich mit einer Feder ausgestattet, die die Öffnung unterstützt.

Offener Nadelhalter nach Axhausen erfordert Routine, da die Öffnungs- und Schließbewegungen sowie die Führung des Instrumentes gleichzeitig erfolgen müssen.

Alle genannten Nadelhalter sind in verschiedenen Größen und Längen verfügbar. Dabei gibt es stabilere Ausführungen zum Anbringen von Ligaturen und zierlichere für Mikronähte.

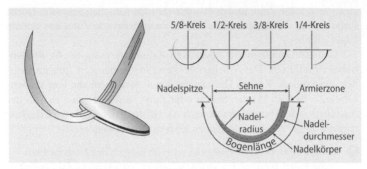

Abb. 5.2 Spezifikationen einer Nadel. Entsprechend ihrer Anwendung gibt es verschiedene Biegeformen der Nadel vom 1/4-Kreis bis zum 5/8-Kreis sowie einige Sonderspezifikationen

5.7.2 Nadeln

Siehe auch ▶ Abschn. 4.2.2 Nahttechnik.

Nadeln sind entweder gerade oder kreisförmig gebogen. Sie bestehen jeweils aus Nadelspitze, Nadelkörper und Nadelschaft:

- Die **Nadelspitze** ist spitz, stumpf oder schneidend.
- Der **Nadelkörper** ist rund, dreieckig- oder spatelförmig-schneidend.
- Im Übergangsbereich vom zweiten zum dritten Drittel des Nadelkörpers wird die Nadel mit dem Nadelhalter gefasst.
- Am Ende des Nadelschaftes befindet sich die Armier- bzw. Öhrzone:
  - Bei **atraumatischen Nadeln** ist der Faden in das Schaftende eingelassen, sodass das Gewebe geschont wird.
  - **Traumatische Nadeln** haben ein Nadelöhr; dies kann offen oder geschlossen sein. Das offene ist leichter einzufädeln, kann aber den Faden beschädigen.

Kreisförmig gebogene Nadeln unterscheiden sich in ihrem Kreisanteil (5/8-, 1/2-, 3/8-, 1/4-Kreis; ▪ Abb. 5.2) und ihrer Bogenlänge.

Gerade Nadeln werden bei interdentalen Nähten angewendet.

5.7.3 Nahtmaterial

▶ Kap. 4

Bildgebung

Jochen Jackowski, Peter Dirsch, Stefan Haßfeld

J. Jackowski et al. (Hrsg.), *Zahnärztliche Chirurgie*,
DOI 10.1007/978-3-642-54754-6_6, © Springer-Verlag GmbH Deutschland 2017

Dank der enormen Weiterentwicklung der modernen Röntgengeräte ist es möglich geworden, dass durch die zahnärztliche Radiologie der gesamte Gesichtsschädelbereich umfassend dargestellt werden kann. Parallel dazu werden in der Zahnmedizin zunehmend mehr digitale Systeme verwendet. Diese beiden technischen Entwicklungen haben das diagnostische Spektrum in der Zahn-, Mund- und Kieferheilkunde deutlich erweitert.

6.1   Bildqualität und Strahlenschutz

Gesetzliche Grundlage für das zahnärztliche Röntgen ist die Röntgenverordnung in der aktuellen Fassung aus dem Jahre 2014.

Die Röntgenverordnung aus dem Jahre 1987 wurde in wesentlichen Punkten geändert. Dies hat zum Teil erhebliche Folgen für den Röntgenalltag in der zahnärztlichen Praxis.

Grundsätzlich ist festzustellen, dass die geänderte Röntgenverordnung ausführlicher und genauer formuliert ist und bis ins Detail vorgibt, wie und in welchem Maße ionisierende Strahlung angewendet werden darf.

Die novellierte Röntgenverordnung vom 30.04.2003 **(aktueller Stand vom 11.12.2014)** ist gekennzeichnet durch die Umsetzung von Richtlinien der EURATOM, in denen der Schutz der Gesundheit der Arbeitskräfte und der Bevölkerung gegen die Gefahren durch ionisierende Strahlungen neu geregelt wird. Neubewertungen der Strahlenrisiken aus der Hiroshima-Nagasaki-Studie haben ergeben, dass strahleninduzierte Tumoren mit einer größeren Häufigkeit auftreten als bisher angenommen. Deshalb wurden die Grenzwerte für die effektive Dosis der beruflich strahlenexponierten Personen von 50 auf 20 mSv reduziert.

Ebenso wurde die Strahlenexposition der Bevölkerung neu begrenzt und die effektive Dosis von 1,5 auf 1 mSv im Kalenderjahr abgesenkt.

Als Folge dieser neuen Grenzwerte sind sowohl die Werte für den Kontroll- als auch den angrenzenden Überwachungsbereich neu definiert worden:

- **Kontrollbereiche** sind demnach Bereiche, in denen Personen im Kalenderjahr mehr als 6 mSv erhalten können (früher 15 mSv).
- **Überwachungsbereiche** sind nicht zum Kontrollbereich gehörende betriebliche Bereiche, in denen Personen im Kalenderjahr eine effektive Dosis von mehr als 1 mSv erhalten können.

> Da für die Anwendung von Röntgenstrahlung zur Untersuchung von Menschen in der Heilkunde oder Zahnheilkunde eine Festlegung von Grenzwerten nicht möglich ist, gilt grundsätzlich für die Anwendung von Röntgenstrahlung, dass die erforderliche Bildqualität mit einer möglichst geringen Strahlenexposition erreicht werden muss.

Die neuen Regelungen der novellierten Röntgenverordnung lassen sich in folgenden **Forderungen an den Strahlenschutz** zusammenfassen:

- Vor jeder Anwendung von Strahlung muss eine **rechtfertigende Indikation** gestellt und dokumentiert werden. Die rechtfertigende Indikation soll sicherstellen, dass der gesundheitliche Nutzen der radiologischen Untersuchung gegenüber dem Strahlenrisiko überwiegt. Andere Verfahren mit vergleichbarem gesundheitlichem Nutzen, die mit keiner oder einer geringeren Strahlenexposition verbunden sind, sind bei der Abwägung zu berücksichtigen.
- Die **Qualitätssicherung** bekommt einen noch höheren Stellenwert. Die Röntgenuntersuchung soll durch die Verwendung moderner Geräte, die dem Stand der Technik und der Zahnheilkunde entsprechen, optimiert werden. Durch eine erweiterte Qualitätssicherung mit regelmäßigen Kontrollen sowie Ermittlung und Bewertung der verabreichten Dosen werden Bildqualität und Strahlenschutz verbessert.
- Die Aufgaben der Strahlenschutzverantwortlichen und -beauftragten sind präzisiert worden.
- Durch neue Richtlinien wurde die Ausbildung in den Aufnahmeverfahren und den dazu erforderlichen Schutzmaßnahmen neu gestaltet.
- Damit der Ausbildungsstand immer dem Stand der Technik und der Zahnmedizin entspricht, wird eine regelmäßige Fortbildung zur Aktualisierung der zahnärztlich-radiologischen Fachkunde vorgeschrieben (alle 5 Jahre).

Für weiterführende Informationen wird auf die jeweils aktuelle Röntgenverordnung verwiesen (www.bzaek.de/fuer-zahnaerzte/roentgen.html).

6.1.1 Paragraphen mit wichtigen Veränderungen

§ 16 Qualitätssicherung bei Röntgeneinrichtungen zur Untersuchung von Menschen

Durch die Qualitätssicherung wird noch mehr Wert auf ein optimiertes Verhältnis zwischen Bildqualität und Strahlenexposition gelegt. Die durch die Abnahme vorgegebenen Bezugswerte müssen für alle später durchzuführenden Konstanzprüfungen angewendet werden.

Die 10-Jahresfrist für die Aufbewahrung der Abnahmeprüfung wurde geändert. Sie muss jetzt für die Dauer des Betriebes der Röntgeneinrichtung aufbewahrt werden.

§ 17a Qualitätssicherung durch zahnärztliche Stellen

Die zahnärztliche Stelle überprüft im stärkeren Maße als bisher, ob bei der Anwendung der Röntgenstrahlen die Erfordernisse der medizinischen Wissenschaft beachtet werden und die angewendeten Verfahren und eingesetzten Röntgenanlagen den nach dem Stand der Technik jeweils notwendigen Qualitätsstandards entsprechen, um die Strahlenexposition des Patienten so gering wie möglich zu halten.

In diesem Zusammenhang ist zu erwähnen, dass die Röntgenverordnung die Bildqualität in zwei Kategorien aufteilt. Es wird zwischen der physikalischen und der diagnostischen Bildqualität unterschieden:

- Die **physikalische Bildqualität** beschreibt das Verhältnis zwischen den Strukturen eines Prüfkörpers und den Kenngrößen ihrer Abbildung.
- Die **diagnostische Bildqualität** dagegen beinhaltet die Darstellung der diagnostisch wichtigen Bildmerkmale, Details und kritischen Strukturen nach dem Stand der Technik und der Zahnheilkunde oder Heilkunde.

Auswirkung hat diese Unterscheidung auf die Prüfung der von den Praxen eingesendeten Unterlagen. Neben den Schwärzungen der Prüfkörperaufnahmen wird im Rahmen der Qualitätssicherung vermehrt die richtige Darstellung der diagnostisch relevanten Strukturen beurteilt.

Die zahnärztliche Stelle überprüft die Dokumentation der rechtfertigenden Indikation.

§ 18 Sonstige Pflichten beim Betrieb einer Röntgeneinrichtung

Der Text der Röntgenverordnung muss zur Einsicht ständig verfügbar gehalten werden, muss also nicht mehr an jedem Röntgengerät aushängen.

Die beim Betrieb einer Röntgeneinrichtung beschäftigten Personen müssen anhand einer deutschsprachigen Gebrauchsanweisung durch eine entsprechend qualifizierte Person (Hersteller oder Lieferant) in die sachgerechte Handhabung eingewiesen werden. Über die Einweisung müssen unverzüglich Aufzeichnungen angefertigt werden, welche für die Dauer des Betriebes aufzubewahren sind.

Für jede Röntgeneinrichtung zur Anwendung von Röntgenstrahlung am Menschen sind schriftliche Arbeitsanweisungen für die an dieser Einrichtung häufig vorgenommenen Untersuchungen zu erstellen. Diese Arbeitsanweisungen beinhalten folgende Punkte:

- Patientenvorbereitung.
- Patientenschutz.
- Aufnahmekriterien.
- Ablauf der Untersuchung.

§ 18 a Erforderliche Fachkunde und Kenntnisse im Strahlenschutz

Die erforderliche Fachkunde und die Kenntnisse im Strahlenschutz können nur in von der zuständigen Stelle anerkannten Kursen erworben werden. Das gilt auch für die Kurse an den Universitäten. Die erforderliche Fachkunde und die Kenntnisse im Strahlenschutz müssen alle fünf Jahre aktualisiert werden.

§ 22 Zutritt zu Strahlenschutzbereichen

Helfende Personen sind über die möglichen Gefahren der Strahlenexposition vor dem Betreten des Kontrollbereiches zu unterrichten. Es sind Maßnahmen zu ergreifen, um ihre Strahlenexposition zu beschränken. Für eine Patientenschutzschürze wird ein Bleigleichwert ≥0,35 mm und für einen Patientenschutzschild ≥0,4 mm empfohlen.

§ 28 Aufzeichnungspflichten, Röntgenpass

Über jede Röntgenuntersuchung müssen Aufzeichnungen angefertigt werden. Diese müssen folgende Punkte enthalten:

- Ergebnisse der Befragung des Patienten gemäß § 23, d. h. Frage nach früheren Aufnahmen aus unserem Fachgebiet, die für die vorgesehene Anwendung von Bedeutung sind, Fragen nach dem Röntgenpass und Schwangerschaft.
- Zeitpunkt der Untersuchung.
- Art der Anwendung und untersuchte Körperregion.
- Angaben zur rechtfertigenden Indikation.
- Erhobener Befund.
- Strahlenexposition (soweit sie erfasst ist) oder die zur Ermittlung erforderlichen Daten und Angaben.

Röntgenpässe sind bereitzuhalten und der untersuchten Person anzubieten. Wird auf Verlangen der untersuchten Person ein Röntgenpass ausgestellt oder legt diese einen Röntgenpass vor, so sind die Angaben Zeitpunkt, untersuchte Körperregion sowie Angaben zum untersuchenden Arzt/Zahnarzt einzutragen. Wird auf Verlangen der untersuchten Person ein Röntgenpass ausgestellt oder legt diese einen Röntgenpass vor, so sind die Angaben Zeitpunkt, untersuchte Körperregion sowie Angaben zum untersuchenden Arzt/Zahnarzt einzutragen. Röntgenbilder und die Aufzeichnungen sind zehn Jahre lang nach der letzten Untersuchung aufzubewahren. Die Aufzeichnungen von Röntgenuntersuchungen einer Person, die das 18. Lebensjahr noch nicht vollendet hat, sind bis zur Vollendung des 28. Lebensjahres dieser Person aufzubewahren.

§ 36 Unterweisung

Personen, denen der Zutritt zum Kontrollbereich gestattet wird, sind vor dem erstmaligen Zutritt über die Arbeitsmethoden, möglichen Gefahren, anzuwendenden Sicherheits- und Schutzmaßnahmen und den für ihre Beschäftigung oder ihre Anwesenheit wesentlichen Inhalt dieser Verordnung, der Genehmigung oder Anzeige und der Strahlenschutzanweisung zu unterweisen.

6.2   Aufnahmetechniken im zahnärztlichen Röntgen

6.2.1   Intraorale Aufnahmen

Für die intraoralen Aufnahmen kommen in der Regel moderne Multipuls-dentalstrahler zum Einsatz. Standard sind 60 kV.

Umschaltbare Dentalstrahler von 60 auf 70 kV sind durch die Multi-pulstechnik überflüssig geworden. Wichtig ist die Schaltbarkeit von niedrigen Belichtungswerten unter 100 ms für die digitale Technik.

> Dentalstrahler arbeiten mit 60 kV und der Multipulstechnik.

Zur Ausstattung eines Dentalstrahlers gehört ein Langtubus von 20 cm, besser 30 cm Länge. Nur so sind im Zusammenhang mit der Paralleltechnik verzerrungsfreie Bilder möglich.

Die Aufnahmeart der Wahl ist die Paralleltechnik. Nur Haltersysteme garantieren verzerrungsfreie und reproduzierbare Röntgenbilder. Für spezielle Situationen (z. B. individuelle intraorale Situation) sollte die Halbwinkeltechnik jedoch nicht außer Acht gelassen werden (mögliche stärkere Verzerrungen sind zu beachten).

> Die Aufnahmeart der Wahl für intraorale Zahnaufnahmen ist die Paralleltechnik.

6.2.2   Panoramaschichtaufnahme

Die Panoramaschichttechnik wurde in den letzten Jahren entscheidend weiterentwickelt. Durch zahlreiche Ablaufbahnen wurde die Grundlage für die Darstellung nicht nur der Zähne (Orthopantomogramm) geschaffen, sondern auch für die übrigen Bereiche des Gesichtsschädels. Kiefergelenke und Mittelgesicht lassen sich ebenso darstellen wie Teilbereiche des Ober- und Unterkiefers.

Eine besondere Weiterentwicklung der Panoramaschichttechnik stellen die **transversalen Schichten** (TSA) dar. Mit diesen Aufnahmen gelingt mit den Panoramageräten eine orientierende dreidimensionale Darstellung von Zahn und Kiefer.

Auch wenn es sich nicht um echte 3D-Bilder handelt, so sind doch die transversalen Schichten eine zweite Ebene, die zusammen mit den longitudinalen Schichten des Orthopantomogrammes die Diagnose- und Therapiesicherheit vergrößern.

Diese Aufnahmen können i. d. R. mit den vorhandenen Praxisgeräten ausgeführt werden, sind schnell vom Zahnarzt angefertigt und kostengünstiger als die dentale digitale Volumentomographie (DVT) oder Computertomographie (CT). Allerdings liegen die Schichtdicken der transversalen Bilder im Bereich von Millimetern, und sie sind damit weiterhin höher als beim DVT oder CT.

6.2.3 Dentale digitale Volumentomographie

Die dentale digitale Volumentomographie (DVT) wurde 1998 als ein neues Aufnahmeverfahren in die Zahn-, Mund- und Kieferheilkunde eingeführt. Es handelt sich dabei um eine digitale Aufnahmetechnik, bei der ein dreidimensionales Strahlenbündel in Verbindung mit einem flächigen Strahlendetektor zur Anwendung kommt. Bei einem kreisförmigen Umlauf um das Aufnahmeobjekt wird eine große Anzahl von Aufnahmen erzeugt, aus welchen mittels Rückprojektion unmittelbar ein 3D-Volumen der abgebildeten Region berechnet wird. Dabei kommen unterschiedliche Modifikationen des Feldkamp-Algorithmus (Feldkamp et al. 1984) zur Anwendung.

Unterschiedliche Gerätetypen sind mittlerweile auf dem Markt erhältlich.

Sie unterscheiden sich in der Patientenpositionierung (liegend, sitzend, stehend), der Größe des abgebildeten Volumens (»field of view«, FOV) und der verwendeten Detektortechnologie (Bildverstärker, Flatpanel-Detektor).

Die Vorteile der dreidimensionalen Röntgentechnik bestehen darin, die dargestellten anatomischen Strukturen in allen Raumrichtungen verzerrungsfrei und annähernd maßstabsgetreu darstellen zu können. In dieser Technik sind jedoch auch systemimmanente Fehler enthalten, die sich in »Artefakten« auf den rekonstruierten Darstellungen niederschlagen. Dabei sind insbesondere Auslöschungs- und Aufhärtungsartefakte, bedingt durch hochdichte metallische Strukturen in Strahlengangsrichtung, Aliasing-Artefakte (sog. Moire-Muster) sowie durch die relativ langen Aufnahmezeiten bedingte Bewegungsartefakte zu nennen. Die erreichbare Ortsauflösung ist im Vergleich zu hochauflösenden zweidimensionalen Röntgenbildern (z. B. Zahnfilm) um ca. eine Zehnerpotenz niedriger.

Die Strahlenexposition ist bei einer DVT-Untersuchung gegenüber einer zweidimensionalen Röntgenaufnahme deutlich erhöht und in ihrer genauen Höhe von vielen unterschiedlichen Faktoren abhängig. Vergleichbare CT-Aufnahmen (Standardprotokoll) bewirken im Mittel eine deutlich höhere Strahlenexposition. Die Größe des FOV sollte, wenn technisch möglich, auf die zu untersuchende anatomische Region eingegrenzt werden (dadurch Dosisreduktion möglich). Nach § 28 RöV ist die vollständige Erhebung und Aufzeichnung aller Befunde aus dem dargestellten FOV verpflichtend.

Es liegt in einigen Fragestellungen bisher noch keine Evidenz vor, aus der abgeleitet werden kann, dass die Zusatzinformationen eines DVT einen erhöhten diagnostischen Nutzen und in der Folge eine verbesserte Therapie für die Patienten erbringen.

Die Mehrinformationen durch ein DVT können insbesondere im Bereich der Implantologie unter Einbeziehung schablonengeführter (navigierter) Implantationsverfahren eine erhöhte Therapiesicherheit für den Patienten bedeuten.

6.2.4 Digitales Röntgen

Analoges versus digitales Röntgen

Die zuvor aufgeführten Röntgenaufnahmen sind sowohl in analoger als auch digitaler Technik durchzuführen (mit Ausnahme der DVT), wobei die digitale Technik die analogen Verfahren in der Zahn-, Mund- und Kieferheilkunde ersetzen wird. In der Zahnmedizin hat das digitale Röntgen einen festen Platz in der Bildgebung eingenommen.

Vorteile des digitalen Röntgens:

- Wöchentliche Konstanzprüfung entfällt.
- Keine Chemie in der Praxis mehr. Der monatliche Chemiewechsel (körperlich anstrengend, unhygienisch, sehr zeitaufwändig und – durch die Entsorgung – kostenintensiv) entfällt.
- Deutlich verbesserte Archivierung und Möglichkeiten der Bildbearbeitung.
- Durch die Bildbearbeitung müssen zu helle oder zu dunkle Bilder nicht wiederholt werden. Dadurch wird die Strahlenexposition der Patienten reduziert.
- Spezielle Bildbearbeitungen können die Diagnostik verbessern, indem die Filter befundbezogen eingesetzt werden.

Mögliche Nachteile:
- Archivierung großer Datenmengen, insbesondere bei Durchführung von DVT-Aufnahmen.
- Datensicherheit muss über mehrere Jahre (Röntgenverordnung §.28 Abs. 2 Satz 2 und 3) gegeben sein.

Grundsätzlich stehen zwei verschiedene Bildempfänger bei der digitalen Technik zur Auswahl: Sensoren und Speicherfolien. Insbesondere bei der Anwendung von Sensoren sind aufgrund der geringen Größe der erhältlichen Sensoren einige der intraoralen Aufnahmetechniken (Oberkiefer- und Unterkieferaufbissaufnahmen) nur bedingt möglich. Diese Aufnahmetechniken sollten jedoch in der täglichen Praxis trotz der Möglichkeiten der 3D-Diagnostik weiter angewandt werden (strahlenhygienische Aspekte).

6.2.5 Praktische Maßnahmen zur Reduzierung der Strahlenexposition

Die Reduzierung der Strahlenexposition des Patienten lässt sich in der Praxis durch mehrere Maßnahmen verbessern:
- Für intraorale analoge Aufnahmen sollten Röntgenfilme der Empfindlichkeitsklasse E oder F benutzt werden. Die Anwendung von digitalem Röntgen kann eine weitere Dosisreduzierung bewirken.
- Verwendung von Haltersystemen und Paralleltechnik.
- Verwendung von Zusatzblenden, dem Bildempfänger angepasst.
- Fehlerfreie Filmverarbeitung.
- Vermeidung unnötiger Aufnahmen (▶ Abschn. 6.4).
- Turnusmäßige Belehrung und Schulung des Personales.
- Regelmäßige fünfjährige Aktualisierung der Fachkunde und der Kenntnisse im Strahlenschutz.

6.3 Bildgebung und Diagnostik

Bei der systematischen Bildanalyse der Röntgenaufnahmen und der Befunderhebung müssen die von der normalen Anatomie abweichenden Veränderungen (Normvariationen, pathologische Prozesse) erkannt werden (◘ Tab. 6.1). Weil Röntgenbefund und Diagnose nicht immer in Einklang stehen, ist zwischen Röntgendiagnose und Verdachtsdiagnose zu differenzieren. Der Röntgenbefund wird aus klinischen und forensischen Gründen in Schriftform festgehalten (§ 28 Aufzeichnungspflichten).

◨ Tab. 6.1 Röntgenbefunde

Röntgenbefunde		
Karies	**Apikale Befunde**	**Kieferknochen**
- Karies im Schmelz-bereich - Karies im Dentin-bereich - Karies mit Pulpen-kontakt - Karies mit Pulpen-eröffnung - Sekundärkaries	- Verbreiterter Parodon-talspalt - Periapikale diffuse Ver-schattung - Periapikale zirkum-skripte Verschattung - Periapikale diffuse Auf-hellung - Periapikale zirkum-skripte Aufhellung - Zustand nach Wurzel-spitzenresektion - Wurzelwachstum nicht abgeschlossen	- Radix relicta - Fremdkörper - Verdichtung der Kno-chenstruktur, diffus - Verdichtung der Kno-chenstruktur, zirkum-skript - Auflösung der Kno-chenstruktur, diffus - Auflösung der Kno-chenstruktur, zirkum-skript - Sequester
Pulpa	**Parodontale Befunde**	**Traumata**
- Vergrößertes Pulpenka-vum - Retrahiertes Pulpenka-vum - Zustand nach Pulpen-amputation - Intrapulpäre Ver-schattung - Intrapulpäre Auf-hellung - Sekundärdentin-bildung	- Auflösung des Limbus alveolaris - Horizontaler Knochen-abbau - Vertikaler Knochen-abbau - Verbreitertes Desmodont - Freiliegende Bi- oder Trifurkation - Überstehender Füllungsrand - Überstehender Kronenrand - Fremdkörper im Inter-dentalraum	- Zahnfraktur - Alveolarfortsatzfraktur - Kieferfraktur - Kiefergelenkfraktur - Dislokation von Zähnen - Kiefergelenkdislokation

◘ Tab. 6.1 (Fortsetzung)

Röntgenbefunde		
Wurzelkanal	**Anomalien der Zahnanlage**	**Sonstige Befunde**
- Wurzelkanal nicht darstellbar - Messaufnahme - Via falsa - Fremdkörper im Wurzelkanal - Unvollständige Wurzelkanalfüllung - Überstopfte Wurzelkanalfüllung	- Impaktiert, retiniert (partiell) - Verlagerung, Wanderung, Kippung, Drehung - Überzählige Anlage(n) - Nichtanlage(n)	- Wurzelanomalien - Wurzelresorptionen - Radices und Fremdkörper in der Kieferhöhle - Kieferhöhlenerkrankungen - Speicheldrüsenerkrankungen - Speichelstein(e) - Kiefergelenkerkrankungen

6.4 Indikationsstellung von Röntgenaufnahmen in Abhängigkeit vom klinischen Befund

Welche Aufnahmen bei einer bestimmten Fragestellung angefertigt werden sollten, hängt immer von der rechtfertigenden Indikation ab. Es haben sich aber bestimmte Aufnahmen und Aufnahmekombinationen bewährt, mit denen man die häufigsten Fragestellungen in unserem Fachgebiet beantworten kann (◘ Tab. 6.2).

◼ Tab. 6.2 Klinische Diagnose und indizierte Aufnahmetechnik

Veränderungen/ Erkrankungen	Klinische Diagnose bzw. Fragestellung	Indizierte Aufnahmetechnik
Zahn und Zahnhalteapparat Pathologische Veränderungen im Zahnbereich sollten in der Regel mit dem OPG und als Feindiagnostik mit einer intraoralen Aufnahme dargestellt werden. Die intraorale Aufnahme, ob konventionell oder digital, ist die »Lupe«, um kleinste Veränderungen am Zahn und der knöchernen Umgebung zu erkennen. Wenn ein OPG vorliegt, ist im Einzelfall abzuklären, ob die Aufnahme ausreicht. Denkbar sind auch Teilprojektionen der einzelnen Quadranten mit dem Panoramaschichtgerät. In Einzelfällen oder aber bei Divergenzen zwischen klinischem Befund und vorhandenen Röntgenbildern kann ein DVT indiziert sein.	Zahnfraktur	Intraorale Zahnaufnahme, in Einzelfällen DVT
	Zahnluxation	Intraorale Zahnaufnahme
	Kontrolle nach Wurzelspitzenresektion	Intraorale Zahnaufnahme
	Wurzelresorption	Intraorale Zahnaufnahme
	Kontrolle nach Wurzelkanalfüllung	Intraorale Zahnaufnahme
	Periapikale Veränderungen	Intraorale Zahnaufnahme, im Einzelfall DVT
	Karies, Kariesrezidiv, Sekundärkaries	Intraorale Zahnaufnahme, Bissflügelaufnahme, OPG
	Wurzelrest	Intraorale Zahnaufnahme, OPG
Kieferhöhle Im Kieferhöhlenbereich müssen Veränderungen im Recessus alveolaris von denen der restlichen Kieferhöhle unterschieden werden. Der Recessus lässt sich mit dem OPG und transversalen Schichten sehr gut darstellen. Handelt es sich jedoch um Veränderungen der gesamten Kieferhöhle, dann gilt im Bereich der Zahnheilkunde noch als Basisdiagnostik eine Nasennebenhöhlenaufnahme. Von radiologischer Seite wird in der Regel ein CT oder MRT gefordert. Zunehmend wird ein DVT als indiziert angesehen.	Kieferhöhlenentzündung	OPG, DVT (CT), NNH
	Kieferhöhlenempyem	NNH sitzend und liegend
	Recessus alveolaris	OPG
	LKG-Spalten	OPG, DVT, FRS

◻ Tab. 6.2 (Fortsetzung)

Veränderungen/ Erkrankungen	Klinische Diagnose bzw. Fragestellung	Indizierte Aufnahmetechnik
Benigne Osteolysen Osteolysen lassen sich mit den zahnärztlichen Röntgengeräten sehr gut darstellen. Bei kleinen Veränderungen reichen Panoramaaufnahmen, wenn möglich in 2 Ebenen, um ein räumliches Bild des Befundes zu erhalten. Für größere Veränderungen sollte die digitale Volumentomographie zum Einsatz kommen. Das CT wird dann benötigt, wenn maligne Tumoren oder polytraumatische Veränderungen vorliegen.	Osteolysen UK Frontbereich	OPG, TSA, UK-Aufbissaufnahme, Intraorale Zahnaufnahme, DVT oder CT
	Osteolysen UK horizontaler Ast	OPG, Schädel p.a. 15°, DVT oder CT
	Osteolysen UK aufsteigender Ast	OPG, Schädel p.a. 15°, DVT oder CT
	Osteolysen OK Frontbereich	OPG, intraorale Zahnaufnahme, TSA, DVT oder CT
	Parodontopathien	OPG, ergänzende Zahnaufnahmen
	Speichelstein Gl. submandibularis	Mundbodenübersicht, OPG, Ultraschall, Sialographie
	Speichelstein Gl. parotis	OPG, Ultraschall, Sialographie, CT
	Zahn verlagert, UK Frontbereich, Lagebestimmung	OPG, TSA, DVT
	Zahn verlagert, UK horizontaler Ast, Lagebestimmung	OPG, TSA, DVT
	Zahn verlagert, UK Kieferwinkel, Lagebestimmung zum Canalis mandibularis	OPG, TSA, DVT

◻ Tab. 6.2 (Fortsetzung)

Veränderungen/ Erkrankungen	Klinische Diagnose bzw. Fragestellung	Indizierte Aufnahmetechnik
Benigne Osteolysen	Zahn verlagert, OK Seitenzahnbereich, Tuberregion Lagebestimmung	OPG, TSA, DVT
	Zahn verlagert, OK Frontbereich, Lagebestimmung	Teil-OPG Front, TSA, DVT
	Alveolarkammatrophie	OPG, DVT
	Dysgnathie (KFO-Therapie)	OPG, FRS, Schädel Fern a.p., DVT
	Exostose UK	Axiale Okkusalaufnahme, TSA
Frakturen Die Frakturdiagnostik im Unterkiefer kann durch geeignete Panoramaschichtaufnahmen und die konventionelle Schädelaufnahme p.a. 15° nach Clementschitsch erfolgen. Das Mittelgesicht lässt sich durch die Nasennebenhöhlenaufnahme (NNH), Orbitaübersicht und axiale Gesichtsschädelaufnahme umfassend darstellen. Weiterführende Diagnostik wären Schichtaufnahmen, die besonders bei Orbitabodenfrakturen indiziert sind. Zum Einsatz sollte das DVT oder das CT kommen.	Fraktur Alveolarfortsatz	OPG, ergänzende Zahnaufnahmen, DVT
	Fraktur Jochbogen	Henkeltopf-Aufnahme, ggf. isolierte Jochbogenaufnahme
	Fraktur Jochbein	NNH, Orbitaübersichtsaufnahme, CT, DVT
	Fraktur Nasengerüst	Aufnahme Nasengerüst seitlich, Schädelaufnahme seitlich bei Mittelgesichtsfrakturen
	Fraktur Orbitaboden	Orbitaübersichtsaufnahme, NNH, CT, DVT
	Fraktur UK, Collum	OPG, Schädelaufnahme p.a. 15°, DVT

◨ **Tab. 6.2** (Fortsetzung)

Veränderungen/ Erkrankungen	Klinische Diagnose bzw. Fragestellung	Indizierte Aufnahmetechnik
Frakturen	Fraktur UK, Kieferwinkel	OPG, Schädelaufnahme p.a. 15°, DVT
	Fraktur UK, horizontaler Ast	OPG, Aufbissaufnahme, DVT
	Fraktur UK, Kinnregion	OPG, axiale Okklusalaufnahme, DVT
Fremdkörper Fremdkörper können auch nach zahnärztlicher Therapie im Gesichtsschädel auftreten. In der Regel können diese Fremdkörper mit dem OPG und der TSA zweifelsfrei lokalisiert werden. Bei schwierigen Fällen sollte die DVT zum Einsatz kommen. Für Fremdkörper sind Spezialaufnahmen aus der zahnärztlichen Radiologie notwendig.	Fremdkörper Zunge	Mundbodenübersichtsaufnahme, Schädelaufnahme seitlich fern (bei herausgestreckter Zunge)
	Fremdkörper Wange	FRS digital (Bearbeitungsmöglichkeit zur Weichteildarstellung)
	Fremdkörper Kinn, Lippe	Ausschnitt Schädelaufnahme seitlich fern
Kiefergelenkerkrankungen Das Kiefergelenk kann mit den verschiedenen Programmen der Panoramaschichtgeräte umfassend abgebildet werden. Das gilt für die Darstellung der knöchernen Strukturen, aber auch für funktionelle Aufnahmen. Die Darstellung des Diskus ist mit den zahnmedizinischen Röntgengeräten nicht möglich. Für die Diskusdarstellung sind nur MR-Bilder geeignet. Selbst Arthrographien sollten nur bei speziellen Fragestellungen angefertigt werden. Bei knöchernen Veränderungen kann die digitale Volumentomographie gute Ergebnisse liefern.	Kiefergelenkkopfveränderung	OPG, PSA Kiefergelenkprogramm, DVT oder MRT
	Kiefergelenkspalt (Luxation)	OPG, PSA Kiefergelenkprogramm, DVT oder MRT

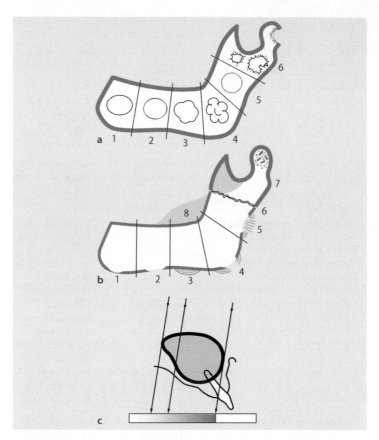

■ **Abb. 6.1** Radiologische Symptome am Kiefer. (Nach Beyer et al. 1987)
a Randbegrenzung einer Läsion. Solitäre Osteolyse mit 1 Scharfbegrenzter Kompaktalamelle, 2 Partieller Unschärfe der Kompaktalamelle, 3 Lobuliertem Rand, 4 Multi-
zentrischem Rand, 5 Unscharfer, durchbrochener Kompaktalamelle, 6 Unregelmäßiger Begrenzung (mottenfraßähnliches Bild);
b Verhalten der Kortikalis, Periostreaktion, Begleitphänomene: 1 Verdünnung
bzw. Arrosion der Kortikalis, 2 Durchbruch der Kortikalis (auf Weichteilbeteiligung
achten!), 3 Periostreaktion lamellär, 4 Periostreaktion lamellär durchbrochen,
5 Periostreaktion radiär, »Sunburst-Phänomen«, 6 Traumatische oder pathologische
Fraktur als Begleitphänomen, 7 Regelmäßige, milchglasartige oder unregelmäßige
Sklerosierung als Begleitphänomen, 8 Weichteilschwellung als Begleitphänomen;
c Darstellung der Kompaktalamelle bei Zysten (Schemazeichnung): Die Kompaktalamelle kann nur scharf abgrenzbar sein, wenn sie orthograd getroffen wird. Die
unscharfe Begrenzung einer Zyste im Röntgenbild ist häufig durch die Form der
Zyste bedingt.

6.5 Radiologische Symptome bei Kieferläsionen

Die radiologischen Symptome im und am Kiefer werden unter Beachtung der Randbegrenzung einer Läsion, des Verhaltens der Kortikalis, der Periostreaktion und der Begleitphänomene formuliert. Die Darstellung einer Kompaktalamelle bei Zysten hängt vom Strahlengang (orthoradial, exzentrisch) und von der Form einer Zyste ab (◘ Abb. 6.1).

Literatur

Beyer D, Herzog M, Zanella FE, Bohndorf K, Walter E, Hüls A (1987) Röntgendiagnostik von Zahn- und Kiefererkrankungen - Ein klinisch-radiologisches Konzept aus dem Springer Berlin Heidelberg

Feldkamp LA, Davis LC, Kress JW. Practical cone-beam algorithm. J Opt Soc Am A Opt Image Sci Vi 1984;1:612-619

Klinische Pharmakologie

Hajo Peters, Marisa Dietz

J. Jackowski et al. (Hrsg.), *Zahnärztliche Chirurgie*,
DOI 10.1007/978-3-642-54754-6_7, © Springer-Verlag GmbH Deutschland 2017

Die Auswahl und Dosierung eines Pharmakons richtet sich immer nach den allgemeinmedizinischen Voraussetzungen des Patienten. Genannte Hersteller und Präparate sind exemplarisch und nicht vollständig. Die Autoren geben keine Herstellerempfehlungen und keine Garantie auf Vollständigkeit der Angaben. Bei schweren Erkrankungen und Funktionseinschränkungen von Leber oder Nieren empfiehlt sich die Konsultation eines Internisten vor Beginn einer medikamentösen Therapie. Zur schnellen Orientierung haben sich einige Anlaufstellen als günstig erwiesen. Die Internetseite http://www.fachinfo.de stellt online die rote Liste bereit und gibt zusätzlich aktuelle Informationen zu den Präparaten. Mit dem Giftnotruf des jeweiligen Bundeslandes kann Medikamentenabusus und Intoxikation rund um die Uhr telefonisch abgeklärt werden, die Internetseite http://www.embryotox.de informiert über die Medikamentenverträglichkeit in Schwangerschaft und Stillzeit und http://www.dosing.de bei der Dosisanpassung von Medikamenten.

7.1   Analgetika

— Vor Schmerztherapie immer erst Diagnose stellen und kausale Therapie (Schmerzursache → z. B. Pulpitistherapie, Antibiose, Drainage, OP).
— Postoperative Schmerzen = Entzündungsreaktion ausgelöst durch Gewebeläsion mit physiologischer Abwehrreaktion des Organismus.
— Bei erhöhtem Dosisbedarf Komplikationen ausschließen (Ostitis, Osteomyelitis, Sinusitis, Infiltrat, Abszess).
— Die postoperative Analgesie erhöht den Komfort des Patienten (Schmerz ist subjektiv!) und bedeutet Senkung des vegetativen Stressors (Schmerz → Sympathikusaktivierung).
— Analgetikaapplikation vor dem Auftreten von Schmerzen.
— Medikation und Dosis der postoperativen Analgesie abhängig von Eingriff und Patient (Alter, Erkrankungen, Begleitmedikation).
— Dosierungsanpassung gemäß dem Schmerzverlauf (unter Berücksichtigung der maximalen Tagesdosis) und der Leber- bzw. Nierenfunktion.
— Wirkeintritt der Applikationsformen: I.v. > i.m. > s.c. > oral (rektal schwer kalkulierbar).
— Bei parenteraler Gabe: Verweilpflicht des Patienten zur Überwachung.
— Zahnärztlich werden v. a. Ibuprofen, Diclofenac (NSAID/NSAR), Paracetamol, Metamizol (Nicht-Opioidanalgetika) und Tramadol (Nicht-BTM-pflichtiges Opioidanalgetikum) eingesetzt. Opioidanalgetika nur über kurze Zeiträume von einigen Tagen rezeptieren (Sucht).

🛈 Gerinnungshemmung und Magenulkus als wichtigste unerwünschte
Arzneimittelwirkung von NSAR/NSAID (v. a. ASS. Irreversible Hemmung
der Thrombozytenaggregation. Thrombozytenlebensdauer 10 Tage)

— Patient auf perioperative Karenz von ASS als Schmerzselbstmedikation
  hinweisen (nicht bei ASS als Thrombozytenaggregationshemmer!).
— Patient bei Metamizolpräparaten und Opioiden über psychiatrische
  Nebenwirkungen und Beeinträchtigung im Straßenverkehr aufklären.
— Bei längerem Gebrauch von NSAR oder vorgeschädigtem Magen
  kann es zu Magenbeschwerden und Ulzera kommen. Prophylaktisch
  kann ein Protonenpumpenhemmer (z. B. Pantoprazol) rezeptiert
  werden. Diclofenac bei Kiefergelenksbeschwerden ist bei Herzinsuffizienz NYHA II-IV kontraindiziert.
— Bei der Therapie von Kindern und Schwangeren ist Paracetamol das
  Analgetikum der Wahl (streng die Dosierung beachten; Ibuprofen
  und Paracetamol bei Kindern als Saft streng gewichtsabhängig rezeptieren, die Erwachsenendosierung von 1 g/Tag Paracetamol kann
  bereits bei Kleinkindern letal wirken).
— NSAR bei Schwangeren können ab der 32. SSW einen vorzeitigen
  Verschluss des Ductus arteriosus Botalli auslösen; bei Bedarf gynä-
  kologische Vorstellung.

Stufe I	Stufe II	Stufe III	Adjuvante Medikation und Koanalgetika
		Starkes Opioid + Nichtopioid-analgetikum	
	Schwaches Opioid + Nichtopioid-analgetikum		Antidepressiva Glukokortikoide Bisphosphonate Neuroleptika Antiemetika Laxantien, unterstützende Maßnahmen (Psychotherapie, Physiotherapie etc.)
Nichtopioid-analgetikum	Tramadol, Tilidin mit Naloxon, Dihydrocodein, Dextropoxyphen etc.	Morphin, Methadon, Oxycodon, Fentanyl, Buprenorphin etc.	
ASS, Diclofenac, Metamizol, Paracetamol, Naproxen etc.			

◨ **Abb. 7.1** WHO-Stufenschema der Analgesie. Zur Anwendung kommen auf jeder
Stufe Nichtopioidanalgetika, adjuvante Medikation und Koanalgetika sowie unterstützende Maßnahmen nach Bedarf. (Nach World Health Organization, 1986)

— Bei Therapiekomplikationen oder Analgetikaabusus allgemeinmedizinische Komplikationen ausschließen (akute Intoxikation, Analgetikanephropathie, arzneimittelinduzierte Hepatopathien, gastroduodenale Ulkuskrankheit etc.).

— Bei chronifizierten Gesichtsschmerzen (z. B. bei CMD, Trigeminusneuralgie oder bei Z. n. Trauma oder Tumor) sollte eine professionelle Schmerztherapie bei einem Schmerztherapeuten in Erwägung gezogen werden.

◼ **Tab. 7.1** Gebräuchliche Analgetika

INN	Handelsnamen	Anwendung	orale Dosierung (Erwachsene)	Wirkungsweise	Beeinflussung der zahnärztlichen Behandlung
Acetylsalicylsäure	Aspirin ASS Godamed Togal	Oral, i.v.	Einzeldosis: 500–1000 mg (bis zu 3 g/Tag)	- Verminderte Prostaglandinsynthese durch irreversible Hemmung der Cyclooxygenase - Dosisabhängige Wirkung - Analgetisch/antipyretisch: Bis 2 g/Tag - Antiphlogistisch: 4 g/Tag	- Nicht postoperativ anwenden (Thrombozytenaggregationshemmung bereits bei 30 mg/Tag → erhöhte Blutungsneigung) - Antikoagulanzienwirkung erhöht - Hypoglykämische Wirkung oraler Antidiabetika (Sulfonylharnstoffe) erhöht - Antihypertonikawirkung vermindert

- Bei der analgetischen Therapie von chronischen Schmerz- und Palliativpatienten richtet sich die Analgesie nach dem WHO-Stufen-schema (◘ Abb. 7.1). Wird der Patient bereits nach Schema therapiert, ordnet sich die zahnärztliche Schmerztherapie dem Schema unter und fällt unter die Bedarfsmedikation des Patienten. Koanalgetika beachten (Ostitiden bei Bisphosphonaten und Glukokortikoiden, Nebenwirkungen von Neuroleptika und Antidepressiva, Knochen- und Organbeteiligung bei Tumoren abklären).

Nebenwirkungen	Halb-werts-zeit	Kontra-indikation	Schwanger-schaft	Stillzeit	Kommentar
- Blutungen - Überempfind-lichkeitsreak-tionen - Bronchospasmus - ZNS-Störungen - Gastrointestinale Beschwerden (Blutungen, Ulzera) - Reye-Syndrom (Enzephalopathie und Leberzell-degeneration - Lyell-Syndrom)	2,5–5 h (dosis-ab-hängig)	- Hämorrhagi-sche Diathese - Überempfind-lichkeit - Schwanger-schaft - Asthma bronchiale - Virale Infekte bei Kindern - Magen-Darm-Ulzera	- Kontra-indiziert, vor allem im letzten Schwanger-schafts-drittel	- Kontra-indiziert	- Dosisan-passung bei NI und LI - Kein prä-operatives Absetzen bei Einnahme zur Thrombozy-tenaggrega-tionshem-mung (Reinfarkt-prophylaxe) → Rücksprache mit Hausarzt/ lokale Blut-stillungsmaß-nahmen optimieren

◨ Tab. 7.1 (Fortsetzung)

INN	Handels-namen	Anwen-dung	orale Dosie-rung (Er-wachsene)	Wirkungsweise	Beeinflussung der zahn-ärztlichen Behandlung
Para-cetamol	Para-cetamol, ben-u-ron Togal, Grippo-stad C, Wick Daymed, Wick Medinait	Oral, rektal, i.v.	Max. Tages-dosis: 50 mg/kg KG 3–4 Einzel-dosen/Tag	- Reversible Hemmung der Cyclooxygenase (zentral) - Analgetisch - Antipyretisch	- Erhöhte Hepatotoxizi-tät bei Patien-ten mit Alkoholabusus (Gerinnung ↓) - Wirkungs-verstärkung von Antikoa-gulanzien (bei Dauergabe)

Nebenwirkungen	Halb-werts-zeit	Kontra-indikation	Schwanger-schaft	Stillzeit	Kommentar
- Geringe gastro-intestinale Be-schwerden - Selten Überemp-findlichkeit - Agranulozytose - Brochospasmus - Lyell-Syndrom	2 h	- Leber- und Niereninsuffi-zienz - M. Meulen-gracht	Analge-tikum der Wahl	Strenge Indika-tions-stellung	- Keine anti-phlogistische Wirkung - Weitver-breitet in Pädiatrie - Dosisab-hängige Leberzellne-krose (150–200 mg/kg KG) - Letale Dosis (Leberver-sagen nach 3 Tagen bei zunächst unspezifischer Symptomatik): 12–20 g - Antidot: N-Acetyl-cystein (Flui-mucil) frühst-möglich (<12 h nach Ingestion) - Kombination mit Codein möglich (Talvosilen)

◨ Tab. 7.1 (Fortsetzung)

INN	Handels-namen	Anwen-dung	orale Dosie-rung (Er-wachsene)	Wirkungsweise	Beeinflussung der zahn-ärztlichen Behandlung
Metamizol	Novalgin Novamin-sulfon	Oral, rektal, i.v.	Bis zu 4×/Tag 8–16 mg/KG	- Reversible Hemmung der Cyclooxygenase - Spasmolytisch - Antipyretisch - Analgetisch	- Wirkungs-verstärkung von Antikoa-gulanzien - Reduzierte Wirkung von Antihyper-tensiva
Ibuprofen	Dolormin ibudolor ADVEL Aktren	Oral, rektal, i.v.	Max. 2400 mg/Tag (Einzeldosis: 400 mg)	- Reversible Hemmung der Cyclooxygenase - Dosisabhän-gige Wirkung: Niedrige Dosis → analgetisch/ antipyretisch, höhere Dosis → antiphlogis-tisch	Wirkungsver-stärkung von gerinnungs-hemmender Medikation

Nebenwirkungen	Halb-werts-zeit	Kontra-indikation	Schwanger-schaft	Stillzeit	Kommentar
- Agranulozytose (CAVE: Fieber, Ulzerationen der Mundschleim-haut) - Leukopenie - Psychiatrische Nebenwirkungen - Kritische Blutdruckabfälle bis zum Schock (bei schneller i.v. Gabe) - Lyell-Syndrom	2–4 h	- Überempfind-lichkeit - Hepatische Porphyrie - Stillzeit, Schwanger-schaft - Störung der Knochenmark-funktion	Kontra-indiziert	Kontra-indiziert	- Wirkt auch spasmolytisch - Höchste analgetische/ antipyretische Potenz der Nicht-Opioid-analgetika - Dosisanpas-sung bei NI/LI
- Gastrointestinale Beschwerden - Zentralnervöse Störungen - Überemp-findlichkeits-reaktion - Pruritus - Ödeme - Lyell-Syndrom	2 h	- Magen-Darm-Ulzera - Überempfind-lichkeit - Blutbildungs-störungen - Lithiumgabe (Akkumulation!) - Starke Leber- und Nieren-funktions-störungen - Stillzeit - Schwanger-schaft (>32. SSW)	Kontra-indiziert	Strenge Indika-tions-stellung	- Dosisanpas-sung bei NI/LI - 4× 400 mg (alle 6 h, beginnend 24 h vor Eingriff) Ibuprofen präoperativ kann postope-ratives Ödem vermindern

▣ Tab. 7.1 (Fortsetzung)

INN	Handels-namen	Anwen-dung	orale Dosie-rung (Er-wachsene)	Wirkungsweise	Beeinflussung der zahn-ärztlichen Behandlung
Celecoxib	Celebrex	Oral	Max. 400 mg/Tag (Einzel-dosis: 200 mg)	Selektive COX2-Hem-mung	- Verminderte Wirkung von Diuretika und Antihyper-tensiva - Wirkungs-verstärkung oraler Anti-koagulanzien
Diclofenac	Voltaren Diclac	Oral, rektal, i.v.	Max. 50–150 mg/Tag (Einzeldosis: 50 mg)	Reversible Hemmung der Cyclo-oxygenase	- Wirkungsver-stärkung von Gerinnungs-hemmern - Verminderte Antihyperten-sivawirkung

Nebenwirkungen	Halb-werts-zeit	Kontra-indikation	Schwanger-schaft	Stillzeit	Kommentar
- Blutung - Selten gastroin- testinale Nebenwirkungen - Sinusitis - Rhinitis - Lyell-Syndrom - Ödeme	10 h	- Überempfind- lichkeit gegen Sulfonamide - Herzinsuffi- zienz	Kontra- indiziert	Kontra- indiziert	- Keine Throm- bozyten- aggregations- hemmung - Dosisreduk- tion bei NI/LI
- Gastrointestinale Beschwerden und Ulcera - Zentralnervöse Störungen - Überempfind- lichkeitsreak- tionen - Störung der Hämatopoese - Broncho- spasmus	2 h	- Magen-Darm- Ulzera - Überempfind- lichkeit - Blutbildungs- störungen - Schwanger- schaft - Asthma bronchiale (bei Empfindlichkeit gegen NSAR) - Herzinsuffi- zienz NYHA II-IV - Leber- und Niereninsuffi- zienz	Kontra- indiziert	Strenge Indika- tions- stellung	- Hepatische Metabolisie- rung - Einnahme nach Mahlzeit, um gastro- intestinale NW zu reduzieren

◼ **Tab. 7.1** (Fortsetzung)

INN	Handels-namen	Anwen-dung	orale Dosie-rung (Er-wachsene)	Wirkungsweise	Beeinflussung der zahn-ärztlichen Behandlung
Tramadol-hydro-chlorid	Tramadolor Tramal	Oral, rektal, i.v.	Max. 400 mg/Tag (Einzeldosis: 100 mg)	(Partial)agonis-tische Wirkung an Opioid-rezeptoren	- Verminderte Quick-Werte bei Cumarin-therapie - Serotonin-syndrom (bei Gabe anderer serotonerger Medikamente)
Tilidin (meist in Kombina-tion mit Naloxon)	Valoron N (Kombina-tion mit Naloxon)	Oral	Max. 600 mg/Tag (Einzeldosis: 100 mg)	Gemischt agonistisch/antagonistische Wirkung an Opioid-rezeptoren	

Nebenwirkungen	Halb-werts-zeit	Kontra-indikation	Schwanger-schaft	Stillzeit	Kommentar
- Übelkeit - Schwitzen - Schwindel - Kopfschmerz - Abhängigkeit - Obstipation - Atemdepression	6 h	- Epilepsie - Einnahme von SSRI, SNRI, MAO-Hemmern und Überwachung bei Cumarinen - Stillzeit, Schwangerschaft - Alkohol, Schlafmittel, Analgetika, Psychopharmaka-Intoxikation	- Strenge Indikationsstellung - Opioid der Wahl, klinische Indikation!	Strenge Indikationsstellung	- 0,1-fache analgetische Potenz von Morphin - nicht BTM-pflichtig - Opioidintoxikation: Atemdepression/ Koma/Miosis - Antidot bei Atemdepression: Naloxon - Dosisreduktion bei NI/LI
- Schwindel - Kopfschmerz - Pruritus - Abhängigkeit - Obstipation - Atemdepression	5 h	- Stillzeit, Schwangerschaft - Abhängigkeit von Opiaten/ Opioiden	- Strenge Indikationsstellung - Nicht ausreichende Anwendungserfahrung beim Menschen	Kontraindiziert	- 0,2-fache analgetische Potenz von Morphin - In Kombination mit Naloxon nicht BTM-pflichtig - Steigende Dosis bewirkt keine stärkere Analgesie (Ceiling-Effekt) - Bei LI ggf. Wirkungsverlust

7.2   Antibiotika

Indikationen für eine Antibiotikatherapie in der zahnärztlichen Chirurgie: Bakteriell-entzündliches Infiltrat und Abszess, Pericoronitis, perioperative Prophylaxe, antibiotische Abschirmung von Risikopatienten (Endokarditis-prophylaxe, TEP, Bisphosphonatmedikation, Zahnsanierung vor Organ-transplantation und Bisphosphonattherapie, Sinusitis maxillaris und MAV) (DGZMK 2002).

▬ Gesicherte Antibiose nur nach mikrobiologischer Abstrichuntersuchung (Antibiogramm) möglich (in der zahnärztlichen Praxis allerdings nur bei ausgedehnten Abszessen, Infiltraten oder chronischen Prozessen und bei Hochrisikopatienten notwendig): Abstrichuntersuchung (wichtig: Beschriftung der Probe mit Lokalisation, Untersuchungsgut, Datum und Uhrzeit, schneller Versand).

▬ Antibiotika sind kein Ersatz für suffiziente chirurgische Behandlung.

7.2.1   Perioperative antibiotische Prophylaxe

▬ Entscheidung nach behandlungsabhängigen Kriterien: Wundkontamination, OP-Dauer, OP-Ausdehnung, Risikopatient.

▬ Indikationen:
  ▬ Ausgedehnte Osteotomien.
  ▬ Replantation von Zähnen.
  ▬ Einsatz von Knochenersatzmaterialien.
  ▬ Plastische Deckung einer Mund-Antrum-Verbindung.
  ▬ Implantologie/Parodontalchirurgie.
  ▬ Prä- und Post-Radiationem sowie Chemotherapie.
  ▬ Z. n. Splenektomie und TEP (künstliche Gelenke).
  ▬ HIV (In Abhängigkeit zu Viruslast und T-Zellzahl).
  ▬ Insulinpflichtiger Diabetes mellitus.
  ▬ Chronische Steroidtherapie (z. B. Arthrose, rheumatoide Arthritis, Asthma, Tumoren, dermatologischen Erkrankungen wie z. B. Lupus erythematodes).
  ▬ Bisphosphonattherapie.
  ▬ Neutropenie.
  ▬ Leukämie.
  ▬ Endokarditisrisiko (▶ Abschn. 2.4 Endokarditisprophylaxe).
  ▬ Knochenmarktransplantation.
  ▬ Organtranplantation.
  ▬ Onkologische Therapie.

— In der Parodontitistherapie nur als adjuvante Maßnahme bei aggressiver, nekrotisierender oder schwerer chronischer PA, bei schweren Parodontitiden von Risikopatienten und bei parodontalen Abszessen mit Ausbreitungstendenz (DGZMK 2003).

— Ausreichender Wirkspiegel zu Beginn der OP (→ orale Antibiotikaeinnahme 1 h präoperativ).

— Maximal drei Tage antibiotische Prophylaxe.

🟡 Durch eine veränderte Darmflora bei antibiotischer Therapie kommt es zur Beeinflussung des enterohepatischen Kreislaufes von Östrogenen. Eine möglicherweise verminderte Plasmakonzentration von Östrogen kann den kontrazeptiven Schutz beeinflussen. Hierüber muss die antibiotisch behandelte Patientin informiert werden.

7.2.2 Bakterielle Infektionen und empfohlene antibiotische Therapie

Siehe ◻ Tab. 7.2, ◻ Tab. 7.3, ◻ Tab. 7.4, ◻ Tab. 7.5, ◻ Tab. 7.6.

◻ **Tab. 7.2** Infektionserkrankungen und empfohlene Antibiotikatherapie (DGZMK 2002)

Infektion	Therapie der ersten Wahl	Ausweichtherapie	Evidenzgrad
Apikale Parodontitiden Dentitio difficilis Dentogene Abszesse (mit Ausbreitungstendenz)	Aminopenicillin +/– β-Lactamase-Inhibitor	Clindamycin »Moderne« Makrolide	I
Akute nekrotisierende Gingivitis Angina Plaut Vincenti	Penicillin V und Metronidazol Clindamycin*		III
Akute Sialadenitis	Clindamycin oder Aminopenicillin + β-Lactamase-Inhibitor Cephalosporine Gruppe 2 und 3		III

◼ **Tab. 7.2** (Fortsetzung)

Infektion	Therapie der ersten Wahl	Ausweichtherapie	Evidenz-grad
Akute und chronische Osteomyelitis	Penicillin V Clindamycin*	Aminopenicillin + β-Lactamase-Inhibitor (bei schweren Verläufen oder Vorbehandlung)	III
Verschmutzte Wunden	Penicillin V Cephalosporine Aminopenicillin + β-Lactamase-Inhibitor	Clindamycin	I
Aktinomykose	Penicillin V Aminopenicillin + β-Lactamase-Inhibitor	Tetracyclin Cephalosporin	III
Perioperative Prophylaxe	Penicillin V Clindamycin*	Cephalosporin	I

* bei Unverträglichkeit Alternativantibiotikum

◼ **Tab. 7.3** Übersicht der in der Zahnheilkunde häufig verwendeten oralen Antibiotika und mittlere empfohlene Dosierungen für gesunde, normalgewichtige Erwachsene. Dosiskorrektur und Einschränkungen bei Kindern oder Vorliegen von Allgemeinerkrankungen (DGZMK, 2002)

Gruppe	INN	Handelsname (Auswahl)	Dosierung
Penicillin V	Phenoxyme-thylpenicillin	Arcasin, Infectocillin, Isocillin, Megacillin	3× 1,5 Mio. I.E.
	Propicillin	Baycillin	3× 1 Mio. I.E.
Amino-penicilline	Ampicillin	Ampicillin-ratiopharm, Binotal	3× 1 g
	Bacampicillin	Penglobe	
	Amoxicillin	Amoxypen, Clamoxyl, Jephoxin	3× 750 mg

◻ Tab. 7.3 (Fortsetzung)

Gruppe	INN	Handelsname (Auswahl)	Dosierung
Amino-peniciline + β-Lactamase-inhibitoren	Ampicillin + Sulbactam	Unacid	3× 500 mg
	Amoxicillin + Clavulansäure	Augmentan	3× 625 mg
Clindamycin	Clindamycin	Sobelin, Clinda-saar, Dentomycin, Clindahexal	3× 300 mg
Cephalo-sporine I	Cefalexin	Oracef, Ceporexin	3× 1 g
	Cefadroxil	Idocef, Grüncef, Bidocef	2× 1 g
	Cefaclor	CEC, Panoral, Cefallone	3× 500 mg
Cephalo-sporine II	Cefuroximaxetil	Elobact, Zinat	2× 250 mg
	Loracarbef	Lorafem	2× 400 mg
Cephalo-sporine III	Cefpodoxim	Orelox, Podomexef	2× 200 mg
	Cefetamed	Globocef	2× 500 mg
	Ceftibuten	Keimax	1× 400 mg
	Cefixim	Cephoral, Suprax	2× 200 mg
Tetrazykline	Doxycyclin	Azudoxat, Bactidox, Jenacyclin, Sigadoxin, Supracyclin, Vibramycin	2× 100 mg
Makrolide	Erythromycin	EryHEXAL, Erythrocin, Monomycin	3× 500 mg
	Roxithromycin	Rulid	1× 300 mg
	Clarithromycin	Biaxin HP, Mavid, Cyllinid, Klacid	2× 250 mg
	Azithromycin	Zithromax	1× 500 mg
Fluoro-chinolone II	Ofloxacin	Tarivid	2× 200 mg
	Ciprofloxacin	Ciprobay	2× 500 mg
Fluoro-chinolone III	Levofloxacin	Tavanic	1× 500 mg
Fluoro-chinolone IV	Moxifloxacin	Avalox	1× 400 mg
Nitroimidazol	Metronidazol	Arilin, Clont, Flagyl, Fossyol	3× 400 mg

◨ Tab. 7.4 Antibiotikakonzentrationen in der Gingivalflüssigkeit bei systemischer Verabreichung. Ausgedrückt in Vielfachen der in vitro minimalen Hemmkonzentration (MHK$_{90}$)

	Actinobacillus actinomyce-temcomitans	Tannerella forsythensis	Eikenella corrodens	Porphyromonas gingivalis	Prevotella intermedia	Prevotella nigrescens
Amoxicillin	+	+		++		
Metronidazol		++		+	+	++
Ciprofloxacin	+		+			
Doxycyclin		+	+			
Tetracyclin	+	+		+		
Clindamycin		++				+
Metronidazol & Amoxicillin*	+	++		++	+	++
Metronidazol & Ciprofloxacin*	+	++	+	+	+	++

+: 10-fach, ++: 100-fach, +++: 1000-fach * von Einzelwerten abgeleitet

7.2.3   Ausgewählte Antibiotika

Bei den im Folgenden aufgeführten Antibiotika handelt es sich um eine Auswahl der in der Zahnheilkunde relevanten Wirkstoffe.

Beta-Laktam-Antibiotika

Penicilline:
- Schmalspektrum:
  - Benzylpenicillin (Penicillin G).
  - Phenoxymethypenicillin (Penicillin V, oral).
  - Isoxazolylpenicillin (Staphylokokkenpenicillin).
  - Flucloxacillin.

◘ Tab. 7.5 Empfohlene Dosierungsschemata antibiotischer Wirkstoffe (per os) im Rahmen der adjuvanten Antibiotikatherapie der Parodontitis. Dosiskorrektur und Einschränkungen bei Kindern oder Vorliegen von Allgemeinerkrankungen (DGZMK, 2003)

Wirkstoff	Dosierung (Erwachsene)
Tetracyclin 250 mg	4× 250 mg/Tag, 21 Tage
Doxycyclin 100 mg	1× 200 mg/Tag, 1 Tag 1× 100 mg/Tag, 18 Tage
Metronidazol 400 mg	3× 400 mg/Tag, 7 Tage
Metronidazol 400 mg und Amoxicillin 500 mg	3× 400 mg/Tag, 7 Tage 3× 500 mg/Tag, 7 Tage
Amoxicillin 500 mg	3× 500 mg/Tag, 14 Tage
Metronidazol 500 mg und Ciprofloxacin 250 mg	2× 500 mg/Tag, 7 Tage 2× 250 mg/Tag, 7 Tage
Ciprofloxacin 250 mg	2× 250 mg/Tag, 10 Tage
Clindamycin 300 mg	4× 300 mg/Tag, 7 Tage

— Breitspektrum (Aminopenicilline):
  — Ampicillin.
  — Amoxycillin.
  — Penicillin mit Beta-Laktamase-Inhibitor.

Cephalosporine:
— 1. Generation:
  — Cefadroxil.
— 2. Generation:
  — Cefaclor.
  — Cefuroxim.

Carbapeneme:
— Imipenem.

Lincosamine
— Clindamycin.

Makrolide
— Erythromycin.
— Roxithromycin.
— Azithromycin.

Tetrazykline
━ Doxycyclin.

Nitroimidazole
━ Metronidazol.

Chinolone (Gyrasehemmer)
━ Fluorchinolone Gruppe II:
  ━ Ofloxacin.
  ━ Ciprofloxacin.

◧ **Tab. 7.6** Pharmakologie der zahnärztlich relevanten Antibiotika

INN	Handels-namen	Anwen-dung	Orale Dosie-rung (Er-wachsene)	Wirkungsweise	Beeinflussung der zahn-ärztlichen Behandlung
Benzyl-penicillin	Penicillin G JEN-APHARM	I.v., i.m. (Depot-peni-cilline)	10–15 Mio. I.E./Tag (4–6 Einzel-dosen)	- Bakterizid auf proliferierende Keime durch Störung der Zellwand-synthese - Nicht säure-stabil - Nicht Beta-Laktamase-fest - Überwiegend im gram-posi-tiven Bereich wirksam	Candidiasis möglich

- Fluorchinolone Gruppe III:
  - Levofloxacin.
- Fluorchinolone Gruppe IV:
  - Moxifloxacin.

Lokale Antibiotika

- Bacitracin.
- Mupirocin.

Nebenwirkungen	Halb-werts-zeit	Kontra-indikation	Schwan-gerschaft	Stillzeit	Kommentar
- Überempfind-lichkeitsreaktion - Anaphylaxie - Jarisch-Herx-heimer-Reaktion - Candidiasis	30 min	Penicillinunver-träglichkeit	Kein Ver-dacht auf embryo-toxische/ teratogene Wirkung beim Menschen	Strenge Indika-tionsstel-lung	- Dosisan-passung bei Leber- oder Nierenin-suffizienz, Kindern und Jugendlichen - 1 Mio. Ein-heiten ~ 600 mg

◨ Tab. 7.6 (Fortsetzung)

INN	Handels-namen	Anwen-dung	Orale Dosie-rung (Er-wachsene)	Wirkungsweise	Beeinflussung der zahn-ärztlichen Behandlung
Phenoxy-methyl-penicillin	Isocillin Penicillin V STADA Megacillin	Oral	1,5 Mio. I.E./ Tag (3 Einzel-dosen)	- Säurestabil - Sonst wie Benzyl-penicillin	- Candidiasis möglich - Wirkungs-verstärkung von Antikoa-gulanzien
Flucloxa-cillin	Staphylex	Oral, i.v.	4 g/Tag (4 Einzeldosen)	- Bakterizid auf proliferierende Keime durch Störung der Zellwand-synthese - Überwiegend im gram-posi-tiven Bereich wirksam	Candidiasis möglich

Nebenwirkungen	Halbwertszeit	Kontraindikation	Schwangerschaft	Stillzeit	Kommentar
- Diarrhö - Überempfindlichkeitsreaktion - Candidiasis	30 min	Penicillinunverträglichkeit	Kein Verdacht auf embryotoxische/ teratogene Wirkung beim Menschen	Strenge Indikationsstellung	- Dosisanpassung bei Leber- oder Niereninsuffizienz, Kindern und Jugendlichen - Verzögerte Aufnahme durch gleichzeitige Nahrungsaufnahme - 1 h vor/2 h nach dem Essen einnehmen
Überempfindlichkeitsreaktion	45 min	Penicillinunverträglichkeit	Kein Verdacht auf embryotoxische/ teratogene Wirkung beim Menschen	Strenge Indikationsstellung	- Dosisanpassung bei Leber- oder Niereninsuffizienz, Kindern und Jugendlichen - Bei leichten Infektionen mit penicillinasebildenden Staphylokokken - Schlecht gewebegängig

◼ Tab. 7.6 (Fortsetzung)

INN	Handels-namen	Anwen-dung	Orale Dosie-rung (Er-wachsene)	Wirkungsweise	Beeinflussung der zahn-ärztlichen Behandlung
Ampicillin	Binotal	I.v., i.m.	6 g/Tag (4 Einzel-dosen)	- Bakterizid auf proliferierende Keime durch Störung der Zellwand-synthese - Überwiegend im gram-posi-tiven Bereich wirksam - Erweiterter gram-negativer Bereich - Säurestabil - Nicht Beta-Laktamase-fest	- Lange An-wendungs-dauer kann zu Candidiasis führen - Wirkungs-verstärkung von Antikoa-gulanzien - Candidiasis möglich
Amoxycillin	Amoxicillin STADA Amoxi-CT Amoxi HEXAL	Oral	3 g/Tag (4 Einzel-dosen)	- Bakterizid auf proliferierende Keime durch Störung der Zellwand-synthese - Überwiegend im gram-posi-tiven Bereich wirksam - Erweiterter gram-negativer Bereich - Säurestabil - Nicht Beta-Laktamase-fest	- Candidiasis möglich - Wirkungs-verstärkung von Antikoa-gulanzien

Nebenwirkungen	Halb-werts-zeit	Kontra-indikation	Schwan-gerschaft	Stillzeit	Kommentar
- Makulopapu-läres Exanthem (v. a. bei infek-tiöser Mono-nukleose) - Überempfind-lichkeitsreaktion - Diarrhö (pseu-domembranöse Enterokolitis)	90 min	Penicillinunver-träglichkeit	Kein Ver-dacht auf em-bryotoxi-sche/ teratogene Wirkung beim Menschen	Strenge Indika-tionsstel-lung	- Dosisan-passung bei Leber- oder Niereninsuf-fizienz, Kin-dern und Jugendlichen - Wenn orale Einnahme nicht möglich
- Makulopapu-läres Exanthem (v. a. bei infek-tiöser Mono-nukleose) - Überempfind-lichkeitsreaktion - Diarrhö (pseu-domembranöse Enterokolitis)	60 min	Penicillinunver-träglichkeit	Kein Ver-dacht auf em-bryotoxi-sche/ teratogene Wirkung beim Menschen	Strenge Indika-tionsstel-lung	- Dosisan-passung bei Leber- oder Niereninsuf-fizienz, Kin-dern und Jugendlichen - Gleichzeitige Nahrungsauf-nahme ver-mindert Absorption

□ Tab. 7.6 (Fortsetzung)

INN	Handels-namen	Anwen-dung	Orale Dosie-rung (Er-wachsene)	Wirkungsweise	Beeinflussung der zahn-ärztlichen Behandlung
Amoxi-cillin+ Clavulan-säure	Amoxi-Clavulan STADA amoxidura plus	Oral, i.v.	1,5 g/Tag (2–3 Einzel-dosen)	- Bakterizid auf proliferierende Keime durch Störung der Zellwand-synthese - Clavulansäure bindet an Beta-Lakta-mase und inhibiert diese	Candidiasis möglich
Cefadroxil	Grüncef Cefadroxil HEXAL	Oral	2 g/Tag (2 Einzeldosen)	- Bakterizid auf proliferierende Keime durch Hemmung der Zellwand-synthese - Staphylo-kokken-Beta-Laktamase-stabil - Teilweise empfindlich gegen Beta-Laktamasen gram-negativer Keime	- Wirkungs-verstärkung gerinnungs-hemmender Medikamente - Candidiasis möglich - Zungen-brennen

Nebenwirkungen	Halb-werts-zeit	Kontra-indikation	Schwan-gerschaft	Stillzeit	Kommentar
- Makulopapuläres Exanthem (v. a. bei infektiöser Mononukleose) - Überempfindlichkeitsreaktion - Candidiasis - Diarrhö (pseudomembranöse Enterokolitis)	60 min	- Penicillinunverträglichkeit - Anamnestische Leberfunktionsstörungen unter Amoxicillin/Clavulansäure	Nicht ausreichende Anwendungserfahrung beim Menschen	Strenge Indikationsstellung	- Dosisanpassung bei Leber- oder Niereninsuffizienz, Kindern und Jugendlichen - Alternative Kombination zur oralen Einnahme: Sultamicillin + Sulbactam
- Diarrhö - Überempfindlichkeitsreaktion - Candidiasis	90 min	Cephalosporinunverträglichkeit	Strenge Indikationsstellung	- Strenge Indikationsstellung - Gelangt in die Muttermilch	- Dosisanpassung bei Leber- oder Niereninsuffizienz, Kindern und Jugendlichen - Alternative zu penicillinasefesten Penicillinen

◼ **Tab. 7.6** (Fortsetzung)

INN	Handels-namen	Anwen-dung	Orale Dosie-rung (Er-wachsene)	Wirkungsweise	Beeinflussung der zahn-ärztlichen Behandlung
Cefaclor	Cefaclor	Oral, i.v.	1500 mg/Tag (3 Einzel-dosen)	Bakterizid auf proliferierende Keime durch Störung der Zellwand-synthese	Candidiasis möglich
Imipenem	Zienam	I.v.	Max. 4 g/Tag i.v.	- Bakterizid - Hemmung der Zellwand-synthese - Beta-Lakta-mase-stabil	Candidiasis möglich

Nebenwirkungen	Halb-wertszeit	Kontra-indikation	Schwan-gerschaft	Stillzeit	Kommentar
- Kopfschmerzen - Exanthem - Diarrhö - Vaginitis - Candidiasis	60 min	Cephalo-sporinunver-träglichkeit	Strenge Indikations-stellung	- Strenge Indika-tions-stellung - Gelangt in die Mutter-milch	Dosisan-passung bei Leber- oder Niereninsuf-fizienz, Kin-dern und Jugendlichen
- Diarrhö - Lokale Phlebitis - Allergische Reaktionen	60 min, bei NI ver-längert	Unverträg-lichkeit	Kontra-indiziert	Kontrain-diziert	- Dosisan-passung bei Leber- oder Niereninsuf-fizienz, Kin-dern und Jugendlichen - Breitestes Wirkspektrum - Reserveanti-biotikum - In Kombi-nation mit Cilastatin zur Hemmung zu schneller renaler Meta-bolisierung von Imipenem

■ **Tab. 7.6** (Fortsetzung)

INN	Handels-namen	Anwen-dung	Orale Dosie-rung (Er-wachsene)	Wirkungsweise	Beeinflussung der zahn-ärztlichen Behandlung
Clinda-mycin	Sobelin Clinda HEXAL Clinda-saar	Oral, i.v.	1,8 g/Tag (3 Einzel-dosen)	Bakterio-statisch durch Hemmung der bakteriellen Proteinsynthese	Unter Therapie Auftreten von Mundschleim-hautent-zündungen möglich

Nebenwirkungen	Halb-werts-zeit	Kontra-indikation	Schwan-gerschaft	Stillzeit	Kommentar
- Diarrhö - Pseudomem-branöse Entero-kolitis	2–3 h	Akute Virus-infekte der Atemwege	Kontra-indiziert	Kontrain-diziert	- Dosisan-passung bei Leber- oder Niereninsuf-fizienz, Kin-dern und Jugendlichen - Anreiche-rung in Makrophagen und Granulo-zyten (Abszess-wirkung!) - Hepato-toxisch - Absetzen bei gastro-intestinalen Beschwerden (schwere Kolitisverläufe möglich (1 %) nach 2–9 Tagen nach Anwendungs-beginn, keine Probleme bei »single shot«)

◼ **Tab. 7.6** (Fortsetzung)

INN	Handels-namen	Anwen-dung	Orale Dosie-rung (Er-wachsene)	Wirkungsweise	Beeinflussung der zahn-ärztlichen Behandlung
Erythro-mycin	Erythro-CT EryHEXAL	Oral	2 g/Tag (4 Einzel-dosen)	Bakteriostatisch durch Hem-mung der bakteriellen Proteinsynthese	- Candidiasis möglich - Wirkungs-steigerung von Antikoa-gulanzien vom Cumarintyp
Roxithro-mycin	roxidura Rulid	Oral	300 mg/Tag (2 Einzel-dosen)	Wie Erythro-mycin	Wie Erythro-mycin
Azithro-mycin	Zithromax	Oral	500 mg/Tag (1 Einzel-dosis)	Wie Erythro-mycin	Mögliche erhöhte Antikoagula-tion bei Anti-koagulanzien-therapie

Nebenwirkungen	Halb-werts-zeit	Kontra-indikation	Schwan-gerschaft	Stillzeit	Kommentar
Gastrointestinale Beschwerden	2 h	- Unverträglich-keit - Leberfunk-tionsstörungen	Strenge Indikations-stellung	Strenge Indika-tions-stellung	- Gut gewebe-gängig - Dosisan-passung bei Leber- oder Niereninsuf-fizienz, Kin-dern und Jugendlichen - Hepatische Metabolisa-tion - Hepato-toxisch
Gastrointestinale Beschwerden	12 h	- Unverträglich-keit - Leberfunk-tionsstörungen	Strenge Indikations-stellung	Strenge Indika-tions-stellung	Dosisan-passung bei Leber- oder Niereninsuf-fizienz, Kin-dern und Jugendlichen
Gastrointestinale Beschwerden	68 h	- Unverträglich-keit - Leberfunk-tionsstörungen	- Strenge Indikations-stellung - Es liegen keine hinreichen-den Daten vor	- Strenge Indika-tions-stellung - Gelangt in die Mutter-milch	- Dosisan-passung bei Leber- oder Niereninsuf-fizienz, Kin-dern und Jugendlichen - Verzögerte Aufnahme durch gleich-zeitige Nahrungs-aufnahme - 1 h vor/2 h nach dem Essen ein-nehmen

◨ **Tab. 7.6** (Fortsetzung)

INN	Handels- namen	Anwen- dung	Orale Dosie- rung (Er- wachsene)	Wirkungsweise	Beeinflussung der zahn- ärztlichen Behandlung
Doxycyclin	Doxymerck DoxyHEXAL Supracyclin	Oral, i.v.	200 mg/Tag (1–2 Einzel- dosen)	- Bakteriosta- tisch durch Hemmung der Protein- synthese - Breitspektrum- antibiotikum (gram-positiv und -negativ und Chlamydien, Rickettsien, Mykoplasmen)	Candidiasis möglich

Metro- nidazol	Clont Flagyl	Oral, i.v.	Max. 2 g/Tag (2–3 Einzel- dosen)	- Bakterizid durch Hem- mung der Nukleinsäure- synthese
				- Wirksam gegen
				  - Anaerobier
				  - Protozoen
					- Unter Thera- pie Xerostomie und Metall- geschmack möglich
					- Wirkungs- verstärkung von Antikoa- gulanzien
					- Candidiasis möglich

Nebenwirkungen	Halb-wertszeit	Kontra-indikation	Schwangerschaft	Stillzeit	Kommentar
- Gastrointestinale Beschwerden - Photosensibilisierung - Schädigung von Zahnanlagen	15 h	- Überempfindlichkeit gegen Tetracycline - Schwere Leberfunktionsstörungen - Niereninsuffizienz	- Kontraindiziert - Erhöhte Gefahr von Leberschäden und Zahnschäden	- Kontraindiziert - Einlagerung in Zähne (Zahnverfärbung) möglich - Störungen der Darmflora möglich	- Dosisanpassung bei Leber- oder Niereninsuffizienz, Kindern und Jugendlichen - Renale und hepatische Elimination - Gute Gewebegängigkeit
- Schwindel - Kopfschmerzen	6–8 h	- Überempfindlichkeit gegen Metronidazol - Niereninsuffizienz	- Kontraindiziert - Substanz passiert die Plazentaschranke	- Strenge Indikationsstellung - Substanz geht in die Milch über - Das Stillen sollte unterbrochen werden	- Dosisanpassung bei Leber- oder Niereninsuffizienz, Kindern und Jugendlichen - Max. 10 Tage Anwendung - Hepatische Metabolisierung - Renale Elimination (Urinverfärbung) - Kombination mit Aerobierwirksamen Breitspektrumantibiotika - Alkoholintoleranz - Dosisreduktion bei schwerer Leberinsuffizienz

◼ Tab. 7.6 (Fortsetzung)

INN	Handels-namen	Anwen-dung	Orale Dosie-rung (Er-wachsene)	Wirkungsweise	Beeinflussung der zahn-ärztlichen Behandlung
Ofloxacin	Floxal, Gyroflox	Oral, i.v.	400 mg/Tag (2 Einzel-dosen)	- Bakterizid durch Hem-mung der bakteriellen DNA-Gyrase - Gute gram-positive Wirk-samkeit bei Infektionen der oberen und unteren Atem-wege und Weichteil-infekten	Candidiasis möglich
Levo-floxacin	Tavanic	Oral, i.v.	500 mg/Tag (1 Einzel-dosis)	- Bakterizid durch Hem-mung der bakteriellen DNA-Gyrase - Gute gram-positive Wirk-samkeit bei Infektionen der oberen und unteren Atem-wege und Weichteil-infekten	- Wirkungs-verstärkung von Antikoa-gulanzien - Candidiasis möglich

Nebenwirkungen	Halbwertszeit	Kontraindikation	Schwangerschaft	Stillzeit	Kommentar
- Schwindel - Kopfschmerzen - Übelkeit - Überempfindlichkeitsreaktion - Photosensibilisierung - Sehnenrisse, v. a. in Kombination mit Glukokortikoiden		- Überempfindlichkeit gegen Ofloxacin - Niereninsuffizienz - Nicht bei Kindern und Jugendlichen und alten Patienten - Gleichzeitige Anwendung von Methotrexat	- Nicht indiziert, ungenügende Datenlage - Reservemittel in der Schwangerschaft	Nicht indiziert, ungenügende Datenlage	Dosisanpassung bei Leberinsuffizienz
- Schwindel - Kopfschmerzen - Übelkeit - Überempfindlichkeitsreaktion - Photosensibilisierung - Sehnenrisse, v. a. in Kombination mit Glukokortikoiden	6 h	- Kinder und Jugendliche - Anamnestisch bekannte Sehnenbeschwerden nach Fluorchinoloneinnahme - Nicht bei Kindern und Jugendlichen und alten Patienten - Niereninsuffizienz	- Kontraindiziert - Studien an Menschen fehlen	- Kontraindiziert - Studien an Menschen fehlen	- Dosisanpassung bei Leberinsuffizienz - Nicht bei Kindern und Jugendlichen und alten Patienten - Gut gewebegängig - Renale Elimination - Gleichzeitige Einnahme von Präparaten mit zwei-/ dreiwertigen Metallkationen (Kalzium, Eisen, Aluminium, Magnesium) verhindert die Resorption

□ Tab. 7.6 (Fortsetzung)

INN	Handels-namen	Anwen-dung	Orale Dosie-rung (Er-wachsene)	Wirkungsweise	Beeinflussung der zahn-ärztlichen Behandlung
Cipro-floxacin	Ciloxan Ciprobay	Oral, i.v.		- Bakterizid durch Hem-mung der bakteriellen DNA-Gyrase - Gute gram-positive Wirk-samkeit bei Infektionen der oberen und unteren Atem-wege und Weichteil-infekten	Candidiasis möglich
Moxi-floxacin	Actimax Avalox	Oral, i.v.	400 mg/Tag (1 Einzel-dosis)	- Bakterizid durch Hem-mung der bakteriellen DNA-Gyrase - gram-positive Wirkung besser als bei Levo-floxacin	- INR-Verschie-bungen in beide Richtun-gen möglich - Candidiasis möglich

Nebenwirkungen	Halb-werts-zeit	Kontra-indikation	Schwan-gerschaft	Stillzeit	Kommentar
- Übelkeit - Diarrhö - Hautausschläge - Sehnenent-zündungen - Kopfschmerzen		- Überemp-findlichkeit gegen andere Chinolone - Gleichzeitige Anwendung von Tizanidin - Nicht bei Kindern und Jugendlichen und alten Patienten - Niereninsuf-fizienz	- Strenge Indikations-stellung - Die ver-fügbaren Daten sind unzu-reichend	- Strenge Indika-tions-stellung - Gelangt in die Mutter-milch	- Dosisan-passung bei Leberinsuf-fizienz - Nicht bei Kindern und Jugendlichen und alten Patienten - Wirkver-stärkung von Coffein
- Übelkeit - Diarrhö - Tachykardie - Kopfschmerzen - Sehnenent-zündungen, Sehnenrisse	13 h	- Kinder und Jugendliche - Alte Patienten - Eingeschränk-te Leberfunk-tion/Nieren-funktion - Patienten mit QT-Inter-vall-Verlänge-rungen	- Kontra-indiziert - Unge-nügende Datenlage	- Kontra-indiziert - Moxi-floxacin geht in die Milch über	- Überwie-gend hepa-tische Elimina-tion - Gleichzeitige Einnahme von Präparaten mit zwei-/dreiwertigen Metallkatio-nen (Kalzium, Eisen, Alumi-nium, Magne-sium) ver-hindert die Resorption

◨ **Tab. 7.6** (Fortsetzung)

INN	Handels-namen	Anwen-dung	Orale Dosie-rung (Er-wachsene)	Wirkungsweise	Beeinflussung der zahn-ärztlichen Behandlung
Mupirocin	Turixin Salbe	Topisch	Nasal: 5×/ Tag Haut: 1–3×/ Tag	Hemmung der Proteinsyn-these von Staphylo-kokken und Streptokokken	

7.3   Virustatika

Siehe ◨ Tab. 7.7.

▬ Orale bläschenbildende Virusinfektionen werden hauptsächlich ausgelöst durch Herpes-simplex-Virus I und II (HSV1 und
HSV2) und Varizella-zoster-Virus (VZV) und klingen im
Verlauf von 1–2 Wochen spontan ab; eröffnete Bläschen sind ansteckend.

❶ Mund- und Genitalschleimhaut kann gleichermaßen betroffen sein.
Notwendige Hygieneaufklärung bei Erwachsenen und Kindern.

▬ Die zahnärztliche virustatische Therapie erfolgt topisch in Form von
virustatischen, analgetischen und antiseptischen Cremes, Gels und
Pflastern auf Mundschleimhaut und Lippen (virustatisch, symptomatisch und prophylaktisch gegen bakterielle Sekundärinfektionen).
Eine systemische Virustatikatherapie sollte nur in schweren Fällen
internistisch geführt erfolgen.

▬ Die HSV-Erstinfektion manifestiert sich mit erheblichen Beschwerden
und Foetor als Gingivostomatitis herpetica, klingt jedoch bei Kindern

Nebenwirkungen	Halb-werts-zeit	Kontra-indikation	Schwan-gerschaft	Stillzeit	Kommentar
Überempfindlich-keitsreaktionen	–	Anwendung am Auge	Nicht indiziert	Nicht indiziert	- Zur Elimination von MRSA der Nasen-schleimhaut als Begleitung der syste-mischen Therapie (Anwendung 5–7 Tage) - Lokale Hautinfek-tionen (kleine Läsionen, Verletzungen)

innerhalb von 1–2 Wochen spontan ab. Bei Erwachsenen ist eine Gingivostomatitis herpetica meist Ausdruck einer konsumierenden und immunsupprimierenden Grunderkrankung, die abklärungsbe-dürftig ist (HIV, Tumor etc.). Stomatitiden von HIV-Patienten sind internistisch abzuklären, da es sich um einen Ausbruch von AIDS handeln kann. In diesem Fall wird lebenslang prophylaktisch kombi-niert gegen opportunistische Infektionen durch Herpesviren, Pilze und Bakterien medikamentiert.

❗ Die HSV-Erstinfektion des Säuglings kann mit schweren Komplika-tionen und sehr hohem Fieber einhergehen und sollte – internistisch geführt – systemisch virustatisch therapiert werden.

- VZV verursacht bei Erstinfektion Windpocken (Heubnersche-Sternkarte, intraoral), bei Reaktivierung Herpes zoster (Gürtelrose). Differenzialdiagnose: Impetigo contagiosa. CAVE: Herpes zoster oticus et ophthalmicus.
- Therapie mit Nukleosidanaloga: Wirkung bei akuter Virusvermeh-rung (keine Wirkung bei latenter Infektion ohne Virusvermehrung).
- Mittel der Wahl: Aciclovir, Famciclovir, Valaciclovir, Penciclovir.

◘ Tab. 7.7 Ausgewählte zahnärztlich-relevante Virustatika

INN	Handels-namen	Anwen-dung	Dosierung (Er-wachsene)	Nebenwirkungen
Aciclovir	Zovirax Herpetad	Oral, i.v., topisch	Oral: Herpes simplex: 1 g (5 Einzeldosen) Herpes zoster: 4 g (5 Einzeldosen) Lokal: 5×/Tag	- Überempfind-lichkeitsreaktion - Bewusstseins-störungen
Ganciclovir	Virgan Cymeven	Topisch, i.v.	Herpes simplex, Cytomegalievirus	- Neutropenie - Anämie - Dyspnoe - Diarrhö
Famciclovir	Famvir	Oral	Herpes zoster: 750 mg (3 Einzel-dosen)	- Kopfschmerzen - Bewusstseins-störungen - Hautausschläge
Valaciclovir	Valtrex	Oral	Herpes zoster: 3 g/Tag (3 Einzeldosen)	- Kopfschmerzen - Übelkeit - Diarrhö
Penciclovir	Pencivir	Topisch	Rezidivierender Herpes labialis: 8–12×/Tag	- Lokales Brennen - Taubheitsgefühl
Foscarnet	Triapten	Topisch	Rezidivierender Herpes labialis: 6×/Tag	Kontaktdermatitis

Kontraindikation	Schwangerschaft	Stillzeit	Kommentar
Creme nicht ins Auge, oral oder vaginal	Kontraindiziert Nicht ausreichende Anwendungserfahrung	Strenge Indikationsstellung	- Dosisreduktion bei NI - Therapiedauer: 5 Tage
<18. Lj. Zytopenie Strahlentherapie	Kontraindiziert	Kontraindiziert	
<18. Lj.	Kontraindiziert Nicht ausreichende Anwendungserfahrung	Kontraindiziert	- Dosisreduktion bei NI - Therapiedauer: 7 Tage
<18. Lj.	Kontraindiziert Nicht ausreichende Anwendungserfahrung	Nicht stillen	Dosisreduktion bei NI
<18. Lj. Creme nicht ins Auge, oral oder vaginal	Strenge Indikationsstellung	Strenge Indikationsstellung	Therapiedauer: 5 Tage
Creme nicht ins Auge, oral oder vaginal	Strenge Indikationsstellung	Strenge Indikationsstellung	Bei Resistenz gegen Aciclovir

7.4 Antimykotika

- Pilze sind Kommensalen und Teil der physiologischen Flora von Haut und Schleimhäuten. Sie sind opportunistische Erreger von Infektionen bei Veränderungen der oralen Mikroflora unter Immunsuppression (HIV, Transplantation, Tumor) und systemischen Erkrankungen.
- Lokale Mykosen werden topisch therapiert.
- Überregionale Mykosen werden systemisch therapiert.
- Prophylaktische Gabe von Antimykotika bei Hochrisikopatienten in Zusammenarbeit mit dem Hausarzt (Chemotherapie, HIV etc.).
- Häufigste mykotische Infektionen der Mundhöhle: Candidiasis (Hefe, Sprosspilz, weißlicher abwischbarer Belag der Schleimhaut), Aspergillose (*Aspergillus fumigatus*, röntgendichte strahlenartige Pilzballen der Kieferhöhle).
- Therapie:
  - Haut: Lokal Azole (Clotrimazol, Miconazol, Ketoconazol) oder Polyene (Amphotericin B, Nystatin).
  - Mundschleimhaut: Lokal Polyene (Amphotericin B, Nystatin), systemisch (bei schweren Formen) Azole (Fluconazol).

7.4.1 Amphotericin B

Anwendung oral systemisch (Ampho-Moronal Tabletten, 400 mg/Tag) oder lokal (Ampho-Moronal Suspension oder Lutschtabletten), strenge Indikationsstellung in Schwangerschaft und Stillzeit (nicht ausreichende Anwendungserfahrung beim Menschen).

7.4.2 Nystatin

Anwendung lokal (Adiclair Mundgel, Biofanal Suspensionsgel, Nystaderm Mundgel, Nystatin Lederle Tropfen, 3–6× täglich einnehmen, im Mund belassen und danach herunterschlucken), strenge Indikationsstellung in Schwangerschaft und Stillzeit.

7.4.3 Fluconazol

Anwendung oral (Diflucan, 100 mg/Tag), Dosisanpassung bei NI und LI, kontraindiziert in Schwangerschaft und Stillzeit.

7.4.4 Miconazol

Anwendung lokal (Daktar Mundgel, Micotar Mundgel, 4 mal täglich einnehmen, im Mund belassen und danach herunterschlucken), strenge Indikationsstellung in Schwangerschaft und Stillzeit.

7.5 Medikamentöse Wundversorgung

7.5.1 Lokale Hämostatika, Hämostyptika bzw. Antihämorrhagika

Siehe ◨ Tab. 7.8.

- Resorbierbare Materialien zur Stillung kapillarer, venöser und kleiner arterieller Blutungen oder bei diffus sickernden Blutungen.
- Als Begleittherapie bei Blutungen und Nachblutungen, prophylaktische Einlage nur bei antikoagulierten Patienten.
- Risiko einer Fremdkörperinfektion, nach Möglichkeit Verschluss mittels Naht oder plastischer Deckung.
- Auch zur Auffüllung von nicht infizierten knöchernen Defekten, um postoperativen Koagulumverlust zu verhindern (z. B. nach Zystektomie).
- Vliese, Kegel-Formen (zur Anwendung auf Wundflächen oder in Alveolen, für »socket preservation« auch angereichert mit Kalziumverbindungen).
- Vorteil: Materialien werden resorbiert (kein Entfernungseingriff erforderlich).
- Tierischen Ursprunges (Schweine-/Pferde-Kollagen); z. B. Gelastypt, TissuCone E, TissueFleece E, Sombrero.
- Pflanzlichen Ursprunges (oxidierte, regenerierte Zellulose-ORC); z. B. Tabotamp.
- Materialien locker in den Wundbereich einbringen (nicht komprimieren) und auffüllen, bis Blutstillung erreicht ist.
- Flüssigkeiten zur Spülung.

🚫 Bei Anwendung tierischer Produkte Allergiepotenzial, individuelle- und Glaubenseinschränkungen beachten (Schweineprodukte bei Muslimen, Tierprodukte bei Vegetariern und Veganern)!

Die Benutzung von Hämostatika ergänzt die chirurgische Blutstillung, ersetzt diese jedoch nicht (Kompression, Unterbindung von Gefäßen, Knochenbolzung, Hitzekoagulation).

■ **Tab. 7.8** Ausgewählte Präparate der zahnärztlichen Wundversorgung

Substanz	Präparat	Wirkweise	Anwendung
Kollagen	Gelastypt, TissuCone E, TissueFleece E, Sombrero	Quellung	Lockeres Einbringen in die Wunde
Oxidierte, regenerierte Zellulose (ORC)	Tabotamp	Quellung	Lockeres Einbringen in die Wunde
Sulfatverbindungen (Eisensulfat, Aluminiumsulfat)	Racestyptin		Aufbringen der Lösung mittels Tupfer
H_2O_2 3 %		Oxidierung und Denaturierung	Spülung
Tranexamsäure	Cyclokapron	Kompetetive Hemmung der Plasminogenaktivierung	- Lokale Anwendung: Mundspüllösung herstellen (Konzentration: 500 mg Tranexamsäure (= 1 Ampulle) auf 10 ml Wasser), Tupfer mit Lösung tränken und mit Druck für 20 min auf Wunde applizieren; für 2–5 Tage mehrmals tägliche 2-minütige milde Mundspülungen mit der hergestellten Lösung - Systemische Anwendung: 3–4×/Tag 25 mg/kg KG oral für 2–8 Tage - I.v. Gabe: Zahnärztlich nicht relevant
Knochenwachs		Kompression und Verlegung von kleinen ossären Gefäßen	Einbringen mittels chirurgischem Instrument oder Tupfer
Ephidrin	Otriven Nasentropfen, Nasenspray	Kontraktion der glatten Gefäßmuskulatur	Spülung stumpf, lokale Applikation mittels Tupfer
Adrenalin	Ampulle verdünnt, in Lokalanästhetika	Kontraktion der glatten Gefäßmuskulatur	Spülung stumpf, lokale Applikation mittels Tupfer, Injektion ins Gewebe (CAVE: Dosis, Konzentration, Aspiration)

Indikation	Unerwünschte Wirkung	Kontraindikation
Zur Wundeinlage und Stabilisation des Koagulums	- Fremdkörperinfektion - Allergische Reaktion	Allergie
Zur Wundeinlage und Stabilisation des Koagulums	- Fremdkörperinfektion - Allergische Reaktion	
Einfache Papillenblutung		
Zur intraoperativen Spülung	- Emphysem - Bleichung - Wundheilungsstörung	Nervnähe, Spülung von Hohlräumen
- Generalisierte und lokale Hyperfibrinolyse Zur Begleittherapie bei Versorgung von oralchirurgischen Nachblutungen reicht die lokale Anwendung in der Regel aus		Gerinnungsneigung, Z. n. einem thromboembolischen Ereignis
Blutungen aus kleinen ossären Gefäßen	Fremdkörperreaktionen	Blutung aus größeren intraossären Gefäßen und in großen Mengen, denn Knochenwachs resorbiert nicht
Intrasinusoidale Blutungen - Nasenbluten - Diffuse Blutungen des Weichgewebes	Sympathische Nebenwirkungen	Blutungen aus größeren Gefäßen, Blutstillung ist temporär
- Intrasinusoidale Blutungen - Nasenbluten - Diffuse Blutungen des Weichgewebes	Sympathische Nebenwirkungen	Blutungen aus größeren Gefäßen, Blutstillung ist temporär

7.5.2   Gewebekleber

— Biologische Zweikomponentenkleber (Lagerhinweise des Herstellers beachten!).

— Enthalten Humanplasmaproteinfraktionen mit Fibrinogen und weiteren Gerinnungsfaktoren sowie bovines Aprotinin (zur Antifibrinolyse).

— Wenn die Komponenten gemischt werden, beginnt die Aktivierung von Fibrinogen zu Fibrin.

— Indikation: Gewebeklebung, Blutstillung, Unterstützung der Wundheilung (wenn mit konventionellen Methoden kein Erfolg erzielt werden kann).

— Anwendung: Versorgung oralchirurgischer Wunden bei beeinträchtigter Hämostase, auch in Kombination mit resorbierbaren Hämostatika.

❶ Keine intravaskuläre Anwendung (Anaphylaxie, thromboembolische Komplikationen; nicht bei Allergie gegen Rinderprotein anwenden!)

— Wirkungsbeeinträchtigung durch oxidierende und proteindenaturierende Substanzen (Jod, H_2O_2, Alkohol), deswegen Entfernung von sämtlichen Antiseptikaresten vor Gewebeklebung.

— Präparat: TISSUCOL (einfache Handhabung bei Verwendung der Doppelspritzenhalterung Duploject).

7.6   Antiseptika

Siehe ◻ Tab. 7.9.

— Zur prä- und postoperativen Keimreduktion auf Haut, Schleimhäuten und Wunden, zur Behandlung infizierter Wunden, zur Reinigung von Abszessen und parodontalen Taschen und zur Keimreduktion bei der chirurgischen Endodontie und Parodontologie.

— Antiseptika sind zytotoxisch, schränken jedoch in unterschiedlicher Stärke die Wundheilung ein.

❶ Postoperativ, bei Z. n. Alkoholabusus sowie bei der Behandlung von Schwangeren und Kindern ist auf alkoholhaltige Präparate zu verzichten. Im Zweifelsfall ist »alkoholfrei« auf dem Rezept zu vermerken.
Keine intraorale Verwendung von Jod bei Jodallergie oder bekannten Schilddrüsenerkrankungen.

◧ **Tab. 7.9** Auswahl zahnärztlich relevanter Antiseptika

Präparat	Handelsname	Darreichungsform	Indikation	Unerwünschte Wirkung	Kontraindikation
Chlorhexidin-Diglucuronat-Lösung	Chlorhexamed	Lösung (0,2 % forte, 0,1 %), Gel	- Haut- und Schleimhautantiseptikum - In der Endodontie und Parodontologie - Zur Spülung bei Wurzelspitzenresektionen	Einschränkung der Wundheilung	Allergie
Polyvidon-Jod	Betaisodona, Braunol	Lösung, Salbe	Haut- und Schleimhautantiseptikum	- Einschränkung der Wundheilung - Färbt bräunlich	- Jodallergie - Erkrankungen der Schilddrüse (intraorales Jod wird geschluckt und beschleunigt Hormonbildung) - Keine Spülung der Mundhöhle (Jodaufnahme!)
H_2O_2		Lösung 3 %	- Haut- und Schleimhautantiseptikum - In der Parodontologie, nicht mehr zur Endodontie (Emphysemgefahr) - Zur Spülung von Wunden, Abszessen und Wurzelspitzenresektionen - Blutstillung	- Emphysem - Bleichung - Weißverfärbung von Schleimhäuten - Einschränkung der Wundheilung	Endodontie

◻ Tab. 7.9 (Fortsetzung)

Präparat	Handelsname	Darreichungsform	Indikation	Unerwünschte Wirkung	Kontraindikation
Alkohol		Lösung 70–90 % und geringer, rein und in Fom von Hautdesinfektionsmitteln und Mundspüllösungen	- Haut- und Schleimhautantiseptikum - Entfettet und trocknet - Zur Spülung bei Wurzelspitzenresektionen und in der Endodontie	Einschränkung der Wundheilung	Alkoholabusus, Schwangerschaft, Kinder
Octenidindihydrochlorid	Octenisept	Lösung 0,1 %	Haut- und Schleimhautantiseptikum	Einschränkung der Wundheilung	- Nicht zusammen mit Antiseptika auf PVP-Jodbasis anwenden - Nicht in größeren Mengen verschlucken

H_2O_2 eignet sich hervorragend zur Blutstillung, schäumt jedoch und kann bei Applikation in geschlossenen Kompartimenten Emphysembildung hervorrufen.

> ❗ Schäumt der Patient nach Verwendung von H_2O_2 aus der Nase, ist es intraoperativ in die Kiefer- oder Nasenhöhle gelangt. Der Patient ist zu beruhigen, das Geschehen ist harmlos. Läuft H_2O_2 in einen geschlossenen Abszess (z. B. Zahnspülung), so bildet es unter dem Periost rasch Sauerstoff, und die Schleimhaut bläht sich schmerzhaft auf. Ein sicherer Entlastungsschnitt schafft sofort Erleichterung. Ein Weichteilemphysem ist an einer unter Palpation knisternden Schwellung zu erkennen. Es muss je nach Größe bis zum Abklingen antibiotisch therapiert werden. Tritt es in Umgebung wichtiger anatomischer Strukturen auf, empfiehlt sich hierzu die stationäre Aufnahme.

7.7 Notfallmedikamente

Siehe ◻ Tab. 7.10.

■ **Tab. 7.10** Pharmakologie der Standardmedikamente für Notfallsituationen

Wirk-stoff	Phar-magruppe	Präparat	Dar-reichungs-form	Notfall-indikation	Dosierung	Eintritt
Etilefrin	Direktes Sympatho-mime-tikum	Effortil	1 Amp.= 1 ml = 10 mg 1 Tbl. = 5 mg 15 Tropf. = 7,5 mg/ml	Asym-pathotone Hypotonie	1 Amp. mit NaCl 0,9 % auf 10 ml verdünnen: Jeweils 5 ml nach Wir-kung i.v. 3–5× 5 mg p.o.	2 min
Cafedrin/ Theo-drenalin	Katecho-lamin	Akrinor	1 Amp.= 2 ml = 200 mg Cafedrin + 10 mg Theo-drenalin	Ortho-statische Hypotonie	1 Amp. mit NaCl 0,9 % auf 10 ml verdünnen: Jeweils 2 ml nach Wir-kung i.v.	1–5 min

HWZ	Wirkungs-mechanis-mus	Pharma-kologische Besonder-heiten	Wechsel-wirkung	Uner-wünschte Wirkungen	Kontra-indikation
3 h	- α-, β1-mimetisch: Vasokonst-riktion (α), HZV-Steige-rung (β1) - Positiv chronotrop und inotrop	- Orale und parenterale Gabe mög-lich - Oral aus-reichend wirksam - »First pass«: 50 % - Auch intramuskulär oder subku-tan	- TZA, Schild-drüsen-hormone, Reserpin, MAO-Hem-mer: Uner-wünschter RR-Anstieg - Atropin: Tachykardie - α-, β-Blocker: Bradykardie - Orale Antidiabe-tika: Vermin-derte blutzu-ckersenken-de Wirkung - Herzglykosi-de: Herz-rhythmusstö-rungen	- Tachykardie - Angina pectoris - Extrasys-tolie - Nausea - Hyperten-sion	- KHK - Hypovo-lämische Hypotonie - Tachyar-rhythmien - Hyperthy-reose - Thyreo-toxikose - Phäochro-mozytom - Engwinkel-glaukom - Prostata-adenom
1 h	- Tonisierung des venösen Gefäß-systemes - Anhebung des arteriel-len systoli-schen Blut-drucks - Sympatho-mimetisch	Liegt ein echter Volu-menmangel vor, so hat Akrinor nur eine blut-druckkos-metische Wirkung und verschleiert den wirk-lichen Volu-menmangel	- Gleichzei-tige Anwen-dung von β-Blockern: Bradykardie - Nore-phedrin und Ephedrin können in ihrer Wirkung verstärkt werden - MAO-Hem-mer: Krisen-hafter Blut-druckanstieg	- Pektangi-nöse Be-schwerden - Herz-klopfen - Ventrikuläre Herzrhyth-musstö-rungen	- Hypertonie - Engwinkel-glaukom - Mitral-stenose - Schwere krankhafte Schilddrü-senfunk-tionsstörung - Phäochro-mozytom - Prostata-adenom

◼ **Tab. 7.10** (Fortsetzung)

Wirk-stoff	Phar-magruppe	Präparat	Dar-reichungs-form	Notfall-indikation	Dosierung	Eintritt
Nifedipin	Kalzium-antagonist	Adalat	1 Kps.= 10 mg	- Akuter Bluthoch-druck (hyperten-sive Krise) - Stabile Angina pectoris (CAVE: RR bei Kombi-nation mit Nitraten)	1 Kapsel zerbeißen und schlucken	5–20 min
Atropin	Anticholi-nergikum	Atropin-sulfat Braun	1 Amp.= 1 ml = 0,5 mg	- Brady-kardie - Asystolie	I.v.: 1 Amp. bis zu einer Gesamt-dosis von 3 mg wieder-hohlbar E.t.: 3 Amp. mit NaCl 0,9 % auf 10 ml verdünnen	1–2 min
Fenote-rol	β₂-Sympatho-mimeti-kum	Berotec	Dosieraero-sol, 0,2 mg pro Sprüh-stoß	- Asthma bronchiale - Obstruk-tive Bron-chitis	1 Sprühstoß mit 0,2 mg; mögliche Wiederho-lung nach 5 min; weitere Sprühstöße erst nach 2 h	20–30 s

HWZ	Wirkungs-mechanismus	Pharmakologische Besonderheiten	Wechselwirkung	Unerwünschte Wirkungen	Kontraindikation
4–5 h	Verminderung des peripheren Widerstands (Nachlastsenker)	- Hoher »first pass« - Unzureichende Resorption bei sublingualer Anwendung	Bei überschießender Wirkung (wegen gleichzeitiger Nitrattherapie) → Katecholamine	- Reflextachykardie - Blutdruckabfall - Flush - Kopfschmerzen - Gingivahyperplasie	- Herzinsuffizienz - Instabile Angina pectoris - Schock - RR <90 mmHg systolisch
3–4 h	- Nichtselekiver Antagonismus muskarinischer Acetylcholinrezeptoren - Parasympatolytisch	In niedriger Atropindosierung (-0,6 mg) geringe HF-Abnahme, in hoher Dosierung HF-Zunahme in Abhängigkeit vom Vagotonus (dieser ist bei Kindern und Alten geringer als bei jungen Erwachsenen)	Wirkungsverstärkung der anticholinergen Effekte von Antihistaminika	- Zentrale Erregung - Mydriasis - Tachykardie	- Glaukom - Tachykardie
3 h	Bronchodilatation	Orale Bioverfügbarkeit nur 1,5 %, deswegen inhalativ	Wirkungsverminderung durch β-Blocker	- Tachykardie - Ggf. RR-Abfall	- Tachykardie - Arrhythmie - KHK - Frischer Infarkt

■ **Tab. 7.10** (Fortsetzung)

Wirk-stoff	Phar-magruppe	Präparat	Dar-reichungs-form	Notfall-indikation	Dosierung	Eintritt
Theo-phyllin	Methyl-xanthin	Afpred forte-THEO	1 Amp.= 5 ml = 200 mg	- Asthma bronchiale - Cor pulmonale	5 mg/kg KG 0,5–1 Amp. langsam i.v.	20–30 s
Cle-mastin	Klassischer H1-Rezep-toren-blocker	Tavegil	1 Amp.= 5 ml = 2 mg	- Allergien - Adjuvans bei ana-phylak-tischem Schock	0,5–1 Amp. langsam i.v.	Minuten

HWZ	Wirkungs-mechanismus	Pharmakologische Besonderheiten	Wechselwirkung	Unerwünschte Wirkungen	Kontraindikation
3–12 h	- Bronchodilatation - Zentrale Atemstimulation - Vasodilatation	Langsame i.v. Gabe (tachykarde Herzrhythmusstörungen, RR-Abfall)	- Betasympathomimetika: Synergistische Wirkung - Makrolidantibiotika, Gyrasehemmer, Kalziumantagonisten: Theophyllin- und Theophyllinderivate-Spiegel erhöht (Nebenwirkungen!) - Nicht mit Glukose mischen	- Übelkeit - Erbrechen - Tachykardie - Zentrale Erregung - RR-Abfall	- Schock - Tachykardie - Frischer Herzinfarkt
3–37 h	- Hemmung der Bronchokonstriktion - Hemung der Permeabilitätserhöhung - Hemmung der Vasodilatation mit RR-Abfall		Alkohol-/zentral dämpfende Wirkungsverstärkung	- Sedierung - Anticholinerg: Mundtrockenheit, Miktionsstörungen - Tachykardie	Glaukom

◘ Tab. 7.10 (Fortsetzung)

Wirkstoff	Pharmagruppe	Präparat	Darreichungsform	Notfallindikation	Dosierung	Eintritt
Glyceroltrinitrat	Organisches Nitrat	Nitrolingual	1 Kps.= 0,8 mg Spray (0,4 mg/Hub)	- Angina pectoris - Akute Linksherzinsuffizienz - Myokardinfarkt	Nicht mehr als 3 Kps. in 15 min zerbeißen oder s.l. 1–2 Sprühstöße in den Mund	1–3 min
Epinephrin	Direktes Sympathomimetikum	Suprarenin	1 Amp.= 1 ml = 1 mg	- Anaphylaktische Reaktionen - Kardiopulmonale Reanimation	1 Amp. mit NaCl 0,9 % auf 10 ml verdünnen: - Anaphylaktischer Schock: 1 ml (0,1 mg) i.v., ggf. mehrfach wiederholen - Anaphylaxieprophylaxe: 3 ml (0,3 mg) s.c. - Reanimation: 10 ml (1 mg) i.v., ggf. mehrfach wiederholen (alle 3 min)	Sekunde
Prednisolon	Glukokortikoid	Solu-Decortin H	1 Amp.= 50 mg + 1 ml Lösungsmittel	- Anaphylaktischer Schock - Asthmaanfall	Initial 1 ml (50 mg) langsam i.v.	30 min

HWZ	Wirkungs-mechanis-mus	Pharma-kologische Besonder-heiten	Wechsel-wirkung	Uner-wünschte Wirkungen	Kontra-indikation
2–3 min	Dilatation der glatten Muskulatur	Hoher »first pass«	Verstärkung der blut-drucksenken-den Wirkung bei gleichzei-tiger Einnah-me von Phosphodi-esterase-hemmern	- Reflexta-chykardie - Kopf-schmerzen - Orthostati-scher Blut-druckabfall	- Hypotones Kreislaufver-sagen, Schock - RR <100 mmHg systolisch
ca. 3 min	α-, β1- und β2-Stimu-lation: Erhöhung des periphe-ren Gefäß-widerstands, Bronchodila-tation, Lipolyse, Glykoge-nolyse		- Wirkungs-verstärkung durch MAO-Hemmer, Parasym-patholytika, Antidepres-siva - Nicht zu-sammen mit alkalischen Lösungen	- Hyper-glykämie - Vorlast-steigerung - Tachykardie	- Hypertonie - Cor pulmo-nale - Thyreo-toxikose - Glaukom - Tachykardie - Vorsicht bei Diabetes mellitus
3 h	- Entzün-dungshem-mung - Antialler-gisch	Lange Latenz bis zur vollständigen Wirkung	In Notfällen nicht von Bedeutung	In Notfällen nicht von Bedeutung	In Notfällen keine Kontra-indikation

◘ **Tab. 7.10** (Fortsetzung)

Wirk-stoff	Phar-magruppe	Präparat	Dar-reichungs-form	Notfall-indikation	Dosierung	Eintritt
Diaze-pam	Benzo-diazepin	Diaze-pam-ratio-pharm	1 Amp.= 2 ml = 10 mg	- Angst- und Erregungs-zustände - Krampf-anfälle	0,5–2 Amp. langsam i.v.	30 s
Mida-zolam	Benzo-diazepin	Dormi-cum	1 Amp.= 1 ml = 5 mg	Erregungs-zustände	1 Amp. mit NaCl 0,9 % auf 5 ml verdünnen: Jeweils 1 ml nach Wirkung langsam i.v.	3 min
Acetyl-salicyl-säure	Thrombo-zyten-aggrega-tions-hemmer	Aspisol	1 Amp.= 500 mg + 5 ml Lö-sungsmittel	- Angina pectoris - Akuter Myokard-infarkt	Loading dose: 1 Amp. langsam i.v.	2 min

HWZ	Wirkungs-mechanis-mus	Pharma-kologische Besonder-heiten	Wechsel-wirkung	Uner-wünschte Wirkungen	Kontra-indikation
24–48 h	- Anxioly-tisch - Antikon-vulsiv - Sedativ		- Wirkungs-verstärkung durch Alkohol - Wirkungs-verlängerung durch Muskel-relaxantien - Keine Mischung mit anderen Medikamen-ten in einer Spritze	- Atem-depression - Übelkeit, Erbrechen - Leichte Blutdruck-senkung	- Alkoholin-toxikation - Überemp-findlichkeit
1–3 h	- Sedativ - Antikon-vulsiv - Anxioly-tisch	- Kurzwir-kend im Vgl. zu Diazepam - Vorher Volumen-mangel ausgleichen - Keine analgetische Wirkung - Verursacht anterograde Amnesie	- Wirkungs-verstärkung durch Alkohol - Wirkungs-verlängerung durch Muskel-relaxantien	- Atem-depression - Übelkeit, Erbrechen - Leichte Blutdruck-senkung	- Myasthenia gravis - Asthma (strenge Indikations-stellung)
20 min	Irreversible Hemmung der Cyclo-oxygenase (Hemmung der throm-bozytären Thrombo-xansynthese)		Wirkungs-verstärkung von gerinnungs-hemmenden Medika-menten	- Magenbe-schwerden - Gastro-intestinale Blutungen - Überemp-findlichkeit - Broncho-spasmus	- Hämor-rhagische Diathese - Ulkus ventriculi et duodeni - Überemp-findlichkeit (Broncho-konstriktion)

■ **Tab. 7.10** (Fortsetzung)

Wirk-stoff	Phar-magruppe	Präparat	Dar-reichungs-form	Notfall-indikation	Dosierung	Eintritt
Meta-mizol	Peripheres antipyre-tisches Analge-tikum	Novamin-sulfon-ratio-pharm	1 Amp.= 2 ml = 1000 mg	Starke Schmerz-zustände	0,5–1 Amp. extrem langsam i.v.	4–8 min
Tramadol	Opioid-Analge-tikum (Morphin-Äquivalent: 0,2)	Tramal	1 Amp.= 2 ml = 100 mg	Starke Schmerz-zustände	0,5–1 Amp. langsam i.v.	5–8 min
Glukose		Glukose-lösung 40 %	1 Amp.= 10 ml = 4 g	- Hypo-glykämie - Krampf-anfall beim Alkoholiker	Initial 50– 100 ml i.v.	

HWZ	Wirkungs-mechanis-mus	Pharma-kologische Besonder-heiten	Wechsel-wirkung	Uner-wünschte Wirkungen	Kontra-indikation
4–7 h	Prostaglan-dinsynthese-hemmung	- Zusätzlicher spasmoly-tischer Effekt - Atmungs- und Kreislauf-kontrolle	Ausfällung bei saurem pH	- Blutdruck-abfall bei zu schneller Injektion - Agranulo-zytose (1:1,1 Mio.)	- Blutdruck <100 mmHg systolisch - Allergische Disposition
6 h	- Zentral schmerz-hemmend - (Partial-) Agonist	Unterliegt nicht der BtmVV	Nicht misch-bar mit Diazepam/ Glycerolnitrat	- Übelkeit - Erbrechen - Schwitzen	Atemfunk-tions-störungen
	Anhebung des Blut-zucker-spiegels	Strenge i.v. Applikation, sonst lokale Nekrosen		Venen-reizung	In Notfällen keine Kontra-indikation

Literatur

DGZMK (2002) Antibiotika in der Zahnärztlichen Praxis, Leitlinie der DGZMK

DGZMK (2003) Adjuvante Antibiotika in der Parodontitistherapie, Stellungnahmen der DGZMK

Rote Liste® Service GmbH (2016): http://www.fachinfo.de. Prof. Dr. med. Walter E. Haefeli, Universitätsklinikum Heidelberg (2016): http://www.dosing.de.

Pharmakovigilanz- und Beratungszentrum für Embryonaltoxikologie, Charité-Universitätsmedizin Berlin (2016): http://www.embryotox.de

World Health Organization (WHO) (1986) Cancer Pain Relief. WHO, Genf

Literatur

Hämostase

Hajo Peters, Ashkan Rashad, Jochen Jackowski

J. Jackowski et al. (Hrsg.), *Zahnärztliche Chirurgie*,
DOI 10.1007/978-3-642-54754-6_8, © Springer-Verlag GmbH Deutschland 2017

(Verminderung der ADP-induzierten Aggregation), Abciximab (Blockade von GPIIb/IIIa-Rezeptoren), aber auch β-Lactam-Antibiotika/Cephalosporine (wahrscheinlich Inhibition der Thrombozytenadhäsion an Kollagen und Subendothel).

> ❯ Oralchirurgisch-therapeutische Relevanz:
> Meist keine Spontanblutungen, Blutstillungsprobleme nach Operation möglich, maximale lokale Blutstillung (CAVE: Diffuse Blutungen nach parodontalchirurgischer Intervention), kein präoperatives Absetzen von Thrombozytenaggregationshemmern ohne Rücksprache mit behandelndem Arzt. Wenn abgesetzt werden soll: An weiter bestehende Thrombozytenaggregationshemmung für 4–5 Tage denken (= T50 der Thrombozyten).

8.2.3 Thrombozytopenien

Häufigste Ursache hämorrhagischer Diathesen, Thrombozytenzahl <140.000/μl, petechialer Blutungstyp (flohstichartig, spontan auftretend, nicht wegdrückbar).
Thrombozytopenie durch Bildungsstörung im Knochenmark.

Hereditär

— Selten: Fanconi-Anämie, Wiskott-Aldrich-Syndrom.

Erworben

— Knochenmarkschädigung durch Medikamente, Alkohol, Chemikalien, Strahlen, Infektionen (HIV).
— Knochenmarkinfiltration durch Leukämien, Karzinome, maligne Lymphome.
— Thrombozytopenie durch:
    — Gesteigerten peripheren Umsatz (bei gesteigerter Thrombinaktivität [z. B. disseminierte intravasale Gerinnung]).
    — Immunthrombozytopenien (idiopathische thrombozytopenische Purpura [ITP, M. Werlhoff], systemischer Lupus erythematodes [SLE], bakterielle/virale Infektionen, medikamenteninduziert [Cotrimoxazol, Heparin, Penicillin u. v. a.]).

> ❯ Oralchirurgisch-therapeutische Relevanz:
> Hämostaseologisches Konsil, präoperativ Ausschaltung aller potenziellen Noxen. Oralchirurgische Eingriffe möglich bei asymptomatischen Thrombozytopenien ab 80.000/μl. Bei niedrigeren Werten ggf. Plättchentransfusion. Maximale lokale Blutstillung.

8.2.4 Koagulopathien

Hereditär (Defektkoagulopathien)
Hämophilie A (Faktor-VIII-Mangel)/Hämophilie B (Faktor-IX-Mangel, seltener)
- X-chromosomal rezessive Vererbung (Familienanamnese!).
- Überwiegend Männer betroffen.
- Unterschiedliche Schweregrade (abhängig von Faktorenrestaktivität).

Das Problem der Patienten mit behandelten schweren Hämophilien liegt heute weniger in der Verblutungsgefahr als vielmehr in rezidivierenden Einblutungen in Gelenke und den daraus entstehenden Behinderungen (hämophile Arthropathie); milde Hämophilien bleiben häufig unerkannt, bis nach operativen Eingriffen (Sickerblutungen auch Tage nach einer Zahnextraktion) Gerinnungsstörungen offenkundig werden.

Von-Willebrand-Syndrom
Häufigste angeborene Gerinnungsstörung (positive Familienanamnese!) mit genetisch bedingtem Mangel bzw. Defekt des von-Willebrand-Faktors.
- Meist autosomal dominant vererbt (Männer und Frauen gleichermaßen betroffen/schwerste Form, Typ 3, auch autosomal rezessiv).
- Häufig Schleimhautblutungen.
- Für die Therapie ist die genaue Subtypisierung des Syndroms ausschlaggebend.
- Wie bei Thrombozytenstörungen ist die primäre Hämostase betroffen, sodass Gerinnungsstörungen noch intra- oder unmittelbar postoperativ bemerkt werden.

❯ Oralchirurgisch-therapeutische Relevanz:
Hämostaseologisches Konsil bei fraglichem Gerinnungsstatus und unbekannter Familienanamnese, oralchirurgische Eingriffe nur unter adäquater Substitutionstherapie der fehlenden Faktoren (frühestmöglich, angemessen dosiert, über ausreichenden Zeitraum) mit entsprechendem Monitoring; ggf. können Patienten mit Subhämophilie A, milder oder mittelschwerer Hämophilie A und Patienten mit von-Willebrand-Syndrom Typ 1 und 2A vor oralchirurgischen Eingriffen mit Desmopressin (DDAVP) prophylaktisch behandelt werden (Konsil!); kein DDAVP bei Kindern unter vier Jahren (Hyponatriämie!); maximale lokale Blutstillung.

Erworben

Fortgeschrittene Lebererkrankungen gehen mit komplexen Hämostasestörungen einher!

Die Faktoren des Prothrombinkomplexes (Faktor II, VII, IX, X) werden Vitamin-K-abhängig in der Leber synthetisiert.

Ursachen für verminderte Vitamin-K-abhängige Gerinnungsfaktoren:

- Gestörte Synthese.
- Unzureichende Proteinsyntheseleistung der Leber durch Leberparenchymschäden (z. B. Leberzirrhose).
- Vitamin-K-Mangel:
  - Verminderte Vitamin-K-Zufuhr (Malabsorptionssyndrom [Resorption nur in Anwesenheit von Galle], verminderte Vitamin-K-Produktion der Darmflora aufgrund von Antibiotikatherapie).
  - Therapie/Intoxikation mit Vitamin-K-Antagonisten (orale Antikoagulanzien, Cumarinderivate: Phenprocoumon/Warfarin, Indikation für orale Antikoagulation [OAK]: Verhinderung venöser Thromboembolien nach Thrombose oder Pulmonalembolie, Verhinderung zerebraler Embolien bei chronischem Vorhofflimmern oder künstlichen Herzklappen).

Zur **Überwachung** wird die Thromboplastinzeit eingesetzt. Um die Variabilität der für den Quicktest verwendeten biologischen Reagenzien (»Thromboplastine«) auszuschließen und mit verschiedenen Thromboplastinen erhaltene Messwerte vergleichen zu können, wurde die INR (International Normalized Ratio) eingeführt. Ein INR-Wert von 1,0 entspricht dem Normalwert, wobei die Antikoagulation mit zunehmendem Zahlenwert steigt. Der therapeutische Bereich für eine milde Antikoagulation liegt bei INR 2,0 bis 3,0.

> **Praxistipp**
>
> **INR:** Internationale Normierung des Quickwertes, keine neue Bestimmungsmethode, sollte wegen der Vergleichbarkeit gemessener INR-Werte aus unterschiedlichen Laboren alleinige Anwendung finden (○ Abb. 8.1).
> - Therapeutischer Bereich: 2,0–3,5 INR ≈ 15–25 % Quick (1,0 INR ≈ 100 % Quick).
> - Bei ungestörter Hämostase: INR ≈ 0,9–1,2 (120–70 % Quick).

INR

$$\left(\frac{\text{Aktuelle Prothrombinzeit des Patienten gemessen in Sekunden}}{\text{Prothrombinzeit für den 100\%-Wert in Sekunden}} \right) \text{ISI}$$

$$\left(\frac{64}{22} \right)^{0,93} = 2,70 \; (= \text{INR})$$

□ Abb. 8.1 Beispielhafte Berechnung des INR-Wertes

ISI: Empfindlichkeit der im Labor verwendeten Reagenzien im Vergleich zu einem WHO-Standardthromboplastinreagenz. Verändert den Quotienten der Gerinnungszeit des Testblutes und eines Normalblutes so, als wären sie mit dem Standardthromboplastin der WHO bestimmt (ISI ≈ 1,0: Sehr gute Übereinstimmung mit WHO-Standard).

❯ Oralchirurgisch-therapeutische Relevanz:
Lebererkrankungen können zu klinisch relevanten Hämostasestörungen mit entsprechenden Komplikationen bei zahnärztlich-chirurgischen Eingriffen führen. Präoperative Gerinnungsdiagnostik ist obligat.
Wegen der Gefahr thromboembolischer Komplikationen **kein Absetzen oder Umstellen** (»Heparinisierung«/»Bridging«) von OAK vor zahnärztlich-chirurgischen Eingriffen. Studienlage und Empfehlungen der Fachgesellschaften sprechen sich eindeutig für Fortführung der OAK-Medikation aus! INR-Kontrolle 1 Tag präoperativ. Maximale lokale Blutstillung. Antifibrinolytische lokale Therapie mit Tranexamsäure (500 mg in 10 ml Wasser als Mundspülung). In Zweifelsfällen stationäre Aufnahme.

8.3   Maßnahmen zur Vorbeugung von zahnärztlich-chirurgischen Blutungskomplikationen

8.3.1   Präoperative Maßnahmen

— Gezielte Anamnese:
  — Familienanamnestisch bekannte Gerinnungsstörungen?
  — Erfahrung mit Blutungskomplikationen nach anderen operativen Eingriffen?
  — Lebererkrankungen?
  — Einnahme von gerinnungshemmenden Medikamenten (Thrombozytenaggregationshemmer, Antikoagulanzien)?

◻ **Tab. 8.1** Labormedizinische Befundkonstellationen bei hämorrhagischen Diathesen

Gerinnungstest	Synonyma	Nachweis	Indikation	Gesunde Person (abhängig von Reagenzien)
Quick-Test/INR	Thromboplastinzeit (TPZ) Prothrombinzeit (PTZ)	- Globaltest des extrinsischen Systemes - Aktivität Prothrombinkomplexfaktoren: II, VII, X - Weniger empfindlich: Faktor V, Fibrinogen	- Quick-Wert: Gerinnungsaktivität (%) - Thromboplastinzeit (s) - INR: Vergleichbarkeit zur Kontrolle bei Antikoagulationstherapie	70–120 % INR: 1
aPTT (activated Partial Thromboplastin Time)	Aktivierte partielle Thromboplastinzeit	- Globaltest des intrinsischen Systemes: Faktoren: VIII, IX, XI, XII - Gemeinsame Endstrecke mit extrinsischem System: Faktoren: II, V, X	- Überwachung der Therapie mit Heparin - Suchtest insbesondere für Hämophilie A und B	20–38 s
Thrombozytenzahl		Teil des kleinen Blutbildes		150.000–400.000 pro µl

- Labormedizinische Globaltests zur Gerinnung/Befundkonstellation bei hämorrhagischen Diathesen (◘ Tab. 8.1).
- Bei bestehendem Verdacht oder bei manifesten Gerinnungsstörungen ist die präoperative hämostaseologische Labordiagnostik obligat. Zeigen sich hierbei in den Leitbefunden pathologische Veränderungen, sind weitere eingehende Tests (Gerinnungsfaktoren, Thrombozytenfunktion etc.) angezeigt (→ internistisches/hämatologisches Konsil).
- Bei antikoagulierten Patienten sollte immer eine aktuelle INR-Bestimmung präoperativ vorliegen.
- Orientierung der Ziel-INR-Werte für verschiedene Erkrankungen (◘ Tab. 8.2).

Cumarintherapie Vit.-K-Mangel	Heparintherapie	Hämophilie	Von-Willebrand-Syndrom	Thrombozytopathie	Thrombozytopenie	Verbrauchskoagulopathie
↑ (INR)	Normal	Normal	Normal	Normal	Normal	↓ (INR)
↑ (PTT wenig empfindlich)	↑	↑	↑	Normal	Normal	↑
Normal	Normal	Normal	Normal bis leicht ↓		↓	↓

◘ Tab. 8.2 Ziel-INR-Werte bei verschiedenen Erkrankungen

Erkrankung	Ziel-INR
Künstliche Herzklappen	2,5–3,5
Vorhofflimmern	2,0–3,0
Zustand nach arterieller Embolie	2,0–3,0
Prävention von Apoplex und Thromboembolien	2,0–3,0

━ Röntgenologische Diagnostik des OP-Gebietes mit Darstellung aller relevanten anatomischen Umgebungsstrukturen und möglicher pathologischer Veränderungen.

❶ Auf keinen Fall darf der Patient gerinnungshemmende Medikamente ohne Rücksprache mit dem verordnenden Behandler absetzen.

8.3.2 Intraoperative Maßnahmen

━ Gewebeschonendes Operieren.
━ Lokalanästhetika mit Vasokonstriktorzusatz (Vorteil: Intraoperative Blutarmut, CAVE: Postoperative reaktive Hyperämie).
━ Lokale Blutstillung:
  ━ Dichter Nahtverschluss.
  ━ Lokale Kompression (Aufbisstupfer).
  ━ Einsetzen prä- oder postoperativ laborgefertigter Verbandplatten (Tiefziehverfahren).
  ━ Knochenverbolzung der Spongiosa bei spritzenden Knochenblutungen.
  ━ Umstechen von Gefäßblutungen (resorbierbares Nahtmaterial).
  ━ Elektro-/Laserkoagulation.
━ Hämostatika:
  ━ Resorbierbare Gazestreifen (oxidierte, regenerierte Zellulose).
  ━ Resorbierbare Gelatine-/Kollagenschwämme/-vlies (equinen oder bovinen Ursprunges).
  ━ Fibrinkleber (Zweikomponentenkleber, Humanplasmaprotein).

8.3.3 Postoperative Maßnahmen bei Nachblutungen

- Genaue Inspektion der Wunde und Ausschluss irritierender Faktoren (scharfe Knochenkanten, Fremdkörper, Wurzelreste; ggf. Röntgen).
- Lokalanästhesie (ohne Vasokonstriktor).
- Wundtoilette (Entfernung des Koagulums, Kürettage, NaCl-Spülung).
- Einbringen von Hämostatika.
- Nahtverschluss.
- Kompression durch Aufbisstupfer oder Verbandplatte.
- Spülung mit Antifibrinolytika (Tranexamsäure).

8.4 Gerinnungshemmende Medikamente

8.4.1 Klassische Antikoagulanzien

- Funktion: Bewusstes Herabsetzen der Gerinnungsfähigkeit des Blutes mit dem Ziel, das Risiko zu minimieren hinsichtlich des Erwerbs von
  - Thrombosen (venösen Gefäßverschlüssen) und
  - Embolien (arteriellen Gefäßverschlüssen).
- Hauptvertreter sind Cumarine, Heparine und Thrombozytenaggregationshemmer.

Cumarine

Werden als Vitamin-K-Antagonisten bezeichnet, da der für die Bildung von Gerinnungsfaktoren (II, VII, IX, X) wichtige Vitamin-K-Stoffwechsel gehemmt wird. Die Laborkontrolle erfolgt über die INR-Wert-Bestimmung. Marcumar (Wirkstoff: Phenprocoumon) ist in Deutschland das am häufigsten verwendete Präparat.

- **Vorteile:**
  - Schneller Wirkungseintritt.
  - Allgemein gute Verträglichkeit.
  - Orale Anwendbarkeit.
- **Nachteile:**
  - Z. T. schwierige Steuerbarkeit.
  - Potenzielle Nahrungsmittel- und/oder Arzneimittelinteraktion.
  - Kein Antidot vorhanden.
  - Lange Eliminationshalbwertszeit.

Heparine

Wirken als Vielfachzucker (Polysaccharide) hemmend auf die Gerinnungskaskade, indem sie an Antithrombin III (natürlicher Hemmstoff der Blut-

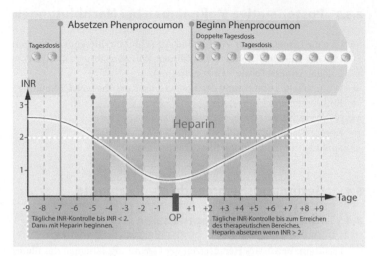

Absetzen Phenprocoumon
Beginn Phenprocoumon
Doppelte Tagesdosis
Tagesdosis
Tagesdosis

INR

Heparin

Tage

-9 -8 -7 -6 -5 -4 -3 -2 -1 OP +1 +2 +3 +4 +5 +6 +7 +8 +9

Tägliche INR-Kontrolle bis INR < 2.
Dann mit Heparin beginnen.

Tägliche INR-Kontrolle bis zum Erreichen
des therapeutischen Bereiches.
Heparin absetzen wenn INR > 2.

◘ Abb. 8.2 Beispielhaftes Schema zum Bridgingverfahren mit Heparin

gerinnung) binden. Der Heparin-Antithrombin-Komplex antagonisiert wiederum um ein Vielfaches schneller und effizienter die Wirkung von Thrombin. Es werden unfraktionierte Heparine (UFH) von niedermolekularen Heparinen (NMH) unterschieden. Während UFH parenteral verabreicht werden und somit bei Krankenhausaufenthalten eine besondere Rolle spielen, können NMH subkutan auch ambulant durch den Patienten selbständig appliziert werden (◘ Abb. 8.2). Die Laborkontrolle erfolgt entweder über die PTT-Bestimmung (UFH) oder Ermittlung des Anti-Xa-Spiegels (NMH). Clexane (Wirkstoff: Enoxaparin) ist in Deutschland sowie weltweit das am häufigsten angewandte Heparin (NMH).

━ **Vorteile:**
  ━ Gute Steuerbarkeit.
  ━ Kurze Eliminationshalbwertszeit.
  ━ Applikation durch Patienten möglich (subkutan).
  ━ Antidot vorhanden (Protamin).
━ **Nachteile:**
  ━ Keine orale Anwendbarkeit vorhanden.
  ━ Gefahr der HIT II (heparininduzierte Thrombozytopenie) insbesondere bei UFH.
  ━ Regelmäßige Laborkontrollen und resultierend erhöhte Kosten (bei UFH).

Thrombozytenaggregationshemmer

Im Vergleich zur Gruppe der Cumarine und Heparine erfolgt die Wirkung nicht an Proteinen (Gerinnungsfaktoren) im flüssigen Blutanteil (Blutplasma), sondern an der Oberfläche zellulären Blutbestandteils namens Thrombozyten (Blutplättchen). Die Cyclooxygenase der Thrombozyten wird irreversibel gehemmt und somit deren Verklumpung (Thrombozytenaggregation) verhindert. Bekanntester Vertreter ist Aspirin (Wirkstoff: Acetylsalicylsäure). Weitere Präparate sind Plavix und Iscover (beide Wirkstoff: Clopidogrel) sowie Efient (Wirkstoff: Prasugrel).

- **Vorteile:**
  - Schneller Wirkungseintritt.
  - Orale Anwendbarkeit.
  - Geringe Kosten.
  - Wirkung muss routinemäßig nicht überprüft werden.
- **Nachteile:**
  - Irreversible Hemmung der Thrombozytenfunktion über dessen gesamte Lebensdauer (ca. 10 Tage).
  - Kein Antidot vorhanden.
  - Thrombozytenkonzentratgabe kostenintensiv.
  - Zunehmende Zahl von ASS-Resistenz (Aspirin-Nonresponder).
  - Gefahr der Ausbildung des Reye-Syndromes bei Kindern (Gehirn-/Leberschädigung).

❯ Oralchirurgisch-therapeutische Relevanz:
Gerinnungshemmende Medikamente sollten nur in Rücksprache mit dem verordnenden Arzt abgesetzt/umgestellt werden. Tendenziell zielen aktuelle Empfehlungen darauf ab, die antikoagulative Therapie nur noch bei besonders umfangreichen und blutungsrisikobehafteten Eingriffen abzusetzen oder umzustellen. Zunehmende Möglichkeiten lokaler Blutstillungsmaßnahmen (▶ Abschn. 8.3) sowie eine ansonsten steigende Inzidenz thromboembolischer Komplikationen haben zu dieser Empfehlung beigetragen. Während Patienten unter Cumarintherapie häufig präoperativ noch auf Heparine (NMH) umgestellt werden, wird im Allgemeinen das Absetzen von Thrombozytenaggregationshemmern nicht mehr praktiziert.

8.4.2 Neue orale Antikoagulanzien

Aufgrund o. g. Nachteile klassischer Antikoagulanzien (▶ Abschn. 8.4.1) wurden sog. neue orale Antikoagulanzien entwickelt, deren Verordnung

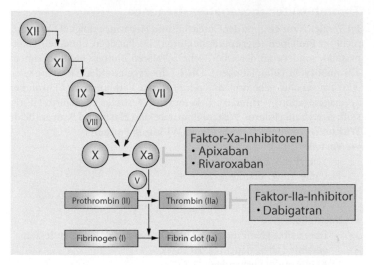

◘ Abb. 8.3 Wirkort der neuen oralen Antikoagulanzien im Gerinnungssystem

aus heutiger Sicht ansteigen wird (◘ Abb. 8.3). Zugelassene Medikamente mit noch eng gefasstem Indikationsgebiet sind Pradaxa (Dabigatran), Xarelto (Rivaroxaban) und Eliquis (Apixaban). Hierbei werden direkt nur noch einzelne Gerinnungsfaktoren gehemmt (Dabigatran → Faktor IIa; Rivaroxaban/Apixaban → Faktor Xa). Ihre Tragweite im Rahmen oralchirurgischer Interventionen kann zum jetzigen Zeitpunkt nicht abschließend bewertet werden.

— **Vorteile:**
  — Gute Steuerbarkeit.
  — Schneller Wirkungseintritt.
  — Kurze Eliminationshalbwertszeit.
  — Orale Anwendbarkeit.
  — Wirkung muss routinemäßig nach Herstellerangaben nicht überprüft werden.
  — Keine »Bridging-Therapie« mit NMH notwendig.
— **Nachteile:**
  — Hohe Kosten.
  — Kein Antidot vorhanden.
  — Potenzielle Medikamenteninteraktion.
  — CAVE: Bei Niereninsuffizienz, da insbesondere renale Ausscheidung.

8.4.3 Antikoagulation in der Schwangerschaft

— Heparine gelten als Goldstandard, da wirkungsvoll und nicht
   plazentagängig.
— CAVE: Bei Cumarinen, da sie plazentagängig sind und fetale Blutun-
   gen hervorrufen können.
— Thrombozytenaggregationshemmer dürfen nur unter bestimmten
   Voraussetzungen und verringerter Dosis eingesetzt werden.
— Neue orale Antikoagulanzien gelten als kontraindiziert.

Literatur

Cocero N, Mozzati M, Ambrogio M, Bisi M, Morello M, Bergamasco L. Bleeding rate
   during oral surgery of oral anticoagulant therapy patients with associated systemic pathologic entities: a prospective study of more than 500 extractions.
   J Oral Maxillofac Surg. 2014 May;72(5):858–67

Raffaele De Caterina, Steen Husted, Lars Wallentin, Felicita Andreotti, Harald Arnesen,
   Fedor Bachmann, Colin Baigent. New Oral Anticoagulants in Atrial Fibrillation
   and Acute Coronary Syndromes. *Journal of the American College of Cardiology*,
   Volume 59, Issue 16, Pages 1413–1425

Traumatologie der Zähne

Jochen Jackowski, Peter Dirsch, Hajo Peters

J. Jackowski et al. (Hrsg.), *Zahnärztliche Chirurgie*,
DOI 10.1007/978-3-642-54754-6_9, © Springer-Verlag GmbH Deutschland 2017

❗ Ein dentoalveoläres Trauma stellt einen Notfall dar und bedarf einer unverzüglichen Therapie. **Eine unterlassene oder fehlerhafte Behandlung kann zu einem lebenslangen zahnärztlichen Versorgungsbedarf und negativen Folgen für die Lebensqualität der Betroffenen führen.**

9.1 Ursachen, Entstehung und Häufigkeit

9.1.1 Ursachen

Bei einem Zahntrauma kommt es durch eine äußere Gewalteinwirkung zu einer Schädigung von Zahnhartsubstanz, Pulpa, Parodont und/oder umgebendem Hart- und Weichgewebe. Ursächlich für die Verletzungen können ein direktes oder ein indirektes Trauma sein:

- **Direktes Trauma:** Gewalteinwirkung trifft direkt auf einen oder mehrere Zähne.
- **Indirektes Trauma:** Gewalteinwirkung trifft auf den beweglich gelagerten Unterkiefer, der dadurch gegen den Oberkiefer gepresst wird. Über die Okklusionskontakte kommt es zu einer unphysiologischen Belastung der aufeinandertreffenden Zahneinheiten.

Anatomie der Zähne und des Zahnhalteapparates ▶ Kap. 1.

9.1.2 Pathomechanismus

Durch die einwirkende Kraft auf das System Zahn/Parodont kommt es primär zu einer elastischen Deformierung des Gesamtsystemes. Übersteigt die Kraft eine kritische Belastungsgrenze, so entsteht ein irreversibler Schaden in derjenigen Geweberegion, die am wenigsten Energie absorbieren kann.

Welche Schäden auftreten können, hängt von verschiedenen Faktoren ab:
- Absolute Größe, Richtung und Dauer der einwirkenden Kraft.
- Elastizität des aufprallenden Gegenstandes.
- Elastizität der Zähne bzw. des Parodontes.
- Zustand der Zahnhartsubstanz und des Parodontes.

9.1.3 Epidemiologie

Epidemiologische Studien zeigen, dass ca. zwei Drittel aller Frontzahntraumata bei Kindern und Jugendlichen auftreten, wobei ein Altersgipfel zwischen dem 2. und 3. Lebensjahr und ein weiterer Gipfel zwischen dem 7. und 11. Lebensjahr liegt. Nach aktuellen Studien erleiden ca. 30–40 % der Kinder ein Trauma an einem Zahn der ersten Dentition und ca. 25–30 % einen unfallbedingten Schaden an einem Zahn der zweiten Dentition bis zu ihrem 16. Lebensjahr. Dabei sind hauptsächlich die oberen Inzisivi (77 %) verletzt und Jungen etwa doppelt so häufig betroffen wie Mädchen.

9.2   Diagnostik

9.2.1   Anamnese

- Genauen Hergang des Unfalles sowie Ort und Zeit erfragen und dokumentieren. Verwendung von standardisierten Dokumentationsbögen wird empfohlen (www.dgzmk.de). Dies ist insbesondere aus strafrechtlichen (Rohheitsdelikte) sowie versicherungsrechtlichen Gründen (Wegeunfall, Arbeits- und Schulunfall) von erheblicher Bedeutung (Dokumentationspflicht des Behandlers).
- Ist ein vollständiger Zahnverlust eingetreten, muss der Verbleib des Zahnes bzw. Zahnfragmentes ermittelt werden.
- Nach Folgen der Gewalteinwirkung wie Übelkeit, Erbrechen, Bewusstlosigkeit und Amnesie ist zwingend zu fragen.
- Tetanusschutz überprüfen und ggf. Tetanusimmunprophylaxe unverzüglich durchführen. Fehlende Impfungen der Grundimmunisierung sind nachzuholen (◘ Tab. 4.1).

9.2.2   Klinische Untersuchung

Den Patienten von außen nach innen und von anterior nach posterior untersuchen:
- Untersuchung der Gesichtshaut sowie der sensiblen und motorischen Innervation.
- Orientierende Untersuchung der Funktion der Kiefergelenke.
- Palpation der Gesichtsschädelknochen insbesondere der Alveolarkammbereiche.
- Inspektion der Gingiva und der umgebenden Mundschleimhaut.
- Sensibilitätstests der geschädigten sowie der benachbarten Zähne.
- Feststellung von Zahnlockerungen.
- Okklusionskontrolle.

9.2.3 Bildgebende Diagnostik

Einzelzahnfilme der betroffenen Zähne oder klinisch leeren Alveolen; bei klinischem Verdacht einer begleitenden knöchernen Fraktur ist eine erweiterte radiologische Diagnostik indiziert (OPG, CT, DVT).

9.2.4 Klassifikation der Zahnverletzungen

Verletzungen der Zähne und des Zahnhalteapparates können isoliert oder kombiniert auftreten. Es existieren eine Reihe von Klassifikationen dentaler Verletzungen, wobei die Einteilungen von Andreasen sowie die sich darauf stützende Klassifikation der WHO am weitesten verbreitet sind (berücksichtigt bei der Erstellung der International Classification of Diseases to Dentistry and Stomatology, ICD-DA).

Klassifikation nach WHO

Verletzungen der Zahnhartsubstanz (▫ Abb. 9.1)

— Kronenfraktur Grad I: Schmelzfraktur inkl. Schmelzriss (S02.50, unkomplizierte Kronenfraktur).
— Kronenfraktur Grad II: Kronenfraktur ohne Beteiligung der Pulpa (S02.51, unkomplizierte Fraktur).
— Kronenfraktur Grad III: Kronenfraktur mit Beteiligung der Pulpa (S02.52, komplizierte Fraktur).

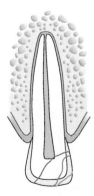

▫ **Abb. 9.1** Kronenfrakturen. (Aus Jackowski et al. 2007. Mit freundlicher Genehmigung von Elsevier)

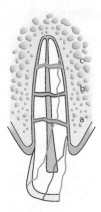

■ Abb. 9.2 Kombinierte Kronen-Wurzel-Frakturen und isolierte Wurzelfrakturen. *a* Fraktur im koronalen Wurzeldrittel, *b* Fraktur im mittleren Wurzeldrittel, *c* Fraktur im apikalen Wurzeldrittel. (Aus Jackowski et al. 2007. Mit freundlicher Genehmigung von Elsevier)

Wurzelfrakturen (S02.53) (■ Abb. 9.2)
Bei Wurzelfrakturen liegt immer eine Verletzung von Pulpa, Dentin und Wurzelzement vor. Aus therapeutischen Gründen wird eine Klassifizierung nach der Lage des Frakturspaltes durchgeführt. Daneben ist jedoch auch der potenzielle Infektionszustand und der Erhalt einer intakten Blutzirkulation von therapeutischer Bedeutung (▶ Abschn. 9.3.2 Wurzelfrakturen).
━ a = Fraktur im koronalen Wurzeldrittel.
━ b = Fraktur im mittleren Wurzeldrittel.
━ c = Fraktur im apikalen Wurzeldrittel.

Kronen-Wurzel-Frakturen (S02.54) (■ Abb. 9.3)

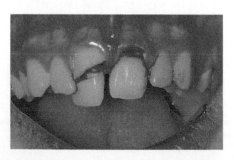

■ Abb. 9.3 Kombinierte Kronen-Wurzel-Frakturen an den Zähnen 11 und 21

Multiple Frakturen des Zahnes (S02.57)
Unspezifische Zahnfrakturen (S02.59)
Verletzungen des Zahnhalteapparates (S03.2)
- Luxation des Zahnes (S03.20).
- Intrusion/Extrusion des Zahnes (S03.21).
- Avulsion des Zahnes (S03.22).

Bei der Klassifikation von Verletzungen des Zahnhalteapparates gilt diese Einteilung aus epidemiologischen Gründen als sinnvoll. Häufig wird sie aber dem Ausmaß und der Differenziertheit einer Verletzung nicht gerecht, sodass eine weitere Unterteilung zu empfehlen ist:
1. Konkussion (ohne/mit Zahnlockerung).
2. Dislokationen:
   - Extrusive Dislokation.
   - Intrusive Dislokation.
   - Laterale Dislokation.
3. Avulsion.

9.3   Therapie der Zahnhartsubstanzverletzungen

Bezüglich der Therapie der Zahnhartgewebe-Verletzungen wird auf die einschlägige Literatur verwiesen.

9.3.1   Kronenfrakturen

Kronenfraktur Grad I

Sofern kein Substanzverlust vorliegt (Schmelzriss) findet keine Therapie statt. Langfristige Kontrolle (Sensibilitätstest; ggf. Röntgenkontrolle) ratsam.
    Bei Substanzverlust Aufbau der verlorenen Zahnsubstanz mittels Komposit (Säure-Ätz-Technik), ggf. unter Einbeziehung des Orginalfragmentes.

Kronenfraktur Grad II

Therapie ▸ Kronenfraktur Grad I.

Kronenfraktur Grad III

Richtungsweisend für die Therapie ist der Zustand der Pulpa.
Es kann von einer geringen Infektion der Pulpa ausgegangen werden, wenn das Trauma bei guter allgemeiner Abwehrlage geschehen und die Zeitspanne zwischen Trauma und Therapie begrenzt ist. Therapie: Partielle

Pulpaamputation und Abdeckung der Restpulpa mit einem Kalzium-
hydroxidpräparat.

Treten im weiteren Therapieverlauf Entzündungszeichen im Sinne von
Perkussionsempfindlichkeit, Fistel- oder Abszessbildung auf oder ist bei der
Primärversorgung aufgrund des Ausmaßes der Verletzung und der Dauer
bis zur Therapie von einer ausgedehnten Infektion der Pulpa auszugehen,
muss eine vollständige endodontische Behandlung durchgeführt werden.

> ❯ Wurzelwachstum bei der Therapieentscheidung beachten. Bei nicht
> abgeschlossenem Wurzelwachstum ist die Vitalerhaltung der Pulpa
> wahrscheinlicher.

Therapie bei Milchzähnen

Analoges Vorgehen wie im bleibenden Gebiss. Bei aufwendigeren prothetischen Versorgungsnotwendigkeiten ist jedoch die Indikation in An-
betracht des physiologischen Zahnwechsels streng zu stellen. Dies gilt auch
bei notwendigen endodontischen Behandlungen.

9.3.2 Wurzelfrakturen

Wurzelfrakturen im koronalen Drittel

Da die Pulpa über den Frakturspalt in der Regel in Verbindung zum parodontalen Bereich steht, kann eine Infektion der Pulpa nicht verhindert
werden. Das koronale Fragment wird entfernt und eine endodotische Behandlung durchgeführt. Sekundär kann mittels Stiftaufbau eine Über-
kronung des Zahnes erfolgen, ggf. nach vorheriger kieferorthopädischer
Extrusion der Wurzel.

Wurzelfrakturen im mittleren Drittel

Liegt keine Dislokation der Fragmente vor und ist die Vitalität der Pulpa
erhalten, kann eine Überbrückung des Frakturspaltes mittels Einbau von
Hartsubstanz (Zement, Dentin, Knochen) und/oder Bindegewebe erfolgen. Voraussetzung dafür ist die interfragmentäre Ruhe, die durch eine
rigide Schienung für ca. zwei bis drei Monate erreicht werden kann.

Tritt in der Folgezeit eine Infektion der Pulpa auf oder liegt diese bereits
vor, kann nicht von einer hartgewebigen Ausheilung ausgegangen werden.
Es besteht dann die Möglichkeit, den Zahn mittels Keramik- oder Metall-
stift intern zu schienen (Patient muss auf ungünstige Prognose hingewiesen werden).

Sofern die koronale Pulpa stark infiziert oder der Zahn bereits devital
ist, sollte zumindest das koronale Fragment entfernt werden (hartgewebige

Ausheilung nicht möglich). Die Pulpa des apikalen Fragmentes behält häufig ihre Vitalität und kann als »Atrophieprophylaxe« für den Alveolarkamm bis zur definitiven prothetischen Versorgung belassen werden (► einschlägige Literatur der zahnärztlichen Implantologie).

Wurzelfrakturen im apikalen Drittel

Liegt keine Dislokation der Fragmente bei gleichzeitiger Annahme erhaltener Desmodont- und Pulpavitalität vor, kann eine hartgewebige Überbrückung des Frakturspaltes abgewartet werden. Ansonsten ist eine chirurgische Intervention durch Wurzelspitzenresektion mit intraoperativer Wurzelfüllung die Therapie der Wahl (► Abschn. 11.5).

Längs- und Schrägfrakturen der Wurzel

Bei Längsfrakturen ist die Erhaltungsfähigkeit des Zahnes nicht gegeben. Eine operative Entfernung ist daher angezeigt.

Bei Schrägfrakturen ist der Verlauf des Frakturspaltes ausschlaggebend für die Therapieentscheidung (► Kronenfraktur Grad III).

Therapie bei Milchzähnen

Zähne der ersten Dentition mit Wurzelfrakturen werden im Allgemeinen entfernt. Auf stark verletzte Milchzähne wird in aller Regel zugunsten der bleibenden Zahnanlagen verzichtet. Für die Entwicklung der Sprache und des Gebisses hat insbesondere die Oberkieferfront eine untergeordnete Bedeutung. Außerdem sind die Therapieoptionen (der Milchzahnerhaltung) durch die Kooperationsfähigkeit, vor allem von Kleinkindern, eingeschränkt. Vor einer geplanten Behandlung unter Sedierung oder Narkose muss eine sorgfältige Kosten-Nutzen-Analyse durchgeführt werden. Alle genannten Faktoren müssen gemeinsam mit den Eltern beraten werden.

9.4 Verletzungen des Zahnhalteapparates

Welche der nachfolgend aufgeführten Verletzungen eintritt, hängt maßgeblich von der Größe und der Richtung der einwirkenden Kraft ab.

9.4.1 Kontusion (Synonym: Konkussion)

Verletzung des Zahnhalteapparates durch unphysiologisches Eindringen des Zahnes in die Alveole durch axiale Krafteinwirkung (◻ Abb. 9.4). Durch Ödembildung im Parodontalspalt kann es temporär zu einer posttraumatischen geringen Extrusion kommen (Vorkontakt).

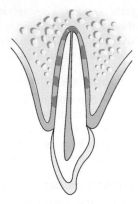

■ **Abb. 9.4** Kontusion. (Aus Jackowski et al. 2007. Mit freundlicher Genehmigung von Elsevier)

Klinik

Zahn steht in normaler Position und zeigt keine abnorme Beweglichkeit. Perkussionsempfindlichkeit ist erhöht; vorübergehende Hypersensibilität, ggf. jedoch auch Notwendigkeit der sekundären endodontischen Behandlung.

Röntgen

Unauffälliger Befund, ggf. geringe Verbreiterung des Parodontalspaltes.

Therapie

Keine, ggf. Entfernen von Vorkontakten bei Aufbissempfindlichkeit. Langfristige Kontrolle erforderlich.

Therapie bei Milchzähnen

Keine Therapie. Langfristige Kontrolle erforderlich.

9.4.2 Subluxation

Teilweise Zerstörung der Verbindung zwischen Zahn und Zahnhalteapparat, evtl. mit Verletzung des Nerv-Gefäß-Bündels (■ Abb. 9.5). Es kommt zur Einblutung und Ödembildung im parodontalen Ligament.

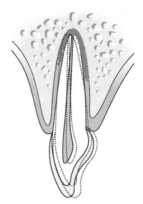

☐ Abb. 9.5 Subluxation. (Aus Jackowski et al. 2007. Mit freundlicher Genehmigung von Elsevier)

Klinik

- Erhöhte Zahnbeweglichkeit bei geringer oder fehlender Zahnfehlstellung.
- Perkussionsempfindlichkeit erhöht, Sensibilität/Vitalität kann erhalten sein.
- Ggf. Blutung aus dem Parodontalspalt.

Röntgen

Keine auffällige Verlagerung feststellbar, ggf. Verbreiterung des Parodontalspaltes.

Therapie

- Ruhigstellung des Zahnes für ca. 7–14 Tage mittels flexibler Schienung.
- Regelmäßige Sensibilitätstests im Abstand von ca. 7–14 Tagen über einen längeren Zeitraum. Zeigt sich keine wiederkehrende Sensibilität, sollte ggf. eine Probetrepanation erfolgen (▶ einschlägige Literatur der konservierenden Zahnheilkunde).
- Zeigen sich im Verlauf Zeichen eines Sensibilitätsverlustes oder eine klinische Verfärbung der Zahnkrone (irreversible Schädigung des Nerv-Gefäß-Bündels), ist eine endodontische Behandlung auch bei subjektiver Beschwerdefreiheit unverzichtbar (Resorptionsprophylaxe).

Therapie bei Milchzähnen

Zähne der ersten Dentition werden nur ruhiggestellt, sofern die physiologische Resorption noch nicht eingetreten ist. Bei bevorstehendem Zahnwechsel sollte eine Zahnentfernung in Erwägung gezogen werden.

9.4.3 Periphere Luxation

Wird unterteilt in:

- **Extrusion:** teilweise Verlagerung des Zahnes aus der Alveole in Zahnachsenrichtung (■ Abb. 9.6).
- **Laterale Luxation:** Seitliche Verlagerung des Zahnes mit begleitender Verletzung des knöchernen Alveolarfaches (■ Abb. 9.7, ■ Abb. 9.8).

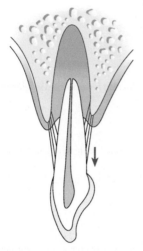

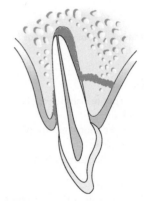

■ **Abb. 9.6** Extrusion. (Aus Jackowski et al. 2007. Mit freundlicher Genehmigung von Elsevier)

■ **Abb. 9.7** Laterale Luxation. (Aus Jackowski et al. 2007. Mit freundlicher Genehmigung von Elsevier)

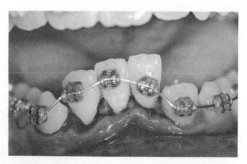

■ **Abb. 9.8** Unter KFO-Therapie nach Rohheitsdelikt typische Verlagerung der Kronen 42, 41 und 31 bei lateraler Dislokation.

Bei beiden Verletzungen kommt es zu einer erheblichen Zerstörung der Verbindung zwischen Zahn und Zahnhalteapparat sowie des Nerv-Gefäß-Bündels.

Klinik

- Deutliche Zahnfehlstellung.
- Erhöhte Zahnbeweglichkeit, sofern keine Verkeilung mit dem frakturierten Alveolarknochen vorliegt.
- Perkussionsempfindlichkeit kann erhöht sein, Sensibilität geht i. d. R. verloren.
- Blutung aus dem Parodontalspalt.
- Verletzung der Schleimhaut in Wurzelregion möglich.

Röntgen

Zahnverlagerung sichtbar.

Therapie

Repositionierung in korrekte Stellung (Okklusionskontrolle), flexible Schienung für ca. 10–14 Tage. Bei lateraler Luxation mit knöcherner Fraktur des Alveolarfaches ist die Knochenheilung abzuwarten (rigide Schienung für ca. 4–6 Wochen).

Bei geringer Fehllage und Lockerung sollte ggf. auf Repositionierung und Schienung vollständig verzichtet werden, da die Repositionierung ein erneutes Trauma auslösen kann (okklusale Störkontakte beachten). Ein in falscher Position eingeheilter Zahn kann sekundär kieferorthopädisch eingestellt werden.

Zeigen sich Zeichen eines Sensibilitätsverlustes oder eine klinische Verfärbung der Zahnkrone (Beschädigung des Nerv-Gefäß-Bündels), ist eine endodontische Behandlung auch bei subjektiver Beschwerdefreiheit dringend angezeigt (Resorptionsprophylaxe).

Therapie bei Milchzähnen

Die Repositionierung eines Zahnes der ersten Dentition ist nur dann sinnvoll, wenn die physiologische Resorption noch nicht eingetreten ist. Dabei ist auf die Möglichkeit einer zusätzlichen Schädigung des bleibenden Zahnkeims zu achten, d. h., eine Repositionierung wird nur nach strenger Indikationsstellung vorgenommen.

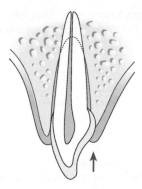

9.4.4 Intrusion (Synonym: Luxation nach zentral)

Durch axiale Gewalteinwirkung kommt es zu einer Verlagerung in das Alveolarfach bei gleichzeitiger Fraktur/Zersplitterung der knöchernen Alveolarwände und Schädigung des Nerv-Gefäß-Bündels (◘ Abb. 9.9). Teilweise oder vollständige Aufhebung der Verbindung zwischen Zahn und Alveolenwand.

Klinik

- Zahn befindet sich in Infraokklusion oder liegt ggf. vollständig unter dem Gingivaniveau (vollständige Intrusion).
- Zahnbeweglichkeit ist verringert bis physiologisch.
- Perkussionsempfindlichkeit sowie Sensibilität können normal oder verringert sein; häufig heller Klopfschall.
- Blutung aus dem Desmodont/Alveole. Blutung aus der Nase kann Zeichen für eine Perforation des Nasenbodens bei Intrusion oberer Schneidezähne sein.

Röntgen

PA-Spalt ist verringert bis vollständig aufgehoben. Apikalverlagerung der Inzisalkante und der Schmelz-Zement-Grenze ist sichtbar.

Therapie

Therapieansatz ist vom Zustand des Wurzelwachstumes abhängig:
- **Nicht abgeschlossenes Wurzelwachstum:** Spontanrückstellung kann in Betracht gezogen werden.

— **Abgeschlossenes Wurzelwachstum:** Eine Spontanrückstellung ist
wenig wahrscheinlich. Eine Reposition in die anatomisch korrekte
Position ist mit einer Verringerung der Kontaktfläche Zahn/Alveole
verbunden, wodurch eine Zahnlockerung eintritt und möglicherwei-
se ein noch bestehendes (intaktes) Nerv-Gefäß-Bündel zerstört wird.
Daher werden intrudierte Zähne, sofern keine anderen anatomischen Regionen beschädigt wurden (Nasenboden, Nerven), in ihrer
Position belassen. Nach parodontaler Ausheilung kann eine kieferorthopädische Einstellung erfolgen. Eine Schienung ist aufgrund der
Verkeilung i.d.R. nicht erforderlich.
Langfristige Sensibilitätskontrollen notwendig.
Zeigen sich Zeichen eines Sensibilitätsverlustes oder eine klinische
Verfärbung der Zahnkrone (irreversible Beschädigung des Nerv-Ge-
fäß-Bündels), ist eine endodontische Behandlung auch bei subjekti-
ver Beschwerdefreiheit dringend angezeigt (Resorptionsprophylaxe).

Therapie bei Milchzähnen

Durch eine Intrusion kann es zu Schädigungen der bleibenden Zahnanlage
kommen. Dies kann zur Retention führen. Es sollte dann über eine Zahnentfernung nachgedacht werden. Bei geringer Verlagerung kann eine zu-
wartende Haltung eingenommen werden, da häufig eine spontane Wieder-
einstellung des Milchzahnes eintritt.

9.4.5 Avulsion (Synonym: Exartikulation, totale Luxation)

Durch Gewalteinwirkung kommt es zum vollständigen Verlust des Zahnes
aus der Alveole mit Zerreißung des parodontalen Gewebes sowie des apikalen Nerv-Gefäß-Bündels (◙ Abb. 9.10). Das knöcherne Alveolarfach
kann dabei beschädigt sein.

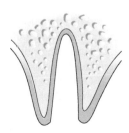

◙ **Abb. 9.10** Avulsion. (Aus Jackowski et al. 2007. Mit freundlicher Genehmigung
von Elsevier)

Klinik

Zahn befindet sich außerhalb der Alveole, die häufig mit Blut gefüllt ist.

> Der Verbleib des Zahnes muss geklärt werden, da eine komplette Intrusion, ein Verschlucken oder eine Aspiration nicht übersehen werden darf.

Röntgen

Leere Alveole sichtbar. Auf Frakturen der knöchernen Alveolarwand achten, ggf. zweite Röntgenebene (CT oder DVT präzisieren die radiologische Diagnostik).

Therapie

Kriterien für eine Replantation sind:

- Keine ausgeprägte parodontale Vorerkrankung.
- Alveolarwände sollten soweit intakt sein, dass sie dem Zahn nach der Replantation ausreichende Stabilität geben können.
- Keine orthodontische Kontraindikation (extremer Zahnengstand).
- Beachtung der extraalveolären Verweildauer (▶ unten).
- Feststellung des Wurzelwachstumes.

Extraalveoläre Verweildauer und Lagerung des Zahnes

Bedeutung für parodontales Gewebe: Trockene Lagerung verursacht bereits nach wenigen Minuten einen umfangreichen Zelltod im Parodont, wodurch eine funktionelle Wiedereinheilung verhindert wird. Daher ist auf feuchte Lagerung zu achten. Die Aufbewahrung in einem speziellen Zellmedium (Zahnrettungsbox; z. B. Dentosafe; SOS Zahnbox; Curasafe; EMT ToothSaver) sichert das Überleben vitaler desmodontaler Zellen für mindestens 24 h und sollte – wenn eine Zahnrettungsbox am Unfallort vorhanden ist – genutzt werden.

Bedeutung für pulpales Gewebe: Sofern das Wurzelwachstum noch nicht abgeschlossen ist, kann eine Revitalisierung nach Replantation möglich sein. Bei abgeschlossenem Wurzelwachstum ist diese Revitalisierung nicht mehr zu erwarten. Es sollte eine endodontische Therapie durchgeführt werden, die während der Schienungszeit stattfinden kann.

Alternativ wird die extraorale Wurzelspitzenresektion mit simultaner Insertion eines normierten Al_2O_3- (Biolox) oder Titanstiftes (Retro-Post) diskutiert. Kritisch werden dabei jedoch die therapiebedingte längere extraalveoläre Verweildauer sowie die mögliche Kontamination mit kalziumhydroxidhaltigen Wurzelfüllmaterialien angeführt.

Replantation

Fällt die Entscheidung zur Replantation, kann folgendes Vorgehen empfohlen werden:

- Vorsichtige Reinigung der Wurzeloberfläche durch Abspülen mit physiologischer Kochsalzlösung (keine mechanische Säuberung; lokale Anwendung von Antibiotika oder Schmelzmatrixproteinen wird diskutiert, wobei bisher keine hohe Evidenz vorliegt).
- Vorsichtiges Ausspülen des Blutkoagels aus der Alveole.
- Sondierung der knöchernen Alveolarwände, um Frakturen auszuschließen bzw. beurteilen zu können. Ggf. Repositionierung von periostgestielten Knochenfragmenten.
- Replantation des Zahnes in anatomisch korrekte Position.
- Flexible Schienung des Zahnes für ca. 1–2 Wochen, sofern keine begleitenden knöchernen Frakturen vorliegen (dann rigide Schienungsdauer ca. 3–6 Wochen, um Knochenheilung abzuwarten).
- Ggf. röntgenologische Kontrolle der Zahnposition.
- Langfristige Sensibilitätskontrollen bei Zähnen mit offenem Foramen apicale.

Treten Zeichen einer Pulpanekrose auf, muss eine endodontische Behandlung erfolgen.

Da es sich bei der Avulsion eines Zahnes um ein hochgradiges Trauma handelt und die Situation eine wohl durchdachte Diskussion über alternative Therapien häufig nicht zulässt, sollte im Zweifelsfall eher eine Replantation versucht werden, auch wenn die Prognose ungünstig erscheint.

Therapie bei Milchzähnen

Eine Replantation ist nicht indiziert.

9.5 Schienungsmöglichkeiten traumatisierter Zähne

9.5.1 Ziele der Schienung

- Fixierung der Zähne in anatomisch korrekter Position.
- Schutz vor Aspiration und Verschlucken.
- Gewährleistung von Heilungsvorgängen.
- Wiederaufnahme einer suffizienten Mundhygiene und Nahrungsaufnahme.
- Immobilisation von Knochenfragmenten bei begleitender Alveolarwandfraktur.

Um diese Ziele erreichen zu können, werden an Zahntrauma-Schienen bestimmte **Anforderungen** gestellt:

- Einfache Herstellung in der zahnärztlichen Praxis mit geringem Materialaufwand (»chair side«).
- Ausreichende Fixierung in der anatomisch korrekten Position bei Schonung von Gingiva und Parodont.
- Okklusion und Laterotrusion sollten nicht behindert werden.
- Guter Tragekomfort bei ausreichender Mundhygienefähigkeit.
- Endodontische Behandlungsmöglichkeit sollte gegeben sein.
- Indikationsbezogenes Rigiditätsverhalten.

9.5.2 Rigidität einer Zahntrauma-Schiene

Bei der Knochenbruchheilung bedarf es einer vollständigen interfragmentären Ruhe zwischen den Knochenbruchenden. Bei Zahntraumata kann eine vollständige Ruhe jedoch die Gefahr einer ankylotischen Einheilung und späteren Resorption der Wurzel erhöhen, weshalb bei Ausschluss von Verletzungen des parodontalen Gewebes und der Pulpa eine flexible Schienung bevorzugt wird (Ziel ist die Aufrechterhaltung der physiologischen Zahnbeweglichkeit).

9.5.3 Schienungsarten

Tiefziehschienen (provisorisch)

Mittels Abdrucknahme und Modellherstellung gefertigte Kunststoffschienen. Können im Wechselgebiss Anwendung finden, wenn die benachbarten Zähne aufgrund des physiologischen Zahnwechsels nicht vorhanden sind oder keine taugliche Stabilität zeigen. Eine ausreichende Stabilisierung ist jedoch nur bedingt gegeben, die Mundhygiene ist stark eingeschränkt, notwendige endodontische Behandlungen können nur schlecht durchgeführt werden, und zur Herstellung bedarf es zahntechnischer Gerätschaften.

Kompositschienung

Mittels Säure-Ätz-Technik und Komposit werden die verletzten Zähne bukkal oder lingual an den nicht verletzten Nachbarzähnen fixiert. Zur Verbesserung der Stabilität sollten ein kieferorthopädischer Draht oder ein Gewebegeflecht mit eingearbeitet werden. Nach dem gleichen Prinzip arbeiten kommerziell angebotene Titan-Trauma-Schienen (TTS, ◘ Abb. 9.11) oder 3D-Titan-Ringklebeschienen. Durch die Anwendung dieser Schienen kann

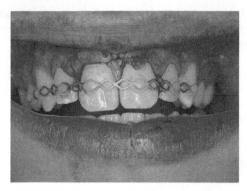

◻ Abb. 9.11 Schienung mit Titan-Trauma-Schiene (TTS) nach Reposition der Zähne 11 und 21

die Therapiezeit deutlich verringert werden. Gleichzeitig erfüllen sie die oben genannten Anforderungen an Zahntrauma-Schienen weitestgehend.

Brackettschienung

Kieferorthopädische Bracketts werden auf den verletzten sowie den benachbarten Zähne mittels Komposit befestigt. Die Schienung erfolgt über einen daran befestigten Drahtbogen.

Drahtbogen-Kunststoff-Schienen

Konventionelle Kieferbruchschienen nach Schuchardt oder Modell Münster finden bei begleitenden knöchernen Frakturen nur noch bedingt Anwendung (▶ Kap. 10).

9.6   Kontrolle

Nach einem Frontzahntrauma bedarf es einer Kontrolle in definierten Zeitabständen, um pathologische Veränderungen frühzeitig erkennen und weitere therapeutische Maßnahmen einleiten zu können (Ankylose und Wurzelresorptionen):

- Regelmäßige Sensibilitätskontrollen, sofern keine endodontische Behandlung eingeleitet wurde.
- Radiologische Kontrollen, im Idealfall mit standardisierten Zahnfilmaufnahmen am Tag des Unfalles, nach 1 Monat, nach 3 Monaten, nach 6 Monaten, nach einem Jahr und dann jährlich über einen Zeitraum von 5 Jahren.

9.7   Folgeerscheinungen nach Zahntraumata

9.7.1   Sensibilitätsverlust

Kann sofort oder nach einem freien Zeitintervall auftreten. Bei jedem Zahntrauma muss eine langfristige klinische und röntgenologische Nachkontrolle erfolgen. Bei Anzeichen eines Sensibilitätsverlustes erfolgt eine endodontische Behandlung auch bei subjektiver Beschwerdefreiheit.

9.7.2   Wurzelresorption

Unterschieden werden die externe und die interne Wurzelresorption.

Externe Wurzelresorption
Oberflächenresorption

Kleine, an der Oberfläche der Wurzel auftretende Resorptionskavitäten werden bei ausreichender Zementoblastenaktivität aus der Umgebung mit Zement aufgefüllt, in dem neu gebildete Fasern verankert werden (◻ Abb. 9.12). Es entsteht eine neue physiologische Verankerung mit normaler Zahnbeweglichkeit und das normale alveoläre Wachstum wird nicht behindert.

Ersatzresorption

Bei größeren Resorptionslakunen oder fehlender Zementoblastenaktivität tritt regenerierender Knochen in Kontakt zur Wurzeloberfläche, und die Wurzel wird in den physiologischen Knochenumbau mit einbezogen (Ankylose) (◻ Abb. 9.13). Es kommt zu einem Verlust des Parodontalspaltes. Die physiologische Zahnbeweglichkeit wird aufgehoben (Kennzeichen: Verringerte Periotestwerte und heller Klopfschall) und das normale alveoläre Wachstum stoppt.

Entzündungsresorption

Werden durch die Resorption Dentinkanälchen eröffnet, gelangen Mikroorganismen aus dem Endodont via Dentinkanälchen in das Parodont, wodurch es zu einer rasch fortschreitenden Entzündungsresorption kommt (◻ Abb. 9.14).

> ❱❱ Sowohl bei Ersatz- als auch bei einer Entzündungsresorption sollte eine Wurzelkanalbehandlung durchgeführt werden, damit die weitere Resorption möglicherweise gestoppt bzw. verlangsamt werden kann.

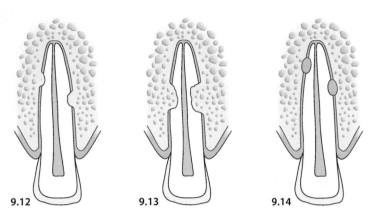

| 9.12 | 9.13 | 9.14 |

◼ **Abb. 9.12** Oberflächenresorption. (Aus Jackowski et al. 2007. Mit freundlicher Genehmigung von Elsevier)

◼ **Abb. 9.13** Ersatzresorption. (Aus Jackowski et al. 2007. Mit freundlicher Genehmigung von Elsevier)

◼ **Abb. 9.14** Entzündungsresorption. (Aus Jackowski et al. 2007. Mit freundlicher Genehmigung von Elsevier)

Interne Resorption

Eine intene Resorption ist röntgenologisch gekennzeichnet durch ungleichmäßige Vergrößerung des Pulpenkavums. Koronal befindet sich nekrotisches Pulpagewebe. Durch eine Wurzelkanalbehandlung kann das Fortschreiten der Resorption verhindert werden.

Literatur

Andreasen JO, Andreasen FM (1992) (Deutsche Übersetzung von J. Becker) Farbatlas der Traumatologie der Zähne. Deutscher Ärzteverlag GmbH Köln

Bastone EB, Freer TJ, McNamara JR (2000) Epidemiology of dental trauma: a review of the literature. Aust Dent J. Mar;45(1):2–9

Feliciano KM, de França Caldas A Jr. (2006) A systematic review of the diagnostic classifications of traumatic dental injuries. Dental Taumatol. Apr;22(2):71–6

Glendor U (2008) Epidemiology of traumatic dental injuries – a 12 year review of the literature. Dent Traumatol. Dec;24(6):603–11

Jackowski J, Peters H, Hölzle F (2007) Praxisleitfaden Zahnärztliche Chirurgie. Elsevier, München

Pagadala S, Tadikonda DC (2015) An overview of classification of dental trauma. IAIM. 2(9):157–64

Traumatologie des Gesichtsschädels

Marco Kesting, Frank Hölzle

J. Jackowski et al. (Hrsg.), *Zahnärztliche Chirurgie*,
DOI 10.1007/978-3-642-54754-6_10, © Springer-Verlag GmbH Deutschland 2017

10.1 Frakturenlehre

10.1.1 Definition

Eine Fraktur ist definiert als eine Durchtrennung der Knochenkontinuität infolge einer Gewalteinwirkung. Dabei wird die mechanische Absorptionstoleranz des Knochens durch die einwirkende Energie übertroffen.

10.1.2 Klassifikationen

Verursacht der traumatische Aufprall eine Fraktur am Ort der Einwirkung, wird von einer **direkten** Fraktur gesprochen. **Indirekte** Frakturen resultieren entfernt vom Ort der Krafteinwirkung (Kollumfraktur bei Faustschlag auf das Kinn).

Eine Sonderform stellt die **pathologische Spontanfraktur** dar. Der durch pathologische Vorgänge (Tumor, Entzündung) vorgeschädigte Knochen bricht dabei unter physiologischer Belastung.

Die **Grünholzfraktur** bei Kindern ist charakterisiert durch eine Kortikalisunterbrechung bei erhaltenem Periostschlauch.

Es werden Einfach-, Mehrfach- und Trümmerfrakturen, ggf. als Defektfrakturen mit Aussprengung oder Verlust eines Fragmentes unterschieden.

Geschlossene Frakturen zeigen einen intakten Weichteilmantel.

Offene Frakturen kommunizieren durch Zerreißung der umgebenden Haut oder Schleimhaut mit der Umgebung und bergen ein erhöhtes Infektionsrisiko für den Knochen.

Offene Frakturen werden in vier Grade eingeteilt:

- Grad I: Haut wird von Knochenfragment durchspießt.
- Grad II: Durch Gewalteinwirkung hervorgerufene größere Zerreißung der Haut.
- Grad III: Ausgedehnte Weichteilverletzung der Haut mit Schädigung von Haut, Muskeln, Sehnen, Nerven und Gefäßen.
- Grad IV: Subtotale Amputation.

Dislozierte Frakturen sind durch den Versatz der Frakturenden zueinander gekennzeichnet. Die **direkte** Dislokation wird durch das Trauma selbst verursacht. Eine **indirekte** Dislokation von Fragmenten durch Umgebungsstrukturen zeigt sich beispielsweise beim Zug des M. pterygoideus lateralis am Kondylus bei der Gelenkköpfchenfraktur.

10.2   Leitsymptome und allgemeine Diagnostik

10.2.1 Klinische Frakturzeichen

Bei der klinischen Untersuchung werden sog. sichere von unsicheren Frakturzeichen unterschieden.

Sichere Frakturzeichen

- Tastbare Stufenbildung.
- Sichtbare Frakturenden bei offenen Brüchen.
- Reibegeräusch (Krepitation) bei der Bewegung der Frakturenden gegeneinander.
- Abnorme Beweglichkeit von Fragmenten.

Unsichere Frakturzeichen

Unsichere Frakturzeichen weisen zwar auf eine Fraktur hin, sie sind jedoch auch bei anderen Verletzungen, z. B. Stauchung, Prellung oder Zerrung, vorhanden:

- Schwellung.
- Bewegungseinschränkung.
- Hämatom.
- Stauchungsschmerz.
- Bewegungsschmerz.
- Druckschmerz.

10.2.2 Allgemeine Diagnostik

Nach einem Aufpralltrauma muss eine Fraktur ausgeschlossen werden. Da Frakturen im Kiefer- und Gesichtsbereich mit lebensbedrohenden Kopfverletzungen einhergehen können, sind zunächst eine Untersuchung sowie ein entsprechendes Management des Patienten nach den Advanced Trauma Life Support (ATLS)-Kriterien indiziert. Bildgebende Verfahren in zwei Ebenen ergänzen die klinische Untersuchung und helfen bei der Diagnosefindung.

Anamnese

- Vorgehen nach ATLS-Kriterien:
  - A (Airway): Atemweg, Sicherung der Halswirbelsäule.
  - B (Breathing): Atmung, Thorax.
  - C (Circulation): Kreislauf/Blutungskontrolle.
  - D (Disability): Neurologie.

■ **Tab. 10.1** Glasgow Coma Scale. Die Summe der Punkte ergibt den Coma-Score. Damit ist eine standardisierte Einschätzung des Schweregrades einer Bewusstseinsstörung möglich

Neurologische Funktion	Reaktion des Patienten	Punktwert
Augen öffnen	Spontan	4
	Auf akustische Reize	3
	Auf Schmerzreiz	2
	Fehlt	1
Beste motorische Antwort	Befolgt Aufforderungen	6
	Lokalisiert Stimulus	5
	Zieht Extremität zurück	4
	Beugehaltung	3
	Streckhaltung	2
	Keine Bewegung	1
Beste sprachliche Antwort	Orientiert	5
	Verwirrt	4
	Einzelne Wörter	3
	Unartikulierte Laute	2
	Keine	1

- E (Environmemt, Exposure): Entkleiden/Wärmen/Bodycheck mit Einschätzung des Verletzungsgrades.
- Bewusstseinslage einschätzen anhand der Glasgow Coma Scale (GCS, ■ Tab. 10.1).
- Unfallhergang erfragen.
- Frakturmechanismus abschätzen.

Klinische Untersuchung

- Palpation auf Frakturzeichen:
  - Knochenstufen.
  - Krepitation.
  - Abnorme Beweglichkeit.
- Funktionsprüfungen:
  - Okklusionskontrolle.
  - Hirnnerven.
- Bildgebung.

10.3 Therapieprinzipien und Epidemiologie

10.3.1 Erstversorgung

Ausgedehnte Traumata

— Stabilisierung vitaler Funktionen durch Basisteam aus Anästhesisten, Chirurgen und Neurochirurgen.
— Interdisziplinäre Behandlungsabstimmung.

Primär MKG-chirurgische Traumata, Ausschluss Begleitverletzungen

— Feststellung GCS.
— Ausschluss Halswirbelsäulenverletzung bei GCS-15-Patienten; Anwendung der »Canadian C Spine Rule« (◻ Abb. 10.1).
— Indikation für CCT bei (»Canadian CT Head Decision Rule«):
  — 5 »high risk« Kriterien:
    – Innerhalb 2 h wird GCS 15 nicht erreicht.
    – V. a. offene Schädel-Hirn-Verletzung.
    – Zeichen einer Schädelbasisverletzung.
    – 2-mal oder mehr Erbrechen.
    – Alter über 65 Jahre.
  — 2 »low risk« Kriterien:
    – Amnesie über 30 min.
    – Gefährlicher Verletzungsmechanismus.
— Sicherung der Atmung bei anteriorer Trümmerfraktur mit Rückfall der Zunge durch Zug des M. mylohyoideus.
— Ligatur von Blutungen (A. facialis) bei Weichteilbeteiligung.
— Überprüfung des Impfstatus (Tetanus).
— Entfernung von Fremdkörpern, Verschmutzungen, Spülung mit 0,04 % Polihexanidlösung.
— Sofortversorgung offener Frakturen aufgrund Kontamination.
— I.v. Antibiose mit
  — β-Lactamase-Hemmern (1. Wahl, z. B. Penicillin, Cephalosporin).
  — Lincosamiden (2. Wahl, z. B. Clindamycin).

Therapieziel bei Frakturen

— Knöcherne Konsolidierung der Fragmente in anatomisch richtiger Position.
— Einstellung der Okklusion.
— Ästhetische Rehabilitation.
— Vermeidung von Pseudarthrosen und Osteomyelitiden.

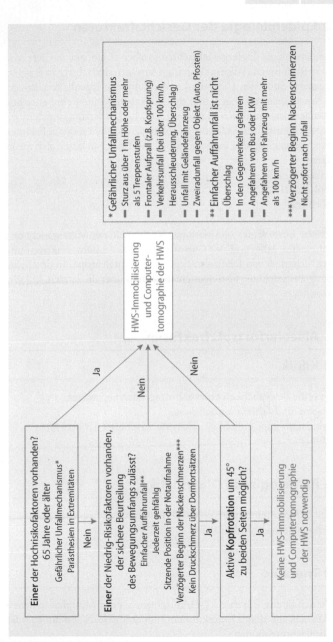

Einer der Hochrisikofaktoren vorhanden?
65 Jahre oder älter
Gefährlicher Unfallmechanismus*
Parästhesien in Extremitäten

Nein

Einer der Niedrig-Risikofaktoren vorhanden,
der sichere Beurteilung
des Bewegungsumfangs zulässt?
Einfacher Auffahrunfall**
Jederzeit gehfähig
Sitzende Position in der Notaufnahme
Verzögerter Beginn der Nackenschmerzen***
Kein Druckschmerz über Dornfortsätzen

Ja

Aktive **Kopfrotation** um 45°
zu beiden Seiten möglich?

Ja

Keine HWS-Immobilisierung
und Computertomographie
der HWS notwendig

Ja

Nein

Nein

HWS-Immobilisierung
und Computer-
tomographie der HWS

* Gefährlicher Unfallmechanismus
— Sturz aus über 1 m Höhe oder mehr
  als 5 Treppenstufen
— Frontaler Aufprall (z.B. Kopfsprung)
— Verkehrsunfall (bei über 100 km/h,
  Herausschleuderung, Überschlag)
— Unfall mit Geländefahrzeug
— Zweiradunfall gegen Objekt (Auto, Pfosten)

** Einfacher Auffahrunfall ist nicht
— Überschlag
— In den Gegenverkehr gefahren
— Angefahren von Bus oder LKW
— Angefahren von Fahrzeug mit mehr
  als 100 km/h

***Verzögerter Beginn Nackenschmerzen
— Nicht sofort nach Unfall

Abb. 10.1 Vorgehen bei Verdacht auf Traumafolgen an der Halswirbelsäule bei wachen (Glasgow Come Scale 15) und kreislaufstabilen Patienten. Umgestalteter Algorithmus nach «Canadian C Spine Rule» sowie deren Modifikation nach Kreuder

10.3.2 Epidemiologie der Gesichtsfrakturen

Die Epidemiologie kiefergesichtschirurgischer Traumata variiert von Region zu Region stark. Allgemein gültige Aussagen sind schwer zu erzielen, da die soziale Situation, Umweltfaktoren, kulturelle Eigenheiten, kriegerische Auseinandersetzungen und der Zugang zu Waffen eine entscheidende Rolle spielen und sich in unterschiedlichen Verletzungsmustern widerspiegeln. Generell sind Männer unabhängig von allen anderen Faktoren etwa dreimal häufiger als Frauen betroffen. Als Ursachen lassen sich meist

- Stürze,
- Verkehrsunfälle,
- Rohheitsdelikte,
- Sportunfälle

nachweisen. Bevorzugte Lokalisationen sind das laterale Mittelgesicht und der Unterkiefer. Aufgrund der Gurtpflicht und der erhöhten aktiven und passiven Sicherheit von Kraftfahrzeugen ist in Mitteleuropa ein deutlicher Rückgang ausgedehnter Mittelgesichtsfrakturen über die letzten 40 Jahre zu verzeichnen.

10.4   Alveolarfortsatzfrakturen

10.4.1 Klinik

- Abnorme Beweglichkeit eines zahntragenden Segmentes.
- Gingiva- und Schleimhauteinrisse.
- Perkussionsempfindlichkeit, fehlende Sensibilität der betroffenen Zähne.

10.4.2 Radiologische Diagnostik

- Digitale Volumentomographie (DVT) oder
- Orthopantomogramm (OPT).

10.4.3 Therapie

Dentale Schienung durch SÄT-Drahtschienen oder Miniplastschienen für 4 Wochen, ggf. später Extraktionen, endodontische Maßnahmen oder Wurzelspitzenresektionen.

Therapeutische Alternativen

Operative Revision mit Miniplatten- oder Mikroplattenosteosynthese.

CAVE:

— Zahnwurzelverletzung.

— Erhaltung des Perioststieles.

10.5 Unterkieferfrakturen

Klassifikation

— Erfolgt nach der Lokalisation der Fraktur:
  — Medianfraktur.
  — Paramedianfraktur (Eckzahnregion, Foramenregion).
  — Korpusfraktur.
  — Kieferwinkelfraktur.
  — Kollumfraktur:
    – Gelenkhalsfraktur = Kollumfraktur.
    – Gelenkwalzenfraktur = Kapitulumfraktur.
  — Processus-coronoideus-Fraktur.
— Einfach-/Mehrfachfraktur.

Wichtige Kriterien für die Behandlungsplanung

— Stand der Dentition.

— Zustand des Gebisses.

— Atrophiegrad des Knochens/Zahnlosigkeit.

— Alter und Allgemeinzustand des Patienten.

Historische Entwicklung

— Altägypten: »Nicht behandelbar«.

— 19. Jh. mandibulomaxilläre Schienenverbände zur Ruhigstellung.

— Mitte 20. Jh. Osteosynthese erst mit Draht, später mit Plattensystemen.

10.5.1 Frakturen in der Zahnreihe (Median-/ Paramedian-, Korpusfrakturen)

Prädilektionsstellen (Loci minores resistentiae)

— Eckzahnregion aufgrund langer Wurzeln und grazilen Knochens.

— Foramen mentale.

— Symphyse bei Kindern aufgrund nicht abgeschlossener Verknöcherung.

Klinik

- Verschieblichkeit der Fragmente gegeneinander bei manuellem Druck.
- Okklusionsstörung/Stufenbildung in der Zahnreihe.
- Par-/Hyp-/Anästhesie bei Frakturverlauf durch N. alveolaris inferior.
- Gingivaeinriss bei offener Fraktur.
- Submuköses Hämatom bei geschlossener Fraktur.
- Schmerzhafte Mundöffnung.
- Stauchungsschmerz bei Druck auf das Kinn.

Radiologische Diagnostik

- Darstellung in zwei Ebenen mit OPT- und Clementschitsch-Aufnahme bei unkomplizierten Frakturen, alternativ DVT.
- Darstellung mit Computertomographie bei komplexen Frakturen, unklarem Frakturverlauf, unklarem Dislokationsgrad.

Therapie

- Präoperative Abformung und laborseitige Anfertigung einer Drahtbogen-Kunststoff-Schiene (bei ausreichender Mundöffnung).
- Sicherung der Okklusion über intraoperative Anlage der vorgefertigten Drahtbogen-Kunststoff-Schiene oder direkt über eine Schuchardt-Schiene, rigide mandibulomaxilläre Fixation (MMF).
- Operative Therapie durch Miniplattenosteosynthese mit zwei parallel angelegten monokortikal verankerten Platten über intraoralen Zugang.
- Postoperative elastische mandibulomaxilläre Fixation (Gummizüge) für 10–14 Tage.

> Problematik Zahn im Bruchspalt: Beherdete Zähne entfernen, retinierte Zähne aufgrund Gefahr der Dislokation und weiterer Schwächung des Knochens belassen.

10.5.2 Kieferwinkelfrakturen

Prädilektionsstelle

Graziler Knochen durch retinierte Weisheitszähne.

Klinik

- Oft diskrete Klinik.
- Gingivaeinriss retromolar bei offener Fraktur.
- Schwellung über Kieferwinkelregion.
- Stauchungsschmerz in der Frakturregion bei Druck auf das Kinn.

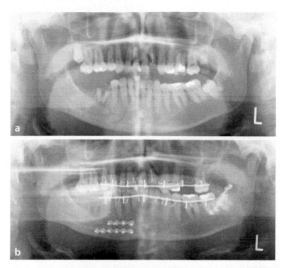

■ **Abb. 10.2** Orthopantomogramm (OPT). **a** OPT mit Paramedianfraktur rechts und Kieferwinkelfraktur links. Vollretinierter Zahn 38 im Bruchspalt. **b** Postoperatives OPT bei Zustand nach osteosynthetischer Versorgung der Frakturen mit Linea-obliqua-Platte links und zwei Miniplatten paramedian rechts. Zahn 38 wurde aus Stabilitätsgründen bis zur Metallentfernung belassen

Radiologische Diagnostik

▶ Abschn. 10.5.1

Therapie

— Präoperative Abformung und laborseitige Anfertigung einer Drahtbogen-Kunststoff-Schiene (bei ausreichender Mundöffnung).

— Sicherung der Okklusion über intraoperative Anlage der vorgefertigten Drahtbogen-Kunststoff-Schiene oder direkt über eine Schuchardt-Schiene, rigide mandibulomaxilläre Fixation (MMF).

— Operative Therapie durch Miniplattenosteosynthese über intraoralen Zugang mit einer Linea-obliqua-Platte, bei basaler Diastase zusätzliche zweite Miniplatte basal (■ Abb. 10.2).

— Postoperative elastische MMF über Gummizüge für 10–14 Tage.

❯ Aufgrund der Lage der Fraktur in der Muskelschlinge zwischen M. masseter und M. pterygoideus medialis ist **eine** Osteosyntheseplatte biomechanisch ausreichend.

10.5.3 Frakturen des Gelenkfortsatzes

Uneinheitliche Terminologie

- Im Englischen »subcondylar« und »condylar fractures«, wobei »condylar fractures« nur intrakapsulär.
- Gelenkfortsatzbasisfraktur (= tiefe Kollumfraktur), mittlere und hohe Kollumfrakturen, Gelenkköpfchen/-walzenfraktur (= Kapitulumfraktur, diakapituläre Fraktur).
- Intra- und extrakapsuläre Gelenkfortsatzfraktur.
- Dislokation (= Verschiebung der Fragmente, Köpfchen liegt in der Fossa), Luxation (Fragment mit Köpfchen ist aus der Fossa articularis gesprungen).

Mechanismen

- Meist indirekte Traumata.
- Bei Kindern durch die dünne Kortikalis am Gelenkkopf meist Gelenkkopffrakturen.
- Bei Erwachsenen wegen des schlanken Gelenkhalses und der dicken Kortikalis am Gelenkkopf meist Gelenkhalsfrakturen.

Klassifikation

Am weitesten verbreitet ist die Klassifikation nach Spiessl und Schroll (◘ Abb. 10.3), die Einteilung nach Loukota et al. (◘ Abb. 10.4) ist aktueller und unterscheidet nur noch drei Frakturtypen. Für Gelenkwalzenfrakturen hat sich die Klassifikation nach Neff et al. (◘ Abb. 10.5) etabliert.

Klinik

- Behinderte Latero- und Protrusionsbewegungen.
- Abweichung der Mittellinie.
- Offener Biss.
- Schmerzhafte Mundöffnung.
- Druckschmerzhaftigkeit im Gelenkbereich.
- Intrakapsuläres Hämatom.
- Blutung aus dem Gehörgang.
- Frühkontakt der Molaren.

Radiologische Diagnostik

- CT (◘ Abb. 10.6).
- Optionale Darstellung mit MRT zur Lagebeurteilung des Discus articularis.

I	II	III	IV	V	VI
Typ I	**Typ II**	**Typ III**	**Typ IV**	**Typ V**	**Typ VI**
Kollumfraktur ohne wesentliche Dislokation	Tiefe Kollumfraktur mit Dislokation	Hohe Kollumfraktur mit Dislokation	Tiefe Kollumfraktur mit Luxation	Hohe Kollumfraktur mit Luxation	Kapitulumfraktur

▪ **Abb. 10.3** Einteilung der Gelenkfortsatzfrakturen nach Spiessl u. Schroll (1972)

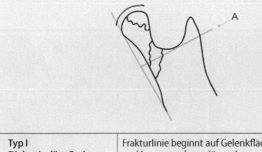

Typ I **Diakapituläre Fraktur** **(durch Gelenkköpfchen)**	Frakturlinie beginnt auf Gelenkfläche und kann extrakapsulär enden
Typ II **Gelenkhalsfraktur**	Frakturlinie beginnt kranial von A und liegt mehr als die Hälfte kranial von A
Typ III **Gelenkfortsatzbasis-** **fraktur**	Frakturlinie beginnt hinter dem Foramen mandibulae und verläuft mehr als die Hälfte kaudal von A

A ist die Perpendiculare durch die Incisura semilunaris auf die Ramustangente

▪ **Abb. 10.4** Subklassifikation der Gelenkfortsatzfrakturen nach Loukota et al. (2005)

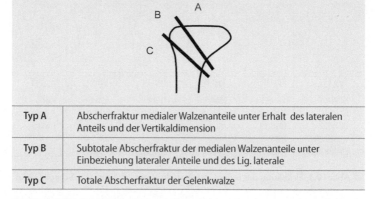

Typ A	Abscherfraktur medialer Walzenanteile unter Erhalt des lateralen Anteils und der Vertikaldimension
Typ B	Subtotale Abscherfraktur der medialen Walzenanteile unter Einbeziehung lateraler Anteile und des Lig. laterale
Typ C	Totale Abscherfraktur der Gelenkwalze

◼ **Abb. 10.5** Subklassifikation der Gelenkwalzenfrakturen nach Neff et al. (1999)

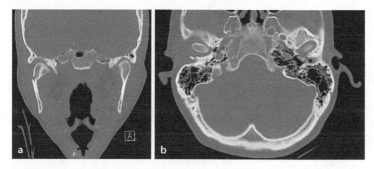

◼ **Abb. 10.6** Computertomographie bei Gelenkfortsatzfrakturen zur Erhöhung der diagnostischen Präzision. **a** Koronarer CT-Schnitt zeigt Dislokationsgrad einer hohen Kollumfraktur rechts. **b** Axialer CT-Schnitt zeigt beidseitige Perforation der posterioren Fossae articulares mit Einblutung in den Meatus acusticus

Therapie
Therapieziele

— Prätraumatische Okklusion herstellen.
— Funktionelle Beschwerden beseitigen und verhindern.
— Wiederherstellung Ästhetik.
— Schmerzfreie Mundöffnung.
— Wachstumsbedingten Komplikationen vorbeugen.

Therapievorschlag
Kollumfrakturen
- Operative Therapie durch Miniplattenosteosynthese mit 2 Platten.
- Von extraoral über submandibulären/retromandibulären/präaurikulären oder transparotidealen Zugang.
- Darauf postoperative MMF mit Gummizügen je nach Höhe der Fraktur für 8–14 Tage.

> Faustregel: Je höher desto kürzer.

Diakapituläre Frakturen/Gelenkwalzenfrakturen
Gelenkwalzenfrakturen mit Okklusionsstörung
- Konservatives Vorgehen mit MMF für maximal 8 Tage, danach funktionskieferorthopädische Behandlung (Aktivator, Monoblock) für 3–6 Monate.

Gelenkwalzenfrakturen ohne Okklusionsstörung
- Sofortige funktionskieferorthopädische Behandlung (Aktivator, Monoblock) für 3–6 Monate.

> Erhalt der Mundöffnung oberstes Behandlungsziel, nicht exakte Reposition.

Therapiealternativen
Kollumfrakturen
- Endoskopische Techniken mit intraoralem Zugang bei tiefen und mittelhohen Kollumfrakturen.
- Funktionelle Behandlung mit Aktivator:
  - Bei Kindern bis 12 Jahren.
- Konservativ-funktionelle Versorgung mit elastischer MMF (für 3 Wochen):
  - Bei nicht oder wenig (unter 30°) dislozierten Frakturen.
- Konservativ-frühfunktionelle Versorgung (variabel!) z. B. initial mit Gummizügen zur Okklusionseinstellung, darauf MMF für 8–10 Tage ggf. mit posteriorem Hypomochlion und ggf. anschließender funktionskieferorthopädischer Behandlung:
  - Bei nicht reponierbaren Trümmerfrakturen.

Diakapituläre Frakturen/Gelenkwalzenfrakturen
Operative Therapie
- Über präaurikulären/aurikulären Zugang oder
- Retroaurikulären Zugang auf den Gelenkkopf mit temporärer Durchtrennung des Meatus acusticus externus.

Osteosynthese
— Mit primärer Fixierung über Trapezplatte und anschließender Verschraubung:
  — Vorteil: Funktionelle Belastung am 1. postoperativen Tag möglich.
  — Nachteil: Schraubendislokation, Unmöglichkeit der Fragmentfixation, Fazialisschädigung, Stenose Gehörgang bei retroaurikulärem Zugang, Materialentfernung obligat.

10.5.4 Frakturen des Processus coronoideus

Klinik
— Trismus.
— Eingeschränkte Unterkieferbewegung.
— Schwellung in der Jochbogenregion.
— Einblutung im intraoralen retromolaren Weichgewebe.
— Initial lateraler Kreuzbiss.
— Vergesellschaftet mit Jochbeinfrakturen.

Radiologische Diagnostik
— Darstellung mit OPT- und Clementschitsch-Aufnahmen, ggf. CT.

Therapie
Abhängig vom Grad der Dislokation und Patientenkomfort.
— Keine invasiven Maßnahmen.
— MMF bis max. 3 Wochen.
— Miniplattenosteosynthese mit 2 Platten über intraoralen Zugang.
— Resektion des Processus coronoideus.

10.5.5 Mehrfach-/Kombinations-/Defektfrakturen

Häufige Kombinationsfrakturen
— Doppelseitige Kollum-/Kapitulumfraktur.
— Medianfraktur und doppelseitige Kollumfraktur.
— Paramedianfraktur mit Kollumfraktur der Gegenseite.
— Kieferwinkelfraktur mit Kollumfraktur der Gegenseite.
— Doppelseitige Kieferwinkelfraktur.
— Processus coronoideus-/Jochbeinfraktur.

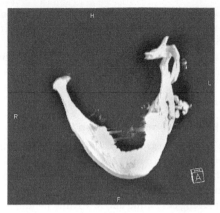

Abb. 10.7 Dreidimensionale Rekonstruktion der CT-Bildgebung bei Trümmerfraktur des Unterkiefers links nach Schussverletzung

Therapie
Doppelseitige Kollumfraktur

- Operative Therapie mit Osteosynthese mindestens einer Seite bei
  doppelseitiger Kollumfraktur, sonst Gefahr des offenen Bisses.

Defekt-/Trümmerfraktur

- Operative Therapie über extraoralen Zugang mit Einbringung einer
  Überbrückungsplatte, ggf. mit simultaner Augmentation von Becken-
  span oder –spongiosa (■ Abb. 10.7).

10.5.6 Frakturen im Milch- und Wechselgebiss

Therapieziel

- Bestmögliches Adaptieren der Frakturenden bei minimalster
  Invasivität.

Therapie
Gelenkfortsatzfrakturen (= Kollumfrakturen)

- Konservativ behandeln:
  - Hohe Regenerationsfähigkeit.
  - Weiche Kost in der 1. Woche.
  - Frühfunktionelle Belastung (Ankylosegefahr).
  - Aktivatorapplikation ab 2. Woche.

— Relative Indikationen für eine operative Versorgung sind:
  — Dislokation des Kondylus in Meatus acusticus externus,
    Mittelohr, Schädelgrube, Fossa infratemporalis.
— Bilaterale Frakturen mit unmöglicher Okklusionseinstellung
  durch konservative Maßnahmen.
— Fremdkörpereinsprengung.
— Frühfunktionelle Belastung (Ankylosegefahr).

Dislozierte Frakturen im bezahnten Bereich

— Operative Therapie durch Miniplattenosteosynthese mit verkürzter
  Liegedauer der Platten (max. 3 Monate) und anschließender MMF
  mit Gummizügen für 8 Tage, aufgrund erschwerter MMF an Milch-
  zähnen bzw. im Wechselgebiss:
  — Brackettierung der Zähne und MMF mit mandibulomaxillären
    Gummizügen.
— Drahtaufhängungen zur MMF an Apertura piriformis, Jochbein,
  Glabella oder »circumferential wiring« der Mandibula.

10.5.7 Frakturen des zahnlosen und des atrophierten Unterkiefers

Therapie
Zahnloser oder gering bezahnter Unterkiefer

— Konservative Therapie durch MMF für 2–3 Wochen:
  — Zunächst laborseitig: Prothesenbruchreparatur, ggf. Ausschleifen
    wegen Frakturödem, Anpolymerisieren von Retentionshaken:
    – Intraoperativ: »Circumferential wiring« Unterkieferprothese,
      Fixation Oberkieferprothese mit Knochenschrauben im
      Gaumen oder Alveolarkamm, danach MMF.
    – Bei nicht vorhandenen oder zerstörten Prothesen Anfertigung
      von »gunning splints«.
— Chirurgische Therapie durch Miniplattenosteosynthese wie beim be-
  zahnten Kiefer über intraoralen Zugang möglich, dann verkürzte MMF.
  Als Orientierung für die Frakturreposition kann hier nur die lokale
  Anatomie dienen, da keine sichere Okklusionsbeziehung vorhanden
  ist.

Atropher Unterkiefer (□ Abb. 10.8)

— Operative Therapie mit funktionsstabiler Osteosynthese mit bikortikal verankerter Rekonstruktionsplatte über extraoralen Zugang ohne
  postoperative MMF.

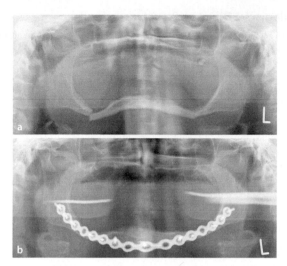

◨ **Abb. 10.8** Fraktur eines atrophierten Unterkiefers. **a** OPT-Ansicht einer doppelseitigen Fraktur des stark atrophierten Unterkiefers. **b** OPT-Ansicht nach osteosynthetischer Versorgung der Fraktur mit bikortikal verankerter Rekonstruktionsplatte

— Bei extremer Atrophie erfolgt ggf. Auflagerung eines Beckenkammtransplantates.
— Kontroverse Diskussion über Ablösen oder Belassen des Periostes (Perfusion) für die Osteosynthese.
— Alternative: Keine therapeutische Intervention bei alter Fraktur ohne Zeichen einer Bruchspaltinfektion und extremer Atrophie.

Komplikationen

Non-Union, Infektion bzw. Plattenfraktur tritt in bis zu 20 % der Fälle auf.

10.5.8 Sonstige Unterkiefertraumata

**Kiefergelenkskontusion (Stauchung)
und Kiefergelenksdistorsion (Überdehnung)**
Klinik
— Schwellung.
— Druckdolenz.
— Schonhaltung.

Radiologische Diagnostik

OPT- und Clementschitsch-Aufnahme zeigen Gelenkspaltverbreiterung.

Therapie

Konservative Maßnahmen, weiche Kost.

Kiefergelenksluxation
Klinik

- Gelenkkopf nicht in Gelenkpfanne zu tasten.
- Federnde Fixierung des Gelenkes.
- Kiefersperre, kein Kieferschluss möglich.

Radiologische Diagnostik

OPT- und Clementschitsch-Aufnahme zeigen leere Gelenkpfanne und Gelenkkopf in Fehlstellung.

Therapie

- Handgriff nach Hippokrates, ggf. in ITN.
- Postoperative Fixierung zur Sicherung der Reposition mit Kopf-Kinn-Verband.

10.6   Mittelgesichtsfrakturen

Klassifikationen

Am gebräuchlichsten sind die Einteilungen nach René Le Fort (1869–1951, Chirurg, Lille) und Martin Waßmund (1892–1956, Kieferchirurg, Berlin).

10.6.1 Zentrale Mittelgesichtsfrakturen

Anatomisches Repetitorium

◨ Abb. 10.9 und ◨ Abb. 10.10 zeigen die Anatomie des Mittelgesichtes von frontal und von lateral, wichtige Foramina des Mittelgesichtes (◨ Tab. 10.2) und wichtige, chirurgisch relevante Strukturen (◨ Tab. 10.3) sind dargestellt. Siehe auch ◨ Abb. 10.11 und ◨ Abb. 10.12.

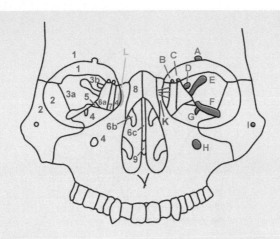

1	Os frontale	A	Foramen supraorbitale
2	Os zygomaticum	B	Foramen ethmoidale anterius
3	Os sphenoidale	C	Foramen ethmoidale posterius
3a	Ala maior	D	Canalis opticus
3b	Ala minor	E	Fissura orbitalis superior
4	Maxilla	F	Fissura orbitalis inferior
5	Os palatinum	G	Sulcus infraorbitalis
6	Os ethmoidale	H	Foramen infraorbitale
6a	Lamina orbitalis	I	Foramen zygomaticofaciale
6b	Concha nasalis media	K	mediales Lidband
6c	Lamina perpendicularis	L	Fossa sacci lacrimalis
7	Os lacrimale		
8	Os nasale		
9	Vomer		

■ **Abb. 10.9** Anatomie des Mittelgesichtes von frontal

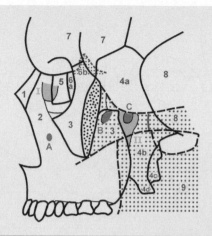

1	Os nasale	A	Foramen infraorbitale
2	Maxilla	B	Fissura orbitalis inferior
3	Os zygomaticum (teils entfernt)	C	Foramen sphenopalatinum
4	Os sphenoidale	I	Fossa sacci lacrimalis
4a	Ala maior	II	Fossa pterygopalatina
4b	Lamina med. proc. pterygoideus		
4c	Lamina lat. proc. pterygoideus		
4d	Hamulus pterygoideus		
5	Os lacrimale		
6	Os ethmoidale		
6a	Lamina orbitalis		
6b	Crista galli		
7	Os frontale		
8	Os temporale		
9	Mandibula (entfernt)		

◼ **Abb. 10.10** Anatomie des Mittelgesichtes von lateral

◘ **Tab. 10.2** Wichtige Foramina des Mittelgesichtes

Foramina	Wichtige Strukturen/Inhalt	Funktion	Ausfall
Canalis opticus	N. opticus (II) A. ophthalmica	Sensorisch	Amaurose
Fissura orbitalis sup.	N. oculomotorius (III)	**Motorisch**	
		M. rectus inf.	Auswärtsschielen
		M. rectus med.	Blick nach unten außen
		M. rectus inf.	
		M. obliquus inf.	
		M. levator palpebrae	Ptosis
		Sympathisch	
		M. ciliaris	Mydriasis
		M. sphincter pupillae	Pupillen weit
	N. ophthalmicus (N. V$_1$) seine Äste - N. lacrimalis - N. frontalis - N. nasociliaris	**Sensibel**	
		Tränendrüse, Konjunktiven	
		Periorbital, Stirn	
		NNH-Schleimhäute	
		Sympathisch	Miosis
		M. dilatator pupillae	Pupillen eng
	N. trochlearis (IV)	**Motorisch** M. obliquus sup.	Blick nach innen oben
	N. abducens (VI)	**Motorisch** M. rectus lat.	Einwärtsschielen
Fissura orbitalis inf.	N. infraorbitalis (Ast aus N. V$_2$ = N. maxillaris)	**Sensibel** Wange, Zähne des Oberkiefers	
	N. zygomaticus (Ast aus N. V$_2$)	**Sensibel** Schläfe, Jochbein **Parasympathisch** Tränendrüse	
Foramen infraorbitale	N. infraorbitalis	**Sensibel** Wange, Zähne des Oberkiefers	

◻ **Tab. 10.3** Wichtige, chirurgisch relevante Strukturen des Mittelgesichtes

Fossa pterygopalatina	
Inhalt	A. maxillaris
	N. V_2
	N. petrosus major (aus N. VII)
	N. petrosus minor (aus N. IX)

Processus pterygoideus	
Lamina med.	Hypomochlion für Sehne M. tensor veli palatini
Lamina lat.	Ursprung M. pterygoideus lateralis

Tränenweg
Tränendrüse sezerniert → Tränensee
→ Aufnahme durch Tränenpünktchen am Ober- und Unterlid
→ Weiterleitung über Canaliculi lacrimales in den Saccus lacrimalis
→ Weiterleitung über Ductus nasolacrimalis in unteren Nasengang

Lamina cribrosa, Crista galli
Durchtritt Fila olfactoria von intra- nach extrakraniell
Bei traumatischem Abriss → Anosmie

Anatomie der Frakturverläufe

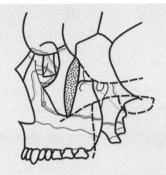

Le-Fort - I - Fraktur
Wassmund - I - Fraktur
Le-Fort - II - Fraktur | Wassmund - II - Fraktur
Le-Fort - III - Fraktur | **Wassmund - IV - Fraktur**
Le-Fort - III - Fraktur Variante
Wassmund - III - Fraktur

◘ **Abb. 10.11** Anatomie der Frakturverläufe bei zentraler Mittelgesichtsfraktur von lateral

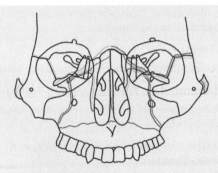

Le-Fort - I - Fraktur
Wassmund - I - Fraktur
Le-Fort - II - Fraktur | Wassmund - II - Fraktur
Le-Fort - III - Fraktur | **Wassmund - IV - Fraktur**
Le-Fort - III - Fraktur Variante rechts
Wassmund - III - Fraktur

◘ **Abb. 10.12** Anatomie der Frakturverläufe bei zentraler Mittelgesichtsfraktur von frontal

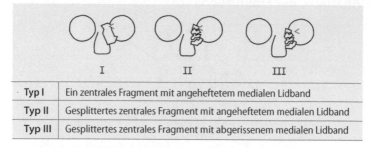

Typ I	Ein zentrales Fragment mit angeheftetem medialen Lidband
Typ II	Gesplittertes zentrales Fragment mit angeheftetem medialen Lidband
Typ III	Gesplittertes zentrales Fragment mit abgerissenem medialen Lidband

Abb. 10.13 Einteilung der NOE-Frakturen nach Markowitz et al. (1991)

LeFort-I-(Guerin-)Fraktur

Apertura piriformis oberhalb Spina nasalis anterior → faziale Kieferhöhlen-wand → Crista zygomaticomaxillaris → Tuber maxillae → Rückseite Kiefer-höhle → Abtrennung Spitze des Processus pterygoideus → basale laterale Nasenwand → Apertura piriformis.

LeFort-II-(Waßmund-II-)Fraktur

Kranial oder innerhalb Os nasale (kranial mit Lamina cribrosa-Beteili-gung: CAVE: Liquoraustritt/Anosmie!) → mediale Orbitawand → Fissura orbitalis inferior → Foramen infraorbitale → kraniale Kieferhöhlen-vorderwand → Abtrennung Processus pterygoideus mittig → Vomer → Lamina perpendicularis ossis ethmoidale.

Waßmund-I-Fraktur

Entspricht der LeFort-II-Fraktur ohne Beteiligung des Nasenskeletts.

Naso-orbital-ethmoidale Frakturen (NOE-Frakturen)

Einteilung nach Beteiligung des Knochens (= zentrales Fragment), an dem das mediale Lidband befestigt ist (■ Abb. 10.13).

Klinik der zentralen Mittelgesichtsfrakturen
LeFort-I-(Guerin-)Fraktur

Basaler Abriss der Maxilla.
- Schachtelton bei Perkussion auf Oberkiefer.
- Offener Biss.
- Pseudoprogenie.
- Abnorme Beweglichkeit des zahntragenden Oberkiefers beim Verschieben gegen feste Anteile des Gesichtsschädels (stärkere Beweglichkeit als bei LeFort II/III).
- Stufe an Crista zygomaticomaxillaris.

- Distal- und Kaudalverlagerung des Oberkiefers durch Zug der Mm. pterygoidei.
- Ödeme und Hämatome der Oberlippe und Wangen.
- Epistaxis.

LeFort-II-(Waßmund-II-)Fraktur

Pyramidaler Abriss der Maxilla und der Nase.
Waßmund-I-Fraktur ohne Abriss der Nase.

- Abnorme Beweglichkeit der abgesprengten Anteile (Nase, Infraorbitalrand).
- Offener Biss.
- Dorsal- und Kaudalverlagerung des Mittelgesichtskomplexes.
- Verlängertes Mittelgesicht (»dish face«).
- Pseudoprogenie.
- Epistaxis durch Einriss der Nasenschleimhäute.
- Hautemphysem durch Einpressen von Luft über die frakturierten Nasennebenhöhlenwände.
- Hämatome der Nasen- und mittleren Orbitaregion.
- Tastbare Stufe am unteren Orbitarand.
- An-/Hyp-/Parästhesie in der Infraorbitalregion.
- CAVE: Liquoraustritt bei kranial der Nase gelegener Fraktur mit Beteiligung der Lamina cribrosa.

Nasenskelettfraktur

- Schiefnase.
- Krepitation.
- Abnorme Verschieblichkeit knöchernes Skelett.
- Veränderung Weichteilprofil.
- Intrusion Nasenrücken.
- Nasenatmungsbehinderung.
- Hautemphyseme.
- Hyposphagma.
- Brillenhämatom.
- Epistaxis.
- CAVE: Septumhämatom.

Naso-orbital-ethmoidale Frakturen (NOE-Frakturen)

- Telekanthus (Pseudohypertelorismus) durch Abriss mediales Lidband:
  - Tessier-Score misst Abstand zwischen medialen Lidwinkeln
    I 30–34 mm
    II 35–39 mm
    III über 40 mm.

- Kontrolle des Abrisses durch lateralen Traktionstest Ober- und Unterlid.
- Normwert bei Kaukasiern: Interkanthale Distanz ist Hälfte der interpupillären Distanz.
- Sattelnase, abgeflachter Nasenrücken.
- Teleskopnase.
- Nach kranial zurückgefallene Nasenspitze.
- Periorbitale Einblutung durch Ethmoidalgefäßeinblutungen.
- Epiphora = Tränenträufeln (nicht beweisend für Tränenwegsschaden, auch ödembedingt).
- Lakrimale Abflusshemmung durch Beschädigung der Tränenwege.
- Schädigung/Abriss der Trochlea und des M. obliquus superior oculi.
- Anosmie durch Verletzung der Lamina cribosa und der Riechfäden.
- Kontrolle durch Eintropfen von Fluoreszein in unteren Konjunktivalsack und anschließendes Abschneuzen mit Farbtest im Taschentuch.

Stirnhöhlenvorderwandfraktur (◘ Abb. 10.14)

- Impression Stirn, Knochenstufen.
- Epistaxis.
- Orbitaemphysem.
- Brillenhämatom.
- CAVE: Begleitverletzung Frontobasisfraktur mit Gefahr von Liquorfluss.
- CAVE: Obstruktion der nasofrontalen Verbindung:
  - Komplikation Mukozelenbildung und Sinusitis frontalis.
  - Daher CT-Kontrolle 6 Monate posttraumatisch.

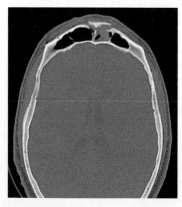

◘ **Abb. 10.14** Axialer (transversaler) CT-Schnitt einer Stirnhöhlenvorderwandfraktur

Radiologische Diagnostik

Computertomographie des Mittelgesichtes und des Kraniums (▶ o. g. Kriterien).

Hinweise auf Fraktur geben:
— Fragmentdislokation an anatomisch typischen Landmarken.
— Lufteinschlüsse.
— Hämatosinus.

Therapieempfehlungen für zentrale Mittelgesichtsfrakturen
Primär

— Blutstillung durch Bellocq-Tamponade, Masing-Tubus bei Epistaxis.
— Blutstillung retromaxillär (A. maxillaris) durch Kopfverband mit Kompression gegen Schädelbasis.
— I.v. Antibiose.
— Versorgung Weichteilverletzungen.
— Tetanusprophylaxe.
— Volumensubstitution, ggf. intensivmedizinische Betreuung.
— Abschwellende Maßnahmen für mehrere Tage bis zur operativen Revision, sofern keine Sofortversorgung indiziert ist.
— Neurochirurgische, otorhinolaryngologische und ophthalmologische Mitbetreuung und Mitversorgung.

Operative Zugänge zum Mittelgesicht (◘ Abb. 10.15)
LeFort-I-(Guerin-)Fraktur

Operative Revision nach MMF über intraoralen Zugang im Vestibulum des Oberkiefers.

Miniplattenosteosynthese mit 4 Platten (paranasal beidseits und auf dem Processus zygomaticomaxillaris beidseits).

Waßmund-I-Fraktur

Operative Revision nach MMF über infraorbitalen (siehe Jochbeinfraktur unter ▶ Abschn. 10.6.3) und intraoralen Zugang im Vestibulum des Oberkiefers.

Miniplattenosteosynthese mit 6 Platten (paranasal beidseits, Infraorbitalrand beidseits, Processus zygomaticomaxillaris beidseits), ggf. Revision des Orbitabodens mit Materialeinlage (siehe Orbitabodenfraktur unter ▶ Abschn. 10.6.4).

LeFort-II-(Waßmund-II-)Fraktur

Operative Revision nach MMF über infraorbitalen, intraoralen Zugang sowie bikoronaren Zugang (Bügelschnitt).

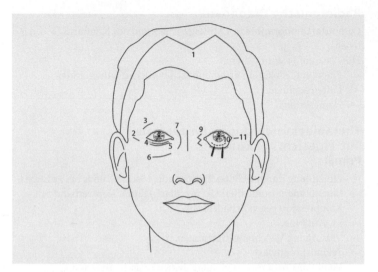

Abb. 10.15 Operative Zugänge zum Mittelgesicht (schematisch). *1* Bikoronarer Bügelschnitt nach Unterberger, *2* Jochbogenschnitt, *3* Lateraler Augenbrauen-schnitt, *4* Subziliarschnitt, *5* Mittlerer Unterlidschnitt, *6* Infraorbitalschnitt, *7* Gerad-liniger medialer Orbitaschnitt, *8* Nasaler Medianschnitt, *9* W-förmiger Orbita-schnitt, *10* Transkonjunktivaler Schnitt ggf. mit transkarunkulärer Erweiterung, *11* Laterale Kanthotomie unter Schonung des lateralen Lidbandes

Miniplattenosteosynthese mit Osteosynthese (paranasal beidseits, Infraorbitalrand beidseits, Processus zygomaticomaxillaris beidseits sowie Nasenwurzel), ggf. Revision des Orbitabodens mit Materialeinlage (siehe Orbitabodenfraktur unter ► Abschn. 10.6.4).

Nasenskelettfraktur
Operative Therapie durch geschlossene Reposition der Fragmente mit Elevatorium, intranasale Schienung mittels Tamponade für 3 Tage, extranasale Schienung mit Nasensplint bzw. Nasengips für 10 Tage, ggf. Septumsplint bei Gefahr Septumhämatom für 21 Tage.

Naso-orbital-ethmoidale Frakturen (NOE-Frakturen)
Ziel
- Anheftung des medialen Lidbandes an stabilem Fragment.
- Mediales Lidband soll Zug von kranial-posterior ausüben.
- Sicherung der Tränenabflusswege.
- Vermeidung Sattelnasendeformität.

Typ I

Operative Revision über bitemporalen koronaren Bügelschnitt nach Unterberger mit Osteosynthese des zentralen Fragmentes.

Typ II

Wie Operation bei Typ I mit zusätzlicher Anheftung des medialen Lidbandes.

— Auf der anderen Nasenseite durch transnasale Drahtligatur.

— Durch Acrylknopf, der das Band an zentrales Fragment fixiert.

— Durch Drahtnaht, die durch distales Loch einer an die Glabella fixierten Osteosyntheseplatte gezogen wird und ggf. zusätzlich an Glabella der Gegenseite fixiert wird.

Typ III

Wie Operation Typ II ggf. mit Knochentransplantat bei Defektfraktur (Tabula externa).

Management der Begleitverletzungen

— Tränennasengangsicherung: Primäre Schienung der Canaliculi lacrimales bzw. des Ductus nasolacrimalis.

— Einbruch der Nasenwurzel/Sattelnase: Primäre Auflagerungsosteoplastik vorzugsweise mit Tabula externa.

Stirnhöhlenvorderwandfraktur

Operative Revision über medialen Augenbrauenschnitt, Bügelschnitt oder Gelegenheitszugang mit Mikroplattenosteosynthese, ggf. Sinusverbolzung bei nasofrontaler Obstruktion (◘ Abb. 10.16).

Alternativ: Konservatives Vorgehen bei wenig dislozierten Frakturen.

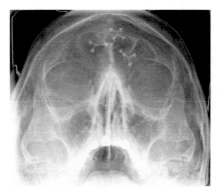

◘ **Abb. 10.16** Postoperative Röntgenaufnahme der Nasennebenhöhlen bei Zustand nach osteosynthetischer Versorgung einer Stirnhöhlenvorderwandfraktur

10.6.2 Zentrolaterale Mittelgesichtsfrakturen

LeFort-III-(Waßmund-IV-)Fraktur
Anatomie des Frakturverlaufes

Nasenseptum → frontonasale Sutur → frontomaxilläre Sutur → Os lacrimale → mediale Orbitawand →

- Variante grün (■ Abb. 10.11 und ■ Abb. 10.12):
  Distale Fissura orbitalis inferior → Fossa pterygopalatina → Basis Processus pterygoideus.
- Variante braun (■ Abb. 10.11 und ■ Abb. 10.12):
  Mesiale Fissura orbitalis inferior → Sutura zygomaticosphenoidalis → Sutura zygomaticofrontalis → laterale Orbitawand → Jochbogen.

Klinik

Abriss des gesamten Mittelgesichtes von der Schädelbasis.

- Tastbare Stufen an Sutura zygomaticofrontalis.
- Tastbare Stufen nasoethmoidal und nasofrontal.
- Hyposphagma.
- Abnorme Beweglichkeit des gesamten Mittelgesichtes gegen den Schädel.
- Offener Biss.
- Dorsal- und Kaudalverlagerung des Mittelgesichtskomplexes.
- Verlängertes Mittelgesicht (»dish face«).
- Pseudoprogenie.
- Blutungen im Nasenrachenraum durch Fraktur Nasennebenhöhlen.
- Hautemphyseme durch eingepresste Luft über frakturierte Nebenhöhlen.
- Sattelnase.

🚫 CAVE:
- Liquoraustritt
  - Bei Lamina-cribrosa-Fraktur → Anosmie bei Fila-olfactoria-Abriss.
  - Bei Kranialfraktur der Nasennebenhöhlen.
- Retrobulbäre Blutung → Exophthalmus → progrediente Visusverschlechterung → Amaurosis bei Nervus-opticus-Kompression.

Therapie

- Primärversorgung und Zugänge vgl. zentrale MG-Frakturen.
- Operative Revision über Bügelschnitt und Miniplattenosteosynthese frontonasal, lateroorbital und Jochbogen, ggf. Abdeckung Duraleck.

▣ Tab. 10.4 Klassifikation der lateralen Mittelgesichtsfrakturen (Zingg et al. 1992)	
Typ A	Inkomplette Jochbeinfraktur, nur einen Jochbeinpfeiler betreffend
- Typ A1	- Isolierte Jochbogenfraktur
- Typ A2	- Isolierte Fraktur des lateralen Orbitarandes
- Typ A3	- Isolierte Infraorbitalrandfraktur
Typ B	Komplette monofragmentäre Jochbeinfraktur (Tetrapodfraktur aller vier Pfeiler)
Typ C	Komplette mehrfragmentäre Jochbeinfraktur (Tetrapodfraktur aller vier Pfeiler)

10.6.3 Laterale Mittelgesichtsfrakturen

Es existiert keine einheitliche Terminologie der lateralen Mittelgesichtsfrakturen. Man unterscheidet im Wesentlichen in Frakturen des Jochbeinkomplexes sowie in isolierte Frakturen des Orbitabodens. Kombinationsfrakturen sind häufig. Orbitabodenfrakturen werden detailliert im Kapitel Orbitawandfrakturen (▶ Abschn. 10.6.4) aufgearbeitet.

Jochbeinkomplex-Anatomie und Frakturklassifikation

»Vierfuss«- oder Tetrapodenkonfiguration des Jochbeinkörpers (▣ Tab. 10.4)
— zum Oberkiefer: Processus zygomaticomaxillaris/Infraorbitalrand.
— zum Stirnbein: Processus zygomaticofrontalis/Sutura zygomaticofrontalis.
— zum Scheitelbein/Os temporale: Arcus zygomaticus (Jochbogen).
— zum Keilbein/Os sphenoidale: Sutura zygomaticosphenoidale.

Klinik
Jochbeinfraktur (alle Typen)

— Extraoral tastbare Stufe am Infraorbitalrand (Typ A3).
— Intraoral tastbare Stufe Crista zygomaticomaxillaris (Typ B).
— Extraoral tastbare Stufe Crista zygomaticofrontalis (Typ A2).
— Tastbare und nach Abschwellung sichtbare Impression am Jochbogen (Typ A1).
— Mundöffnungsbehinderung durch Anstoßen des Processus coronoideus an das eingedrückte Jochbein (v. a. bei ausgeprägter Typ-A1-Fraktur).
— Absinken des Jochbeinkomplexes nach kaudolateral und Abflachung der lateralen Gesichtskontur.
— Monokelhämatom.
— Bulbusschiefstand.

━ Diplopie.

━ Hämatosinus.

━ Enophthalmus.

━ Weichteilschwellung periorbital.

━ Ausfall des N. infraorbitalis.

Radiologische Diagnostik
Jochbeinfraktur

━ CT Mittelgesicht (axiale, koronare und sagittale Projektion) (◘ Abb. 10.17):
  ━ Frakturlinien an o. g. anatomischen Landmarken.
  ━ Hämatosinus.
  ━ Lufteinschlüsse im Weichgewebe v. a. im Infraorbitalbereich.

Isolierte Jochbogenfraktur (Typ A1)

Submentobregmatikale Röntgenaufnahme nach Pannewitz (Henkeltopf).

Therapieziel

Wiederherstellung der ästhetischen, funktionellen und protektiven Integrität des Mittelgesichtes.

Therapieempfehlung

Generell: Prä- und postoperative Mitbetreuung durch Ophthalmologen.

Wenig dislozierte Typ A- und Typ B-Frakturen

━ Konservative Therapie; auch geeignet für Patienten, die ästhetisches Defizit in Kauf nehmen.

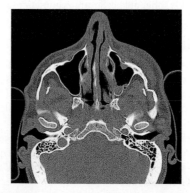

◘ **Abb. 10.17** Jochbein-/Jochbogenfraktur links mit begleitender Weichteilschwellung im transversalen (axialen) CT-Schnitt

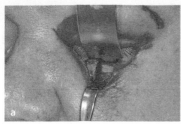
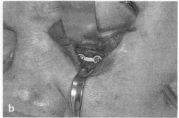

◼ **Abb. 10.18** Linksseitige Jochbeinfraktur vom Typ B. **a** Operative Darstellung einer Knochenstufe am Infraorbitalrand. **b** Nach perkutaner Frakturreposition mit einem Stromeyerhaken ist die Miniplattenosteosynthese infra- und lateroorbital erfolgt

Alle Typen mit Klinik und höherem Dislokationsgrad

▬ Operative Revision über infraorbitalen und lateroorbitalen Zugang, Reposition mit Stromeyer-Haken und Miniplattenosteosynthese latero- und infraorbital (2-Punkt-Fixation), bei stärkerer Dislokation zusätzlich intraoraler Zugang und Osteosynthese zygomaticomaxillär (3-Punkt-Fixation) (◼ Abb. 10.18).

Isolierte Jochbogenfraktur (Typ A1)

▬ Perkutane Reposition mit Stromeyer-Haken.
▬ Reposition und Osteosynthese von Trümmerfrakturen über hemikoronaren bzw. Gillies-Zugang.

Jochbeintrümmer- und -defektfraktur

▬ Virtuell gestützte OP-Planung und Herstellung patientenspezifischer Implantate (◼ Abb. 10.19).

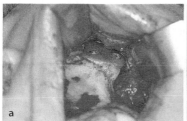
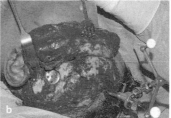

◼ **Abb. 10.19** Versorgung einer Jochbein-/Jochbogendefektfraktur links mit einem patientenspezifischen Titanimplantat. **a** Intraoraler Zugang mit Fixierung des Implantats an der Facies lateralis des Os zygomaticum. **b** Hemikoronarer Zugang und Fixierung des Implantats am Os temporale unter intraoperativer Navigation

10.6.4 Orbitadefekte durch Orbitawandfrakturen

Die häufigste Orbitawandfraktur stellt die Orbitabodenfraktur dar, gefolgt von der medialen Orbitawandfraktur.

Klinik

- Augenmotilitätsstörung/Diplopie:
  - Bulbushebungsdefizit durch Einklemmung des M. rectus inferior oculi bei Orbitabodenfraktur.
  - Einblutung in M. rectus inferior oculi/M. obliquus inferior oculi.
  - Schädigung der Innervation der extraokulären Muskulatur.
  - Als Langzeitfolge bei Narbenkontraktur der extraokulären Muskulatur.
- Enophthalmus (Früh- und Spätfolgen):
  - Vergrößerung Orbitavolumen aufgrund knöcherner Aussprengung.
  - Scheinbare Vergrößerung Orbitavolumen aufgrund intraorbitaler Fettatrophie.
- Monokelhämatom.
- Hyposphagma.
- Okulokardialer Reflex.
- Periorbitale Schwellung.
- Exophthalmus bei retrobulbärer Blutung; CAVE: Visusverlust.

Empfehlung für radiologische Diagnostik

- CT Mittelgesicht (dreidimensionale Diagnostik) (◻ Abb. 10.20).
- MRT Mittelgesicht bei pädiatrischen Frakturen und zur besseren Muskeldarstellung.

Therapie
Therapieziel

Originalgetreue Form- und Volumenherstellung der Orbita und des Orbitainhaltes.

Therapieempfehlung und Indikationen zur operativen Revision

> ❯ Generell: sorgfältiges Abwägen der Indikationsstellung zur operativen Versorgung bei Patienten mit Antikoagulanzientherapie, erhöhtes Risiko für die Entwicklung eines Retrobulbärhämatoms!

Konservative Therapie kleiner Defekte ohne Klinik:
- Kein operatives Vorgehen, erneutes Augenkonsil nach 14 Tagen.

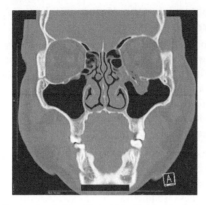

◘ Abb. 10.20 Pathognomonische radiologische Zeichen im koronaren CT-Schnitt einer linksseitigen Orbitabodenfraktur: »Hängender Tropfen«, »trap door« und intraorbitale Lufteinschlüsse

Eine operative Revision ist angezeigt bei:

- Wanddefekten über 2–3,5 cm² bzw. einer Volumenzunahme um 1,5–2 cm³.
- Persistierendem okulokardialen Reflex.
- Primärer Diplopie.
- Enophthalmus.
- Mechanischer Einklemmung extraokulärer Muskeln.

Operative Therapie mittelgroßer Defekte:

Orbitarevision über transkonjunktivalen (Orbitaboden) oder transkarunkulären Zugang (mediale Orbitawand), Einlage einer alloplastischen Membran aus Polydioxanon bzw. Polyglactin 910/Polydioxanon (Ethisorb-Patch, PDS-Folie), postoperative Augenuntersuchung.

Operative Therapie großer Defekte:

Orbitarevision über transkonjunktivalen Zugang (Orbitaboden), transkarunkulären Zugang (mediale Orbitawand), Oberlidzugang (laterale Orbitawand) unter Navigation, Einlage eines individualisierten Titanmeshs (◘ Abb. 10.21), ggf. mit Amnionmembranüberzug zur Adhäsionsprophylaxe, postoperative Augenuntersuchung.

Eine Vergrößerung des Orbitavolumens um 2 cm³ bzw. ein Wanddefekt von über 2 cm² definiert einen großen Defekt. Bei jungen Patienten liefert eine sofortige Rekonstruktion ohne Zeitverzögerung bessere Ergebnisse, insbesondere wenn eine Einklemmung des M. rectus inferior vorliegt.

Operative Spätrevision/posttraumatische Sekundärkorrekturen

Persistierende posttraumatische Doppelbilder werden bei einem Enophthalmus von etwa 2 mm evident. Eine Verringerung des Orbitavolumens um 1 cm^3 vergrößert den Enophthalmus um 0,8–0,9 mm. Für die Entwicklung eines Enophthalmus sind vor allem

- mediale Orbitawanddefekte,
- laterale Orbitawanddefekte und
- posterior des Bulbus gelegene Defekte

Ausschlag gebend.

Neben der bloßen Orbitavergrößerung wird ein posttraumatischer Enophthalmus jedoch auch von

- der Atrophie des Orbitafettes,
- der Vernarbung des retrobulbären Gewebes,
- der Dislokation der Trochlea und
- der narbigen Schrumpfung extraokulärer Muskeln

beeinflusst.

Für die operative Spätkorrektur komplexer Fälle werden eine virtuelle Operationsplanung und individualisierte Implantate zur Wiederherstellung der Integrität der Orbita empfohlen. Gleichwohl muss kalkuliert werden, dass die aufwendige knöcherne Rekonstruktion auf die o. g. Faktoren (Fettatrophie, Schrumpfung der Muskulatur, Narbenbildung) nur einen ungenügenden Einfluss besitzt.

Alternative Radiologische Diagnostik

- DVT.
- MRT.

Alternative operative Zugänge

- Infraorbital (im Senium, bei ausgeprägter Faltenbildung).
- (Mid)subziliär (mit höherer Ektropiumrate verbunden).
- Augenbrauenschnitt.
- Laterale Kanthotomie unter Schonung des lateralen Lidbandes bzw. mit temporärer Durchtrennung des lateralen Lidbandes (= »swinging eyelid«).

Alternatives Implantatmaterial

- Freie Knochentransplantate mit geringer Resorptionstendenz (Schädelkalotte).
- Temporalismuskulatur.
- Nicht resorbierbare Keramiken.
- Patientenspezifische Individualimplantate aus Titan.

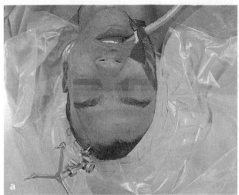

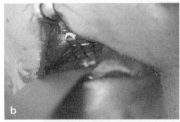
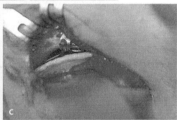

◩ **Abb. 10.21** Navigationsgestützte sekundäre Orbitarekonstruktion bei post-traumatischem Enophthalmus. **a** Montage des Lokalisators für navigationsgestützte Chirurgie im Frontalbereich. **b** Platzierung eines präformierten Titanmeshs im Orbitabodenbereich. **c** Prophylaxe narbiger Adhäsionen des Orbitainhaltes zum Titanmesh. Platzierung einer Amnionmembran-beschichteten Polyglactin-910/Polydioxanon-Folie als Gleitlager auf dem Titanmesh

Komplikationen

- Iatrogene Schädigung des N. infraorbitalis bei operativer Revision.
- Persistierendes Unterlidödem.
- Epiphora.
- Entropium.
- Ektropium und Skleraschau.
- Persistierende Diplopie.
- Sehnervkompression, u. U. Blindheit
  Dekompressionstherapie mit:
  - Operativer Dekompression.
  - Methylprednisolon-Megadosistherapie.

10.6.5 Panfaziale Frakturen

Der Gesichtsschädel ist in drei Ebenen unterteilt:
- Untergesicht mit Unterkiefer.
- Mittelgesicht.
- Frontobasis/Hirnschädel.

Verletzungen, die mehrere Frakturen von mindestens zwei Ebenen des Viszerokraniums betreffen, werden als panfaziale Frakturen bezeichnet.

Diagnostik
- Klinisch: Vgl. entsprechende Diagnostik bei Unterkiefer- und Mittelgesichtsfrakturen.
- Radiologisch: CT, ggf. MRT.

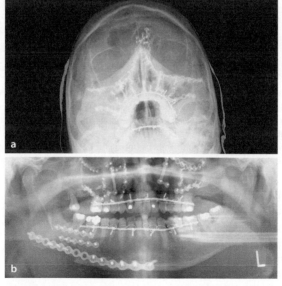

◘ **Abb. 10.22** Zustand nach operativer Versorgung einer panfazialen Fraktur. **a** Nasennebenhöhlen-Röntgenaufnahme nach osteosynthetischer Frakturversorgung und primärer Orbitarekonstruktion mit Tabula externa. **b** OPT als Kontrolle der osteosynthetischen Frakturversorgung im Bereich des Unterkiefers und zentralen Mittelgesichtes

Therapie

— Operative Therapie entsprechend den o. g. Empfehlungen.

— Therapieprinzip (◪ Abb. 10.22):
  — Ggf. submentale Ausleitung.
  — Primäre Okklusionssicherung.
  — Osteosynthese der okklusalen Einheit (Ober-/Unterkiefer).
  — »Top-down«-Osteosynthese:
    – Von frontal nach lateroorbital und ins zentrale Mittelgesicht.

Literatur

Loukota RA, Eckelt U, De Bont L, Rasse M (2005) Subclassification of fractures of the condylar process of the mandible. Br J Oral Maxillofac Surg 43(1): 72–73

Markowitz BL, Manson PN, Sargent L, Vander Kolk CA, Yaremchuk M, Glassman D, Crawley WA (1991) Management of the medial canthal tendon in nasoethmoid orbital fractures: the importance of the central fragment in classification and treatment. Plast Reconstr Surg 87(5): 843–853

Neff A, Kolk A, Deppe H, Horch HH (1999) [New aspects for indications of surgical management of intra-articular and high temporomandibular dislocation fractures]. Mund Kiefer Gesichtschir 3(1): 24–29

Spiessl B, Schroll K (1972) Spezielle Frakturen- und Luxationslehre. Ein Handbuch in fünf Bänden. Band I/1 Gesichtsschädel, Ningst H (Hrsg.). Thieme, Stuttgart New York

Zingg M, Laedrach K, Chen J, Chowdhury K, Vuillemin T, Sutter F, Raveh J (1992) Classification and treatment of zygomatic fractures: a review of 1,025 cases. J Oral Maxillofac Surg 50(8): 778–790

Chirurgische Eingriffe

Jochen Jackowski, Frank Hölzle, Bernd Lethaus,
Evgeny Gologorodko, Eva Weise, Andreas Wysluch, Peter Maurer,
Korbinian Benz, Frederik Arnoldi, Hajo Peters, Heinz Topoll

J. Jackowski et al. (Hrsg.), *Zahnärztliche Chirurgie*,
DOI 10.1007/978-3-642-54754-6_11, © Springer-Verlag GmbH Deutschland 2017

11.1   Extraktion

Jochen Jackowski, Peter Maurer, Frederik Arnoldi

11.1.1 Indikationen und Kontraindikationen

> Eine Extraktion wird vorgenommen bei eindeutiger medizinischer Indikation und nach entsprechender Aufklärung des Patienten (therapeutische Aufklärung und Selbstbestimmungsaufklärung, ▶ Abschn. 2.1.3) unter Benennung alternativer Therapiemöglichkeiten und möglicherweise auftretender Komplikationen bei Belassung nicht erhaltungsfähiger Zähne. Bei zu befürchtender Schädigung des Organismus z. B. durch eine Bakteriämie (Endokarditis, rheumatische Erkrankungen, Intimaveränderungen mit Gefahr von Thromboembolie und Apoplex) sollte die Entscheidung zu einer fachgerechten Zahnentfernung nicht hinausgezögert werden. Bei der Indikationsstellung müssen die Folgen des Eingriffes für die weiteren Therapieoptionen berücksichtigt werden.

Indikationen zur Extraktion

— Ausgedehnte kariöse Läsionen, die konservierend und prothetisch nicht therapierbar sind.
— Erkrankungen von Pulpa und Parodont.
  — Restauration des Zahnes konservativ unmöglich.
  — Entzündliche Mitbeteiligung des umgebenden Knochens, der Weichgewebe und der Nasen-/Kieferhöhlenschleimhaut nur durch Extraktion therapierbar.
  — Verdacht einer Kausalität zwischen Allgemeinerkrankung und Erkrankung der Pulpa bzw. des Parodontes.
  — Vor oder nach bereits erfolgter Organtransplantation mit Gefährdung des Behandlungserfolges.
  — Vor, während und nach einer Radiatio im MKG-Bereich.
— Parodontopathien ohne Aussicht auf Therapieerfolg.
— Rezidivierende Granulationsgeschwülste, die nur bei gleichzeitiger Extraktion von Nachbarzähnen endgültig entfernt werden können.
— Tumoren im Alveolarfortsatzbereich, die nur dann sicher entfernt werden können, wenn gleichzeitig die Extraktion ortsständig vorhandener Zähne erfolgt.
— Retinierte Zähne (▶ unten).
  — Kariöse Läsionen klinisch und/oder radiologisch nachweisbar und einer Erhaltungstherapie nicht zugänglich.

- Induktion von Resorptionsprozessen an den Wurzeln unmittelbar benachbarter Zähne.
- Nach Transformation des Follikelsacks in einen hyperplastisch-zystischen Follikel oder eine follikuläre Zyste, die trotz Fensterung keine Aussicht auf regelrechte Einstellung des Zahnes zeigt.
- Gefahr einer Schlupfwinkelinfektion mit der Ausbildung von kariösen Defekten im Wurzelzement oder parodontalen Zysten.
- Behinderung der regelrechten Einstellung von Nachbarzähnen.
- Gefahr einer Kontinuitätstrennung des Unterkiefers bei ausgeprägter Atrophie.
- Neuralgiforme Beschwerden im Versorgungsgebiet eines Nervastes als unmittelbare Folge der anatomisch-topographischen Beziehung zwischen retiniertem Zahn und Nervstruktur.
- Zahn im Bruchspalt mit Verbindung zur Mundhöhle.
- Zahntraumata.
  - Intraalveoläre Frakturen ohne Aussicht einer binde- oder hartgeweblichen Überbrückung des Frakturspaltes.
  - Chirurgische (WSR) oder kieferorthopädische (Extrusion) Therapie nicht möglich.
  - Zeitpunkt des Traumas und/oder Transport nach Totalavulsion erlauben keine resorptionsfreie Einheilung.
- Erzielung eines schnelleren und/oder besseren Behandlungsergebnisses (→ Hygiene, Ästhetik) im Rahmen einer kieferorthopädischen Therapie.
- Kieferorthopädische Einstellung nicht sinnvoll für das individuelle Therapiekonzept oder nicht möglich (→ Ankylose).
- Pränatal angelegte Zähne, die zur Schädigung der Zunge des Säuglings/Kleinkindes und der mütterlichen Brust führen können.
- Fragliche Prognose als Pfeilerzahn im Rahmen einer prothetischen Versorgung mit festsitzendem Zahnersatz.

Retinierte Zähne haben nach Abschluss des Wurzelwachstumes die Okklusionsebene nicht erreicht. Unterschieden werden:
- Komplette Retention (keine Verbindung zur Mundhöhle).
- Partielle Retention (mit einem Kronenteil ist die Schleimhaut perforiert).
- Impaktion: Zahn ist allseits von Hartgewebe umgeben (meist Knochen, selten Zahn/Tumor).

Ursachen einer Retention sind Platzmangel, pathologische Durchbruchshindernisse oder Entwicklungsstörungen des Zahnes.

Kontraindikationen zur Extraktion

Aus klinischen und forensischen Gründen müssen in der Anamnese Kontraindikationen ausgeschlossen werden.

Absolute Kontraindikationen zur Extraktion sind:
- Akute Phase eines Herzinfarktes.
- Akute Leukozytosen und Agranulozytosen mit Mundschleimhautulzerationen.
- Echte Hämophilie.

Relative Kontraindikationen zur Extraktion sind:
- Ausgeprägte Herz-Kreislauf-Insuffizienz.
- Erkrankung bei der Auswahl des Lokalanästhetikums berücksichtigen.
- Abklären, ob die Extraktion ambulant durchgeführt werden kann oder stationär erfolgen muss.
- Orale Antikoagulanzientherapie, hämorrhagische Diathesen ohne Substitution und unbekanntem Quickwert/INR.
- Konsil mit behandelndem Arzt zur Abklärung, ob eine prophylaktische oder therapeutische Antikoagulation durchgeführt wird.
- Entscheidungsfindung zur Extraktionstherapie in Fachabteilung nach stationärer Aufnahme.
- Mundschleimhautveränderungen, die mit Nekrosen, Ulzerationen oder Hyperplasien der Gingiva verlaufen, erfordern die Erstellung eines Blutbildes zum Ausschluss einer Erkrankung der blutbildenden Organe. Eine Extraktion sollte bei Normwerten durchgeführt werden.
- Die Steigerung des Faktor-VIII- bzw. des Faktor-IX-Gehaltes im Blut durch Transfusion sollte nur unter stationärer Kontrolle durchgeführt werden.
- Die Anwendung eines Fibrinklebers zur Versorgung einer Wunde kann ambulant erfolgen.
- Chemotherapie.
- Radiatio.
- Akute odontogene Entzündungen, odontogene Logenabszesse → der Zeitpunkt der chirurgischen Zahnsanierung wird kontrovers diskutiert:
  - Chirurgische Zahnsanierung nur im subakuten Stadium, um eine stärkere Bakteriämie und Wundheilungsstörungen zu vermeiden.
  - Chirurgische Zahnsanierung im akut-entzündlichen Stadium gefährdet den Patienten nicht zusätzlich. Eine Zunahme von Wundheilungsstörungen wird nicht beobachtet.

In sorgfältiger Einzelfallentscheidung bevorzugen wir unter perioperativer Antibiose eine Infiltrat- oder Abszessinzision mit sofortiger Entfernung des verursachenden Zahnes. Weitere, nicht erhaltungswürdige Zähne, die nicht abszessverursachend sind, sollten erst im weiteren Verlauf entfernt werden.

11.1.2 Vorbereitung der Extraktion

Aufklärung des Patienten und Einverständniserklärung ▶ Abschn. 2.1.3.

Präoperative Diagnostik

— Aktuelle, detaillierte Anamnese.
— Sorgfältige intraorale klinische Untersuchung.
— Radiologische Untersuchung: Zahnlage, Wurzelanatomie, anatomische Nachbarstrukturen, Ausdehnung pathologischer Prozesse.

Zur Zahnextraktion reichen in der Regel intraorale Aufnahmen mit exzentrischer Einstellung aus, zur operativen Entfernung retinierter bzw. impaktierter Zähne ist die Aufbissaufnahme bzw. Panoramaschichtaufnahme obligat. Computertomographie und digitale Volumentomographie sind indiziert zur Darstellung von aberrierten Wurzelresten (Kieferhöhle, Mandibularkanal, Weichgewebe), multiplen Retentionen und Odontomen.

Hygiene

— Entfernung weicher und harter Beläge/Zahnstein vor chirurgischer Zahnsanierung.
— Hygienische Händedesinfektion.
— Chirurgische Händedesinfektion.
— Verabreichung eines oralen Antiseptikums vor chirurgischem Eingriff.

Instrumente (◘ Tab. 11.1)

In der Regel werden Extraktionen mit Zangen durchgeführt, Hebel werden nicht routinemäßig angewandt. Hebel, Krallen, Wurzelheber und ein separater Chirurgiemotor mit integrierter Kühlvorrichtung werden als Hilfsinstrumente eingesetzt.

> ❯ Knochenpräparationen mit rotierenden Instrumenten erfordern besondere hygienische Maßnahmen, zu denen die Anwendung von keimfreien Kühlmedien gehört. Turbinen sind aus hygienischen und klinischen Gründen generell nicht als Präparationsinstrument im Knochenbereich indiziert.
> Die Kühlmedienzufuhr beträgt mindestens 50 ml/min.

□ Tab. 11.1 Für eine Extraktion benötigte Instrumente

Instrument	Zweck
Skalpell, Beinscher Hebel, Desmotom	Ablösung des Ligamentum circulare dentis
Zangen, Spezialzangen, Krallenhebel, Wurzelheber	Extraktion
Scharfer Löffel	Exkochleation der Alveole
Bowman-Sonde	Ausschluss/Nachweis einer MAV
Chirurgische Pinzette	Wundversorgung
Nadelhalter, Nadel, Schere	Wundversorgung
Chirurgiemotor, chirurgisches Handstück, Lindemann-Fräse	Separierung von Zahnwurzeln

11.1.3 Durchführung der Extraktion

Extraktionstechnik

Sie auch □ Tab. 11.2, □ Tab. 11.3, □ Tab. 11.4 und □ Abb. 11.1.

— Ablösung des Ligamentum circulare dentis mit einem Beinschen Hebel, Desmotom oder Skalpell.

— Freilegung des Zahnhalses vestibulär und oral bis zum knöchernen Alveolenrand.

— Empfehlenswerte Zangenhaltung in der Hand: Daumen und Ringfinger bzw. kleiner Finger liegen zwischen den Griffenden.

— Die Zange umfasst die Zahnkrone, wird unter permanentem Kontakt über die vestibuläre und orale Zahnfläche unter Abdrängung der gelösten Gingivaränder bis zum Alveolenrand vorgeschoben.

— Die korrekte Zangenposition liegt vor, wenn der Alveolenrand ohne Verletzung der Gingiva und Quetschung des Alveolarknochens erreicht ist.

— Unmittelbar am knöchernen Alveolenrand umfasst die Zange den Zahn im zervikalen Anteil.

— Empfehlenswerte Zangenhaltung vor der Rotations- bzw. Luxationsbewegung: Daumen und alle Finger umfassen die Zange als Faust.

◘ **Tab. 11.2** Position des Behandlers als Rechtshänder beim Extraktionsvorgang

Zahn/Zähne im	Position Behandler
1. Quadranten	Vor bzw. leicht rechts vom Patienten
2. Quadranten	Vor dem Patienten
3. Quadranten	Vor dem Patienten
4. Quadranten	In 10- bis 11-Uhr-Position
4. Quadranten als Rechtshänder linkshändige Extraktion	Vor dem Patienten

◘ **Tab. 11.3** Position von Daumen und Fingern der linken Hand am Alveolarfortsatz beim Extraktionsvorgang

	Daumen	Zeige-finger	Mittel-finger	Ringfinger	Kleiner Finger
1. Quadrant	Vestibulär	Palatinal	–	–	–
2. Quadrant	Palatinal	Vestibulär	Abstützung der linken Wange	Abstützung der linken Wange	–
3. Quadrant	Unter-stützt Mandibula von kaudal	Vestibulär	Lingual	–	–
4. Quadrant	Lingual	Vestibulär	Unterstützt Mandibula von kaudal	–	–
4. Quadrant als Rechts-händer linkshändige Extraktion	Rechter Daumen unterstützt Mandibula von kaudal	Rechter Zeige-finger vestibuär	Rechter Mittel-finger lingual	–	–

▪ Tab. 11.4 Extraktionstechnik im Ober- und Unterkiefer

Zahn	Extraktionstechnik	Richtung
Oberkiefer		
11/21	Rotation, Luxation	–
12/22	Rotation, Luxation	–
13/23	Rotation, Luxation	–
14/24	Luxation	Vestibulooral
15/25	Luxation, Rotation	Vestibulooral
16/26	Luxation	Vestibulooral
17/27	Luxation	Vestibulooral
18/28	Luxation, Rotation	Vestibulooral
Unterkiefer		
31/41	Luxation	Vestibulooral
32/42	Luxation	Vestibulooral
33/43	Luxation, Rotation	Vestibulooral
34/44	Luxation, Rotation	Vestibulooral
35/45	Luxation, Rotation	Vestibulooral
36/46	Luxation	Vestibulooral
37/47	Luxation	Vestibulooral
38/48	Luxation, Rotation	Vestibulooral

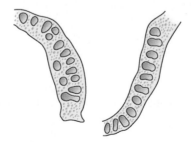

▪ Abb. 11.1 Horizontalschnitt durch den Alveolarfortsatz, links Oberkiefer, rechts Unterkiefer (jeweils in halber Wurzellänge). (Aus Jackowski et al. 2007. Mit freundlicher Genehmigung von Elsevier)

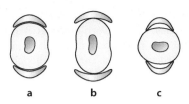

a   b   c

◘ **Abb. 11.2 a** Richtiges, flächenhaftes Fassen der Zange an der Zahnoberfläche. **b** Das Zangenmaul ist zu groß und fasst den Zahn nur an zwei Punkten. **c** Das Zangenmaul ist zu klein und fasst den Zahn an vier Stellen punktuell. (Aus Jackowski et al. 2007. Mit freundlicher Genehmigung von Elsevier)

> Das Zangenmaul muss der Oberfläche des Zahnes flächenhaft anliegen. Bei punktförmigem Kontakt (2-Punkt-Kontakt → zu großes Zangenmaul, 4-Punkt-Kontakt → zu kleines Zangenmaul) wird die Kraft nicht auf die Zahnwurzel übertragen (◘ Abb. 11.2).
> Die bukkale Greiffläche von Oberkiefermolarenzangen ist mittig zackenförmig ausgeformt → »Zacke zur Backe«.

Die Griffe vieler Zangen bilden, wenn sie am Zahnhals angelegt und geschlossen sind, eine Form, die einem runden Stab gleicht. Dies ist aus zwei Gründen von **Nachteil**:

— Es ist für einen gewebeschonenden Extraktionsvorgang und eine kurze Eingriffszeit unumgänglich, dass die Zange mit ihren Greifflächen die Zahnoberfläche fest fixiert. Wenn Zangen mit schlanken Griffen adaptiert sind, dann liegen sie in der eng geschlossenen Faust, der Endphase des Faustabschlusses mit weniger Kraft als in einer früheren Phase dieses Vorganges, der halbgeschlossenen Faust. Bei einer etwas bauchigeren Form der Zangengriffe ist der Druck der Hand wirksamer mit der Folge, dass die Zange den Zahn fester fixiert und vor allem bei Luxationsbewegungen nicht so leicht über den Zahn hin- und herrutschen kann, wie es tatsächlich häufig geschieht.

— Eine Rotationsbelastung lässt sich leichter auf eine flache Latte (bauchige Griffe) als auf einen runden Stab (schlanke Griffe) in der Faust übertragen. Bei der Extraktion der oberen drei Frontzähne bilden in Schlussstellung sich nahe stehende Zangengriffe gleichsam einen runden Stab, auf den die Hand die Rotationsbewegung um die Längsachse nicht genügend überträgt und dann unsachgemäße Luxationsbewegungen ausgeführt werden, die zur Fraktur führen können.

Schmerzausschaltung

— N. maxillaris und N. mandibularis innervieren diejenigen Kiefer-
bereiche, die im Zusammenhang mit der chirurgischen Zahnsanierung von Bedeutung sind. Die Reizweiterleitung wird durch
die Lokalanästhesie unterbrochen. Die angewandten Anästhesie-
techniken sind:
  — Oberflächenanästhesie (Gingicain M, Xylestesin; Sultan-Topex-
    Gel und Hurricaine-Gel mit Geschmacksstoffen; Paragruppen-
    allergie bei tetracainhaltigen Oberflächenanästhetika).
  — Intraligamentäre Anästhesie (Peripress-System, Citoject-System,
    Ultraject-System).
  — Infiltrationsanästhesie (Einmalspritzen, Einmalkanülen, Zylinder-
    ampullensysteme), Leitungsanästhesie.

Berechnung der Grenzdosis ▶ Abschn. 3.1.4.

Ablauf der Extraktion

❯ Die wichtigste präprothetische Maßnahme im Rahmen einer Zahnextraktion ist das schonende Vorgehen (Schonen von Weichgewebe
und Alveolarknochen). Dadurch können u. U. aufwendige augmentative Verfahren zur Wiederherstellung des Volumens von Hart- und
Weichgewebe vor chirurgischer und prothetischer Implantattherapie
vermieden werden.

— In Abhängigkeit von der Wurzelanatomie vorsichtige Rotations-/
Luxationsbewegungen.
— Mehrwurzelige Zähne: Vestibuloorale Luxationsbewegungen verstärkt in Richtung des geringsten Widerstandes (→ Verlauf der Linea
mylohyoidea und Linea obliqua sind bei Luxationsbewegung zu
berücksichtigen).
— Nach der Extraktion Untersuchung des Zahnes auf Vollständigkeit
(Inspektion der Wurzelspitzen).
— Alveole mit scharfem Löffel vorsichtig apikal kürettieren, Exkochlea-
tion von pathologischem Gewebe, jedoch Anteile des Desmodon-
tiums an den Alveolenwänden belassen, weil dieses Stammzellen zur
ossären Regeneration bereitstellt.
— Danach ausreichende Einblutung in die Alveole als Voraussetzung
für die Bildung eines stabilen Koagulums sicherstellen bzw. über
kleine Bohrungen in der apikalen Alveole initiieren.
— Bei scharfen Knochenkanten: Substanzschonende modellierende
Osteotomie (Luersche Zange oder diamantierte kugelförmige Fräse).
— Bei mehrwurzeligen Zähnen Wurzeln eventuell vorher separieren.

- Besteht die Gefahr, dass bei einer Zangenextraktion die marginale Gingiva, das Desmodontium der Alveolenwand und der Alveolarknochen verletzt werden, so erfolgt eine Dekapitation des Zahnes und die kontrollierte intraalveoläre Separierung der Wurzel in mesio-distaler Richtung in zwei Hälften mit einer feinen Lindemann-Fräse.
- Mit einem Periotom erfolgt die Luxation und Hebung der vestibulären und oralen Hälfte.
- In Abhängigkeit vom Verlauf einer Wurzelfraktur: Bildung eines Mukoperiostlappens, Abtragung von Alveolarfortsatzknochen, Hebung des Wurzelrestes, Periostschlitzung, spannungsfreier Wundverschluss.
- Hebung eines Wurzelrestes am Alveolenfundus über einen osteoplastischen Zugang wie bei einer Wurzelspitzenresektion, um die Alveolarfortsatzkonfiguration vor allem im krestalen Bereich so weit wie möglich zu erhalten.
- Ausschluss einer Mund-Antrum-Verbindung (► Abschn. 11.8.7).
- In Abhängigkeit vom Ausmaß der Luxationbewegungen bidigitale Adaption der durch den Extraktionsvorgang aufgedehnten Alveole, ohne diese krestal über ihre physiologische Ausdehnung zu komprimieren. Aufgedehnte scharfkantige Anteile am Limbus alveolaris können das Weichgewebe mechanisch irritieren und zu Wundheilungsstörungen führen.
- Frakturierte gingivafixierte Alveolenwände können vorsichtig reponiert werden.
- Nicht periostfixierte Knochenteilchen (Alveolenwand, interradikuläres Knochenseptum) müssen entfernt werden (→ Sequesterbildung).
- Adaption der Wundränder durch Naht zur Verkleinerung der freiliegenden Koagelfläche.
- Beschickung des Aufbisstupfers mit Vaseline oder Perubalsam (Ausschluss einer allergischen Disposition!), um eine Verklebung mit dem Koagel und die neuerliche Blutung bei Entfernung zu vermeiden.

Patienteninstruktionen

Instruktionen zum postoperativen Verhalten werden dem Patienten schriftlich mitgegeben:

- Aufbisstupfer für 30 min belassen.
- Feucht-kalte Umschläge zur Reduktion des Wundödems bis zu 2 Tagen p.o.
- Keine warmen/heißen Getränke und Mahlzeiten solange das Lokalanästhetikum wirkt.
- Kein Alkohol und Kaffee für 24 h.
- Kein Nikotin für 1 Woche.

- 3 Tage passierte weiche Kost abhängig vom Umfang der chirurgischen Zahnsanierung.
- Vermeidung von reinen Milchspeisen (für ca. 2–3 Tage).
- Am 1. postoperativen Tag keine desinfizierenden Spülungen, kein Zähneputzen im unmittelbaren Extraktionsbereich.
- Am 2. postoperativen Tag desinfizierende Spülungen, kein Zähneputzen im unmittelbaren Extraktionsbereich.
- Am 3. postoperativen Tag vorsichtiges Zähneputzen auch im unmittelbaren Extraktionsbereich.
- Gabe eines Analgetikums (Monopräparat) zur Reduktion des postoperativen Wundschmerzes. Die Einnahme unter der Wirkung des Lokalanästhetikums verlängert die Zeit bis zum Eintritt des Wundschmerzes bzw. er tritt nicht mehr auf.
- Keine routinemäßige postoperative Antibiose.
- Bei MAV: Abschwellende Nasentropfen, postop. Antibiose nicht obligat, Schnäuzverbot, weiche Kost, abführende Maßnahmen gegen Obstipation (durch Pressen Gefahr des Einreißens der Nähte durch die adaptierten Wundränder).
- Nach der chirurgischen Therapie darf der Patient selbständig kein Kraftfahrzeug führen.

11.1.4 Versorgung der Extraktionsalveole

Eine erweiterte chirurgische Alveolenversorgung ist indiziert bei:
- Koagulopathien bzw. gesteigerter Aktivität der Fibrinolyse.
- Geplanter konventioneller oder implantologischer Versorgung und den hieraus resultierenden Anforderungen an den Volumen- und Konturerhalt von bedeckendem Weich- und Hartgewebe (→ Emergenzprofil, Ästhetik).

Die zirkuläre Retraktion von vestibulärem und interdentalem Weichgewebe über dem ossären Defekt führt beim Gesunden innerhalb von 3 Wochen zu einer Bedeckung mit Weichgewebe. Dabei schrumpfen häufig die Interdentalpapillen, und die attached Gingiva wird in den Defektbereich verlagert. Wenn nach der Extraktion der Bündelknochen aus der Innenwand der knöchernen Alveole durch die Zerstörung der Sharpeyschen Fasern funktionslos und abgebaut wird, resultiert ein Höhenverlust der vestibulären Alveolenwand. Je dünner die Alveolenwand vor der Extraktion war, desto umfangreicher ist mit einem vestibulären knöchernen Höhenverlust der Alveole zu rechnen.

Zur Versorgung von Alveolendefekten siehe ◼ Tab. 11.5.

◘ Tab. 11.5 Materialien und Methoden zur Alveolenversorgung (nach Terheyden u. Igelhaut 2006)

Wandigkeit des Alveolendefektes	Maßnahme	Material	Wartezeit vor Implantation
0-wandig (vollständige Wände)	- Koagulumförderung und -stabilisation - Alveolendeckung ggf. mit Weichteilaugmentation	- Kollagenvlies - Epithelstanze vom harten Gaumen ggf. mit anhängendem Bindegewebetransplantat - Individualisiertes Provisorium mit Papillenstütze (Pontic)	3 Monate
1-wandig	- O. g. Maßnahmen - Zusätzlich Wandrekonstruktion durch minimal-invasive GBR	- Kollagenmembran - Gemischtes Knochentransplantat - Epithelstanze vom harten Gaumen ggf. mit anhängendem Bindegewebetransplantat - Individualisiertes Provisorium mit Papillenstütze (Pontic)	6 Monate
2-wandig	- O.g. Maßnahmen - Zusätzlich Wandaufbau mit Knochenblock	Autologer Knochenblock (linea obliqua) und gemischtes partikuläres Knochentransplantat, Alveolendeckung durch bukkalen Vorschublappen oder gefäßgestielten palatinalen Periostlappen	3 Monate

Physiologie der Extraktionswunde

Eine Extraktionswunde ist eine Wunde mit gleichzeitiger Weichgewebs- und Knochenbeteiligung, deren Heilung i. d. R. ohne Besonderheiten verläuft. Dank der guten Durchblutung der Mundhöhle ist die Heilungstendenz gut.

Um eine schnelle Heilung zu erreichen und die Infektionsgefahr minimal zu halten, sollte die Extraktion so atraumatisch wie nur möglich erfolgen.

Die **Ausheilung der Alveole** nach einer Extraktion ist ein Sonderfall der Wundheilung, da es auch zur Neubildung von Knochen kommt:

- Nach der Extraktion füllt sich die Alveole mit Blut aus eröffneten Gefäßen der unmittelbaren Umgebung.
- Durch die Blutgerinnung entsteht ein Koagulum, während die Gefäße durch Thromben verschlossen werden.
- Eine Fibrinschicht bildet sich aus und dichtet die Wunde vorläufig nach außen ab.
- Entzündungszellen wandern ein und beginnen ihre Aktivität.
- Nach und nach bildet sich aus dem Blutkoagulum Granulationsgewebe (Tag 2–4). Nach der ersten Woche ist das Koagulum durch Granulationsgewebe ersetzt.
- Mittlerweile hat das Gingivaepithel begonnen, vom Rand her zu proliferieren, wobei es sich langsam über das Fibrinnetz schiebt.
- Am Alveolengrund erscheinen Osteoblasten.
- Mit Beginn der 2. Woche setzt die Reorganisation des Granulationsgewebes zu Bindegewebe ein. Außerdem kommt es zur Bildung von osteoiden Trabekeln.
- Nach 3 Wochen ist die bindegewebige Umdifferenzierung abgeschlossen, nach 3–5 Wochen ist die epitheliale Deckung der Wunde gegeben.
- Die knöcherne Regeneration der Alveole ist nach 3 Monaten abgeschlossen.

11.1.5 Komplikationen der Extraktion

Komplikationen während der Extraktion

- Wurzelfraktur.
- Fraktur der Alveolenwand.
- Abriss von Anteilen des Alveolarfortsatzes.
- Beschädigung der Nachbarzähne.
- Weichteil- und Gefäßverletzungen.
- Eröffnung der Kieferhöhle.
- Verletzung des Mandibularkanales.

— Luxation einer Wurzel/eines Zahnes in die Weichteile oder in die Kieferhöhle.

— Luxation und Fraktur des Unterkiefers.

— Verschlucken oder Aspiration von Zähnen oder Zahnteilen.

Komplikationen nach der Extraktion

— Nachblutung.

— Alveolitis, Dolor post extractionem.

— Wundheilungsstörungen.

— Weichteil- und Knochenentzündungen.

— Scharfe Knochenkanten.

▶ Physiologie der Extraktionswunde

Wundheilungsstörung der Extraktionswunde

Wundheilung ▶ Abschn. 4.1.2.

Umschriebene Knochenentzündung im Bereich der Alveole nach der Extraktion (◘ Abb. 11.3).

Ursachen:

— Knochenquetschungen (erschwerte Abwehrsituation gegenüber eindringenden Keimen).

— Extraktion bei akuten oder subakuten periapikalen oder parodontalen Entzündungszuständen.

— »Trockene« Alveole (entsteht durch einen zu hohen Adrenalinzusatz im Anästhetikum, wodurch das Einbluten in die Alveole verhindert wird).

Ein kritischer Punkt bei der Heilung der Extraktionswunde ist die Phase der Kontraktion des Blutkoagulums. Es kann zur Ablösung des Blutkoagulums von der Knochenwand und somit zu einer Spaltraumbildung kommen. Dieser Spalt stellt eine optimale Eindringpforte für Bakterien dar. Bevorzugte Region für die gestörte Wundheilung ist der Molarenbereich im Unterkiefer.

Eine gestörte Wundheilung ist i. d. R. klinisch frühestens nach 2–3 Tagen erkennbar. Symptomatisch sind stark schmerzende, mit Speiseresten oder Detritus gefüllte Alveolen.

Alveolitis

Synonyma

— Dolor post extractionem.

— Alveolitis sicca dolorosa.

- Dry socket.
- Ostitis post extractionem.
- Postextraktionssyndrom.
- Fibrinolytic alveolitis.
- Alveolar osteitis (»localized«).

Klinische Symptome

Ein- bis dreitägiges beschwerdefreies Intervall, dann:
- Stärkste Wundschmerzen mit neuralgiformer Projektion.
- Foetor ex ore.
- Reduzierter Allgemeinzustand.
- Manchmal erhöhte Temperatur.

Ätiologische und begünstigende Faktoren

Siehe auch ◘ Tab. 11.6.
- Infektion.
- Nicht ausreichende primäre Koagulumbildung.
- Mechanischer Verlust des Koagulums.
- Fibrinolyse.
- Nikotinabusus.
- Extraktionssitus.
- Extraktions- oder Operationsdauer.
- Extraktions- oder Operationstrauma.
- Erfahrung des Behandlers.
- Vasokonstringens des Lokalanästhetikums.
- Geschlecht/orale Antikonzeption.

Extraktions-/Operationstrauma, Nikotin und orale Antikonzeptiva induzieren über lokale Durchblutungsstörungen eine **insuffiziente primäre Koagulumbildung**.

Die Zerstörung von kochenständigem Parodontalgewebe, von reparativen Zellen, die Freisetzung von Entzündungsmediatoren und die Schädigung alveolärer Blutgefäße mit verringerter postoperativer Blutfüllung der Alveole (»burnishing effect«) verursachen eine Alveolitis.

Beim Rauchen wird die Extraktions-/Operationswunde mit Fremdsubstanzen belegt. Durch kompetitive Bindung von Kohlenmonoxid (CO) an Hämoglobin liegt eine verminderte Sauerstoffsättigung im Blut vor. Nikotin setzt Katecholamine frei, die eine Vasokonstriktion induzieren und das Thromboserisiko steigern. Aufgrund des Unterdrucks in der Mundhöhle beim Rauchen kann das Koagel destabilisiert werden.

Bei oraler Antikonzeption können Östrogene durch **Stimulation der lokalen Fibrinolyse** zu einer Alveolitis führen.

▣ Tab. 11.6 Risikoeinschätzung für die Entstehung einer Alveolitis

	Niedriges Risiko	Erhöhtes Risiko
Zahn	Inzisivi im Ober- und Unterkiefer	Prämolaren und Molaren im Unterkiefer
Indikation zur Extraktion	- Kieferorthopädische Indikation - Parodontitis im marginalen Bereich	- Pulpitis - Akute apikale Parodontitis - Perikoronale Entzündungen
Extraktionsverlauf	Komplikationslose Zangenextraktion	Intraalveoläre Zahnentfernung nach Kronen-/Wurzelfrakturen
Nikotin	Nichtraucher	Raucher
Geschlecht	♂	♀
Orale Anti-konzeption	Nein	Ja

Trauma, Speichel und Bakterien bewirken eine Infektion des Koagulums bzw. einen mechanischen Koagulumverlust und führen zu einer **sekundären Zerstörung des Koagulums**.

Die insuffiziente primäre Koagulumbildung oder die sekundäre Zerstörung des Koagulums bewirken eine **lokale Knochenentzündung**, die sich zu einer Ostitis oder Osteomyelitis entwickeln kann. Über die lokale Entzündung kann eine Irritation oder Inflammation freiliegender Nervendigungen entstehen, mit der Folge einer Neuritis, Stammneuritis oder symptomatischen Neuralgie.

Therapie

Es liegen verschiedene therapeutische Strategien vor, wobei der konservative Therapieansatz im Vordergrund steht. Die zur Behandlung erforderlichen Einlagen/Tamponaden sollen kurzfristig eine vollständige Schmerzausschaltung bewirken und gleichzeitig die Wundheilung einleiten.

━ Lokalanästhesie.
━ Kürettage der Alveole bis zum Fundus.
━ Desinfektion mit 3 % Wasserstoffperoxidlösung.
━ Wiederholte Streifeneinlage mit lokal desinfizierender und anästhesierender Wirkung.
    ━ Zinkoxid-Eugenol-Streifen.
    schnell eintretende Schmerzlinderung.
    Verzögerung der Wundheilung.

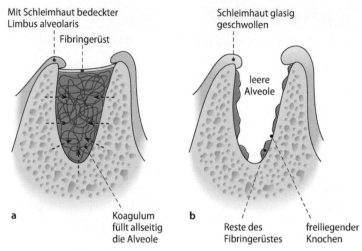

a Koagulum füllt allseitig die Alveole

b Reste des Fibringerüstes freiliegender Knochen

- - -➤ Durch Fibroblasten und Endothelsprossen aus erhaltener Wurzelhaut entwickelt sich das Koagulum zu Bindegewebe

◨ **Abb. 11.3** Darstellung einer Alveole nach Extraktion: **a**) mit einem Koagulum gefüllt, **b**) leere Alveole. (Aus Jackowski et al. 2007. Mit freundlicher Genehmigung von Elsevier)

    ═ Jodoform-Tamponaden.
       primär keine schmerzstillende Wirkung.
       In situ-Verbleib über längeren Zeitraum bedenkenlos.
═ Blockade mit Langzeitanästhetikum zur Schmerzlinderung.

Kriterien für Streifeneinlagen/Tamponaden:
═ Schnelle und wirksame Analgesie.
═ Dichter Knochenkontakt.
═ Keine Reizung der Nachbarstrukturen.
═ Stabilität und Volumenbeständigkeit gegen den Einfluss des Mundhöhlenmilieus.
═ Einfache Anwendung.

Wenn die initiale konservative Therapie innerhalb von 72 Stunden zu keiner merklichen Reduktion der Symptomatik führt, ist an die Durchführung einer **chirurgische Revision** zu denken:
═ Perioperative Antibiose.
═ Prä- und postoperative orale Desinfektion.

- Lokalanästhesie/Intubationsnarkose (wegen der Möglichkeit der fehlenden lokalanästhetischen Wirkung).
- Mukoperiostlappenbildung zur genauen Inspektion der Alveole.
- Sorgfältige Kürettage der Alveole.
- Intensive Desinfektion der Alveole mit 3 % Wasserstoffperoxidlösung.
- Ausfräsen der Alveolenkompakta in blutende Spongiosabereiche hinein.
- Evtl. Resektion von Kompakta (→ Alveolarfortsatzdefekt).
- Periostschlitzung zur Mobilisierung des Mukosalappens.
- Primärer speicheldichter Wundverschluss.

🛈 Diese Maßnahme kann zu einer weiteren Ausbreitung des Enzündungsprozesses in umgebenden Knochen führen!
Bei einer nicht heilenden Extraktionswunde immer auch an das Vorliegen eines malignen Geschehens denken!

Regionäre Ausbreitungsmöglichkeiten nach Entzündungen des Zahnes und des Parodontiums

Siehe auch ▶ Abschn. 13.5 Odontogene Infektionen.
- Pulpitis.
- Marginale Parodontitis.
  - Parodontalabszess.
  - Nekrotisierende ulzerierende Gingivitis/Parodontitis (NUG/NUP).
- Apikale Parodontitis.
  - Parodontitis apicalis acuta (▶ Abschn. 13.4.1).
  - Parodontitis apicalis chronica (▶ Abschn. 13.4.2).
  - Dentoalveoläre Weichteilfisteln.
- Dentogene Tascheninfektionen und Dentitio difficilis.
  - Taschenabszess.
  - Dentitio difficilis.
- Infizierte odontogene Zysten.

Fortgeleitete Entzündungen in die Regio maxillaris

- Retromaxillärer Abszess.
- Palatinaler Abszess.
- Dentogene Abszesse der Nasennebenhöhlen.
- Fossa-canina-Abszess.
- Perinasaler/intranasaler Abszess.

Fortgeleitete Entzündungen in die Regio mandibularis

- Paramandibulärer Abszess.
- Perimandibulärer Abszess.

— Submandibulärer Abszess.

— Kinnabszess.

— Sublingualer Abszess.

— Massetericomandibulärer Abszess.

— Pterygomandibulärer Abszess.

Fortgeleitete Entzündungen in angrenzende Bereiche des Gesichtsschädels

— Zungenabszess.

— Peritonsillärer Abszess.

— Para- und retropharyngealer Abszess.

— Infektionen der Parotisloge.

— Infektionen des periorbitalen Weichgewebes.

— Infektionen der Temporalloge.

— Phlegmone der Gesichts- und Halsweichteile.

Knocheninfektionen

— Akute Osteomyelitis.

— Chronische Osteomyelitis (OM):

— OM sicca.

— Nicht eitrige chronisch diffuse und sklerosierende OM.

— Chronisch juvenile OM.

— Osteomyelitissonderformen:

— Säuglingsosteomyelitis (vorzugsweise Oberkiefer).

— Osteoradionekrose (ORN).

— Infizierte Osteoradionekrose (IORN).

— Medikamenten-assoziierte Osteonekrose des Kiefers (MRONJ).

11.1.6 Chirurgische Zahnsanierung bei Patienten mit Antikoagulanzientherapie

Chirurgische Zahnsanierung bei Patienten mit Antikoagulanzientherapie, wenn der INR im therapeutischen Bereich von 2,0–3,5 liegt:

— Extraktion/en eines oder mehrerer Zähne.

— Lokale Blutstillungsmaßnahmen ohne stärkere Blutungsgefahr.

— Präoperativ am Operationstag INR-Wert-Bestimmung.

Bei umfangreichen zahnärztlich-chirurgischen Eingriffen mit ungenügender Möglichkeit der lokalen Blutstillung (◘ Abb. 11.4) sollte nach stationärer Aufnahme die Behandlung in einer MKG-Fachabteilung erfolgen.

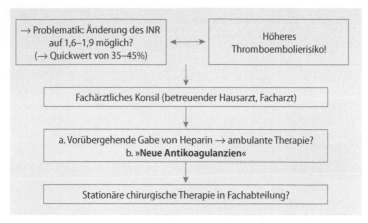

Abb. 11.4 Ambulante oder stationäre zahnärztliche Chirurgie unter Antikoagulation

In Abhängigkeit von der Medikation ändert sich die Cumarintoleranz:
Erniedrigung der Cumarintoleranz (= Blutungsgefahr ↑):
- Salizylsäurederivate.
- Phenylbutazon.
- Antibiotika.

Erhöhung der Cumarintoleranz (= Thrombosegefahr ↑):
- Adrenalin.
- Atropin.
- Multivitaminpräparate (Vitamin K1).
- Barbiturate.
- Psychopharmaka.

Wundversorgung unter Antikoagulanzientherapie

Bei Patienten mit Antikoagulanzientherapie dürfen Lokalanästhetika mit Vasokonstringens eingesetzt werden, wenn keine Grunderkrankungen vorliegen, die für den Einsatz dieser Lokalanästhetika eine Kontraindikation darstellen (▶ Abschn. 3.1.2).
- Vasokonstriktor lässt eventuell Blutungen nicht sofort erkennen!
- Verminderung des Gewebetraumas.
- Adaption der Wundränder (idealerweise speicheldichter Wundverschluss durch atraumatische Mobilisierung der Wundränder möglichst ohne Periostschlitzung).
- Aufbisstupfer.

◻ Tab. 11.7 Hämostyptika in der zahnärztlichen Chirurgie

Kollagen	Gelatine	Zellulose	Fibrin-/ Thrombin- zubereitung	Anti- fibrinolytka (Tranexam- säure)
- Hemocol	- Curaspon	- Tabotamp	- Beriplast P	- Cyclokapron
- Kollagen-resorb	- Gelaspon		- Tissucol Duo S	- Anvitoff
- Lysostypt	- Gelastypt			
- Medifome	- Gelatamp			
- Pangen	- Gelopack			
- Porcoll	- Stypro			
- Sullmycin				
- Tachocomb H/ Tachosil				
- Tachotop				
- TissuCone				
- TissuFleece E				

— Blutstillung mit Hämostyptika aus Kollagen, Gelatine oder Zellulose (◻ Tab. 11.7).

— Spülung der Wunde mit Antifibrinolytikum (eine Ampulle Tranexamsäurelösung 1:2 verdünnt) (◻ Tab. 11.7).

— An den folgenden Tagen 4× täglich Mundspülung mit 5 ml 5 % Tranexamsäurelösung.

— Anwendung einer Fibrin-/Thrombinzubereitung (»Fibrinkleber«) (◻ Tab. 11.7).

— Tiefziehschiene.

❶ Eine medikamentöse Antikoagulanzientherapie niemals ohne vorheriges Konsil mit dem behandelnden fachärztlichen Kollegen absetzen!

M. Wahl (2000) analysierte die **Folgen einer Unterbrechung der medikamentösen Antikoagulationstherapie vor intraoralen Eingriffen**:

— 576 Patienten → 5 Patienten mit Emboliekomplikationen.

    — In 4 Fällen mit **tödlichem Ausgang** (0,95 %).

    — In 1 Fall schwerwiegende Thrombosen.

Nach Serienextraktionen und Alveolarplastiken **unter Antikoagulanzientherapie**:

— 950 Patienten mit 2400 Eingriffen → 12 Fälle mit Nachblutungen.

    — Lokal nicht beherrschbar.

    — Stationär **ohne Folgeschäden** therapiert.

11.2 Operative Zahnentfernung

Jochen Jackowski, Peter Maurer

Bei der operativen Zahnentfernung erfolgt zunächst die chirurgische Freilegung von Wurzelresten, Zahnwurzeln, retinierten bzw. impaktierten Zähnen durch eine **Osteotomie**, da diese Zahnanteile oder Zähne den gebräuchlichen Zangen und Hebeln nicht zugänglich sind. Als Osteotomie wird jede Eröffnung des Knochens mit Bohrer, Säge, Meißel oder durch piezochirurgische Anwendung (»Piezo-Osteotomie«) bezeichnet. Nach der ausreichenden Darstellung von Wurzeln, Wurzelanteilen oder Zähnen können die geeigneten Instrumente (► Abschn. 5.6) zur Entfernung eingesetzt werden.

Nahezu vier Fünftel der jungen Erwachsenen weisen wenigstens einen retinierten Weisheitszahn auf. Obere Eckzähne sind nach den dritten Molaren im Vergleich zu den übrigen Zähnen am häufigsten impaktiert.

Die Osteotomie stellt unter Umständen einen invasiven zahnärztlich-chirurgischen Eingriff dar. Entscheidende Fragen an den chirurgisch tätigen Zahnarzt sind:

- Besteht eine Indikation zur Osteotomie?
- Geben die angefertigten Röntgenbilder präzise Informationen über die anatomische Topographie im Operationsgebiet?
- Welches operative Vorgehen ist zu wählen und mit welchen intra- und postoperativen Komplikationen ist zu rechnen?

11.2.1 Begriffsdefinitionen

Unter Retention versteht man die Position eines Zahnes, der komplett von der Mundhöhle getrennt ist.

Unter **partieller Retention** wird die Lage eines Zahnes definiert, bei der Anteile seiner Krone in die Mundhöhle ragen oder mit ihr über den Parodontalspalt des 12-Jahr-Molaren in Verbindung stehen.

Die **Impaktierung** charakterisiert die vollständige knöcherne Einbettung eines Zahnes.

Die **Verlagerung** hingegen ist ein Sammelbegriff, der die Abweichungen von der normalen Durchbruchsrichtung beschreibt. Dies kann die Drehung, die Kippung, den Hoch- und Tiefstand sowie alle Positionen außerhalb der Zahnreihe beschreiben.

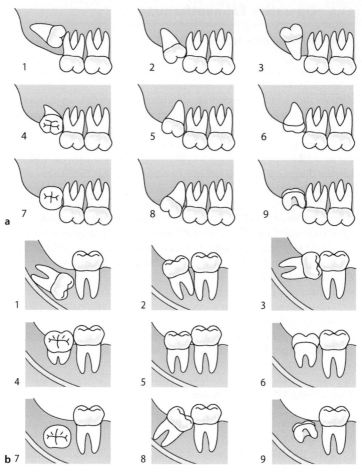

◩ **Abb. 11.5** Möglichkeiten von impaktierten und verlagerten Weisheitszähnen.
a Im Oberkiefer: *1* Horizontale Verlagerung, *2* Kippung nach mesial, *3* Inversionsverlagerung, *4* Neigung nach bukkal, *5* Vertikalposition, *6* Neigung nach palatinal,
7 Transversalverlagerung nach bukkal, *8* Kippung nach distal, *9* Transversalverlagerung nach palatinal;
b Im Unterkiefer: *1* Inversionsverlagerung, *2* Kippung nach distal, *3* Horizontale
Verlagerung, *4* Neigung nach bukkal, *5* Vertikalposition, *6* Neigung nach lingual,
7 Transversalverlagerung nach bukkal, *8* Kippung nach mesial, *9* Transversalverlagerung nach lingual.
(Modifiziert nach Asanami u. Kasazaki 1992. Aus Jackowski et al. 2007. Mit freundlicher Genehmigung)

11.2.2 Indikationen zur operativen Zahnentfernung

In der oralchirurgischen Praxis nimmt die Diagnostik und Therapie von retinierten und impaktierten Zähnen einen breiten Raum ein. Dabei müssen die Aspekte Belassen oder Entfernung eines Zahnes, röntgenologische Lagebestimmung, Auswahl des operativen Vorgehens und Komplikationsmanagement im Detail Berücksichtigung finden. Bei der Indikationsstellung zur Entfernung retinierer Weisheitszähne kann die von den Fachgesellschaften erstellte Leitlinie die therapeutische Entscheidungsfindung unterstützen.

Indikationen zur Weisheitszahnentfernung sind (▶ Abschn. 11.1.1 Indikationen zur Extraktion):

- Chronische oder akute Infektion (Dentitio difficilis).
- Freiliegende Pulpa infolge einer kariösen Läsion.
- Kariöser Zerstörungsgrad erlaubt keine Restauration.
- Schmerzen mit Anhaltspunkten dafür, dass ein Weisheitszahn die Ursache darstellt.
- Nicht therapierbare periapikale Läsionen.
- Klinisch und/oder radiologischer Verdacht des Vorliegens hyperplastisch-zystischer Follikel, Zysten oder Tumoren.
- Im Rahmen der Therapie von parodontalen Erkrankungen.
- Hindernis im Zuge einer kieferorthopädischen/rekonstruktiven chirurgischen Therapie.
- Lage im Bruchspalt, die zu Komplikation im Rahmen der Frakturbehandlung führen kann.
- Als Zahn für eine Transplantation.

Mögliche Indikationen zur Weisheitszahnentfernung:

- Im Rahmen einer Behandlung unter Narkose mit anderer Indikationsstellung, sodass damit eine zusätzliche Narkose für eine zu einem späteren Zeitpunkt erforderliche Weisheitszahnentfernung vermieden werden kann.
- Vor einer prothetischen Versorgung, wenn durch fortschreitende Atrophie des Alveolarkammes oder über Druckbelastung durch herausnehmbaren Zahnersatz mit einem sekundären Durchbruch zu rechnen ist.
- Aus kieferorthopädischen Gründen:
  a. Zur Erleichterung von Zahnbewegungen.
  b. Zur Unterstützung einer kieferorthopädischen Retention.
  c. Zur Stabilisierung einer abgeschlossenen kieferorthopädischen Behandlung.
- Resorptionen an den distalen Schmelz- und/oder Wurzelzementstrukturen der zweiten Molaren.

━ Offensichtliche Beeinträchtigung der dynamischen Okklusion durch elongierte/gekippte Weisheitszähne.

Weisheitszähne sollen nicht entfernt werden,
━ wenn mit ihrer direkten und vollständigen Einordnung in die Zahnreihe zu rechnen ist,
━ wenn sie als prothetische Pfeiler verwendet werden sollen und eine präzise Präparation und Abformung möglich ist,
━ nach Extraktion von Molaren und ihrer Einordnung im Zuge einer kieferorthopädischen Behandlung,
━ bei tiefer Impaktion oder Verlagerung ohne erkennbare klinische und/oder radiologische pathologische Veränderungen und gleichzeitig hohem Risiko intra-/postoperativer Komplikationen.

11.2.3 Ursachen und Symptome der Verlagerung

Ursachen

Die häufigste Ursache für eine Verlagerung ist der Platzmangel. Die Weisheitszähne und die oberen Eckzähne bleiben hierbei am häufigsten retiniert und müssen oft aus kieferorthopädischen Gründen oder wegen rezidivierender Entzündungen entfernt werden.

Symptome

Klinisch kündigt sich die Verlagerung mit dem Ausbleiben des Durchbruchs, dem nur teilweisen Durchbruch oder der Persistenz von Milchzähnen an. Ferner werden Nachbarzähne verdrängt, palatinale sowie bukkale Schleimhäute ausgewölbt, oder es entstehen Fistelgänge im Bereich eines nicht durchgebrochenen Zahnes.

Folgende klinische und radiologische Symptome manifestieren sich häufig:
━ Perikoronare Infektion (Dentitio difficilis Typ I–III).
━ Radiologisch erkennbare Verbreiterung des Perikoronarraumes.
━ Perikoronare Aufwölbung.
━ Schmerzen, Spannungsgefühl.
━ Taschenbildung und Knochenresorption im distalen Bereich des zweiten Molaren.
━ Resorption an der distalen Schmelz-/Wurzelzementstruktur des zweiten Molaren.
━ Fistelbildung im Bereich des nicht durchgebrochenen Weisheitszahnes.
━ Elongation/Kippung.
━ Karies/Pulpitis.

11.2.4 Klinische Krankheitsbilder

Verlagerte untere dritte Molaren

Die unteren dritten Molaren gelten als die am häufigsten verlagerten Zähne. Ungefähr 45 % der Bevölkerung weisen verlagerte untere Weisheitszähne auf. Die lange Entwicklungs- und Durchbruchszeit vom 7./8. bis zum 18./25. Lebensjahr in einer morphologisch dynamischen Region wird als Ursache für Retentionen, Verlagerungen und abnorme Wurzelkonfigurationen angesehen. Im Laufe der Phylogenese hat sich die Mandibula bei gleichbleibender Zahngröße verkleinert.

Entfernung aus kieferorthopädischen Gründen

Die dritten Molaren werden als eine Ursache für den tertiären Engstand der Unterkieferfrontzähne nach Abschluss einer kieferorthopädischen Therapie angesehen und daher wird ihre rechtzeitige Entfernung empfohlen. Der Effekt einer prophylaktischen Entfernung ist nach wie vor umstritten. Der tertiäre Engstand soll nicht nur von der Mesialdrift der Zähne ausgelöst werden, sondern regressive Wachstumsprozesse im anterioren Mandibulabereich sollen gerade zu Beginn des zweiten Lebensjahrzehntes stattfinden und damit den Engstand bedingen.

Weiterhin muss vor Entfernung der Weisheitszähne der Zustand des 6- bzw. 12-Jahr-Molaren überprüft werden, um gegebenenfalls deren Extraktion mit anschließender Einordnung der Weisheitszähne zu erwägen. Ebenso besteht die Möglichkeit der Verwendung von Weisheitszähnen für eine Autotransplantation.

Die bildgebenden Verfahren bieten die Möglichkeit, die Entfernung eines retinierten dritten Molaren zu einem Zeitpunkt durchzuführen, zu dem das Wurzelwachstum noch nicht abgeschlossen ist. Dies erleichtert die Entfernung und verringert Komplikationen, wie z. B. die Verletzung des Nervus alveolaris inferior. Der günstigste Zeitpunkt für die Weisheitszahnentfernung liegt zwischen dem 13. und 18. Lebensjahr, jedoch nicht vor dem Durchbruch der zweiten Molaren.

Entfernung aus prophylaktischen und therapeutischen Gründen

Zunehmend setzt sich die Auffassung durch, dass eine Differenzierung zwischen prophylaktischer und therapeutischer Weisheitszahnentfernung nicht mehr angebracht ist, weil ein wesentlicher Anteil von Weisheitszähnen neben einer klinisch sichbaren Perikoronitis und erkennbarer perikoronarer Transluzenz in der Bildgebung auch andere pathologische Veränderungen aufweisen kann, die auf das Parodont der zweiten Molaren bzw. den retromolaren Bereich übergreifen können.

Klinisch und radiologisch symptomlose Weisheitszähne müssen nicht in jedem Fall entfernt werden. Bei symptomatischen Weisheitszähnen ist die Entfernung indiziert.

Abszedierende Entzündungen können sich in die mandibulomaxillären sowie zervikalen Logen ausbreiten. Bei einer schrankenlosen Eiterung in Form einer Phlegmone liegt eine schwere lebensbedrohliche Erkrankung vor.

Entfernung aus prothetischen Gründen

Die Indikation zur Entfernung muss sorgfältig überdacht werden. Häufig kann der Weisheitszahn bei Einbeziehung in die prothetische Planung als Pfeiler für die Indikation eines festsitzenden bzw. abgestützten herausnehmbaren Zahnersatzes von Bedeutung sein. Bis zum 30. Lebensjahr ordnen sich 30% aller Weisheitszähne, die um das 18. Lebensjahr entfernt werden sollten, vollkommen regelrecht in die Zahnreihe ein.

11.2.5 Klinische und radiologische Diagnostik

Die präoperative Diagnostik umfasst die
- allgemeine und spezielle Anamnese,
- genaue klinische Inspektion und Palpation,
- Röntgenuntersuchung (u. U. DVT, CT) zur genauen Darstellung der anatomischen Topographie.

Zur Befunderhebung gehören die Vitalitätsprüfung der Nachbarzähne, die Bestimmung der Sondierungstiefen und die Untersuchung der Sensibilität im Versorgungsgebiet des N. alveolaris inferior und des N. lingualis.

🛇 Eine Indikation für eine zusätzliche DVT-/CT-Diagnostik kann vorliegen, wenn
- in der konventionellen Panoramaschichtaufnahme eine unmittelbare Lagebeziehung zu anatomischen Risikostrukturen diagnostiziert wird und der Operator zugleich zusätzliche räumliche Hinweise für die Operationsplanung, die Risikoaufklärung und/oder die Orientierung während des Eingriffes benötigt,
- bei der Befundung einer konventionellen Panoramaschichtaufnahme ein Resorptionsprozess an der distalen Wurzel des 12-Jahr-Molaren vermutet aber nicht mit Sicherheit diagnostiziert werden kann. In Abhängigkeit von einer initialen oder fortgeschrittenen Resorption wird dann die Indikation zur Entfernung des ursächlichen Weisheitszahnes abgesichert.

11.2.6 Therapie

Das therapeutische Vorgehen lässt sich bei infektiös-entzündlichen Komplikationen unterteilen in ein

— **Konservatives Vorgehen:**
Es werden lokal antiseptische Maßnahmen durchgeführt, und es wird ggf. bei akuten Infektionen mit Ausbreitungstendenz eine antibiotische Therapie eingeleitet.

— **Chirurgisches Vorgehen:**
In der akuten Phase wird inzidiert und eine Drainage angelegt. Nach Überführung in die chronische Phase erfolgt die chirurgische Freilegung, die chirurgische Parodontaltherapie oder die operative Entfernung.

Lokale Risikofaktoren bei der Zahnentfernung:

— Chronische und akute Infektionen.

— Ankylose.

— Abnorme Wurzelkonfigurationen.

— Mandibularkanal im Röntgenbild in die Wurzel des Weisheitszahnes projiziert.

— Kritische Lage zum zweiten Molaren.

— Dystopie der Weisheitszähne.

— Grunderkrankungen des Patienten.

— Pharmakotherapie (z. B. Immunsuppressiva, Bisphosphonate).

— Zustand nach Radiatio im Kopf-Hals-Bereich.

Praktisches Vorgehen zur Entfernung oberer Weisheitszähne

— Nach vestibulärer Infiltrations- oder einer Tuberanästhesie und Anästhesie am Foramen palatinum majus erfolgt eine paramarginale oder marginale Schnittführung.

— Nach Präparation des Mukoperiostlappens und Freilegung des Knochens am Tuber maxillae und dorsal der Crista zygomaticoalveolaris wird der Knochen über dem retinierten Zahn abgetragen bis die Krone freiliegt. Nach Anlegen eines Spaltraumes kann der Zahn in der Regel mit einem Hebelinstrument luxiert und entfernt werden.

— Anschließend folgen die Kürettage des Zahnsäckchens, die Knochenglättung, Spülung des OP-Gebietes und der Wundverschluss.

Die Eröffnung der Kieferhöhle ist wie bei jeder Seitenzahnentfernung auszuschließen. Für die Diagnostik einer Mund-Antrum-Verbindung (MAV)

eignen sich der Nasenblasversuch bzw. die Sondierung mittels stumpfer Bowman-Sonde (▶ Abschn. 11.8.7).

Der dichte Nahtverschluss, die Verordnung von Nasentropfen und die Erteilung eines Schnäuzverbotes sind bei einer MAV obligat.

Praktisches Vorgehen zur Entfernung unterer Weisheitszähne

Nach Anästhesie des Nervus alveolaris inferior, Nervus lingualis und Nervus buccalis erfolgt die Schnittführung.

Die Darstellung des OP-Gebietes geschieht über einen paramarginalen oder marginalen Schnitt:

- Der **paramarginale Schnitt** verläuft über der knöchernen Unterlage des Trigonum retromolare, ohne die bewegliche Mundschleimhaut einzubeziehen. Er biegt distal des zweiten Molaren unter Schonung seines gingivalen Saumes nach vestibulär um und erstreckt sich dann schräg nach anterior bis in die Umschlagfalte. Auf diese Weise bleibt das marginale Parodont des zweiten Molaren erhalten.
- Der ebenso angewandte **marginale Schnitt** bezieht den distalen und vestibulären Gingivalrand des zweiten Molaren ein und biegt im mittleren Bereich des Gingivalsaumes in das Vestibulum ab.

Insgesamt muss die Schnittführung so angelegt sein, dass das bukkale OP-Feld nach Freilegung des Knochens eine gute Übersicht bietet und auf der oralen Seite der N. lingualis nicht verletzt wird.

Nach subperiostaler Ablösung des Mukoperiostlappens werden das Trigonum retromolare und die Linea obliqua freigelegt. Lateral der Linea obliqua ist das Weichgewebe zum Unterkieferrand und Kieferwinkel abgelöst. In diese »Tasche«, das Spatium masseterciomandibulare, wird ein Langenbeck-Haken eingeführt, der den Mukoperiostlappen und die Wangenweichteile abhält und schützt. Oral werden die lingualen Weichgewebe mit dem dort verlaufenden N. lingualis abgelöst. Das Raspatorium verbleibt zum Schutz des N. lingualis während des Eingriffes in situ. Die subperiostale Präparation der lingualen Schleimhaut und das Abhalten mit dem Raspatorium können für eine Irritation des N. lingualis verantwortlich sein. Beides sollte daher maßvoll erfolgen.

Die operative Entfernung unterer Weisheitszähne (retiniert, impaktiert, verlagert) folgt in den Grundzügen einem standardisierten Muster:

- Freilegung des retinierten Zahnes durch Abtragen der Kortikalis mit einem großen Rosenbohrer.
- Verbreiterung des Perikoronarraumes mit einem kleineren Rosenbohrer.

- Nach ausreichender Freilegung der Krone über die Schmelz-Zement-Grenze hinaus wird mit einem kleinen Rosenbohrer ein Spaltraum im koronalen Wurzeldrittel angelegt.
- Unter Anwendung des Hebels nach Bein wird der Weisheitszahn entwickelt und vorsichtig herausgehebelt.
- Kürettage des Zahnsäckchens oder z.b. eines hyperplastisch-zystischen Folllikels, einer folllikulären Zyste oder einer perikoronalen Zyste (ggf. histopathologische Untersuchung des excochleierten Gewebes).
- Glättung von Knochenkanten, besonders im Bereich des Hebelwiderlagers.
- Wundtoilette mit physiologischer Kochsalzlösung.
- Über der Alveole Nahtverschluss auf knöcherner Unterlage (präoperative Planung der Schnittführung!).
- Ggf. lockere Einlage eines Streifens im Spatium massetericomandibulare zur Drainage (keine Tamponade der Alveole!).

Bei der Operationsplanung und während des chirurgischen Vorgehens sollte immer die Option der Durchtrennung eines Weisheitszahnes Berücksichtigung finden. Die Separierung bietet folgende Vorteile:
- Der Knochenverlust wird eingeschränkt.
- Das Gewebetrauma wird durch die Bohrkörper in die Zahnhartsubstanzen verlegt, die entfernt werden.
- Es entwickeln sich in der Regel weniger Wundheilungsstörungen.
- Die Abtrennung der Krone von der/den Wurzel(n) oder die Durchtrennung von Krone und Wurzel(n) in toto oder separat ist bei bestimmten Verlagerungen unumgänglich und erleichtert das Heben der Zahnanteile.
 Der Zahn ist stets auf seine Vollständigkeit hin zu überprüfen.

❶ Eine Fehleinschätzung der Verlagerung mit nachfolgend unsachgemäßen Luxationsbewegungen und/oder unter Einsatz des falschen Instrumentariums kann eine iatrogene Unterkieferfraktur bedingen.

❶ Die Kürettage von Gewebe ist bei nervnaher Lage mit Umsicht durchzuführen.

11.2.7 Komplikationen

Komplikationen bedingt durch die Entfernung von Weisheitszähnen

- Traumatisierung sensibler Nervstrukturen (N. alveolaris inferior, N. lingualis).

▬ Verletzung des zweiten Molaren.
▬ Kieferfraktur.
▬ Intra- und postoperative Blutungskomplikationen.
▬ Schädigungen infolge der Leitungsanästhesie.
▬ Postoperative Infektionen.
▬ Postoperative Schwellungen und Schmerzen.

Komplikationen durch Belassen von Weisheitszähnen

▬ Perikoronitis.
▬ Resorptionsprozesse an den distalen Wurzeln des zweiten Molaren.
▬ Parodontale Schädigung im distalen Anteil des zweiten Molaren.
▬ Kariöse Läsionen am dritten und zweiten Molaren.
▬ Entwicklung von dentogenen Zysten.
▬ Entstehung von Malignomen.
▬ Kieferfraktur bei begleitender Pathologie.
▬ Kraniomandibuläre Dysfunktion und Schmerz.

11.3   Operative Zahnfreilegung

Jochen Jackowski, Peter Maurer

Die operative Freilegung von retinierten und/oder verlagerten Zähnen beginnt mit der lokalen Anästhesie im Op-Gebiet (► Abschn. 3.1.5). Die Schnittführung wird unter Berücksichtigung des klinischen und röntgenologischen Befundes nach folgenden Kriterien gewählt:
▬ Ausreichend großer, jederzeit erweiterungsfähiger Schnitt für eine gute Übersicht des Op-Gebietes.
▬ Breite Basis des Mukoperiostlappens zur Gewährleistung einer suffizienten Durchblutung.
▬ Nahtverschluss liegt auf intakter ossärer Fläche und nicht im Osteotomiebereich.
▬ Günstige Narbenbildung und Vermeidung von iatrogen bedingten Rezessionen.
▬ Schutz wichtiger anatomischer Strukturen.

Nach Bildung eines Mukoperiostlappens wird mit rotierendem Instrumentarium der Knochen über bzw. um den retinierten Zahn abgetragen. Hierbei wird die Zahnkrone bis zu ihrem größten Umfang dargestellt. Um Knochengewebe zu schonen, ist es möglich, den Zahn quer und/oder längs zu teilen. Zusätzlich kann die Schaffung eines Hypomochlions (kreisrundes Bohrloch als Retention) den Einsatz eines Hebels erleichtern.

11.3.1 Weisheitszähne

Unterkiefer

Siehe »Praktisches Vorgehen zur Entfernung unterer Weisheitszähne« im
► Abschn. 11.2.6.

Oberkiefer

Siehe »Praktisches Vorgehen zur Entfernung oberer Weisheitszähne« im
► Abschn. 11.2.6.

11.3.2 Eckzähne

Unterkiefer
Schnittführung

Die Lage des Zahnes bestimmt die Schnittführung. In den meisten Fällen
erfolgt der Zugang von vestibulär, Ausnahmen sind stark nach lingual verlagerte Zahnkronen oder eine Verlagerung an die Unterkieferbasis. Hier
wäre ein Zugang von extraoral denkbar. In den meisten Fällen wird ein
marginaler oder paramarginaler Zugang (z. B. Bogenschnitt) gewählt.

Osteotomie

Die Zahnkrone liegt meist unter einer sehr dünnen Knochenlamelle. Nach
Abtragen des oberflächlichen Knochens wird der Zahn unter Schonung
der Nachbarstrukturen mithilfe geeigneter Hebelinstrumente entfernt.
Vorab kann die Teilung des Zahnes mit Fissurenbohrern oder Lindemann-
Fräsen erforderlich sein.

Oberkiefer
Schnittführung

Die Schnittführung ist abhängig von der klinischen und röntgenologischen
Lagebestimmung:

— Bei palatinaler Lage ist eine marginale oder paramarginale Inzision
  aus der Region 4/5 der betroffenen Seite bis in die 3er Region der gegenüberliegenden Seite durchzuführen. Dabei sollte unter Schonung
  des Nervus inzisivus im frontalen Bereich eine Dreiecksinzision unter
  dem vollständigen Erhalt der Papilla inzisiva erfolgen.
— Bei vestibulärer Verlagerung ist je nach Angulation des Zahnes ein
  Bogenschnitt oder eine marginale Schnittführung mit vertikaler Entlastung zur Schaffung eines trapezförmigen Lappens durchzuführen.

Osteotomie

Bei palatinaler Lage sollte der Mukoperiostlappen vor Osteotomie mittels einer Haltenaht an den gegenüberliegenden Prämolaren fixiert werden, um eine bessere Darstellung des Operationsgebietes zu erreichen. Danach wird mit rotierendem Instrumentarium die Zahnkrone dargestellt und nach Anlage eines Spaltraumes versucht, den Zahn mit vorsichtigen Luxationen aus seinem Fach zu entfernen.

Ansonsten muss der Zahn an der Schmelz-Zement-Grenze mittels einer Fräse nach Lindemann vorsichtig geteilt werden, Krone und Wurzel können dann nacheinander entfernt werden.

Postoperativ wird das Einsetzen einer vorher angefertigten palatinalen Verbandplatte empfohlen. Die operative Entfernung vestibulär verlagerter Eckzähne ergibt sich aus der jeweiligen klinischen Lage.

11.3.3 Prämolaren und Molaren

Unterkiefer
Schnittführung

Wegen der anatomischen Nähe zum N. alveolaris inferior, Foramen mentale und N. mentalis erfolgen eine vestibuläre (marginale oder paramarginale) Schnittführung und zur Schonung des N. mentalis die Darstellung des Foramens. Hierbei ist ein direkter Kontakt mit dem Wundhaken oder starker Zug zu vermeiden. Bei geschlossener Zahnreihe kann ein kombinierter vestibulärer-lingualer oder ein rein lingualer Zugang gewählt werden.

Osteotomie

▶ Eckzähne, Unterkiefer.

❶ Verletzung von Nachbarstrukturen, starke Schwächung des Unterkiefers, vor allem bei sklerotischem oder stark atrophiertem Kiefer.

Oberkiefer
Schnittführung

Im Fall einer Retention bietet die vestibuläre Schnittführung in den meisten Fällen einen ausreichenden Zugang. Hierbei ist an eine mögliche Kieferhöhleneröffnung zu denken und deren plastische Deckung in der Schnittführung zu berücksichtigen.

Osteotomie

▶ Eckzähne, Oberkiefer.

11.3.4 Überzählige Zahnanlagen

Am häufigsten sind in dieser Gruppe die **Mesiodentes**, die überwiegend palatinal gelegen sind. Schnittführung und Osteotomievorgang entsprechen dem bei verlagerten oberen Eckzähnen (▶ Abschn. 11.3.2). Bei vestibulärer Verlagerung bieten sich z. B. ein Bogenschnitt oder ein Zahnfleischrandschnitt an.

Die operative Entfernung von **Distomolaren** entspricht dem Vorgehen bei der Weisheitszahnchirurgie. Eine großzügige Darstellung des OP-Gebietes ist wegen der naturgemäß schlechten Zugänglichkeit unerlässlich.

Zahnaberrationen sind aufgrund der breit auftretenden Lagevariationen unter Umständen nur über extraorale oder transantrale Wege zu entfernen. Sie erfordern eine sehr exakte präoperative Röntgendiagnostik in verschiedenen Ebenen. Bei der präoperativen Planung sollte die Durchführung unter stationärer Aufnahme und stationärer postoperativer Nachsorge berücksichtigt werden.

Die **multiple Retention**, oft kombiniert mit mehreren überzähligen Zahnanlagen (bei bestimmten Syndromen), stellt eine sehr große Problematik dar, die die Zusammenarbeit mit Kieferorthopäden, Prothetikern, Chirurgen und eventuell Pädiatern erfordert. Um ein funktionell und ästhetisch zufriedenstellendes Ergebnis zu erzielen, muss die operative Entfernung aller retinierten Zähne, möglicherweise in Verbindung mit größeren Knochensubstanzverlusten, kritisch hinterfragt werden. Es sollte zuerst die Entfernung der überzähligen und verlagerten Zähne erfolgen und dann die kieferorthopädische Einstellung der verbleibenden Zähne angestrebt werden, um eine prothetisch versorgbare Situation zu schaffen.

11.4 Hemisektion und Wurzelamputation

Jochen Jackowski, Peter Maurer

Die Hemisektion definiert sich als chirurgische Entfernung nur eines Zahnkronen- und Wurzelanteiles bei mehrwurzeligen Zähnen. Im Gegensatz zur Hemisektion stellt die Wurzelamputation eine Methode zur Erhaltung der gesamten Zahnkrone eines mehrwurzeligen Zahnes durch Abtragen der erkrankten Wurzel dar: Beide Verfahren sind Methoden der chirurgischen Zahnerhaltung mehrwurzeliger Zähne mit partieller Resektion.

Hemisektion: Durch die partielle Resektion eines mehrwurzeligen Zahnes werden die nicht geschädigten Anteile vor dem endgültigen Verlust geschützt und können mit restaurativen Maßnahmen versorgt werden. Aus morphologischen Gründen sind untere Molaren für diese Therapie geeignet. Belässt man beide Zahnhälften, so spricht man von einer **Prämolarisierung.**

Wurzelamputation: Sie ist für den Oberkiefer-Molarenbereich geeignet. Bei der vollständigen Absetzung der Wurzel eines mehrwurzeligen Zahnes unterscheidet man zwei Verfahren:

— Bei der ersten wird die ganze Krone erhalten.
— Bei der zweiten wird mit der Wurzel der zugehörige Kronenanteil entfernt.

Praxistipp

Hemisektionen und Wurzelamputationen sind konservativ-chirurgische Eingriffe mit dem Ziel der möglichst weitgehenden Erhaltung der natürlichen Zähne. Sie erfordern ein umfangreiches interdisziplinäres Wissen und eine hohe Präzision bei der manuellen Umsetzung. Beide Verfahren werden heute selten praktiziert. Sie werden mit der Wurzelspitzenresektion und der intentionellen Replantation der endodontischen Chirurgie zugerechnet.

11.4.1 Indikation

Die Indikation zur Hemisektion oder Wurzelamputation ergibt sich aus pathologischen Veränderungen im Endodont und Parodont. Vor der chirurgischen Intervention sollten alle konservativen Therapieoptionen am Endodont und Parodont ausgeschöpft sein. Ein schweres Allgemeinleiden des Patienten, mangelnde Compliance und insuffiziente Mundhygiene werden als Kontraindikation gesehen. Folgende Befunde fallen in die enge Indikation:

— Tiefe, therapieresistente Knochentaschen, die nur eine Wurzel eines mehrwurzeligen Zahnes betreffen.
— Komplikationen bei der Wurzelkanalbehandlung, z. B. die Instrumentenfraktur.
— Insuffiziente, aber nicht revidierbare Wurzelfüllungen.
— Furkationsbefall Grad III nach Lindhe.

11.4.2 Operatives Vorgehen

Hemisektion

Das Prinzip der Hemisektion beruht auf der Durchtrennung des Molaren in bukkolingualer Richtung auf Kosten der zu entfernenden Zahnhälfte. Zahnhartsubstanz wird bei dem zu erhaltenden Anteil weitestgehend ge-

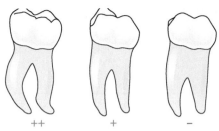

Eignung für Hemisektion

◘ **Abb. 11.6** Extrahierte Unterkiefermolaren im Vergleich: Von links nach rechts abnehmende Eignung für eine Hemisektion. (Aus Jackowski et al. 2007. Mit freundlicher Genehmigung von Elsevier)

schont und erlaubt eine adäquate Präparation für eine suffiziente Restauration. Bei der Prämolarisierung muss der Molar exakt in der Furkation durchtrennt werden.

= Durchtrennung mit einem spitzen diamantierten Schleifer durchführen. Bei schwierigen anatomischen Verhältnissen ist nur ein Einzelzahnfilm zur genauen Kontrolle der Teilungsstelle indiziert. Zusätzlich besteht die Möglichkeit, die Gingiva abzupräparieren, um unter Sicht zum Schutz des krestalen Alveolarfortsatzabschnittes die Teilung durchzuführen.

= Extraktion der nicht erhaltungsfähigen Wurzel.

= Genaue Inspektion der Teilungsstelle, evtl. korrigierende Maßnahmen und Röngtenkontrolle, Glättung der Resektionsfläche.

= Ggf. Osteoplastik durchführen, wenn der interradikuläre Knochen noch voll erhalten ist (2 mm Abstand zur Präparationsgrenze, um biologische Breite einzuhalten) oder eine große Differenz zwischen dem bukkalen, lingualen und/oder interradikulären Knochenniveau besteht.

= Endgültige Präparation im apikalen Bereich der Resektionsfläche.

= Wundversorgung, provisorische Versorgung des belassenen Zahnanteiles.

Die **Prämolarisation** wird nach derselben Technik ohne die Extraktion einer Wurzel durchgeführt (◘ Abb. 11.6).

Wurzelamputation

Das Verfahren der Wurzelamputation ist abhängig von der klinischen Ausgangssituation. Sie kann unter Erhalt der gesamten klinischen Krone erfolgen oder als Resektion der Wurzel und des dazugehörigen Kronenanteiles (◘ Abb. 11.8).

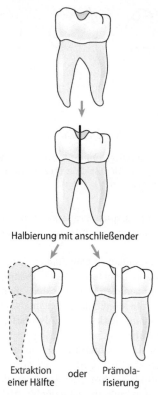

Halbierung mit anschließender

Extraktion   oder   Prämola-
einer Hälfte   risierung

◨ **Abb. 11.7** Hemisektion = Halbierung eines 2-wurzeligen Zahnes, die je nach therapeutischer Zielsetzung in der anschließenden Extraktion einer der beiden Zahnhälften (links unten) oder der Erhaltung beider Segmente (Prämolarisierung, rechts unten) mündet. (Aus Jackowski et al. 2007. Mit freundlicher Genehmigung von Elsevier)

Klinische Krone bleibt erhalten:
▬ Operative Darstellung des OP-Gebietes bzw. der Furkation.
▬ Abtrennung der Wurzel mit diamantiertem Schleifer am Übergang Krone/Wurzel (klinische Krone bleibt vollständig erhalten).
▬ Extraktion der Wurzel.
▬ Kontrolle und Glättung der Resektionsfläche.
▬ Evtl. retrograder Verschluss des abgehenden Kanaleinganges.
▬ Evtl. Osteoplastik.
▬ Wundversorgung.

Klinischer Kronenanteil wird mit entfernt:
- Okklusales und zirkuläres Beschleifen der Krone.
- Operative Darstellung des OP-Gebietes bzw. der Furkation.
- Abtrennung der Wurzel mit dazugehörigem Kronenanteil senkrecht zur Okklusalfläche in einer vertikalen bogenförmigen Präparation. Hierzu empfiehlt sich die Verwendung eines langen, spitzen und diamantierten Schleifers.
- Extraktion des Zahnsegmentes.
- Kontrolle und Glättung der Resektionsfläche.
- Evtl. Osteoplastik.
- Wundversorgung.
- Versorgung der Resektionsfläche und provisorische Versorgung des Zahnes.

> **Fehlerquellen**, die den Langzeiterfolg gefährden, sind:
> - Belassung insuffizienter Wurzelfüllungen.
> - Belassung bzw. Neuschaffung parodontaler Nischen durch schwierige Furkations- und/oder Wurzelanatomie.
> - Fehlerhafte bzw. fehlende postoperative prothetische Versorgung.
>
> Dementsprechend sind folgende Punkte für den Langzeiterfolg bedeutsam:
> - Intakte Wurzel/Wurzeln des verbleibenden Zahnsegmentes.
> - Das verbleibende Segment muss prothetisch versorgbar sein.
> - Schaffung einer physiologischen Teilungsfläche für eine komplikationslose Heilung und ein gesundes Parodont, möglicherweise im Zusammenhang mit einer Konturierung des umliegenden Knochens.

11.4.3 Langzeiterfolg

Die Hemisektion bzw. Wurzelamputation hat das therapeutische Ziel, gesunde Zahnhartsubstanz und parodontales Stützgewebe zu erhalten und weiterhin zu nutzen. Häufig können somit die Zahnbogenlänge und die Zahnbogenintegrität aufrechterhalten werden. Bei umsichtiger Indikationsstellung kann dem Patienten als Alternative zu einer Implantat-vermittelten Versorgung herausnehmbarer Zahnersatz oder die prothetisch ungünstige, unilaterale Freiendsituation erspart werden. Meistens dient der hemisezierte oder wurzelamputierte Zahn als Brückenpfeiler oder Einzelkrone. Dabei ist auf die reduzierte Belastbarkeit und möglicherweise auf

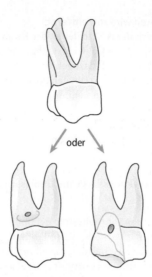

■ Abb. 11.8 Wurzelamputation: Vollständige Entfernung der Wurzel eines mehr-wurzeligen Zahnes, bei der entweder der zugehörige Kronenanteil belassen (links unten) oder mit abgetragen wird (rechts unten). (Aus Jackowski et al. 2007. Mit freundlicher Genehmigung von Elsevier)

eine eingeschränkte Hygienefähigkeit zu achten. **Voraussetzungen für den Langzeiterfolg** sind die Mitarbeit des Patienten und die suffiziente Plaque-reduzierung. Bei strenger Indikationsstellung, unter Berücksichtigung der biologischen Belastbarkeit eines hemisezierten oder wurzelamputierten Zahnes und in Abhängigkeit von der Art und labortechnischen Ausführung des Zahnersatzes konnten bei Beobachtungszeiten von einer Dekade gute Erfolgsraten nachgewiesen werden.

11.5   Wurzelspitzenresektion

Jochen Jackowski, Korbinian Benz

Die **Wurzelspitzenresektion** (Syn.: **Wurzelspitzenamputation, Apikoektomie**) ist eine chirurgische Intervention in der Apex-Region einer Zahnwurzel. Diese endodontische Chirurgie dient der Therapie des apikalen Wurzelabschnittes, der mikrobiell infiziert ist oder durch eine endodontische Behandlung traumatisiert wurde.

Endodontisch bedingte Läsionen in den periapikalen Regionen sind zurückzuführen auf:

- Durch Trauma induzierte Pulpanekrose.
- Durch Verletzung von Zähnen und des Alveolarfortsatzes bedingte Pulpanekrose(n).
- Mikrobiell bedingte Pulpanekrose.
- Trauma durch Überinstrumentierung.
- Mikrobiell bedingte Infektion nach Überinstrumentierung.
- Überfüllen des Wurzelkanales (Einlagemedikamente, Wurzelfüllmaterial) mit persistierenden, akuten Symptomen (Schmerz, horizontale und/oder vertikale Perkussionempfindlichkeit/Druckdolenz) im Sinne einer Fremdkörperreaktion.
- Rest- oder Reinfektion nach endodontischer Behandlung.
- Trauma oder mikrobiell bedingte Infektion der Apex-Region durch die Wurzelspitzenresektion.
- Unvollständige oder fehlende Regeneration nach Endo-Chirurgie.

Der therapeutische Erfolg einer Wurzelspitzenresektion beruht auf dem vollständigen Debridement des infizierten Kanalwanddentins, der Eliminierung apikaler Ramifikationen, dem exakten dreidimensionalen Verschluss des Wurzelkanalsystemes und der apikalen Kürettage.

Therapieziel ist der Zahnerhalt

- durch die Elimination einer pathologischen Veränderung in der periapikalen/periradikulären Region

und im Idealfall

- die Neubildung von Alveolarknochen mit einer Distanz von 0,1–0,3 mm zum Resektionsquerschnitt des Neoapex ein Jahr post operationem. Dieser bestehende Spalt ist mit parallel zur Resektionsfläche ausgerichtetem, zell- und gefäßarmem, narbigem Bindegewebe ausgefüllt.

Unter Einsatz aktueller Aufbereitungsmethoden, Abfüllmaterialien und Fülltechniken (flexible Wurzelkanalinstrumente, Lupenbrille, Operationsmikroskop, Kalt- und Warmtechniken) bevorzugen endodontologische Spezialisten auch bei einem periapikalen Index >3 und bei einer Revisionsbehandlung zunächst nur eine konservativ endodontische Therapie.

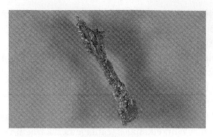

□ Abb. 11.9 Korrodierter Anteil eines frakturierten Wurzelkanalinstrumentes nach operativer Entfernung aus der periapikalen Region

11.5.1 Absolute Indikationen zur Wurzelspitzenresektion

1. **Bei anhaltender apikaler Parodontitis** mit klinischen Symptomen wie Schmerzen, Schwellungen oder Fistelbildung oder radiologisch erkennbarer Progredienz einer periapikalen Osteolyse nach einer Wurzelkanalbehandlung mit vollständiger oder unvollständiger Wurzelkanalfüllung oder nach der Revision einer bereits vorhandenen Wurzekanalfüllung.

— → Periapikale Osteolysen durch Korrosion.
   Osteolysen durch Korrosion frakturierter Wurzelkanalinstrumente (□ Abb. 11.9) können eine klinische und/oder radiologische Symptomatik hervorrufen, die die operative Entfernung dieser in der Regel metallischen Materialien und des korrosiv veränderten enossalen Gewebes erfordert.

— **Therapie**
   — Komplette Revision der Wurzelfüllung.
   — Resektion mit orthograder oder retrograder Wurzelfüllung.

2. **Nach Überpressung von Wurzelfüllmaterial**

— Einbringen größerer Mengen in den Sinus maxillaris → Gefahr einer Aspergillose bei ZnO-haltigen Materialien.

— Penetration in den Mandibularkanal → Kompression oder direkte Läsion des N. alveolaris inferior.

— **Ausmaß der Nervenläsion**
   Die Schwere einer Nervverletzung wird nach der von Seddon (1943) angegebenen Klassifikation beurteilt:
   — Neurapraxia.
     – Intaktes Axon.
     – Inkompletter/kompletter Sensibilitätsverlust.
     – Spontane Resensibilisierung.

- Axonotmesis.
  - Länger andauernde Kompression.
  - Lokale Ischämie.
  - Inkompletter/kompletter Sensibilitätsverlust.
  - Spontane Resensibilisierung.
- Neurotmesis.
  - Kompletter Sensibilitätsverlust.
  - Permanente Schädigung der Sensibilität.
  - → mikrochirurgische Revision oder Rekonstruktion der Nervstruktur.
- **Therapie**
- Sofortige operative Intervention zur Entfernung des überpressten Füllmateriales.
- Ggf. simultane Revision der konventionellen oder chirurgisch-endodontischen Therapie (Nachresektion).
3. **Aufgrund der Wurzelanatomie ist eine vollständige Wurzelkanalfüllung nicht möglich.**
4. **Bei klinischer und radiologischer Symptomatik ist ein obliterierter Wurzelkanal von orthograd nicht mehr aufbereitbar.**

11.5.2 Radikuläre Zysten

Bei klinischem Verdacht und radiologischem Nachweis einer größeren enossalen Veränderung im Sinne eines zystischen Prozesses ist die Wurzelspitzenresektion Therapie der Wahl. In Abhängigkeit von den präoperativen klinischen und radiologischen Befunden im Zahnfilm, in der Panoramaschichtaufnahme oder der dentalen digitalen Volumentomographie und dem Operationssitus wird eine Zystektomie (► Abschn. 11.7.2) oder Zystostomie (► Abschn. 11.7.2) durchgeführt und das vollständig exkochleierte Gewebe einer pathohistologischen Begutachtung zugeführt. Entscheidungshilfe zur operativen Intervention sind radikuläre Zysten, die radiologisch keine Verbindung zum Wurzelkanallumen erkennen lassen, und periapikale Osteolysen, die trotz einer lege artis erfolgten konventionellen Wurzelkanalbehandlung röntgenologisch keine Remission zeigen oder an Größe zunehmen. Auch hier ist eine pathohistologische Befundung zwingend erforderlich. Diese Untersuchung dient dem Ausschluss von
- primär malignen Tumoren in der periapikalen Region,
- Metastasen anderer Tumoren in der periapikalen Region.

11.5.3 Relative Indikationen zur Wurzelspitzenresektion

— **Apikale Parodontitis.** Eine apikal-chirurgische Therapie ist angezeigt, wenn nach konventioneller endodontischer Therapie eine periapikale Osteolyse nicht ausheilt. Dieser Regenerationsprozess kann
über mehrere Jahre verlaufen, sodass bei fehlender klinischer Symptomatik mit der chirurgischen Intervention zugewartet werden kann.
— Die pathohistologische Bewertung einer periapikalen Läsion ist
nur über einen chirurgischen Eingriff möglich!
— Apikale Parodontitis bei prothetischer Rehabilitation. Bei Stiftauf-
bauten ist die apikale Chirurgie mit retrograder Abfüllung des
Wurzelkanallumens Therapie der Wahl, wenn sich eine apikale
Läsion trotz einer als radiologisch suffizient bewerteten
Wurzelfüllung nicht zurückbildet oder nach endgültig einzemen-
tiertem Stift-Stumpfaufbau eine apikale Veränderung entsteht.
— Bei bestehender apikaler Parodontitis einer resezierten
Wurzelspitze.
— Zur Schmerzbeseitung nach klinisch und radiologisch lege artis
durchgeführter Wurzelkanalbehandlung und -füllung.
— **Verlegung von Wurzelkanälen** durch frakturierte Instrumente,
schraubenförmige Körper, Stifte oder Verkalkung. Ein apikal-chirur-
gischer Eingriff ist dann indiziert, wenn mit den zur Verfügung stehenden technischen Hilfsmitteln (z. B. Instrument Removal System
(iRS), Dentsply; Post Removal System (PRS), SybronEndo; piezoelek-
trische Ultraschallsysteme, z. B. Satelec P5, Dentsply; ProUltra Endo,
Dentsply; Stropko three-way adapter, Vista Dental; Gates Glidden
(GG) drills, Dentsply Maillefer) die orthograde Entfernung der
»Blockade« misslingt. Eine zu ausgedehnte Abtragung des Kanalwanddentins ist kontraindiziert, da die Wurzel geschwächt wird. Zu-
dem kann der Versuch unternommen werden, korrosionsbeständige
Fragmente in eine konventionelle Wurzelkanalfüllung einzubeziehen.
Eine nachfolgende klinische Symptomatik mit Entzündungszeichen
und/oder radiologischem Befund in Form einer Osteolyse erfordert
spätestens dann eine apikal-chirurgische Therapie.
— **Via falsa.** Scheitert die konservative Therapie einer Abdichtung der
Perforationsstelle zum Desmodontspalt oder liegt eine entzündliche
Reaktion mit Osteolyse vor, ist der Versuch des vollständigen Ver-
schlusses von der Wurzeloberfläche nach osteoplastischem Zugang
angezeigt.
— **Fissurale Längsfrakturen** der Wurzeln vor allem bei mit Stiftauf-
bauten versorgten Zähnen können Osteolysen im vestibulären und/

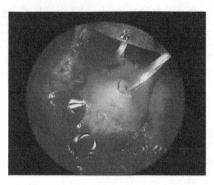

● **Abb. 11.10** Inspektion der Resektionsfläche mit einem Endoskop: Fissurale Längsfraktur im apikalen Bereich

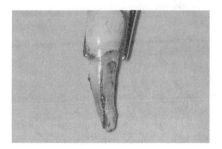

● **Abb. 11.11** Wurzellängsfraktur

oder oralen Alveolarfortsatzbereich und in der apikalen Region verursachen. Mithilfe einer Lupenbrille, eines OP-Mikroskopes oder eines Endoskopes werden diese Frakturen erst intraoperativ erkannt und bedeuten in der Regel die Nichterhaltungsfähigkeit des Zahnes (● Abb. 11.10, ● Abb. 11.11).

— Bei Frakturen im apikalen Drittel der Wurzel, vor allem in Kombination mit einer Infektion im Frakturspalt oder im Bereich des apikalen Segmentes oder wenn nur eine retrograde Wurzelfüllung des koronalen Wurzelsegmentes möglich ist.

— Wenn in der Folge von Zystektomien (u. U. Zystostomien) oder Exzisionen Wurzelspitzen freigelegt oder beschädigt werden.

— Entzündlich bedingte, progrediente Resorption des Dentins im apikalen Bereich.

— Wenn eine Therapie nur unter Narkose durchgeführt werden kann.

11.5.4 Kontraindikationen zur Wurzelspitzenresektion

- Unzureichende Mundhygiene.
- Wurzelanomalien, interne Resorption oder Obliteration.
- Zweifelhafte Wertigkeit als Stützpfeiler im prothetischen Gesamtkonzept.
- Nicht prognostizierbare Stabilität eines Zahnes nach Wurzelspitzenresektion, wenn an diesem auch der krestale Alveolarfortsatz defizitär ist (z. B. durch eine Parodontitis).
- Ausgedehnte interradikuläre ossäre Resorptionen an Molaren (Furkationsbefall).
- Bei schweren Systemerkrankungen.
- Strenge Indikationsstellung bei Therapien oder Erkrankungen, die die ossäre Regeneration beeinflussen und zu Wundheilungsstörungen führen können (Radiatio, Chemotherapie, Immunsuppressiva, Bisphosphonate, Stoffwechselerkrankungen).

11.5.5 Operationstechniken

Schnittführung

Für die apikale Chirurgie werden verschiedene Schnittführungen angegeben, deren Auswahl von der gingivalen und parodontalen Situation der Wurzel und den anatomisch-topographischen Beziehungen zwischen Apex und Sinus maxillaris, Foramen inzisivum, Foramen palatinum majus, Mandibularkanal und Foramen mentale abhängig ist.

Bevorzugte Schnittführungen sind (◪ Tab. 11.8, ◪ Abb. 11.12):
- Bogenschnitt nach Partsch.
- Winkelschnitt nach Reinmüller.
- Trapezförmiger Schnitt nach Hauberisser.
- Zahnfleischrandschnitt nach Nowak, Sebba und Peter.

Der Zahnfleischrandschnitt ist die Schnittführung der Wahl für den osteoplastischen Zugang von palatinal. Außerdem wird er immer dann angewandt, wenn der geringste Verdacht besteht, dass eine fissurale Wurzellängsfraktur vorliegen könnte, der für die Wurzelspitzenresektion vorgesehene Zahn extrahiert werden muss und eine Mund-Antrum-Verbindung entsteht, die einer plastischen Deckung bedarf. Präoperativ ist eine Panoramaschichtaufnahme von großem Vorteil, weil knöcherne Defekte in ihrer ganzen Ausdehnung dargestellt werden und Distanzen zwischen anatomischen Strukturen (Foramen mentale, Canalis nervi mandibularis) und Apex erkennbar werden.

☐ Tab. 11.8 Schnittführungen zur Wurzelspitzenresektion

Bezeichnung des Schnittes	Schnittverlauf	Besonderheiten
Bogenschnitt nach Partsch	Zum Zahnfleischrand konvexer Bogenschnitt über mindestens 3 Zähne	- Scheitelpunkt nicht zu nah am Zahnfleischrand - Schnitt ausschließlich im Bereich der beweglichen Schleimhaut → bei Zähnen mit kürzeren Wurzeln kein ausreichend dichter Wundverschluss → Naht über dem knöchernen Operationsdefekt
Bogenschnitt nach Wassmund	Bogenschnitt bis in die Gingiva bis zu 5 mm an den Zahnfleischrand	- Großer Schleimhautperiostlappen, gestielt in der Umschlagfalte - Nahtlinie durch knöcherne Unterlage gestützt - Vernähen in der dünnen, unverschieblichen Gingiva nicht leicht - Durchschneidung der straffen Gingiva bei muskulärer Spannung
Trapezförmiger Schnitt nach Hauberisser	Modifikation der bogenförmigen Schnittführungen	- Trapezförmiger Lappen - Leichte Readaption - Exakte Rücklagerung des Lappens durch die beiden Ecken
Winkelschnitt nach Reinmöller	Verzicht auf einen vertikalen Schenkel (▶ Hauberisser)	- Winkelschnitt - Jederzeit beliebige Vergrößerung des Lappens nach der entsprechenden Seite
Zahnfleischrandschnitt nach Nowak, Sebba, Peter	Intrasulkuläre Schnittführung mit zwei divergierend senkrechten Schnitten am jeweiligen Ende	- Schleimhautperiostlappen, in der Umschlagfalte gestielt - Indiziert, wenn Schleimhautnaht ausreichenden Abstand vom ossären Defekt haben soll (z. B. bei größeren Knochenwunden von Zysten)
Bogenschnitt nach Pichler	Wurzelspitzenwärts konvexer Schnitt hoch im Vestibulum	- Auch rechtwinklige Schnittführung möglich - Zum Zahnfleischrand hin gestielter Lappen (umgekehrter Bogenschnitt) - Vorteil der besseren Heilungstendenz, da Lappen im Bereich der Nahtstelle durch Submukosa verstärkt - Nachteil einer massiveren Narbenbildung im Bereich der Umschlagfalte - Von vornherein begrenztes OP-Gebiet

Tab. 11.8 (Fortsetzung)

Bezeichnung des Schnittes	Schnittverlauf	Besonderheiten
Winkelschnitt nach Wustrow	Modifikation der rechtwinkligen Schnittführungen von Pichler	Umgekehrter Winkelschnitt
Doppellappenschnitt nach Brosch	Waagerechter Schnitt in der beweglichen Schleimhaut	- Zuerst nur Durchtrennung der Schleimhaut, dann unter Anspannung der Weichteile Abpräparation der Submukosa unter Durchtrennung des Periostes durch einen Bogenschnitt - Vorteil: Breiter Kontakt der Wundflächen zueinander - Nachteil: Schwierigere Präparationstechnik und stärkeres postoperatives Ödem
Vertikalschnitt nach Eskici	Senkrechte Schnittführung distal des zu resezierenden Zahnes im Bereich des Interdentalseptums	- Zuerst Durchtrennung der Schleimhaut, dann Periost und Submukosa - Vorteil: geringe Schleimhautblutung, weil die zur Gingiva ziehenden Gefäße nicht durchtrennt werden - Fraglich gute Übersicht - Wurzelspitzenbereich der Nachbarzähne nicht in die Wunde mit einbezogen - Einfache Wundversorgung - Wegen fehlender Spannung Primärheilung der Schleimhaut
Vertikaler s-förmiger Schnitt nach Lindorf	Modifikation der geraden vertikalen Schnittführung nach Eskici	- Verbesserte Übersicht im Vergleich zur Eskici-Schnittführung - Verminderte Gewebetraumatisierung - Vereinfachte Readaption der Wundränder

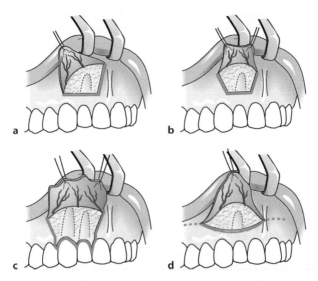

■ **Abb. 11.12** Schnittführungen zur Wurzelspitzenresektion. **a** Winkelschnitt nach Reinmöller, **b** trapezförmiger Schnitt nach Hauberisser, **c** Zahnfleischrandschnitt nach Nowak, Sebba und Peter, **d** Bogenschnitt nach Partsch. (Aus Jackowski et al. 2007. Mit freundlicher Genehmigung von Elsevier)

Ablauf der OP

Die Operation verläuft nach folgendem Schema:
Bereitstellung von mikrochirurgischem Instrumentarium (Mikrospiegel, Papillenelevator, Küretten, grazile abgewinkelte Füllungsinstrumente) und Sehhilfen (Lupenbrille, OP-Mikroskop, Endoskop). Es gibt keine eindeutige Empfehlung für den Einsatz einer bestimmten optischen Unterstützung im Rahmen der Durchführung einer WSR.

- **Festlegung der Schnittführung und Inzision** (senkrechte Entlastung → weniger Anschnitte von Gefäßen; divergierende Entlastung → breitere Lappenbasis).
- **Atraumatische Bildung eines Mukoperiostlappens** durch scharfe, unterminierende Präparation (Hinweise ▶ unten).
- **Osteoplastischer Zugang (Knochenpräparation) und Darstellung der Wurzelspitze.**
  - Im OK-Molarenbereich mit zusätzlichem palatinalen Zugang.
  - Gefahr der Kieferhöhleneröffnung bei Tunnellierung von bukkal.
  - Präzise Resektion der palatinalen Wurzelspitze von vestibulär wegen unzureichender Sicht fraglich.

— Evtl. Knochendeckelbildung (nach Khoury) bei einer dicken vestibulären Kompakta im UK-Molarenbereich zur Vermeidung größerer ossärer Defekte (→ nur eine lagestabile Reposition des Deckels nach erfolgter Präparation vermeidet die Ausbildung eines Knochensequesters).

— **Resektion der Wurzelspitze.**

— Absetzung von 3 mm Wurzelspitze → Eliminierung von 93 % aller lateralen Kanäle und 98 % aller Ramifikationen.

— Anschrägung max. 10° → ein zu großer Bevel eröffnet vermehrt Dentintubuli.

— → Resektion mit Fissurenbohrer oder Lindemann-Fräse, Glättung mit diamantiertem walzenförmigen Bohrer.

— **Excochleation des Entzündungsgewebes** → pathohistologische Begutachtung.

— Vollständige Entfernung von pathologischem Gewebe nach der Resektion mit orthograder/retrograder WF verringert die diffuse Einblutung aus der Spongiosa.

— **Spülung der Resektionshöhle** mit steriler Kochsalz- bzw. Ringer- lösung.

— **Abdichtung der Resektionshöhle** (z. B. mit sterilen Wattepellets oder Knochenwachs) ggf. sinnvoll. Dadurch

— Übersicht in der Resektionshöhle durch Kontrolle der Blutung.

— Wurzelfüllmaterial wird nicht in die Spongiosa gepresst.

— **Inspektion der Resektionsfläche** mit Ausschluss/Nachweis

— Von:
  - Unvollständigen fissuralen Frakturen.
  - Vollständigen fissuralen Frakturen.
  - Fissuralen Frakturen im Dentin.

— Von:
  - Isthmusvariationen.
  - Akzessorischen Kanälen.
  - Spalten zwischen Wurzelfüllung und Kanalwand.

— → Durch die Anfärbung des Neoapex mit Methylenblau (methylenum caeruleum) können anatomische Variationen und Restgewebe im Wurzelkanalausgang dargestellt werden. Bei einer 4 % Methylenblaulösung enthält ein 1 ml 40 mg Methylthioniumchlorid und Aqua destillata.

— Die Bewertung der Resektionsfläche wird verbessert durch:
  - Mikrospiegel mit Rhodiumglas.
  - Lupenbrille mit Headset und integrierter Beleuchtung.
  - Operationsmikroskop.
  - Endoskop.

▬ **Intraoperative Wurzelkanalspülung vor Wurzelkanalfüllung**
  ▬ Ziel:
    – Verringerung von Keimen und bakteriellen Toxinen, insbesondere Lipopolysacchariden, im Kanal.
    – Zersetzung und Abtransport von restlichem Pulpagewebe.
    – Erleichterung der mechanischen Aufbereitung eines Kanales.
    – Entfernung von abgelösten Dentinspänen aus dem Kanal.
  ▬ Durchführung:
    – Ultraschallaktivierte 0,5–5 % NaOCl-Spülung für 30 Sekunden.
    – Trocknung mit Papierspitzen.
    – Spülung, ggf. alternierend Editinsäure (EDTA) 15–17 %-Lsg./ Zitronensäure-Lsg. 20–25 % für mindestens 1 Minute
      → Zitronensäure (bis zu 40 %) beseitigt in höheren Konzentrationen einerseits die Schmierschicht, löst andererseits Anteile des peritubulären Dentins auf.
    – Ultraschallaktivierte Spülung mit CHX-Lsg. 2%.
    – Trocknung mit Papierspitzen.
    – Spülung mit Alkohol möglich.
▬ **Wurzelfüllung**
  ▬ Intraoperativ von ortho- bzw. retrograd.
  ▬ Retrograde Präparation: Mikrowinkelstück, Ultraschall betriebene Instrumentenspitzen (◙ Abb. 11.13), Hinweise zur retrograden Kavitätenpräparation siehe unten.
  ▬ Füllungsmaterialien: Glasionomerzement (Zusammensetzung: Pulver mit eingelagerten fluoridreichen kristallisierten Tröpfchen und Flüssigkeit [wässrige Weinsäure]), ZnO-Zement (Super-EBA-Zement: Zusammensetzung: Pulver [Zinkoxid, Silikondioxid/ Aluminiumoxid, natürliche Harze] und Füssigkeit [Ethoxybenzoinsäure, Eugenol]), MTA (Mineral Trioxid Aggregate, Hauptbestandteile: Trikalziumsilikat, Trikalziumaluminat, Kalziumoxid, Siliziumoxid und Wismutoxid), Polycarboxylat-Zement.
▬ **Versorgung der Resektionshöhle** → in Abhängigkeit von der Größe Auffüllung mit alloplastischem Material oder autologem Knochen.
▬ **Wundversorgung**
  ▬ → vertikale Rückstichnaht oder Interdentalnaht nach Laurell mit atraumatischem, monofilen, nicht resorbierbaren Nahtmaterial (4-0, 5-0, 6-0), ggf. Wundverbandplatte.
▬ **Röntgenkontrolle** unmittelbar postoperativ und nach 6 Monaten
  ▬ Die radiologische Untersuchung erlaubt keine genaue Gewebebeurteilung.

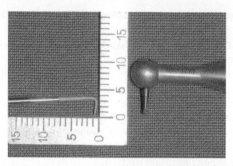

◘ Abb. 11.13 Größenvergleich zwischen diamantierter Ultraschallspitze (links) und Mikrowinkelstück (rechts)

— Nach radiologischem Befund kann die Heilung als vollständig, unvollständig (Narbengewebe), unbestimmt oder unbefriedigend bezeichnet werden.

— Das operative Ergebnis kann 12 Monate post operationem bei vollständiger Heilung oder Ausbildung von Narbengewebe als Erfolg interpretiert werden.

Hinweise zur Lappenbildung vor der Wurzelspitzenresektion

Siehe auch ► Kap. 4 Chirurgische Prinzipien.

Atraumatische Präparation eines Mukoperiostlappens:

— Gute Übersicht über den Operationsbereich und die unmittelbare Umgebung.

— Im Bedarfsfall erweiterbar.

— Lappen mit genügend weitem Abstand vom osteoplastischen Zugang zur Wurzelspitze.

Zweck:

— Keine Verletzung während des operativen Eingriffes.

— Bei Rücklagerung Naht auf knöcherner Unterlage.

— Schnitt scharf und in einem Zug bis auf den Knochen.

Zögerliches Hantieren und/oder wiederholtes Absetzen des Skalpelles könnte zur Folge haben:

— Unvollständige Durchtrennung von Mukosa und Periost.

— Unnötige Traumatisierung.

— Beeinträchtigung der Heilung.

— Schleimhautperiostlappen wird unter Fixierung mit einer chirurgischen Pinzette durch das Rasparatorium in toto vom Knochen zu seiner Basis hin abgelöst → Vermeidung von Narbenbildungen im Vestibulum.

— Bei einer Breite der keratinisierten Gingiva von über 5 mm sollte die horizontale Inzision in der keratinisierten Gingiva bzw. im Grenzbereich zwischen keratinisierter und beweglicher Gingiva erfolgen:
  — Winkelschnitt nach Reinmöller (◨ Tab. 11.8).
  — Bogenschnitt nach Partsch (◨ Tab. 11.8).
— Bei einer Breite der keratinisierten Gingiva von weniger als 5 mm sollte immer ein intrasulkulärer Zahnfleischrandschnitt mit Papilla-Preservation-Flap-Technik (Papillenerhaltungslappen, Takei et al. 1985) und mesialer und/oder distaler Entlastung gewählt werden.
— Im Bereich der beweglichen Schleimhaut sollte primär nur vertikal (nicht bogenförmig) inzidiert werden.

Hinweise zur retrograden Kavitätenpräparation
Retrograde Kavitätenpräparation mit Mikrowinkelstück

Schwierigkeit: Periapikal muss soviel Knochen abgetragen werden, dass der Kopf des Mikrowinkelstückes mit dem Rosen- oder umgekehrten Kegelbohrer in der Resektionshöhle Platz findet und eine Präparation der retrograden Kavität (»untersichgehend«) mit einer erforderlichen Tiefe von 3 mm in der Längsachse des Zahnes vorgenommen werden kann. Bei ungünstiger Angulation zwischen Bohrer und Zahnachse besteht die Gefahr einer Perforation am Neoapex (nicht achsengerechte Kanalaufbereitung).

Retrograde Kavitätenpräparation mittels Ultraschall

Mikrochirurgische Retrotips oszillieren mithilfe von Ultraschallenergie, sodass unter ausreichender Wasserkühlung eine Präparation der retrograden Kavität in der Längsrichtung des Wurzelkanales mit gleichzeitiger Reinigung der apikalen Kanalwand erfolgen kann.
  Vorteile:
— Vermeidung apikaler Perforationen.
— Parallelwandige Präparation mit einer Kavitätentiefe von 3 mm wird wesentlich erleichtert.
— Präzise, nicht überextendierte Kavitätenpräparation von grazilen Kanaleingängen bzw. Isthmusverbindungen.
— Klein dimensionierte Spitzen der Ultraschallansätze erfordern über dem Neoapex lediglich eine Höhe von 4–5 mm zur Präparation der Kavität in der Längsachse der Wurzel (kleine Zugangskavität).

Achtung:
→ Eine zu hohe Ultraschallenergie begünstigt an der Resektionsfläche die Rissbildung.
→ Die Keilwirkung stark konischer Ansätze kann bei der Präparation zur Wurzelfraktur führen.

▣ Tab. 11.9 Wurzelspitzenresektionen: Operative und chirurgisch-anatomische Merkmale im Ober- und Unterkiefer

Resektions-gebiet	OP	Chirurgisch-anatomische Komplikationen/Besonderheiten
OK-Front	Einfacher operativer Zugang	Perforation am Nasenboden
OK-Prämolaren	Technisch schwieriger am 1. Prämolaren wegen der palatinalen Wurzel	Eröffnung der Kieferhöhle
OK-Molaren	Technisch anspruchsvoll mit vestibulärem und palatinalem Zugang	- Eröffnung der Kieferhöhle - Gefahr der Fremdkörperverschleppung: Resezierte Wurzelspitze in antro - Verletzung von Ausläufern der A. palatina major oder der Arterie - Verletzung oder Abriss der A. palatina major am Foramen palatinum majus
UK-Front	Einfacher operativer Zugang	- Zahnwurzeln mit geringem Abstand zueinander → Beschädigung von Nachbarwurzeln - Die Juga alveolaria der Nachbarzähne können die Orientierung unterstützen
UK-Prämolaren	Einfacher operativer Zugang	Beschädigung oder Abriss des N. mentalis am Foramen mentale
UK-Molaren	Technisch schwieriger Zugang mit größerem Knochendefekt	- Beschädigung des N. alveolaris inferior im Canalis mandibularis - Linea obliqua externa

❶ Konische Arbeitsspitzen erzeugen eine Keilwirkung und können zu Frakturen im resezierten Wurzelbereich führen.

In Abhängigkeit vom Resektionsgebiet müssen in die OP-Planung mögliche chirurgisch-anatomische Komplikationen oder Besonderheiten miteinfließen (▣ Tab. 11.9).

Die Erfolgsaussichten des Eingriffes müssen gegen die Gefahr von Verletzungen anatomischer Nachbarstrukturen (Zahnwurzeln, Nasenboden, Kieferhöhle, Gefäße und Nerven) abgewogen werden.

11.5.6 Vorteile einer Wurzelspitzenresektion

Vorteile der WSR gegenüber der konventionellen endodontischen Therapie

— Komplette apikale Exkochleation von Entzündungsgewebe bzw. die vollständige Enukleation einer Zyste.
— Pathohistologische Begutachtung.
— Erkennung zusätzlicher Wurzelkanäle oder Isthmusverbindungen zwischen den Wurzelkanälen.
— Vollständige Elimination infizierter Ramifikationen im apikalen Delta des Hauptkanales.
— Entfernung frakturierter Wurzelkanalinstrumente, die in der periapikalen Region lokalisiert sind.
— Retrograde Kavitätenpräparation bei bestehender suffizienter prothetischer Restauration möglich.

Vorteile der mikrochirurgischen Wurzelspitzenresektion

Die Anwendung eines Operationsmikroskopes (OMI), von Ultraschallspitzen und mikrochirurgischem Instrumentarium ermöglicht:
— Eine geringere Invasivität des Eingriffes.
— Noch genauere Erkennung von Isthmus, Nebenkanälen und fissuralen Frakturen.
— Die exakte, visuell kontrollierte retrograde Wurzelfüllung.
— Die Vermeidung von Sensibilitätsstörungen im Unterkieferseitenzahnbereich.
— Eine Reduktion der postoperativen Beschwerden.

11.5.7 Behandlungserfolg einer Wurzelspitzenresektion

Erfolgreiche Wurzelspitzenresektion

Kriterien einer erfolgreichen Wurzelspitzenresektion sind:
— Vollständige knöcherne Regeneration des Defektes in der radiologischen Verlaufskontrolle erkennbar.
— Unvollständige Reossifikation im Resektionsbereich mit unveränderter Größe der Transluzenz im radiologischen Follow-up.

→ Nach 12 Monaten Erfolg/Misserfolg einer WSR mit 95 %-iger Wahrscheinlichkeit radiologisch beurteilbar
— Zahn ohne klinische Symptomatik und uneingeschränkt funktionsfähig.

→ Anfertigung von prothetischen Arbeiten auf resezierten Zähnen frühestens nach 6, besser nach 12 Monaten

Nicht erfolgreiche Wurzelspitzenresektion

Ursachen:

- Unzulängliche chirurgische Technik der Wurzelspitzenresektion und retrograden Präparation.
- Eingeschränkter Überblick über das Resektionsgebiet.
- Nicht suffizient therapierter Isthmus.
- Zusätzliche Wurzelkanalmündungen.
- Nicht erkannte Frakturen der Wurzel.

Klinische und radiologische Zeichen:

- Fistelbildung als Ausdruck eines chronischen Entzündungsgeschehens.
- Schwellungen.
- Persistierende oder wiederauftretende horizontale und/oder vertikale Perkussionsempfindlichkeit.
- Druckdolenz am resezierten Zahn und /oder Alveolarfortsatz.
- Schmerzen.
- Erhöhte Mobilität des resezierten Zahnes (resezierter Zahn kann nicht als vollwertiger prothetischer Pfeiler verwendet werden).
- Die postoperativen radiologischen Nachkontrollen zeigen keine Regeneration.

> Bei einem Misserfolg einer Wurzelspitzenresektion sollte die Indikation zur Extraktion gestellt werden, um für die nachfolgende konventionelle oder Implantat-gestützte Therapie so viel Alveolarfortsatzknochen wie möglich zu erhalten. Eine zweite oder dritte Nachresektion ist heute nicht mehr die zahnärztlich-chirurgische Therapie der Wahl.

11.6   Zahntransplantation

Jochen Jackowski, Peter Maurer

Heutzutage stehen bei vorzeitigem Verlust permanenter Zähne – ob durch Trauma oder als Folge von Karies oder Parodontopathien – sowie bei der Nichtanlage von Zähnen unterschiedliche Behandlungsstrategien zur Verfügung. Das Therapiespektrum reicht hierbei vom kieferorthopädischen Lückenschluss über prothetische Restaurationen (konventioneller oder implantatgetragener Zahnersatz) bis hin zur Zahntransplantation. Die biologischen Abläufe nach operativer Zahntransplantation (Revaskularisierung und »parodontale« Integration) sind mittlerweile gut wissenschaftlich untersucht, wie auch die Risikofaktoren des Misserfolges. Dazu zählen die infektionsbedingte Wurzelresorption, die Ankylose und die Pulpanekrose, welche aber nur bedingt beeinflussbar sind. **Ziel der Zahntransplantation** ist der biologische Ersatz von verloren gegangenen oder fehlenden Zähnen.

> ⟩ Die Zahntransplantation ist eine Verpflanzung von Zähnen be
> ziehungsweise Zahnkeimen in ein an anderer Stelle des Alveolar
> fortsatzes geschaffenes Zahnbett oder in die Alveole eines zuvor
> entfernten Zahnes (Eskici 2003).

11.6.1 Einteilung und Indikationen zur Zahntransplantation

Einteilung

Aufgrund der unterschiedlichen Transplantationsimmunologie und in Abhängigkeit von Empfänger- und Spenderregion wird unterschieden in:

- Autogene Transplantation, d. h. Transplantation innerhalb eines Individuums.
- Isogene Transplantation, d. h. Transplantation zwischen genetisch identischen Individuen.
- Allogene Transplantation, d. h. Transplantation auf ein genetisch unterschiedliches Individuum derselben Art.
- Xenogene Transplantation, d. h. artfremde Transplantation, wobei Empfänger und Spender aus verschiedenen Spezies stammen.

Ausschließlich die autogene Transplantation ist fester Bestandteil der chirurgischen Zahnheilkunde. Sie wird eingeteilt in:

- Autoplastische Transplantation: Transplantation wurzelunreifer Zähne, Pulpa- und Desmodontvitalität erhaltbar, Durchmesser des Foramen apicale >1,3 mm.
- Autoalloplastische Transplantation: Transplantation wurzelreifer Zähne, Desmodontvitalität erhaltbar, endodontische Behandlung erforderlich.
- Alloplastische Transplantation: Pulpa- und desmodonttote Zähne, endodontische Behandlung erforderlich.

Indikationen

Die Indikationen zur Transplantation können aus kieferorthopädischen, traumatologischen, parodontologischen, endodontologischen und kariologischen Gegebenheiten herrühren und umfassen:

- Frühen Zahnverlust, bedingt durch Karies oder Parodontitis apicalis.
- Zahnverlust nach Trauma mit bestehendem Wachstum.
- Nichtanlage von Zähnen.
- Lokalisierte juvenile Parodontitis.
- Infektionsbedingte externe Wurzelresorption, Ankylose im wachsenden Kiefer.
- Durchbruchsstörung der Eckzähne.
- Nicht erfolgreiche Freilegung und Anschlingung verlagerter und/oder retinierter Zähne.

11.6.2 Vorbereitung

Vor jeder Zahntransplantation sollte der Patient konservierend und parodontologisch vorbehandelt sein. Entzündungen in der Spender- und/oder Empfängerregion, ausgelöst durch eine Parodontitis marginalis oder apicalis, sprechen gegen eine Transplantation. Zusätzlich kann vor der Transplantation, neben den klinischen und radiologischen Untersuchungen, eine Modellanalyse der Spender- und Empfängerregion durchgeführt werden, um die Platzverhältnisse beurteilen zu können.

Voraussetzungen für eine erfolgreiche Therapie sind neben der Compliance des Patienten, eine gute Mundhygiene, geeignete Kieferrelationsverhältnisse und die Auswahl eines in allen Dimensionen passenden Transplantates für die Empfängerregion zum Zeitpunkt der Transplantation. Zusätzlich spielen auch die gegebenen Weichteilverhältnisse eine entscheidende Rolle. Bei mangelndem Platzangebot ist es möglich bzw. notwendig, durch eine geeignete kieferorthopädische Therapie den erforderlichen Raum zu schaffen oder zumindest durch Reduzierung der approximalen Oberflächen des Transplantates oder der Nachbarzähne günstige Verhältnisse zu erreichen. Dabei ist darauf zu achten, dass eine Schmelzreduzierung von max. 0,5 mm ohne freiliegende Dentinschicht gewährleistet ist. Danach kann die Transplantation ein- oder zweizeitig durchgeführt werden.

Beim zweizeitigen Vorgehen wird einige Tage nach Präparation der Empfängerregion das Transplantat gehoben und in das geschaffene Transplantatbett eingebracht. Als Vorteil wird die Ausbildung von Granulationsgewebe in der Empfängerregion gesehen, das die Kapillareinsprossung und damit die Revaskularisierung der Pulpa begünstigen soll. Allerdings werden zwei in kurzem Abstand aufeinander folgende Eingriffe von den Patienten unter Umständen als zu große Belastung empfunden.

11.6.3 Operatives Vorgehen

Vorbereitung der Empfängerregion

Bei der Zahntransplantation ist es besonders wichtig, ein relativ **passgenaues Transplantatbett** zu schaffen. Dabei ist zu berücksichtigen, dass das Transplantatlager und die Wurzelform des Transplantates nicht formkongruent sind. Dennoch sollte das Transplantatbett im zahnlosen Kieferabschnitt oder der leeren Alveole einen seitlichen Abstand von etwa 0,5 mm nicht über- bzw. unterschreiten, zum Boden ist ein Abstand der Wurzelspitze von etwa 2–3 mm ideal.

Muss ein Zahn vor der Transplantation zuerst noch extrahiert bzw. operativ entfernt werden, ist darauf zu achten, das Saumepithel und die Alveolenwand weitestgehend zu erhalten und möglichst auf eine vertikale Entlastungsinzision zu verzichten.

Vor der Transplantation muss die leere Alveole sauber auskürettiert werden.

Transplantatentnahme

Bei der Entnahme des Transplantates (Zahnkeim, retinierter Zahn) ist auf den größtmöglichen Erhalt der Zahnkrone und des Zahnsäckchens bzw. des desmodontalen Faserapparates zu achten. Nachdem die Zahnkrone bis zur größten Zirkumferenz freigelegt wurde, kann der Zahn bzw. Keim nach vorsichtiger Mobilisation gewebeschonend entnommen werden. Bei diesem Vorgang zur Freilegung kann sowohl rotierendes Instrumentarium als auch entsprechendes Ultraschallinstrumentarium (Piezosurgery) zur noch gewebeschonenderen Transplantatentnahme benutzt werden. Soll aber ein durchgebrochener Zahn transplantiert werden, unterscheidet sich die Entnahmetechnik darin, dass das zervikale Parodont mithilfe eines Skalpells durchtrennt werden muss und bei der Extraktion möglichst viele parodontale Strukturen erhalten bleiben.

Zeitpunkt der Transplantation

Der Zeitpunkt der Transplantation richtet sich in erster Linie nach dem Entwicklungsstadium des Zahnes. Bei einer zu frühen Transplantation, bei der noch keine Wurzelbildung stattgefunden hat, ist das Risiko späterer Schmelzdefekte und verminderter Wurzelausbildung erhöht. In zweiter Linie ist der Transplantationszeitpunkt abhängig vom Patientenalter, von der Compliance des Patienten und der Eltern sowie vom Zeitpunkt der Erstkonsultation.

Bei der Wahl des Transplantationszeitpunktes müssen die Überlebensrate des Transplantates sowie die Regeneration von Pulpa und Desmodont berücksichtigt werden.

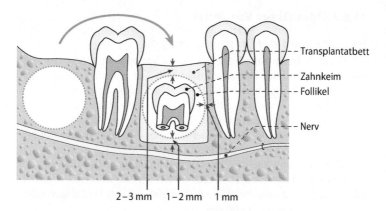

■ **Abb. 11.14** Zahnkeimtransplantation. Der Zahnkeim wird mit seinem Follikel am Transplantationsort in das Transplantatbett versenkt, sodass er allseits von Knochen umgeben ist und die Schleimhaut über dem Alveolarfortsatz primär verschlossen werden kann. (Modifiziert nach Reichart et al. 2001. Aus Jackowski et al. 2007. Mit freundlicher Genehmigung)

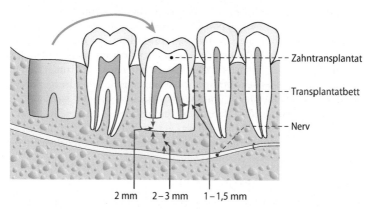

■ **Abb. 11.15** Transplantation eines Zahnes mit nicht abgeschlossenem Wurzelwachstum in Infraokklusion. (Modifiziert nach Reichart et al. 2001. Aus Jackowski et al. 2007. Mit freundlicher Genehmigung)

Idealerweise sollten Zahnkeime bei einem Wurzelwachstumsstadium 3 bis 5 nach Moores transplantiert werden, bei den Stadien 4 bis 6 wird von einer Zahntransplantation mit nicht abgeschlossenem Wurzelwachstum gesprochen. Radiologisch sollte zumindest der Ansatz der Wurzelbildung erkennbar sein (■ Abb. 11.14, ■ Abb. 11.15).

Für den Erfolg der Transplantation sind die unterschiedlichen Stadien nur wenig von Bedeutung, nicht jedoch für den Erhalt der Pulpa und des Parodontes. Nachdem das Transplantat in die Empfängerregion eingebracht wurde, muss unter Berücksichtigung der Primärstabilität das Transplantat fixiert werden. Ist schon eine gute Stabilität vorhanden, kann mittels Gingivahaltenähten oder okklusal überkreuzten Nähten eine zusätzliche Stabilisierung erreicht werden. Ist diese dagegen intraoperativ nicht zu erzielen, sollte das Transplantat mittels einer Schiene für den Zeitraum von zwei bis vier Wochen fixiert werden. Dabei ist auf eine Schienung zu achten, die eine physiologische Beweglichkeit zulässt, da eine zu starre Immobilisierung das Ankyloserisiko erhöht, ganz diskrete Bewegungen hingegen die Revaskularisierung fördern können.

11.6.4 Parodontale und endodontische Aspekte

Lagerung des Transplantates

Um das Risiko eines Misserfolges möglichst gering zu halten, muss das Transplantat zwischen der Entnahme und der Transplantation in einem geeigneten Lagerungsmedium aufbewahrt werden. Dieses Medium muss die Zellphysiologie des Desmodontes (Parodontalfibroblasten, Zementoblasten) so gut wie möglich aufrechterhalten. Es ist zu empfehlen, das Transplantat in einer Ringerlaktatlösung unter Zusatz eines Antibiotikums (100 ml Ringerlösung + 25.000 I.E. Bactracin oder Neomycinsulfat) zu lagern. Zusätzlich kann das Transplantat für fünf Minuten in einer Tetracyclinlösung aufbewahrt werden, um die Wahrscheinlichkeit einer Revaskularisierung der Pulpa zu erhöhen.

Pulparevaskularisierung

Eine Revaskularisierung der Pulpa ist nur bei einem noch relativ weit geöffneten Foramen apicale (Durchmesser >1,3 mm) möglich. Somit ist das Risiko einer Pulpanekrose bzw. die Wahrscheinlichkeit einer Revaskularisierung der Pulpa eng mit dem vorhandenen Wurzelstadium verknüpft. Zähne mit komplett ausgebildeten Wurzeln benötigen nach der Transplantation eine endodontische Behandlung, um eine infektionsbedingte externe Wurzelresorption und enossal entzündliche Prozesse mit drohendem Zahnverlust zu vermeiden. Die Meinung über den Zeitpunkt der Wurzelkanalbehandlung geht in der Literatur weit auseinander. Es ist durchaus möglich, die endodontischen Maßnahmen am Transplantat nach der Transplantation oder im Vorfeld von extraoral in Zusammenhang mit einer Wurzelspitzenresektion und ggf. retrograder Wurzelfüllung durchzuführen. Nachteilig würde sich aber die extraorale Behandlung des Transplantates auf die desmodontalen Zellen auswirken. Manche Autoren empfehlen die endodontische Therapie erst bei klinischen und radiologischen Symptomen einzuleiten.

11.6.5 Nachsorge, Erfolgskriterien und Erfolgsraten

Nachsorge

Die postoperativen Empfehlungen entsprechen grundsätzlich denen von oral chirurgischen Eingriffen (▶ Abschn. 4.4). Kontrolluntersuchungen sollten insbesondere nach Transplantationen von wurzelunreifen Zähnen im ersten postoperativen Jahr mindestens vierteljährlich und im darauf folgenden Jahr halbjährlich stattfinden.

Erfolgskriterien und Erfolgsraten

Die Ergebnisse nach Zahntransplantationen müssen differenziert betrachtet werden: Man muss unterscheiden zwischen der Transplantation von Zähnen mit abgeschlossenem und nicht abgeschlossenem Wurzelwachstum. Außerdem muss bei der Erfolgsbeurteilung zwischen Heilung von Pulpa und Parodont differenziert werden.

Zähne mit nicht komplett abgeschlossenem Wurzelwachstum zeigen die besten Erfolgsraten.

Da die Ergebnisse von Transplantationen mit zunehmender operativer Erfahrung und bei sehr strenger Indikationsstellung, vor allem in Kombination mit der endodontischen Therapie, deutlich verbessert wurden, sollte die Transplantation als mögliche Alternative zur implantologischen, prothetischen und kieferorthopädischen Versorgung in Betracht gezogen werden. Insbesondere die Transplantation von impaktierten und/oder verlagerten Eckzähnen bzw. Prämolaren bietet eine therapeutische Option der funktionellen und ästhetischen Rehabilitation. Ihr Stellenwert ist durch Nachuntersuchungen bewiesen und erweitert das Behandlungsspektrum in der zahnärztlich-chirurgischen Praxis (Huth et al. 2013).

11.7 Zystenoperationen

Jochen Jackowski, Frank Hölzle

11.7.1 Zysten des Kiefers und der Weichteile

Zysten sind ein- oder mehrkammrige Hohlräume mit flüssigem oder breiigem Inhalt. Sie liegen im Knochen oder in den Weichteilen und sind von einer bindegewebigen Kapsel, der Zystenwand (auch Zystenbalg) umgeben.

Echte Zysten sind lumenwärts mit Epithel ausgekleidet. Bei **Pseudozysten** fehlt dieses. Der Zysteninhalt entsteht durch Produktion und Proliferation des Epithelgewebes durch Abschilferung und Degeneration.

Ätiopathogenese

Zysten sind gutartige Neubildungen (nicht benigne Tumoren, da sie kein autonomes Wachstum besitzen).

Zysten entstehen vorwiegend in gewebereichen Regionen, in denen vorzugsweise während der Embryonalentwicklung Zellreste liegen geblieben sind. Hier sind die Malassezepithelentwicklung im Parodontalgewebe sowie die Vereinigungsstellen der Kieferfortsätze und Kiemenfurchen zu nennen. Auch durch traumatische Ereignisse kann epitheliales Gewebe in tiefere Gewebsschichten versprengt werden.

Diese Zellen können lange Zeit reaktionslos verbleiben, bis schließlich ein entzündlicher Reiz, oftmals die nekrotische Veränderung der Zahnpulpa, die Proliferation einleitet. Die neu entstehenden Zellhaufen gruppieren sich um die ersten Zerfallsprodukte und setzen die **Zystenentstehung** in Gang.

Oftmals wird auch eine zweite Hypothese, die autonome Proliferation von liegen gebliebenen Zellen, als ursächlicher Reiz zur Zystenentstehung genannt.

Die **Größenzunahme von Zysten** ist durch die Volumenzunahme des Zysteninhaltes bedingt.

Aus diesem Grund wird auch die Form der Zyste verständlich. Für das Größenwachstum werden osmotische Vorgänge genannt. Durch die semipermeable Membran der Zystenkapsel strömt Gewebeflüssigkeit in das Zystenlumen. Osmotisch ursächlich hierfür sind Zellzerfall, Zellsekrete und Zellreste im Inneren der Zyste. Das Größenwachstum lässt sich durch Eröffnung des Zystenlumens leicht unterbrechen und umkehren.

Häufigkeit

- Radikuläre/residuale Zyste: 52,3 %.
- Follikuläre Zyste: 16,6 %.
- Keratozyste: 11,2 %.
- Nasopalatinale Zyste: 11,0 %.
- Paradentalzyste: 2,5 %.
- Übrige: 6,4 %.

Einteilung nach WHO

▢ Tab. 11.10 WHO-Einteilung der Zysten des Kiefers, der Kieferhöhlenschleimhaut und der Weichteile

Epitheliale Kieferzysten	Zysten der Weichteile
Bedingt durch Entwicklungsstörungen: - Keratozyste/Keratozystischer Odontogener Tumor (KOT) - Gingivale Zyste des Kindes- und Erwachsenenalters - Eruptionszyste - Laterale Parodontalzyste - Follikuläre Zyste - Boytroide odontogene Zyste - Glanduläre odontogene Zyste *Bedingt durch Entzündungen:* - Radikuläre Zyste - Paradentale Zyste (Craig-Zyste) - Radikuläre Residualzyste *Nicht odontogene Zysten:* - Ductus-nasopalatinus-Zyste - Globulomaxilläre Zyste - Nasolabiale Zyste	- Dermoide und epidermoide Zyste - Lymphoepitheliale Zyste (Kiemenbogen-, laterale Halszyste) - Ductus-thyroglossalis-Zyste (mediane Halszyste) - Zystisches Lymphangiom (Hygrom) - Nasopharyngeale Zyste - Zyste der Speicheldrüsen (Extravasationszyste, Retentionszyste, Ranula)
Nichtepitheliale Kieferzysten	**Zysten der Kieferhöhlenschleimhaut**
- Solitäre Knochenzyste (traumatisch, einfach, hämorrhagisch) - Aneurysmatische Knochenzyste	- Gutartige Schleimhautzyste der Kieferhöhle - Postoperative Kieferhöhlenzyste

Klinik

Zysten wachsen langsam verdrängend, symptomlos und werden vom Patienten meist erst wahrgenommen, wenn sie eine beachtliche Größe mit Knochenauftreibung erreicht haben. Wenn die Größenzunahme zu einer Resorption fazialer Knochenwände geführt hat, können Gesichtsasymmetrien auftreten. Die sekundäre Infektion führt zur akuten Schmerz- und Entzündungssymptomatik.

Palpatorisch lassen sich Knochenzysten durch das oft genannte, klinisch seltene Dupuytren-Pergamentknistern sicher diagnostizieren. Bei fehlendem Knochen findet sich eine prallelastische Fluktuation.

Diagnostik

Da die radikuläre Zyste als entzündlich bedingte Kieferzyste ihren Urspung von einem pulpatoten Zahn nimmt, sind neben der **Sensibilitätsprüfung** des betroffenen Zahnes und der Nachbarzähne auch die Prüfung der Zahnstellung (Kippung), der Zahnlockerung und der Sondierungstiefe essenzielle Bestandteile der Diagnostik.

Daneben steht die **radiologische Abklärung**. Bei follikulären Zysten ragt die klinische Krone in das Zystenlumen, bei radikulären Zysten befindet sich das Zystenlumen um den Apex des Zahnes. Von einer radikulären Zyste wird ab einem Durchmesser von ca. 7 mm im Gegensatz zum kleineren periapikalen Granulom gesprochen.

Kieferzysten stellen sich radiologisch scharf begrenzt, rundlich bis oval als Aufhellung dar. Neben Einzelzahnaufnahmen sind gerade die Panoramaschichtaufnahme (PSA/OPG), die Nasennebenhöhlenaufnahme (NNH), aber auch p.a.-Schädelaufnahmen und gerade in der letzten Zeit vermehrt die dentale digitale Volumentomographie (DVT) wichtige diagnostischer Bestandteile. Die DVT-Untersuchung löst aufgrund ihrer sehr guten Darstellungsmöglichkeiten (3D Rekonstruktion von anatomischen Strukturen sowie deren räumliche Beziehungen zueinander) und wegen der deutlich geringeren Strahlenbelastung zunehmend die konventionelle CT-Untersuchung des stomatognathen Bereiches ab. Ein weiterer Vorteil ist ihre unmittelbare Verfügbarkeit auch in zahnärztlichen Praxen.

Daneben lassen sich mithilfe der **Sinuskopie** endoskopische Befunde bei Veränderungen im Oberkieferseitenzahnbereich erheben. Diese Methodik ist für den Patienten wenig belastend und liefert zugleich Biopsien zur histopathologischen Bewertung.

Differenzialdiagnose

Abzugrenzen sind osteolytische Tumoren (Ameloblastom, zentrales Riesenzellgranulom, zentrales Fibrom, Myxom, eosinophiles Granulom, Metastase). Problematisch ist die differenzialdiagnostische Abgrenzung einer radikulären Zyste gegenüber einem Recessus der Kieferhöhle. Wegweisend ist die konvexe bzw. konkave Abgrenzung hin zur Kieferhöhle. Für eine radikuläre Zyste spricht eine nach kranial konvexe Begrenzung und für einen Recessus eine nach kaudal konvexe Begrenzungslinie.

11.7.2 Operationsprinzipien

> ❯ Aufgrund ihrer Entstehung muss grundsätzlich jede Zyste (>10 mm)
> operativ behandelt und obligat histologisch untersucht werden.
> Eine konservative Therapie macht die Diagnosesicherung unmög-
> lich und ist im Vorgehen unsicher.
> Angestrebt wird die vollständige Entfernung der Zyste. Dies ist
> jedoch aus anatomischen Gründen nicht ohne weiteres möglich, ins-
> besondere wenn durch die radikale Entfernung anatomische Nach-
> barstrukturen wie sensible Nerven oder große Gefäße verletzt wer-
> den. Außerdem kann der reduzierte Allgemeinzustand eines Patien-
> ten eine Limitation im operativen Vorgehen bedeuten.

Daraus ergeben sich zwei Operationsprinzipien: Die totale Zystenentfernung, Zystektomie (Partsch II), und die teilweise Zystenentfernung und
Fensterung zur Mundhöhle, Zystostomie (Partsch I).

Zystostomie (Partsch I)

Methode zur Eröffnung von Zysten und nachfolgend offener Behandlung.
Die Fensterungsoperation erfolgt meist zum Vestibulum oris und
muss offen gehalten werden (Obturatortherapie). Idealerweise befindet sie
sich im Bereich des Zystenäquators und wird groß angelegt. Bei ausgedehnten Zysten im Bereich des aufsteigenden Kieferastes ist dies oft schwer
möglich, sodass die Fensterungsoperation alsbald offen gehalten werden
muss. Das teilweise entfernte Gewebe kann histologisch untersucht werden. Das verbliebene Gewebe metaplasiert zur Mundhöhlenschleimhaut.

Vorteil der Methode ist die geringe Invasivität gerade bei multimorbi-
den Patienten und die Schonung von anatomischen Nachbarstrukturen
(Zähne, Nerven, Nasen- und Kieferhöhlenschleimhaut). **Nachteilig** ist die
lange Nachbehandlungszeit mit regelmäßiger Anpassung des Obturators
(Patientencompliance).

Zystektomie (Partsch II)

Radikale Entfernung des Zystenbalges mit nachfolgendem Wundverschluss.
Die verbleibende Knochenhöhle wird durch das Blutkoagel aufgefüllt. Die
Heilung erfolgt über die bindegewebige und folgend knöcherne Organisa-
tion des Hohlraumes. Bei primärer Wundheilung ist die Behandlung des
Patienten nach 8–10 Tagen beendet. Der schuldige Zahn muss wurzelkanal-
gefüllt, reseziert bzw. extrahiert werden.

Die **Komplikationen** des Eingriffes ergeben sich aus der Technik:
Nachbarstrukturen sind bei großen Zysten gefährdet. Ferner ist die primäre Wundheilung bei großen Zystenlumina schwierig, da sich das Blut-

koagel kontrahiert und durch die Retraktion eine sekundäre Wundinfektion eintreten kann. Durch Modifikation des operativen Vorgehens (u. a. Schulte-Koagulum, Einlage von resorbierbaren Knochenersatzmaterialien, Beckenkammspongiosaplastik) kann diesem entgegengewirkt werden.

Durch die vollständige Entfernung des Zystengewebes besteht praktisch keine Gefahr eines Rezidivs. Ferner erlaubt die vollständige Entnahme die komplette histologische Aufarbeitung.

Die knöcherne Regeneration ist nach 6–12 Monaten vollständig abgeschlossen. In diesem Zeitraum sollten in Abhängigkeit vom Verlauf mindestens zwei radiologische Nachuntersuchungen stattfinden.

Versorgung der Zystenhöhle

Nach Zystektomie verbleibt ein Knochendefekt, der sich mit Blut füllt und ein Blutkoagel bildet. Dieses Blutkoagel kontrahiert und teilt den Knochendefekt in einen mit Blutkoagel und einen mit Serum gefüllten Hohlraum. Das Koagulum wird vom Knochendefektrand her organisiert. Die Zystektomie ist jedoch nur bis zu einer Zystengröße von 1 cm bis max. 2 cm durchführbar, wobei folgende Probleme bestehen:

- Größere Zysten sind nicht immer komplett von Knochen umgeben. Eine vom Weichgewebe ausgehende Ossifikation ist eingeschränkt.
- Je größer der Zystendefekt, desto schwieriger ist die Ausbildung eines stabilen Koagulums.
- Je größer die Wunde, desto größer ist die Gefahr der Wunddehiszenz und des Speichelzutrittes. Damit steigt das Infektionsrisiko.
- Bei Verlust der vestibulären und lingualen Kortikalis im Unterkieferwinkelbereich Gefahr der pathologischen Unterkieferfraktur, Empfehlung einer Miniplattenosteosynthese.

Tritt die Wundinfektion ein, so muss die Zystenhöhle offen nachbehandelt werden. Es erfolgt die Tamponade der Zystenhöhle, sodass die sekundäre Granulation der Knochenhöhle einsetzt. Um die Vorteile der Zystektomie zu nutzen, wurde mit verschiedenen Techniken versucht, das Indikationsspektrum zu erweitern.

Lumeneinengung nach Rosenthal/Nasteff

Bei diesem Verfahren werden Weichteillappen präpariert, die dann in das Zystenlumen hineingezogen werden. Über eine U-Naht werden sie an den gegenüberliegenden Knochenlamellen befestigt. Die Fäden werden dabei über kleine Tupfer geknotet, damit diese das Gewebe nicht perforieren. Nach Ausheilung kommt es zu einem funktionell und ästhetisch störenden Substanzdefekt im Bereich des Alveolarfortsatzes.

Eigenblutfüllung nach Schulte

Hierbei wird das Zystenlumen mit Venenblut, das zuvor mit Penicillin-trockensubstanz (Penicillin G) und Gelatineschwämmchen vermischt wurde, aufgefüllt. Zusätzlich wird 0,25 ml Trockensubstanz Thrombin-pulver (Topostasin) zur Stabilisierung verwendet.

Damit wird einerseits das Koagel stabilisiert, andererseits die für eine restitutio per primam nicht ausreichende Blutung ergänzt (ab ca. 2 cm Zystenlumen tritt gehäuft ein Koagulumabriss mit Ausbildung eines serumgefüllten Restlumens auf, das sich leicht infizieren kann).

Die rein lokale Anwendung von Penicillinen alleine scheint wenig erfolgversprechend. Die zusätzliche systemische Antibiotikagabe ist hier indiziert.

Zystenfüllung mit Knochen

Goldstandard der Zystenfüllung ist die Transplantation von autologem Knochen, z. B. je nach Defektgröße vom Unterkiefer retromolar oder aus der Beckenschaufel. Dieser wird im Gegensatz zu xenogenem Knochener-satzmaterial (KEM) vollständig osseointegriert. Xenogene und alloplasti-sche Augmentationsmaterialien werden zumeist bindegewebig organisiert und führen nur teilweise zur vollständigen knöchernen Regeneration.

Zystenfüllung mit Fibrinkonzentrat und Kollagenvlies

Humanes Fibrinkonzentrat für die Defektfüllung ist allogenes Material, das aus gepooltem menschlichen Spenderblut hergestellt wird. Die beschriebe-nen Heilungsergebnisse sind sehr gut, das potenzielle Infektionsrisiko kann jedoch bis heute nicht sicher ausgeschlossen werden.

Auch wird empfohlen, bei großen Zysten Fibrinkleber **und** Kollagen-flies einzusetzen. Ein weiteres Therapiekonzept ist die alleinige Applikation von Kollagenflies.

Zystenfüllung mit alloplastischen Knochenersatzmaterialien

Als Knochenersatzmaterialien kommen die Trikalziumphosphatkeramik (TCP) sowie die Hydroxylapatitkeramik (HA) infrage. TCP zählt zu den löslichen alloplastischen Knochenersatzmaterialien, HA zu den unlös-lichen. Bei beiden handelt es sich um gewebefreundliche Implantations-materialien, die sich im tierexperimentellen Versuch und in klinisch kon-trollierten Studien als brauchbar erwiesen haben.

Die Applikation von Keramiken ist umstritten.

Zystenoperationen im Oberkiefer

Im Oberkiefer wird vorwiegend die Zystektomie angewendet. Im Gegen-satz zum Unterkiefer sind hier nur wenige Nachbarstrukturen gefährdet.

Wenn die Zyste bis zur Kieferhöhle expandiert und keine knöcherne Abgrenzung mehr vorhanden ist, dann muss sie zur Nasenhöhle hin gefenstert werden. Damit wird sie zu einer weiteren Nasennebenhöhle. Diese **Zystantrostomie** stellt eine Indikation für eine Allgemeinanästhesie dar und sollte prae operationem radiologisch (z. B. DVT) abgeklärt werden.

Die alleinige Zystektomie erfolgt unter vestibulärer Infiltrationsanästhesie mit vasokonstriktorhaltigen Präparaten. Außerdem empfiehlt sich eine Leitungsanästhesie am Foramen palatinum majus. Die Anästhesie der Nasenschleimhaut erfolgt durch Einlage eines Watteträgers, der mit Lokalanästhetikum getränkt ist.

Wenn der Kieferhöhleneingriff im Wachzustand des Patienten stattfindet, ist zur Schmerzausschaltung eine Anästhesie des zweiten Trigeminusastes erforderlich.

Zystenoperationen im Unterkiefer

Auch im Unterkiefer sollte die vollständige Entfernung der Zyste angestrebt werden. Allerdings stellt der N. alveolaris inferior den limitierenden Faktor dar, sodass kleine bis mittelgroße Zysten mittels Zystektomie entfernt, größere Zysten hingegen mit der Zystostomie behandelt werden. Auch ein zweizeitiges Vorgehen ist denkbar. Hier erfolgt zunächst die Zystostomie mit Einbringung eines Obturators und in einem zweiten Eingriff schließlich die vollständige Entfernung der Zyste. Die meisten Eingriffe im Unterkiefer können ambulant durchgeführt werden. Neben einer Anästhesie des N. alveolaris inferior sollten die Reizweiterleitung der Nn. lingualis und buccalis unterbrochen werden.

11.7.3 Operationstechniken

Zystektomie über die Extraktionsalveole

Nach Extraktion eines Zahnes mit einer radikulären oder parodontalen Zyste wird diese über die Extraktionsalveole entfernt. Hierzu sollte die Alveole mit einem scharfen Löffel auskürettiert und damit das zystische Gewebe in toto entfernt werden.

Zystektomie nach Zahnextraktion

Nicht erhaltungswürdige, ursächliche Zähne werden extrahiert. Im Anschluss wird bei kleinen Zysten ein Dreiecksläppchen präpariert und über dieses die Zyste entfernt. Die Extraktionsalveole wird der sekundären Granulation überlassen. Lässt die Zystengröße dieses Vorgehen nicht zu, so wird ein Trapezlappen nach Rehrmann präpariert. Es erfolgt die Zystektomie mit vollständiger Ausräumung des zystischen Gewebes und patho-

histologischer Untersuchung der Zyste. Die Schnittführung sollte so gewählt sein, dass auch eine erforderliche plastische Deckung im Oberkiefer
durchgeführt werden kann.

Nach Zahnextraktion wird der Mukoperiostlappen von vestibulär zum
Zahnfleischrand in einem Zug bis auf den Knochen umschnitten und mit
einem Raspatorium von der Unterlage abgelöst. Zumeist ist die Zyste schon
durch die äußere Knochenlamelle vorgedrungen, sodass sie mithilfe eines
Raspatoriums oder eines nicht zu kleinen scharfen Löffels in toto frei-
präpariert werden kann. Der Mukoperiostlappen sollte den Knochenrand
mindestens um 4–5 mm überdecken, damit ein sicherer Wundverschluss
möglich ist. Andererseits muss der operative Zugang so groß sein, dass der
Zystendefekt eingesehen werden kann. Bei einer Zystengröße von 1,5–2 cm
Durchmesser reicht ein Zugang von 1 cm Größe.

Das Freipräparieren von Zysten kann erschwert sein, wenn der Zystenbalg mit umgebenden Weichteilen verbacken ist. Insbesondere bei vorheriger Infektion der Zyste kann dies der Fall sein. Ist die vollständige Entfernung der Zyste nicht möglich, so muss im Sinne einer Zystostomie behandelt werden.

Die Knochenhöhle wird im Anschluss versorgt. Eine ausreichende
Blutung sollte gewährleistet sein und muss ggf. durch Excochleation
herbeigeführt werden. Scharfe Knochenkanten sind mithilfe eines Rosen-
bohrers zu glätten. Sollte das Knochenlumen 2 cm übersteigen, so ist eine
Stabilisierung des Koagels, wie beschrieben, erforderlich. Beim folgenden Wundverschluss ist darauf zu achten, dass sich die Operationsnähte
nicht über dem Lumen befinden. Der Trapezlappen muss ggf. mithilfe
einer Periostschlitzung verlängert werden, sodass hier eine zugfreie Überdeckung des Defektes möglich ist. Die Nahtentfernung erfolgt nach
8–10 Tagen.

Zystektomie und Wurzelspitzenresektion

Diese Variante wird durchgeführt, wenn erhaltungswürdige Zähne im Zys-
tenbereich liegen. Am häufigsten wird hier der Bogenschnitt nach Partsch
durchgeführt. Aus unserer Sicht ist der Winkelschnitt nach Reinmöller am
besten geeignet. Bei fraglicher Erhaltungswürdigkeit des Zahnes erscheint
eine marginale Schnittführung indiziert, um so einen ausreichend dimen-
sionierten Mukoperiostlappen für eine eventuelle plastische Deckung nach
Zahnentfernung präparieren zu können.

Das operative Vorgehen ist identisch mit demjenigen der Zystektomie
nach Zahnextraktion, wobei hier nach der Zystektomie die Wurzelspitzenresektion erfolgt:

— Mit Fissurenbohrer Wurzelspitze glatt abtrennen. Eine leicht schräge
Präparation ermöglicht die Einsicht auf den Wurzelkanal, eine starke

Abschrägung zur besseren Beurteilung des Neo-Apex wird nicht mehr empfohlen.

▬ Falls nicht bereits prae operationem erfolgt: Orthograde bzw. retrograde Wurzelfüllung. Für die retrograde Wurzelfüllung stehen spezielle Mikrowinkelstücke und ultraschallbetriebene Mikrodiamantansätze für die Aufbereitung zur Verfügung.

Versorgung der Knochenhöhle und Wundverschluss ▶ Zystektomie nach Zahnextraktion.

Zystektomie im zahnlosen Alveolarfortsatz

Auch im zahnlosen Unterkiefer ist die Zystektomie Therapie der Wahl. Dabei entstehen in der Regel keine derartigen Defekte, die eine prothetische Rehabilitation erschweren. Lediglich aus anatomischen Gründen kann die Zystostomie indiziert sein. Dann muss der vorhandene prothetische Zahnersatz um einen Obturator erweitert werden, der in zweiwöchentlichem Abstand der fortschreitenden Lumeneinengung angepasst wird.

Zystektomie und verlagerte Zähne

Follikuläre Zysten, die von nicht erhaltungswürdigen, verlagerten Zähnen ausgehen und deren Balg allseits von Knochen begrenzt wird, werden durch operative Zahnentfernung und Zystektomie behandelt. Die Zyste muss auch hier sorgfältig in toto ausgeschält werden.

Da die Krone des Zahnes üblicherweise in die Zyste ragt, muss der Zahn in der Regel mit entfernt werden. Die Wundversorgung erfolgt wie nach operativer Zahnentfernung (▶ Abschn. 11.2).

Zystostomie bei follikulären Zysten

Follikuläre Zysten an erhaltungswürdigen, verlagerten oder retinierten Zähnen finden sich vorwiegend bei Eckzähnen und Prämolaren. Operationsvorbereitung und -technik sind identisch zu der Freilegung solcher Zähne.

Die **Wahl des operativen Zuganges** richtet sich nach der Lage des Zahnes, die immer durch eine präoperative radiologische Diagnostik (Panoramaschichtaufnahme, dentale digitale Volumentomographie) bestimmt werden muss.

An der Stelle der stärksten Resorption des Alveolarknochens wird je nach Lage palatinal oder seltener vestibulär ein Mukoperiostlappen präpariert.

Der bedeckende Knochen wird soweit entfernt, dass ein Fenster von 1 cm Durchmesser vorhanden ist. In dieser Ausdehnung wird der Zystenbalg eröffnet und das gewonnene Gewebe der histopathologischen Aufbereitung zugeführt. Der restliche Zystenbalg wird belassen, da andernfalls die Gefahr der Zahnschädigung besteht. Insbesondere haften bei noch nicht abgeschlossenem Wurzelwachstum die Zähne nur locker im Gewebe. Sofern die Krone im Knochen impaktiert ist, muss diese bis zur größten Zirkumferenz möglichst atraumatisch (z.b. Piezosurgery) zur Beseitigung von Durchbruchshindernissen freigelegt werden.

Der Mukoperiostlappen muss ggf. mobilisiert werden, um das Zystenfenster abdecken zu können. Bei Eingriffen von palatinal ist das Eingliedern einer Verbandplatte sinnvoll.

Zystostomie bei Milchzahnzysten

Milchzahnzysten sind in der Regel radikuläre Zysten an tief zerstörten Milchzähnen. Zur Vermeidung des Turner-Phänomens sollten derartig zerstörte Zähne rechtzeitig entfernt werden.

Bei kleinen Zysten erfolgt die Entfernung der Zyste über die Extraktionswunde.

Bei größeren Zysten wird von vestibulär ein Trapezlappen präpariert und der Milchzahn durch Extraktion oder Osteotomie entfernt. Die Zyste wird zur Alveole gefenstert, anschließend wird der Trapezlappen in die Wunde eingeschlagen und durch Tamponade fixiert.

Die Eingliederung einer Wundverbandplatte beendet den Eingriff. Die kieferorthopädische Nachbehandlung mit Obturatortherapie bringt die Zyste zur Ausheilung.

11.7.4 Spezielle Zystenoperationen im Oberkiefer

Am Gaumen liegende Zysten können verschiedenen Ursprunges sein. Meist handelt es sich dabei um radikuläre Zysten, oftmals ausgehend vom seitlichen Schneidezahn. Bei vitalen Zähnen können dies auch globulomaxilläre Zysten oder in der Mittellinie nasopalatinale Zysten sein. Bei der Ektomie der beiden letztgenannten muss mit einer Perforation zur Nase hin gerechnet werden.

Zystektomie

Abhängig von der Lage der Zyste, die präoperativ durch geeignete bildgebende Verfahren (z. B. DVT) detektiert wurde, wird ein marginaler oder ein paramarginaler Schnitt durchgeführt. Eine marginale Schnittführung erlaubt bei auseichend dimensioniertem Mukoperiostlappen den Knochendefekt sicher abzudecken.

Ist sichergestellt, dass eine feste Knochendecke besteht, kann die Zyste gefahrlos vollständig entfernt werden. Ist jedoch keine kraniale Begrenzung sondierbar, muss der Eingriff als Zystostomie abgeschlossen und der präparierte Mukoperiostlappen in das Zystenlumen zur Verstärkung der kranialen Begrenzung eingeschlagen werden. (▶ Zystektomie nach Zahnextraktion). Ursächlich verantwortliche Zähne müssen reseziert bzw. extrahiert werden. Die Gaumenwunde sollte mit einer Verbandplatte versorgt werden.

Zystostomie

In Abwandlung zur Zystektomie wird hier die Zyste bis hin zu ihrem Äquator gefenstert. Dann wird die Gaumenschleimhaut in das Zystenlumen eingeschlagen, ggf. ist hierfür die Präparation eines an der A. palatina gestielten Palatinallappens notwendig. Die Fixation des Lappens erfolgt im Bereich der marginalen/paramarginalen Inzision mittels Knopfnähten, im Bereich des Zystenlumens mithilfe einer Tamponade. Zusätzlich wird eine Verbandplatte eingegliedert.

Zystostomie nach Wassmund

Indiziert bei Frontzahnzysten, die keine nasale Abgrenzung mehr vorweisen.

- Beginn mit Bogenschnitt nach Partsch (im Vestibulum gestielt).
- Freigelegter Zystenbalg wird zum Vestibulum hin breit gefenstert, ursächlich verantwortliche Zähne werden durch Wurzelspitzenresektionen versorgt oder entfernt.
- Defekt wird durch Einschlagen des weit mobilisierten vestibulären Mukoperiostlappens bis hin zur Nasenhöhle gedeckt. Hierfür muss der Mukoperiostlappen geschlitzt und zur Apertura piriformis hin abpräpariert werden.

Der Knochendefekt ist schließlich dreifach gedeckt:
1. Durch die Nasenschleimhaut.
2. Durch den Zystenbalg.
3. Durch den eingeschlagenen Mukoperiostlappen.

Zur Fixierung dienen eine nach palatinal geführte Matratzennaht und die lockere Tamponade der Zystenhöhle. Die Nahtentfernung erfolgt nach 8 Tagen, die Anfertigung eines Obturators nach 12 Tagen.

Zystenoperationen zur Nasenhöhle

Sie sind indiziert bei mittleren bis großen Zysten im Oberkieferfrontzahnbereich ohne knöcherne Begrenzung hin zur Nasenhöhle. Dieses Verfahren stellt eine Alternativtherapie zur Zystostomie nach Wassmund dar.

- Schnittführung erfolgt von vestibulär ausgehend. Sofern Zähne beteiligt sind, wird ein Trapezlappenschnitt gewählt, andernfalls ein Bogenschnitt nach Partsch (◼ Tab. 11.8, ◼ Abb. 11.12). Voraussetzung hierfür ist die sichere knöcherne Unterlage des Lappens und die Möglichkeit des dichten Verschlusses.

- Nach Präparation des Mukoperiostlappens erfolgt die Entfernung des Zystenbalges. Die Verbindung zur Nasenhöhle wird auf einen Mindestdurchmesser von einem Zentimeter erweitert. Die Nasenschleimhaut wird eingeschnitten und in den Zystenbalg eingeschlagen.
- Im Anschluss erfolgt die Tamponade mit einer Jodoformsalbentamponade. Das Ende der Tamponade wird mithilfe einer grazilen Klemme über die Nase nach außen geführt. Zur Mundhöhle hin wird der Defekt speicheldicht vernäht.

Zystenoperationen zur Kieferhöhle

Sie sind indiziert bei mittleren bis großen Zysten im Oberkieferseitenzahngebiet, die sich zur Kieferhöhle hin entwickelt haben. Je nach Größe der Zyste ist die Kieferhöhle durch selbige oft vollständig ausgefüllt.

> ❯ Das Operationsziel besteht darin, das Zystenlumen und die Restkieferhöhle zu einer gemeinsamen Höhle zu vereinigen. Werden dabei nur die Trennwände entfernt und das Zystenrestgewebe belassen, so spricht man von einer **Antrozystostomie**. Wird sämtliches Zystengewebe entfernt, handelt es sich um eine **Antrozystektomie**.

Die Schleimhaut der Kieferhöhle wird belassen, sodass hier nicht die bekannten Komplikationen der Radikaloperation nach Caldwell und Luc auftreten.

Wichtig für das Operationsergebnis ist, dass keine abgeschlossenen Restbuchten der Kieferhöhle verbleiben, da durch diese in der Folge Okklusionszysten entstehen können.

Die neu geschaffene Kieferhöhle wird durch das natürliche, ggf. im Rahmen einer Infundibulotomie erweiterte Ostium maxillare drainiert.

- Zugang zur Kieferhöhle im Bereich der Fossa canina über ein Knochenfenster. Von hier ist die Kieferhöhle gut überschaubar und das Anlegen des Nasenfensters möglich.
- Schnittführung vom Tuber bis hin zur Mittellinie im Vestibulum.
  - Bevorzugt paramarginale Schnittführung, da dadurch das marginale Parodont geschont wird.
  - Bei fraglich erhaltungswürdigen Zähnen dennoch marginale Schnittführung.
  - Im Bereich des Lippenbändchens vertikaler Entlastungsschnitt.
- Im Frontsegment wird bis zur Apertura piriformis präpariert. Im Bereich der Fossa canina muss der N. infraorbitalis dargestellt werden. Nach posterior wird der Mukoperiostlappen bis zur Crista zygomatico-alveolaris mobilisiert.

- Anlegen eines 1,5 cm × 1,5 cm großen Zuganges (kranial an den Weichteilen gestielter Knochendeckel) im Bereich der Fossa canina, sofern nicht bereits durch die Zyste angelegt.
- Entfernen des zystischen Gewebes. Hierfür empfiehlt sich die Präparation mit einem grazilen Raspatorium. Im Bereich der Trennwände der Kieferhöhle muss auch die Schleimhaut der Kieferhöhle mit entfernt werden. Klinisch unveränderte Schleimhaut wird belassen.
- Im Anschluss wird nur bei starken Entzündungen ein temporäres Fenster im Bereich des unteren Nasenganges angelegt. Hierfür zunächst Punktion des unteren Nasenganges von der Nase her. Anschließend Erweiterung im Bereich der Punktionsstelle von der Kieferhöhle her, entweder mithilfe einer Hajek-Stanze oder einer Fräse. Bei Verwendung einer Fräse zunächst Nasenschleimhaut beginnend von der Apertura piriformis mit einem Elevatorium nach dorsocranial bis zur unteren Muschel ablösen. Einlage und Nahtfixation eines Drainagerohres.
- Bei Verlegung des natürlichen Ostium maxillare erfolgt Infundibulotomie zur Behebung eines Drainagehindernisses im Bereich des Ostiums.
- Bei starken Blutungen Tamponade der Operationshöhle (ansonsten kann auf diese verzichtet werden), die am 1. postoperativen Tag über das temporäre Nasenfenster entfernt wird.
- Reimplantation des Knochendeckels und Nahtfixation, der orale Mukoperiostlappen wird zurück gelagert und vernäht.
- Nahtentfernung nach 14 Tagen.

11.7.5 Spezielle Zystenoperationen im Unterkiefer

Zystostomie und Wurzelspitzenresektion

Sie ist indiziert bei mittleren bis ausgedehnten Unterkieferzysten, in deren Lumen erhaltungswürdige Zähne ragen und anatomische Nachbarstrukturen gefährdet sind.

Im Bereich der Umschlagfalte wird ein Mukoperiostlappen umschnitten, der die gleiche Breite hat wie der zystische Defekt, damit er in das Zystenlumen eingeschlagen werden kann.

Hierfür bieten sich die Bogenschnitte nach Partsch oder Pichler an. Mit dem gingival gestielten Lappen werden die Resektionsstümpfe der Zähne abgedeckt, da eine sekundäre Granulation langwierig und oft unvollständig verläuft. Selten wird auf die Deckung der resezierten Zähne verzichtet. Soll der Mandibularkanal mit dem N. alveolaris inferior geschützt werden, erfolgt der Bogenschnitt nach Partsch mit dem Umschlagen des Mukoperiostlappens von kaudal. Eine Naht ist meist nicht notwendig, lediglich die Tamponde mithilfe eines Jodoformstreifens muss erfolgen. Nach einer Woche erfolgt der Wechsel der Tamponade, nach 14 Tagen beginnt die Obturatortherapie. Bei der Therapie der radikulären Zyste ist die prinzipielle Erhaltungswürdigkeit des verursachenden Zahnes kritisch abzuwägen. Gerade bei fraglicher Erhaltungswürdigkeit des Zahnes erscheint die Zystektomie mit simultaner Zahnentfernung und Auffüllung des Zystenlumens (▶ oben) indiziert.

Zystostomie im zahnlosen Unterkiefer

Sie ist indiziert bei mittleren und ausgedehnten Unterkieferzysten, deren Balg nicht allseitig von Knochen umgeben ist und eine Gefährdung anatomischer Nachbarstrukturen besteht.

━ Umschneiden des Defektes auf dem Kieferkamm und Präparieren eines trapezförmigen Lappens.
━ Sofern keine durch die Zyste bedingte Eröffnung des Knochens besteht, erfolgt die Osteotomie eines Fensters (möglichst breit, sodass das Zystenlumen als Nebenbucht der Mundhöhle imponiert).
━ Obligate Gewebebiopsie.

❗ Gefahr der Spontanfraktur berücksichtigen. Niemals eine stabile Knochenspange im Bereich der Linea obliqua abtragen. Hier zweizeitiges Vorgehen anstreben!

━ Nach Anlegen des Knochenfensters wird der Zystenbalg im Ostium umschnitten und das Präparat zur pathohistologischen Untersuchung eingesandt.
━ Mukoperiostlappen kann in das Zystenlumen eingeschlagen oder durch eine Naht am Unterrand befestigt werden.
━ Austamptonieren des Lumens mit einer Jodoformsalbentamponde.
━ Wechsel der Tamponade nach einer Woche.
━ Eingliedern einer Obturatorprothese nach 14 Tagen.

Zystenoperationen im Kieferwinkel

Zysten im Kieferwinkel sind oft follikuläre Zysten ausgehend von verlagerten Weisheitszähnen, seltener radikuläre Zysten. Diese Zystenart kann eine erhebliche Größe erreichen und den ganzen Kieferwinkel durchdringen. Dies kann zu einer Spontanfraktur führen.

━ Schnittführung wie bei operativer Entfernung eines verlagerten Weisheitszahnes (▶ Abschn. 11.2).
━ Zahnextraktion muss sehr vorsichtig erfolgen, um nicht durch die Extraktion eine Fraktur der Mandibula zu provozieren.

— Osteotomiefenster zur folgenden Zystenoperation darf nicht die Linea obliqua oder Linea mylohyoidea überschreiten.

— Gewebeprobe zum Ausschluss einer Keratozyste/eines Keratozystischen Odontogenen Tumors (KOT) bzw. eines Ameloblastomes ist von entscheidender Bedeutung.

— Tamponade des Lumens mit Wechsel des Streifens nach 7 Tagen.

— Nach 14 Tagen Anfertigung einer Obturatorprothese.

Im Anschluss an diese Behandlung ist die Zystektomie bei verkleinerter Zyste im Rahmen eines Zweiteingriffes möglich.

11.8 Kieferhöhle

Frank Hölzle, Bernd Lethaus

Entzündungen der Kieferhöhle werden in rhinogene (von der Nase ausgehend) und in dentogene (von den Zähnen ausgehend) unterteilt. Obwohl die rhinogenen Entzündungen häufiger auftreten, sind für den Zahnarzt insbesondere die dentogenen Kieferhöhlenentzündungen differenzialdiagnostisch von Bedeutung. Im Gegensatz zu rhinogenen Entzündungen treten sie meist einseitig auf. Verletzungen der Kieferhöhlenschleimhaut und Mund-Antrum-Verbindungen im Rahmen von zahnärztlich-chirurgischen Maßnahmen können ebenfalls zu einer Sinusitis maxillaris führen. Zu einer Verlegung des Ostium naturale der Kieferhöhle kann es durch allergischen Reaktionen, bakterielle und virale Infektionen und auch im Rahmen von Tumorerkrankungen kommen.

> Die Nasennebenhöhlen sind mit Schleimhaut ausgekleidet und bestehen aus den paarigen Sinus frontales, ethmoidales und maxillares sowie dem unpaaren Sinus sphenoidalis. Die luftgefüllten Nasennebenhöhlen sind mit der Nase durch schleimhautausgekleidete Kanäle offen verbunden.

Beim Neugeborenen sind die Nasennebenhöhlen zwar schon angelegt, sie entwickeln sich aber erst vollständig nach der Geburt, indem Flimmerepithel in die Markräume der entsprechenden Gesichtsknochen vordringt, sie pneumatisiert und damit aushöhlt.

11.8.1 Anatomie und Physiologie der Kieferhöhle

Nach vollständiger Ausbildung der Kieferhöhle nach der Pubertät weist sie ein durchschnittliches Volumen von 17 ml auf und ist vollständig von epithelialem Flimmerepithel ausgekleidet. Das Epithel ist verantwortlich für die Bildung eines dünnen, zweischichtigen Schleimfilms, der durch synchronisierten Zilienschlag des mukoziliären Apparates Richtung Ostium bewegt wird. Die Geschwindigkeit des Flusses variiert zwischen 2–25 mm/min und ist abhängig von Temperatur, Luftfeuchtigkeit und Dicke des Schleimhautfilmes. Auf diese Weise werden Bakterien und Viren, die im Schleim eingeschlossen sind, aus der Kieferhöhle befördert und so der Sinus vor Infektionen geschützt. Das Ostium ermöglicht somit gleichzeitig Sekretentleerung und Belüftung der Kieferhöhle.

Im dünnen Dach dieser pyramidenartigen Nasennebenhöhle verläuft der Canalis infraorbitalis mit dem N. infraorbitalis. Das Dach grenzt die Kieferhöhle von der Augenhöhle ab. Die dünne mediale Wand grenzt kaudal an den unteren, kranial an den oberen Nasengang. Der Hiatus maxillaris, ein sichelförmiger Spalt, mündet im trichterförmigen Infundibulum ethmoidale unter der mittleren Nasenmuschel. Dieser liegt unterhalb der Bulla ethmoidalis, einem individuell unterschiedlich ausgeprägten Wulst im mittleren Nasengang. Am Hinterrand der Kieferhöhle verlaufen die Nn. alveolares superiores posteriores des N. maxillaris aus dem N. trigeminus.

> ❯ Der von ventral nach dorsal ansteigende Kieferhöhlenboden weist im Bereich der Molaren und Prämolaren Ausbuchtungen, sog. Recessus alveolares auf, sodass der Knochen über den Wurzelspitzen sehr dünn sein kann. Diese enge topographische Beziehung der Kieferhöhle zu den Wurzelspitzen ist von großer klinischer Bedeutung bei der Entzündungsausbreitung im Rahmen von Extraktionen, Wurzelspitzenresektionen und Implantationen.

Sinus frontalis, sphenoidalis und ethmoidalis

Die paarig angelegte **Stirnhöhle** ist in Form und Größe variabel und höhlt das Stirnbein teilweise aus. Ihre Hinterwand grenzt an die vordere Schädelbasis, ihr Boden an die Orbita. Durch das häufig asymmetrische **Septum interfrontale** werden die beiden Höhlen voneinander getrennt. Der **Ductus nasofrontalis** liegt als Ausführungsgang am Boden der Stirnhöhle und mündet unter der mittleren Nasenmuschel in den Hiatus semilunaris (◘ Abb. 11.16).

> ❗ Bei Frakturen der Stirnhöhlenhinterwand bzw. vorderen Schädelbasis kann es zum Einreißen der Dura mater und dadurch zum Ausfluss von Liquor cerebrospinalis über die Nase kommen!

Die **Keilbeinhöhle** liegt zentral im Schädel und höhlt den Keilbeinkörper fast völlig aus. Ihr Dach grenzt an die Sella turcica mit der Hypophyse und an die vordere und mittlere Schädelgrube. Die laterale Wand steht in ana-

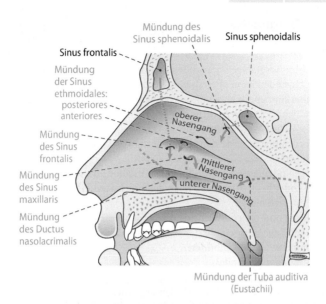

Mündung des
Sinus sphenoidalis   Sinus sphenoidalis

Sinus frontalis

Mündung
der Sinus
ethmoidales:
posteriores
anteriores

oberer
Nasengang

Mündung
des Sinus
frontalis

mittlerer
Nasengang

Mündung
des Sinus
maxillaris

unterer Nasengang

Mündung
des Ductus
nasolacrimalis

Mündung der Tuba auditiva
(Eustachii)

◻ **Abb. 11.16** Aufbau der lateralen Nasenwand und Nasennebenhöhlen im Sagittalschnitt, Drainage der Nasennebenhöhlen und des Tränenkanales. (Aus Jackowski et al. 2007. Mit freundlicher Genehmigung von Elsevier)

tomischer Beziehung zur A. carotis interna und zum Sinus cavernosus. Die Keilbeinhöhle weist ein durchschnittliches Volumen von 15 ml auf und drainiert hinter der oberen Nasenmuschel in den **Recessus sphenoethmoidalis** (◻ Abb. 11.16).

Medial der Orbitae liegen die 8–10 **Siebbeinzellen** (Cellulae ethmoidales), die sich von der Lamina perpendicularis bis zur vorderen Schädelgrube unterhalb der Crista galli erstrecken. Dorsal grenzen die Siebbeinzellen an die Keilbeinhöhle, kaudal an die Kieferhöhle. Die vorderen Siebbeinzellen drainieren im Bereich des Infundibulum ethmoidale in den mittleren Nasengang, die hinteren in den oberen Nasengang (◻ Abb. 11.16).

❗ Bei Orbita- bzw. hohen Mittelgesichtsfrakturen kann periorbitales Gewebe leicht durch die dünne mediale Orbitawand in die Siebbeinzellen verlagert werden und zu einem Enophthalmus oder Funktionsbeeinträchtigung der Augenmuskeln führen.

11.8.2 Diagnostik

Anamnese

Durch eine sorgfältige Anamneseerhebung über Auftreten und Umfang der Beschwerden kann oftmals eine Verdachtsdiagnose gestellt werden.

Dabei können weitergehende Fragen sinnvolle Hinweise geben, ob eine entzündliche (dentogen, rhinogen oder systemisch), neoplastische oder neurologische Ursache zugrunde liegt.

= Wurde unlängst eine Zahnbehandlung von Oberkieferzähnen durch-
geführt?
= Liegen oder lagen Infektionen oder Erkältungskrankheiten vor?
= Ein- oder beidseitiges Auftreten der Beschwerden?
= Schmerzcharakter?
= Rötung und/oder Schwellung der Gesichtshaut?
= Liegen Taubheitsgefühle der Wange oder der Oberkieferzähne vor?
= Kommt es zu Doppelbildern?
= Schwellungszustände?

Auch wenn die Kieferhöhle naturgemäß einer offenen Inspektion nicht zugänglich ist, kommt der Befunderhebung durch äußere Inspektion und Palpation eine wichtige Bedeutung zu.

Extraoral

= Formveränderungen der Nase oder der Nasenflügel insbesondere
auch in Abhängigkeit von der Atmung?
= Druckdolenzen an den Austrittspunkten des N. trigeminus?
= Deviation des Augapfels bzw. Einschränkung seiner Motilität?

Intraoral

= Liegt eine Mund-Antrum-Verbindung vor? (Nasenblasversuch,
Sondierung).
= Auffälligkeiten des Mundvorhofes, des Alveolarkammes, des Gaumens,
der Oberkieferzähne?

Intranasal

= Anteriore (Nasenspekulum) und posteriore (angewärmter Spiegel)
Rhinoskopie.

Endoskopie

Zur Inspektion der mit der Rhinoskopie nicht einsehbaren Anteile der Nase werden Endoskope mit unterschiedlicher Blickablenkung eingesetzt. Es sind starre und flexible Endoskope verfügbar. Für eine Endoskopie der Kieferhöhle eignen sich die Zugangswege über die Fossa canina und durch die laterale Nasenwand des unteren Nasenganges. Eine Endoskopie über das Ostium ist schwieriger, kann aber durch eine Infundibulotomie erleichtert werden. Gesunde Kieferhöhlenschleimhaut ist blassrosa und flach. Die häufigsten pathologischen Veränderungen sind Schleimhautpolypen, polypöse Schleimhautverdickungen und Schleimhautzysten. Mithilfe spezieller Instrumentariums können Eingriffe an den Nasennebenhöhlen bis zur Pansinusoperation endoskopisch unterstützt durchgeführt werden.

Computertomographie (CT)

❯ Knochen und Weichgewebe werden bei hoher Auflösung überlagerungsfrei dargestellt. Geeignet ist die CT zur Diagnostik von Mittelgesichtsfrakturen, ossärer Beteiligung bei malignen oder organüberschreitenden benignen Tumoren. Auch bei konnatalen Anomalien, Entzündungen und Abszessen mit Komplikationen sowie zur Beurteilung von voroperierten Kieferhöhlen ist die CT Diagnostik der Wahl.

Das Verhalten des Gewebes nach Kontrastmittelgabe erlaubt weiterhin eine verbesserte topographische Zuordnung pathologischer Raumforderungen zu den Gefäßen. Zusätzlich können gefäßreiche Prozesse, z. B. Angiome, durch vermehrte Kontrastmittelanreicherung von gefäßarmen Raumforderungen wie Fibromen oder Lipomen differenziert werden. Nachteilig ist eine mögliche Artefaktbildung durch Zahnfüllungen oder metallhaltige Restaurationen im Oberkiefer bei der Kieferhöhlendiagnostik.

Digitale Volumentomographie (DVT)

Die DVT als neuere Diagnostik ist ebenfalls in der Lage, eine dreidimensionale Abbildung der Anatomie darzustellen. Im Vergleich zur CT bedarf es einer geringeren Strahlenbelastung, wogegen die Beurteilung der Weichteile schlechter ist. Die DVT kann zur Diagnostik von entzündlichen Veränderungen der Kieferhöhle, insbesondere bei Verdacht auf dentogene Ursache, herangezogen werden.

Magnetresonanztomographie (MRT)

Aufgrund der guten Weichteildifferenzierung wird die MRT vor allem zur Beurteilung von Entzündungen und Tumoren eingesetzt. Der Weichteilkontrast kann durch den Einsatz von gadoliniumhaltigem i.v. applizierten Kontrastmittel noch verbessert werden. Insbesondere gelingt bei der MRT eine gute Abgrenzung von Weichteiltumoren von angrenzender Muskulatur oder anderem Weichgewebe. MRT und CT stellen somit ergänzende Untersuchungen dar.

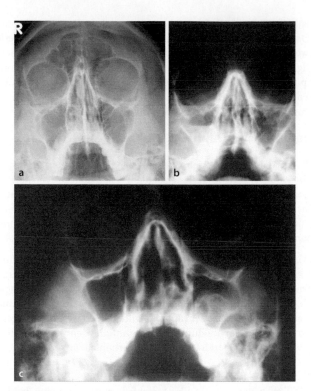

◘ Abb. 11.17 Klassische Befunde von Nasennebenhöhlenaufnahmen (NNH).
a Typischer normaler Röntgenbefund bei einer NNH mit symmetrischer Anlage
und regelrechter Belüftungssituation der Stirn- und Kieferhöhlen ohne Spiegelbildung. **b** Akute Sinusitis maxillaris mit Spiegelbildung innerhalb der rechten
Kieferhöhle. **c** Zystische Veränderung mit angrenzender vermutlich reaktiver
Schleimhautverdickung innerhalb der linken Kieferhöhle

Konventionelle bildgebende Verfahren

Die **Nasennebenhöhlenaufnahme (NNH)** im okzipitomentalen Strahlengang kann als konventionelle Röntgenaufnahme bei Traumata, Entzündungen, Tumoren und Fremdkörpern angewandt werden. Die ◘ Abb. 11.17 a–c
zeigen einen Normalbefund (a), eine akute Sinusitis maxillaris (b) und eine
zystische Veränderung innerhalb der linken Kieferhöhle (c).

Seitliche Schädelaufnahmen können bei der Beurteilung der Stirn-
und Keilbeinhöhle zusätzliche Informationen zur Beurteilung der Ausdehnung des Sinus frontalis und über Frakturen der Stirnhöhlenwände geben.

Die **Panoramaschichtaufnahme** (Orthopantomogramm, OPG) ist für die Diagnostik der Kieferhöhle weniger gut geeignet als die NNH-Aufnahme. Sie ermöglicht lediglich eine eingeschränkte Beurteilung der basalen Kieferhöhlenanteile, sodass z. B. dentogene Zysten und Schleimretentionszysten identifiziert werden können.

Sonographie

Die Ultraschalldiagnostik der Kieferhöhle besitzt nur noch geringe Bedeutung. Sie ist abhängig vom Untersucher und anderen radiologischen Verfahren unterlegen.

Skelett- und Knochenszintigraphie

In diesem dynamischen Verfahren werden Veränderungen im Knochenstoffwechsel dargestellt. Es eignet sich insbesondere zur Diagnostik von Knochenentzündungen und Knocheninfiltrationen bei Neoplasien.

11.8.3 Fehlbildungen

Fehlbildungen im Bereich des Nasenhaupt- und Nasennebenhöhlensystemes gehören zu den **kraniofazialen Fehlbildungen** und werden teilweise übergeordneten Syndromen zugeordnet.

Lippen-Kiefer-Gaumen- und Gesichtsspalten können ebenfalls mit Veränderungen im Bereich der Nase und der Nasennebenhöhlen einhergehen. In der Embryonalentwicklung kann Ektoderm in die betroffenen Organanlagen eingelagert werden. Beim Wachstum wandern diese Bestandteile mit, sodass es zu **Fisteln** bis zur Menigoenzephalozele kommen kann. Nasenfisteln finden sich meist an der Glabella, dem Nasenrücken, der Nasenspitze und am Philtrum und können bis nach intrakraniell reichen. **Dermoide**, die Hautanhangsgebilde wie Haare und Schweißdrüsen enthalten können, finden sich bevorzugt in der Mittellinie. **Fissurale** oder **dysontogenetische Zysten** können ein mehrschichtiges Plattenepithel oder respiratorisches Flimmerepithel enthalten. Wichtige Fehlbildungen im Bereich der Nase sind **Stenosen** und **Atresien** des Naseneinganges und der Choane, wobei Neugeborene mit doppelseitiger Choanalatresie vital bedroht sind.

11.8.4 Entzündungen

> Eine Sinusitis ist eine eigenständige oder häufig die Rhinitis begleitende akute oder chronische entzündliche Veränderung der Nebenhöhlenschleimhaut unterschiedlicher Genese.

Entzündungen der Nasennebenhöhlen lassen sich unterteilen:
- Nach der Entstehung in primäre, in der NNH entstandene, und sekundäre, aus der Nachbarschaft fortgeleitete Entzündungen.
- Nach dem verursachenden Erreger in virale, bakterielle und pilzartige.
- Nach der Lokalisation in Sinusitis maxillaris, ethmoidalis, frontalis und sphenoidalis.
- Nach dem Verlauf in:
  - Akute: Symptome <4 Wochen.
  - Subakute: Symptome 4–12 Wochen.
  - Chronische: Symptome >12 Wochen.
  - Rezidivierende: 4 oder mehr Episoden pro Jahr.
- Nach der Sekretbeschaffenheit in katarrhalische (seröse), putride (eitrige) und hämorrhagische.

Die Mehrzahl der Sinusitiden ist rhinogen. Aufgrund dieses Zusammenhanges wird häufig der Begriff Rhinosinusitis verwandt. Sie treten ungefähr dreimal so häufig auf wie odontogene (= dentogene) Sinusitiden. ◘ Abb. 11.18 stellt die topographische Beziehung zwischen Kieferhöhle und den häufigsten odontogenen Entzündungsursachen schematisch dar. Zusätzlich zu den abgebildeten Ursachen können auch Abdruckmaterial, Tamponadeanteile und frakturierte Wurzelkanalinstrumente eine odontogene Sinusitis verursachen.

Akute Sinusitis
Ätiologie

- Eine akute Sinusitis entsteht am häufigsten fortgeleitet über die Ostien aus einer akuten Rhinitis (Rhinosinusitis) und beherrscht dann das Krankheitsbild. Auslösend können sein:
  - Schleimhautdisposition.
  - Zuschwellen der NNH-Ausführungsgänge.
  - Virulenz der Erreger.
  - Eindringen von Wasser beim Schwimmen (Badesinusitis).
  - Allgemeine Abwehrschwäche.
- Die überwiegende Anzahl der Sinusitiden ist viralen Ursprunges. Nur wenige Prozent der Patienten entwickeln eine bakterielle Sinusitis.

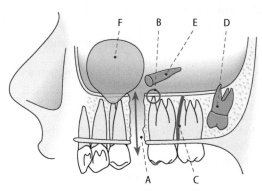

■ **Abb. 11.18** Häufige odontogene Ursachen für eine bakterielle Besiedlung der Kieferhöhle. A = unverschlossene Mund-Antrum-Verbindung, B = periapikale Parodontitis und Granulome, C = fortgeschrittene marginale Parodontitis, D = verlagerter (Weisheits-)Zahn, E = Wurzelrest, der beim Versuch der Entfernung in die Kieferhöhle luxiert wird, F = odontogene Zysten, die beispielsweise den Sekretabfluss durch das Ostium behindern. (Aus Jackowski et al. 2007. Mit freundlicher Genehmigung von Elsevier)

— Vorwiegend *Streptococcus pneumoniae* und *Haemophilus influenzae*, seltener *Moraxella catarrhalis*, Staphylokokken und Streptokokken.
— Die seltenere odontogene Sinusitis nimmt häufiger einen chronischen Verlauf mit fötider Eiterung, vorwiegend pyogene Streptokokken, *Peptostreptococcus micros*, *Prevotella intermedia* und *Bacteroides forsythus*.

❯ Rhinogene und odontogene Infektionen sind durch ein jeweils spezifisches Erregerspektrum charakterisiert. Erregerbestimmung und Resistenztestung aus dem Kieferhöhlensekret sind bei komplizierten Verläufen obligat und können die Infektionsursache aufdecken.

Häufigkeit
— Sinusitis maxillaris > Sinusitis ethmoidalis > Sinusitis frontalis > Sinusitis sphenoidalis.
— Bei einer Erkrankung aller Nasennebenhöhlen spricht man von einer **Pansinusitis**.
— Eine rhinogene Ursache ist dreimal so häufig wie eine odontogene Ursache.

Symptome und Befunde

— Akute Sinusitis maxillaris:
  — Starke, pochende Schmerzen über der Kieferhöhle, dem angrenzenden Mittelgesicht und der Schläfe.
  — Klopfempfindlichkeit der Kieferhöhlenvorderwand und über dem Austrittspunkt des N. infraorbitalis.
  — Typische Schmerzverstärkung bei Kopftieflage (Bücken) oder Pressen.
  — Behinderte Nasenatmung und Sekretabfluss über die Nase (vor allem bei rhinogener Ursache).
  — Bei Mund-Antrum-Verbindung regelmäßig eitrige Sekretion (vor allem bei odontogener Ursache).

❶ Auch bei rhinogener Sinusitis können Schmerzen und Aufbissempfindlichkeit im Bereich der Oberkieferzähne vorliegen.

— Sinusitis ethmoidalis:
  — Druckgefühl im Bereich der Nasenwurzel und des medialen Augenwinkels.
  — Behinderte Nasenatmung.
— Sinusitis frontalis:
  — Starke Schmerzen über der Stirn, im Bereich der Stirnhöhlenvorderwand und des Stirnhöhlenbodens in Richtung des inneren Augenwinkels.
  — Verstärkte Schmerzen beim Bücken.
  — Klopfempfindlichkeit über der Stirnhöhle.
— Sinusitis sphenoidalis:
  — Eher uncharakteristisches Beschwerdebild (wird daher häufig übersehen).
  — Dumpfer Druckschmerz in der Mitte des Schädels, der in den Hinterkopf ausstrahlt.

Zusätzlich können bei allen Sinusitiden Allgemeinsymptome wie Schwächegefühl und Fieber auftreten. Nebenhöhlenschmerzen können z. B. beim Tauchen oder Fliegen auch als »Über-« bzw. »Unterdruckschmerzen« auftreten.

Radiologische Befunde

— Wandständige Verschattung oder diffuse Verschattung bei Schleimhautschwellung.
— Sekretspiegel bei Eiteransammlung, der sich je nach Stellung des Kopfes verschiebt.
— Verlegung der osteomeatalen Einheit in der CT oder DVT.

Diagnose

Die Diagnose der Sinusitis wird klinisch gestellt und bedarf bei unkompliziertem Verlauf keiner weiteren Diagnostik. Besteht Verdacht auf chronische, rezidivierende, odontogene Sinusitis oder treten Komplikationen auf, kann die Diagnose über eine CT/DVT gesichert werden.

Therapie

Konservativ

- Abschwellende Nasentropfen bzw. Nasenspray, wie z. B. Oxymetazolin oder Xylometazolin, um den Sekrektabfluss aus den NNH zu ermöglichen. Die Anwendungsdauer sollte dabei drei Tage nicht überschreiten.
- Analgesie mit nicht steroidalen antiinflammatorischen Medikamenten (z. B. Ibuprofen).
- Topische Anwendung von Glukokortikoiden zur Reduktion der entzündlichen Komponente der Schleimhaut.
- Anwendung von feuchter Wärme (Dampfinhalation mit Kochsalzlösung) oder trockener Wärme (Kopflichtbad, Kurz- oder Mikrowellen) im Anfangsstadium zur Verbesserung der Durchblutung – unmittelbar vorher stets Applikation von abschwellenden Nasentropfen.
- Antibiotikagabe bei bakterieller Sinusitis, erfolgt am besten entsprechend dem Antibiogramm nach Abstrichnahme. Ohne Erregerbestimmung initial bei Penicillinverträglichkeit: Z.B. Aminopenicilline, Kombination von Penicillinen mit Betalaktamase-Inhibitoren oder Cephalosporine. Makrolide, Lincosamide oder Gyrasehemmer können bei Penicillinallergie verschrieben werden.
- Bei schwerer Verlaufsform mit Fieber und Allgemeinsymptomatik stationäre Aufnahme mit intravenöser Antibiose und Bettruhe.

Chirurgisch

- Die unkompizierte Sinusitis bedarf keiner chirurgischen Behandlung, zu den absoluten Operationsindikationen gehören orbitale, intrakranielle und septische Komplikationen.
- Bei Kieferhöhleneiterung: Punktion der Kieferhöhle durch den unteren Nasengang oder transantral, Spülung und ggf. Drainage.
- Bei Stirnhöhlenvereiterung mit therapieresistentem Sekretstau:
  - Ausräumen der vorderen Siebbeinzellen nach Eröffnung des Infundibulums und des Recessus frontalis.

> Die Therapie der akuten odontogenen Sinusitis maxillaris beinhaltet die symptomatische Therapie der Entzündung und die kausale Therapie der Entzündungsursache, meist nach Abklingen der akut entzündlichen Symptomatik.

Die kausale Therapie bei einer dentogenen Sinusitis besteht z. B. im Verschluss einer Mund-Antrum-Verbindung, Entfernung einer Radix in antro, Extraktion nicht erhaltungswürdiger Zähne bzw. Behandlung eines erhaltungswürdigen Zahnes durch Wurzelkanalbehandlung sowie Wurzelspitzenresektion.

Differenzialdiagnosen

— Abszesse der Fossa canina und retromaxilläre Abszesse.

— Kopfschmerzen anderer Genese wie Migräne, Spannungskopfschmerz, Cluster-Kopfschmerz, Trigeminusneuralgie, Zervikalsyndrom, Arteriitis temporalis, Bing-Horton-Syndrom, Costen-Syndrom, Glaukom, Meningitis oder intrakranielle Erkrankungen.

Komplikationen

Werden Sinusitiden nicht adäquat behandelt, kann eine Pansinusitis entstehen und Durchbrüche in die Umgebung Komplikationen verursachen, von denen diejenigen im Bereich der Orbita und des Gehirnes am gravierendsten sind. ◻ Abb. 11.19 zeigt den Verlauf einer aufgetretenen Orbitalphlegmone durch einen entzündeten hochretinierten Weisheitszahn.

Orbitale Komplikationen, in ihrer Schwere ansteigend:
— **Orbitaödem** mit teigiger, geröteter Schwellung im Bereich der Augenlider.

— **Subperiostalabszess** mit Ansammlung des Eiters zwischen Lamina papyracea bzw. Stirnhöhlenboden und Orbitakapsel mit Protrusio bulbi und evtl. Doppelbildern.

— **Intraorbitaler Abszess** nach Durchbruch der Entzündung in die Orbitakapsel mit Protrusio und Motilitätsstörung des Bulbus sowie Doppelbildern und Druckschmerz.

— **Orbitalphlegmone** durch diffuse Ausbreitung der Infektion in der Orbita mit steinhartem Bulbus, Chemosis, massiver Protrusio bulbi und beginnendem Visusverlust sowie meist Allgemeinsymptomatik.

❯ Bei orbitalen Komplikationen muss durch Kontrastmittel-CT oder MRT eine Ausdehnungsbestimmung der Entzündung erfolgen. Bei einer Orbitalphlegmone muss die sofortige chirurgische Entlastung – möglichst nach Erstellung eines augenärztlichen Befundes – durchgeführt werden.

❶ Eine akute Sinusitis maxillaris bei Kleinkindern kann zu einer Oberkieferosteomyelitis führen und in der Folge zum Verlust von Zahnkeimen.

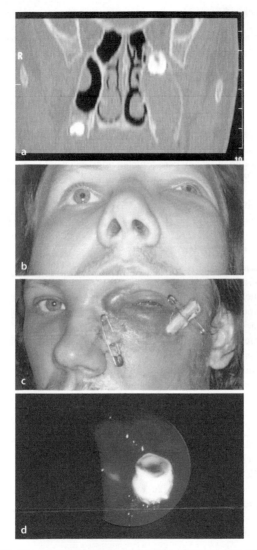

▪ **Abb. 11.19** Odontogene Orbitalphlegmone links. **a** Computertomographie mit
kompletter Verschattung der linken Kieferhöhle bei hochretiniertem Weisheitszahn
28 am Orbitaboden links. **b** Orbitalphlegmone links mit beginnendem Visusverlust.
c Von extranasal entlastete Orbitalphlegmone mit gesicherten Drainagelaschen.
d Darstellung des hochretinierten Weisheitszahnes mit dem Endoskop über einen
transantralen Zugang und anschließende Entfernung mit einer Kieferhöhlenzange

Chronische Sinusitis

> Meist sind die Kieferhöhle und das Siebbeinzellsystem betroffen, während Stirnhöhle und Keilbeinhöhle seltener kompromittiert sind.

Ätiologie

- Geht aus einer nicht ausgeheilten akuten bzw. subakuten Sinusitis hervor.
- **Rhinogen** über chronische Belüftungsstörung durch Verlegung der ostiomeatalen Einheit bei Schleimhautschwellung und Polypen.
- **Odontogen** meist von parodontalen oder apikalen Entzündungsprozessen der Zähne durch eine Fortleitung über den benachbarten Knochen.

Häufigkeit

Eine bakterielle Sinusitis entsteht gleich häufig rhinogen und odontogen.

Symptome und Befunde

- Chronische Sinusitis maxillaris:
  - Behinderte Nasenatmung.
  - Druckgefühl über der Kieferhöhle und im Bereich der Oberkieferzähne.
  - Druckkopfschmerzen.
  - Schleimige Sekretion, evtl. vermindertes Riechvermögen.
- Sinusitis ethmoidalis:
  - Behinderte Nasenatmung mit schleimiger Sekretion.
  - Vermindertes Riechvermögen.
  - Druckgefühl im Bereich des medialen Augenwinkels.
  - Kopfschmerzen.
- Sinusitis frontalis:
  - Behinderte Nasenatmung mit Nasensekretion.
  - Druckgefühl über der Stirn.
- Sinusitis sphenoidalis:
  - Kopfschmerzen, bevorzugt mit Ausstrahlung in die Scheitelmitte, Hinterhaupt und Schläfenregion.
  - Sekretabfluss im Nasenrachenraum kann zu Globusgefühl, Räusperzwang und Heiserkeit führen.

> Eine chronische Sinusitis kann akut exazerbieren und dann wie eine akute Sinusitis imponieren oder auch schmerzfrei verlaufen.

> Bei Kindern können übergroße Rachenmandeln, Lippen-Kiefer-Gaumenspalten, zystische Fibrosen und das Kartagener-Syndrom eine chronische Sinusitis begünstigen.

Diagnose

- Persistenz oder rezidivierendes Auftreten der o. g. Symptome und Befunde über einen Zeitraum von 3 Monaten.
- Radiologischer und/oder endoskopischer Befund mit persistierender lokalisierter oder generalisierter Schleimhautschwellung mit oder ohne Sekretion.

Bei einer odontogenen Sinusitis werden häufig, bei einer rhinogenen selten, anaerobe Erreger nachgewiesen. Die durch eine Schwellung der ostiumnahen Schleimhaut entstehende Verlegung der Kieferhöhle reduziert das Sauerstoffangebot und fördert das Wachstum anaerober Bakterien. Der hohe metabolische Umsatz dieser Bakterien kann in der betreffenden Nasennebenhöhle zu einer Druckerhöhung führen. Das Erregerspektrum mit überwiegender anaerober Mischflora bei der odontogenen Sinusitis gleicht dem der periapikalen und parodontalen Entzündungsprozesse.

Therapie
Konservativ

- Abschwellende Nasentropfen bzw. Nasenspray, wie z. B. Nasivin (Oxymetazolin) oder Otriven (Xylometazolin).
- Wärmebehandlung, z. B. Mikrowellenbestrahlung oder Rotlicht.
- Bei akuten Schüben: Antibiotikagabe, am besten Breitbandantibiotika wie z. B. Amoxicillin.

Chirurgisch

Das Ziel der chirurgischen Therapie ist die Verbesserung der Belüftung, z. B. durch Drainage der Kieferhöhle über einen transnasalen Zugang oder durch eine Antrotomie mit Anlage eines Nasenfensters.

- Osteoplastische Kieferhöhlenoperation: Die Kieferhöhlenvorderwand wird nur vorübergehend entnommen und nach Abtragen von Schleimhautpolypen oder Entfernung von erkrankter Schleimhaut nach Infundibulotomie wieder eingesetzt. Die ◘ Abb. 11.20 a–e zeigen die chirurgische Behandlung einer chronischen Sinusitis maxillaris aufgrund eines verlagerten Weisheitszahnes.
- Transnasale Kieferhöhlenoperation: Fensterung zur Kieferhöhle durch Wegnahme des Knochens im unteren oder im mittleren Nasengang.
- Endonasale Ausräumung der Polypen aus der Nasenhaupthöhle kombiniert mit Revision der entsprechenden Nasennebenhöhle.
- Zusätzlich Septumplastik und Conchotomie.

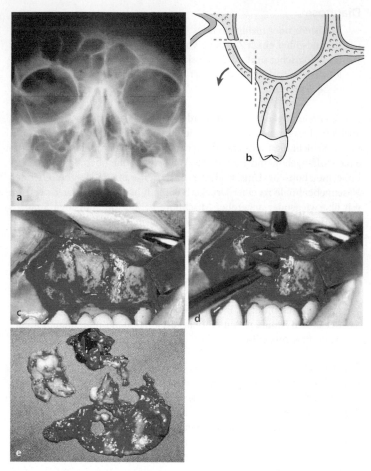

◘ Abb. 11.20 Dentogene chronische Sinusitis maxillaris links. **a** NNH-Aufnahme mit chronischer Sinusitis maxillaris links bei verlagertem Weisheitszahn 28 mit perikoronarer follikulärer Zystenbildung. **b** Schematische Darstellung des transantralen Zuganges mit Eröffnung der Kieferhöhle durch Osteotomie eines konischen Knochendeckels. **c** Mit dem Osseoskalpell gezogene Osteotomielinien für den Knochendeckel. **d** Der Knochendeckel bleibt kranial am Periost gestielt und wird in die Kieferhöhle geklappt, wo bereits die Krone des verlagerten Weisheitszahnes zum Vorschein kommt. **e** Geborgener Zahn mit Zyste vor der Weiterleitung zur histologischen Untersuchung. (b aus Jackowski et al. 2007. Mit freundlicher Genehmigung von Elsevier)

❗ Die bis in die 1970er-Jahre häufig durchgeführte radikale transorale Kieferhöhlenoperation nach Caldwell-Luc mit Wegnahme eines Teiles der Kieferhöhlenvorderwand und Entfernung der gesamten Kieferhöhlenschleimhaut sowie Anlage eines großen Fensters zum unteren Nasengang ist obsolet! Folgen waren häufig Vernarbungsprozesse mit Einziehungen der fazialen Kieferhöhlenwand und neuralgiformen Schmerzsyndromen ausgehend vom N. infraorbitalis.

❯ Eine polypöse und chronisch entzündete Kieferhöhlenschleimhaut kann nach Beseitigung der Entzündungsursache unter temporärer Drainage ausheilen.

Indikationen für eine Kieferhöhlenoperation können sein:

— Entfernung von Zähnen, Zahnwurzeln, odontogenen Zysten oder Tumoren sowie Mukozelen aus der Kieferhöhle.
— Behandlung von oroantralen Verbindungen.
— Revisionen von Frakturen, welche die Kieferhöhlenwände mit betreffen (Le Fort I-, Jochbein-, Orbitabodenfrakturen).
— Behandlung einer therapierefraktären akuten Sinusitis maxillaris sowie bei Überschreiten der Sinusgrenzen.
— Behandlung der chronischen Kieferhöhlenentzündung.

❯ Bei odontogenen Sinusitiden ist eine Sanierung der dentogenen Ursache immer notwendig.

Chronische Sinusitis bei Kindern
Symptome und Befunde

— Chronisch nasale Sekretion und Verlegung der Nasenatmung (häufig durch Nasenpolypen und Rachenmandelhyperplasie).
— Reizbarkeit, Müdigkeit und Lymphknotenschwellungen.

Komplikationen

— Chronische Entzündung der Tränenwege.
— Seröse oder eitrige Otitis media durch Mitbeteiligung der Eustachischen Röhre.

Differenzialdiagnosen

— Große Zysten und Tumoren, welche die Kieferhöhle ausfüllen.
— Kieferhöhlenmykosen.

Ursache und Diagnose von Kieferhöhlenmykosen

- Aspergillusarten, meist *Aspergillus fumigatus* oder *Aspergillus flavus* führen zu septierter Hyphenbildung.
- Mukormykosen treten v. a. bei Patienten mit Immunsuppression, Diabetes mellitus oder anderen Stoffwechselkrankheiten auf. Sie führen häufig zu krustig schwarzen Belägen am Nasenseptum und den Nasenmuscheln und gehen regelmäßig mit Fieber einher.

Therapie

- Antimykotische Therapie mit Amphotericin B.
- Chirurgisches Vorgehen im Sinne eines Débridements.

11.8.5 Zysten der Nasennebenhöhlen

▶ Abschn. 12.3 Kieferzysten

❯ Zysten des Oberkiefers befinden sich meist in enger anatomischer Beziehung zur Kieferhöhle und sind vorwiegend odontogenen Ursprunges.

Odontogene Zysten
Follikuläre Zysten

- Meist ausgehend von retinierten und verlagerten Zähnen des Oberkiefers, häufig Weisheitszähnen.
- Histologie: Zweischichtiges Epithel mit dünnem Bindegewebe.

Radikuläre Zysten

- Meist ausgehend von Prämolaren und Molaren des Oberkiefers bzw. von Epithelresiduen des Parodontes.
- Histologie: Entzündlich infiltrierendes Epithel und ein kollagenfaserreicher Zystenbalg im oftmals gekammerten Lumen.

Keratozyste/Keratozystischer Odontogener Tumor (KOT)

- Dysontogenetische Zysten mit hoher Wachstumspotenz und großer Rezidivneigung (eher selten im Oberkiefer).
- Histologie: Dünne Epithelzellschicht mit Mikrozysten und Epithelinseln in der Kapselwand.
  - Charakteristisches Kennzeichen: Stets anzutreffende Basalzellschicht des Epithels mit palisadenförmiger Stellung der Kerne.

❗ Odontogene Zysten wachsen zumeist langsam und werden meist erst bei Verschluss des Ostiums oder einer Infektion auffällig. Bei weiterer Progredienz können sie aber in die Umgebung wie Orbita, Nasenhaupthöhle oder Wange einbrechen.

Nicht odontogene Zysten
Retentionszysten

— Entstehen durch zystische Erweiterung der Schleimdrüsen, deren Ausführungsgänge durch einen Schleimpfropf verschlossen werden.
— In der Kieferhöhle vor allem ostiumnah (viele Schleimdrüsen in der Schleimhaut), wölben sich halbkugelförmig vom Boden oder von der lateralen Wand vor.
— Beinhalten klaren, gelblichen, dünn- bis zähflüssigen Schleim.
— Häufig Zufallsbefunde, vor allem im Orthopantomogramm als runde Verschattungen.
— Oft radiologische Kontrolluntersuchung ausreichend, Entfernung bei Schmerzen oder Beschwerden.
— Histologie: Lichtungen sind durch ein abgeflachtes Epithel, das mit Schleim gefüllt ist, begrenzt.

Pseudozysten (Extravasationszysten)

— Entstehen meist durch periapikale Ostitis, rupturierte Retentionszysten oder Drüsengänge.
— Histologie: Schmaler Schleimhautstreifen, dessen basaler Anteil das Lumen durch ein lockeres, kollagenfaserdichtes Bindegewebe begrenzt; Tunica propria kann Cholesteringranulome enthalten. Bei Pseudozysten fehlt eine Epithelauskleidung des Hohlraumes.

❯ Eine Diagnose lässt sich nur aus der Zusammenschau von klinischem und histopathologischem Befund stellen.

Okklusionszysten

— Ursache: Entfernung oder schwere Traumatisierung von Kieferhöhlenschleimhaut.
— Narben und freiliegender Knochen bewirken Septierungen und Verkleinerung des Kieferhöhlenlumens. Dadurch kann respiratorisches Epithel im Bindegewebe eingeschlossen werden.
— Große Zysten können die Kieferhöhlenwände arrodieren (**Pergamentknistern** an der fazialen Kieferhöhlenwand) und das Ostium bzw. die Nasenhöhle verlegen.

Mukozele/Pyozele

- Mit Schleim bzw. Eiter gefüllte und durch Sekretretention erweiterte Nebenhöhle, häufig mit Verdünnung der knöchernen Wände durch Sekretdruck.
- Ursächlich Verschluss des Ausführungsganges (Ostium) durch Entzündung, Verwachsung, Trauma, Tumor oder nach Operation.
- Der expansive Charakter der Mukozele gefährdet die umliegenden Strukturen, bedingt deshalb eine zeitnahe Operation und ist somit nicht mit der einfachen mukösen Retentionszyste zu verwechseln.

> Mukozelen der Stirnhöhlen können klinisch durch Einbruch in die Orbita und Verdrängung des Bulbus nach kaudolateral symptomatisch werden. Die Therapie besteht in der Exstirpation sowie der Sicherstellung des Abflusses und der Belüftung.

Therapie

- **Zystektomie** (Zystenoperation nach Partsch II).
- **Zystostomie** (Zystenoperation nach Partsch I).
- **Zystantrostomie** nach Wassmund: Hier werden Zysten zum Kieferhöhlenlumen erweitert und zu Nebenbuchten der Kieferhöhle gemacht.

Die Indikation der Operationsmethoden ist abhängig von Dignität, Größe und Lokalisation der Zysten. Der Zugang erfolgt über die Mundhöhle mit der Bildung eines Knochendeckels in der fazialen Kieferhöhlenwand (siehe auch ☐ Abb. 11.20 b–d). Zur Verbesserung der Belüftung und Drainage kann zusätzlich eine Infundibulotomie erfolgen.

11.8.6 Tumoren der Kieferhöhle

Symptome eines Tumorwachstumes werden vom Patienten erst sehr spät bemerkt, da ein Tumor innerhalb des Kieferhöhlenlumens zunächst ungehindert und unbemerkt wachsen kann. Die Erstvorstellung erfolgt deshalb oft im fortgeschrittenen Stadium mit entsprechend ungünstiger Prognose.

Symptome und Befunde

- Dumpfe Schmerzen, eitrige, z. T. blutige Sekretion aus der Nase, Behinderung der Nasenatmung (Symptome ähnlich wie bei chronischer Sinusitis).
- Wangenschwellung, Gesichtsasymmetrie, Kieferklemme, Auftreibungen und Vorwölbungen, Zahnlockerungen im Oberkiefer, Hypästhesien und Parästhesien durch Befall der nervalen Strukturen treten bei fortgeschrittenem Tumorwachstum und meist bei Malignomen auf.

Diagnose

- **Anamnese** einschließlich Berufs- und Familienanamnese (Berufs- und Familiendisposition).
- **Inspektion**: Gesichtsasymmetrien? Weichteilschwellungen? Hautinfiltrationen oder -rötungen?
- **Palpation**: Haut, Weichteile und skelettale Unterlage von Mittelgesicht, Parotis und Kiefergelenke sowie Halslymphknotenstationen.
- **Untersuchung der Mundhöhle**: Kieferklemme? Schleimhautveränderungen? Auftreibungen und Vorwölbungen an Gaumensegel bzw. Hartgaumen, Alveolarfortsätzen und Oberkiefervestibulum? Passt die Prothese noch?
- **Untersuchung Periorbita**: Lidschwellung? Diskontinuität Knochenränder? Exophthalmus? Doppelbilder?
- **Rhinoskopie/Endoskopie**: Sekretstraßen? Blut? Polypen? Auftreibungen? Verlegungen?
- **Bildgebende Diagnostik:**
  - Erhärtung des Tumorverdachtes durch CT.
  - Beurteilung der Tumorausdehnung in die Weichteile (Orbita, Fossa infratemporalis) durch MRT.
  - Untersuchung des Halslymphknotenstatus mittels CT/MRT und Sonographie.
  - Knochenszintigraphie zur Eruierung der Ausdehnung des Tumors in knöcherne Strukturen.
- Sicherung durch **Probeexzision** und histologische Untersuchung, erst nach Abschluss der bildgebenden Diagnostik, um iatrogene Artefakte zu vermeiden.

Benigne Kieferhöhlentumoren
Invertiertes Papillom

- Primär gutartiger epithelialer Tumor, der als **fakultative Präkanzerose** gilt, d. h. maligne entarten kann und in 5 % mit einem Plattenepithelkarzinom assoziiert ist.
- Virusgenese über Papillomviren wird diskutiert.
- Histologie: Fibroepitheliale Neubildung papillärer Bauart (»inverted papilloma«).
- Klinisch teilweise mit Destruktion von Knochen und Einbruch in Endokranium und Orbita; es besteht Rezidiv- und Malignisierungsgefahr.
- Diagnose durch histologische Sicherung (Probeexzision), Ausdehnungsbestimmung durch CT und MRT.
- Therapie: Komplette Tumorentfernung, Tumor kaum strahlensensibel.
- Prognose: Bei radikaler Entfernung und regelmäßiger Nachkontrolle gut.

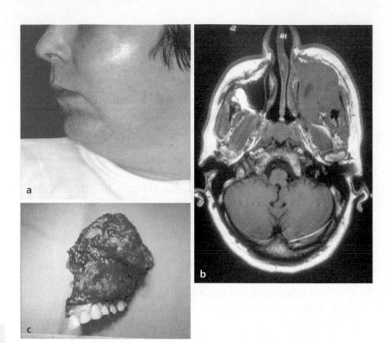

◻ **Abb. 11.21** Ausgedehntes Ameloblastom der linken Kieferhöhle, klinisch, radiologisch und als Resektat. **a** Unklare, allmählich aufgetretene Wangenschwellung links bei einem ansonsten gesunden Patienten. **b** Ausdehnung des Ameloblastomes in den Alveolarkamm und die komplette Kieferhöhle links mit Vorwölbung der linken Gesichtshälfte, MRT mit transversaler Schichtung. **c** Resektat des Ameloblastomes nach Hemimaxillektomie links

Gutartige Tumoren in Nase und Nasennebenhöhlen sind eher selten. Histologisch werden neben den epithelialen Tumoren wie Papillomen und Adenomen zusätzlich noch mesenchymale Tumoren wie Fibrome, Lipome, Chondrome, Osteome, Hamartome, Hämangiome und Lymphangiome sowie odontogene Tumoren wie Ameloblastome, ameloblastische Fibrome, Odontome und odontogene Fibrome und Myxome unterschieden. Die ◻ Abb. 11.21 a–c zeigen die Diagnose und Entfernung eines ausgedehnten Ameloblastoms der linken Kieferhöhle.

❯ Das Ameloblastom ist der häufigste odontogene Tumor mit 18 % aller odontogenen Tumoren. Es wächst im Allgemeinen infiltrativ aggressiv, neigt bei nicht radikalem Vorgehen zu Rezidiven und kann aufgrund seines klinischen Verhaltens als »Basaliom des Kiefers« bezeichnet werden.

Maligne Kieferhöhlentumoren

Maligne Tumoren von Nase und Nasennebenhöhlen sind allgemein selten und meistens in der Kieferhöhle lokalisiert. Ein Auftreten in den Siebbeinzellen und intranasal ist deutlich seltener, der Sitz in der Stirn- oder Keilbeinhöhle eine Rarität.

> ⓮ Wundheilungsstörungen nach Extraktion von gelockerten Oberkieferzähnen, therapieresistente Mund-Antrum-Verbindungen, Auftreibungen von Gaumendach- und/oder Alveolarfortsatz, nicht mehr passende Teil- oder Vollprothesen oder eine Kieferklemme können ein Hinweis auf ein Malignom sein und müssen abgeklärt werden.

> ❯ Über 75 % der Tumoren der Nasenhöhle- und Nasennebenhöhlen sind maligne. Davon nehmen 80 % der Neoplasien ihren Ausgang vom Epithel, wobei der häufigste maligne epitheliale Tumor das Plattenepithelkarzinom ist.

Plattenepithelkarzinome

- Anteil am Gesamtaufkommen der Malignome im oberen Aerodigestivtrakt liegt bei 3–5 %.
- Auftrittshäufigkeit: Kieferhöhle 60 %, Nasenhöhle 30 %, Siebbein 9 %, Keilbein und Stirnhöhle: 1 %.
- Häufigkeitsgipfel: 60–80 Jahre, Verhältnis Männer zu Frauen beträgt 2:1.
- Ursächlich: Tabakkonsum, Holzstäube von Weichhölzern, Farbstoffindustrie, Petrochemie, chemische Industrie.

Adenokarzinome

- Ausgehend von den Schleimdrüsen.
- Häufig metastatische Absiedlung, daher Abklärung eines möglichen Primärtumors notwendig.
- Adenokarzinome der Nasenhöhlen nach beruflicher Exposition durch Staub von Eichen- und Buchenholz (Harthölzer) wurden 1986 unter der BK-Nr. 4203 in die Liste der Berufskrankheiten aufgenommen.
- Die Latenzzeiten zwischen Exposition und Tumormanifestation sind teilweise sehr lang und können zwischen 20 und 40 Jahre betragen.

Adenoid-zystisches Karzinom

- Ausgehend von Speichel- und Schleimdrüsen.
- Etwas langsameres Wachstum als die übrigen Karzinome, vor allem entlang der Nervenscheiden.
- Zum Zeitpunkt der Diagnosestellung häufig bereits lokal disseminiert.

Mukoepidermoidkarzinom

— Ausgehend vom Speichelgangssystem.

Weitere maligne Tumoren

Neben den o. g. malignen epithelialen Tumoren werden noch maligne mesenchymale Tumoren wie Chondro-, Osteo-, Rhabdomyo-, Fibro-, Angio- und Neurofibrosarkome sowie maligne odontogene Karzinome (z. B. malignes oder metastasierendes Ameloblastom) und Sarkome (z. B. ameloblastisches Fibrosarkom) unterschieden.

Klassifikation

Maligne Kieferhöhlentumoren werden nach der TNM-Klassifikation (◘ Tab. 11.11) eingeteilt. Die regionären Lymphknoten werden nach der gleichen N-Klassifikation wie für alle anderen Kopf-Hals-Tumoren verschlüsselt.

Therapie

Tumortyp, Lokalisation, Ausdehnung, Tumorstadium, Lymphknotenstatus sowie Allgemeinzustand und Lebenssituation des Patienten gehören, wie bei allen Kopf-Hals-Tumoren, zu den wesentlichen Parametern bei der Therapieentscheidung.

— Bei Operabilität stellt das radikal chirurgische Vorgehen die Therapie der Wahl dar, ggf. wird in Abhängigkeit von der Radikalität und des Tumorstadiums postoperative Radiochemotherapie angeschlossen.

  — Operative Zugangswege werden entsprechend der Tumortopographie und -ausdehnung gewählt, wobei transnasale, transorale, transfaziale und kraniofaziale Zugänge einzeln oder in Kombination zum Einsatz kommen.

  — Häufigste Zugänge sind die kombinierten transfazialen-transnasalen-transoralen Zugänge nach Dieffenbach-Weber-Fergusson und das »midfacial degloving«, bei dem die Weichteile vom Mittelgesicht abgehoben werden und die Tumorentfernung über eine Le-Fort-I-Osteotomie erfolgt.

  — Tumorresektion meist mit Oberkieferteil- bzw. totalresektion, bei Infiltration der Orbita auch Exenteratio orbitae.

  — Bei Verdacht auf regionäre Lymphknotenmetastasen zusätzlich ipsilaterale Lymphknotenausräumung, meist Level I–III.

— Primäre Bestrahlung und Chemotherapie sind bei kurativer Zielsetzung und operablem Tumorbefund nachrangige Verfahren.

— Palliative Behandlung bei Inoperabilität oder Ablehnung eines operativen Vorgehens: Bestrahlung mit 50–70 Gy, ggf. zusätzlich Chemotherapie z. B. mit 5-Fluorouracil und Cisplatin, evtl. in Kombination mit Cetuximab.

◻ Tab. 11.11 TNM-Klassifikation zur Stadieneinteilung maligner Kieferhöhlentumoren nach der UICC (International Union Against Cancer, 2009)

T – Tumor	
Tis	Carcinoma in situ
T_1	Tumor auf die antrale Schleimhaut begrenzt **ohne** Arrosion oder Destruktion des Knochens
T_2	Tumor **mit** Arrosion oder Destruktion des Knochens (ausgenommen die posteriore Wand) einschließlich Ausdehnung auf harten Gaumen und/oder mittleren Nasengang
T_3	Tumor infiltriert eine oder mehrere der folgenden Strukturen: Knochen der dorsalen Wand der Kieferhöhle, Subkutangewebe, Boden oder mediale Wand der Orbita, Fossa pterygoidea, Sinus ethmoidalis
T_{4a}	Tumor infiltriert eine oder mehrere der folgenden Strukturen: Inhalt der vorderen Orbita, Wangenhaut, Processus pterygoideus, Fossa infratemporalis, Lamina cribrosa, Keilbeinhöhle, Stirnhöhle
T_{4b}	Tumor infiltriert eine oder mehrere der folgenden Strukturen: Orbitaspitze, Dura, Gehirn, mittlere Schädelgrube, Hirnnerven ausgenommen den maxillären Ast des N. trigeminus V2, Nasopharynx, Clivus
L – Lymphknoten (LK)	
N_X	Regionäre LK nicht beurteilbar
N_0	Keine regionären LK-Metastasen
N_1	Metastase in solitärem ipsilateralen LK ≤3 cm
N_{2a}	Metastase in solitärem ipsilateralen LK >3–6 cm
N_{2b}	Metastasen in multiplen ipsilateralen LK ≤6 cm
N_{2c}	Metastasen in bilateralen oder kontralateralen LK ≤6 cm
N_3	Metastase im LK >6 cm
Anmerkung: In der Mittellinie gelegene Lymphknoten gelten als ipsilateral.	
M – Fernmetastasen	
M_X	Fernmetastasen nicht beurteilbar
M_0	Keine Fernmetastasen
M_1	Fernmetastasen

Limitierende Faktoren für ein chirurgisches Vorgehen sind neben der topographischen Resektabilität (intrakranielle Tumorinvasion, Einbruch in den retromaxillären Raum) das Vorhandensein von Fernmetastasen.

Ausnahme: Bei adenoid-zystischen Karzinomen ist eine jahrzehntelange Überlebenszeit in Symbiose mit einer systemischen Filialisierung (Lungenmetastasen) beschrieben.

Rehabilitation

Eine zahnärztlich-prothetische Rehabilitation dieser Patienten mit oro-maxillofazialen Defekten beginnt bereits vor der Resektion mit Abdrucknahme von Ober- und Unterkiefer und Herstellung von Modellen. Wird der Defekt nicht primär mikrochirurgisch rekonstruiert, sollte am Ende der Operation der Kieferhöhlendefekt mit einer antibiotikahaltigen Tamponade ausgefüllt und eine Gaumenverbandplatte eingegliedert werden. Dies ermöglicht postoperativ eine Nahrungsaufnahme per os und führt zu einer kaum beeinträchtigten Phonetik. Frühestens 3 Tage postoperativ wird die Tamponade erstmals erneuert und die gereinigte Verbandplatte wieder eingesetzt. Stabile lokale Verhältnisse ohne Nachblutungsgefahr bestehen regelmäßig 10 Tage postoperativ, sodass dann eine Abformung vom Defekt genommen und eine Obturatorprothese zur Intermediärversorgung angefertigt werden kann. Eine definitive Rekonstuktion kann nach ca. 4–6 Monaten über in den Restknochen inserierte Implantate, auf denen eine Prothese verankert wird, erfolgen. Dabei muss die Implantatinsertion individuell auf die jeweilige Resektion abgestimmt werden und kann auch paranasal, im Processus pterygoideus oder in verbliebenen Anteilen des Jochbeins erfolgen. Alternativ kann eine kombiniert knöcherne und weichgewebige Rekonstruktion mit autologen mikrochirurgischen Transplantaten, wie z. B. einem osteokutanen Fibulatransplantat, bereits im selben Eingriff mit der Resektion oder sekundär nach 4–6 Monaten erfolgen.

Prognose

Für die mittlere 5-Jahres-Überlebenswahrscheinlichkeit von Patienten mit Plattenepithelkarzinomen der Kieferhöhlen werden Werte zwischen 20 und 65 % angegeben. Grund für diese große Spannbreite sind oftmals fortgeschrittene Tumorstadien bei Therapiebeginn, Unterschiede in der Differenzierung und Lokalisation des Primärtumors in Bezug zur Schädelbasis.

11.8.7 Mund-Antrum-Verbindung (MAV)

Ätiologie

Eine offene Verbindung zwischen Mund- und Kieferhöhle entsteht aufgrund der engen topographischen Beziehung zwischen Zahnsystem und Kieferhöhle, meist bei:

— Zahnextraktionen, in abnehmender Frequenz: 1. Molar, 2. Molar und 2. Prämolar.
— Wurzelspitzenresektionen.
— Operativen Weisheitszahnentfernungen.

— Ungünstigen anatomischen Verhältnissen wie langen Zahnwurzeln, chronischen apikalen Parodontitiden mit Auflösung der knöchernen Grenzlamelle und tiefen, weit nach kaudal reichenden Ausbuchtungen (Recessus) der Kieferhöhle.

Nachweis

— Durch Inspektion des Alveolen- und Wundgrundes bei einer größeren und frischen MAV.

— Positiver Nasenblasversuch; ein negativer Nasenblasversuch ist ein unsicheres Kriterium zum Ausschluss einer MAV, da es durch polypöse basale Schleimhautanteile oder Koagula beim Pressen von Luft in Nase und Kieferhöhle zu einem »temporären« Verschluss der MAV kommen kann.

— Sondierung mit einer stumpfen Sonde.

🛇 Bei der Entfernung von Seitenzähnen, aber auch des Eckzahnes kann eine MAV entstehen und muss durch o. g. Nachweise ausgeschlossen werden.

❯ Die Sondierung zum Nachweis einer MAV mit einer stumpfen Sonde hat vorsichtig tastend zu erfolgen, um eine noch intakte Kieferhöhlenschleimhaut nicht zu perforieren.

Symptome und Befunde

— Flüssigkeitsaustritt aus der Nase beim Trinken.

— Länger bestehende MAV hat meist Infektion der Kieferhöhle durch Besiedlung mit Keimen der oralen Flora zur Folge.

Diagnostisches Vorgehen

Die Beurteilung der Kieferhöhle vor dem Verschluss einer MAV ist notwendig und kann auf folgende Weise erfolgen:

— Röntgenologisch (CT/DVT).

— Endoskopisch: Sinuskopie über MAV erlaubt direkte Beurteilung der Kieferhöhlenschleimhaut und des Ostiums.

— Mittels Kieferhöhlenspülung mit physiologischer Kochsalzlösung durch die MAV oder ein angelegtes Nasenfenster (Sondierung der Kieferhöhle über die MAV mit der Spülkanüle; zur Spülung beugt der Patient den Kopf nach vorn, sodass die Spülflüssigkeit via Ostium aus der Nase abfließen kann).

  — Bei klarer Spülflüssigkeit und gutem Abfluss: Chronische Sinusitis maxillaris → MAV-Verschluss kann erfolgen.

  — Bei Herausspülen von zähem, gelblichen Eiter aus der Kieferhöhle: Putride Sinusitis maxillaris → noch kein MAV-Verschluss möglich, zunächst weitere Spülungen über mehrere Tage.

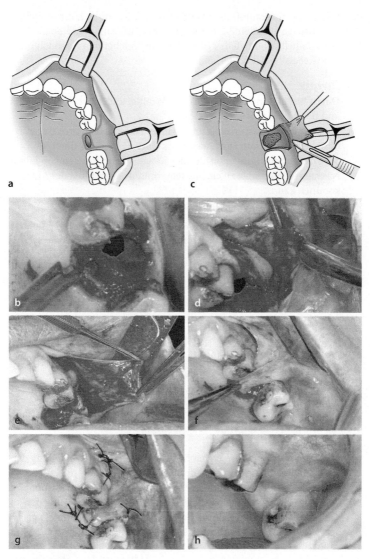

■ **Abb. 11.22**

> Der Verschluss einer länger bestehenden Mund-Antrum-Verbindung darf nur bei blander Kieferhöhle, d. h. bei klarer Sekretentleerung beim Spülen, durchgeführt werden.

Therapie

Eine MAV, die im Rahmen einer Wurzelspitzenresektion oder der Entfernung eines retinierten (Weisheits-)Zahnes entstanden ist, kann im Rahmen der primären Operation verschlossen werden und verursacht in der Regel keine Sinusitis maxillaris.

> Eine signifikante Mund-Antrum-Verbindung sollte immer sofort verschlossen werden, weil es nach 24 h fast immer zu einer Infektion der Kieferhöhle kommt.

Operationsmethoden

1. Trapezförmiger, vestibulär gestielter, durch Periostschlitzung verlängerter Schleimhautlappen nach Rehrmann

Dieser Lappen ist die Methode der ersten Wahl. Die ◘ Abb. 11.22 a f demonstriert schematisch das Vorgehen und zeigt die Anwendung beim Patienten.

— Umschneidung mit Bildung einer breiten Lappenbasis.
— Abschieben des Mukoperiostes nach bukkal, ggf. Glätten scharfer Knochenkanten.
— Periostschlitzung unter Sicht mit Skalpell oder spitzer Schere und weitere Mobilisierung des Lappens, bis er spannungsfrei den palatinalen Schleimhautrand erreicht.
— Bei Bedarf Anfrischen des palatinalen Schleimhautrandes und Setzen der »key sutures« mesial und distal sowie speicheldichtes Vernähen des Lappens, wobei die Nähte auf Knochen und nicht über der Perforation zur Kieferhöhle liegen sollen.

◄ ◘ **Abb. 11.22** Verschluss einer Mund-Antrum-Verbindung mit einem trapezförmigen, bukkal gestielten Schleimhautlappen nach Rehrmann. **a** Eingezeichnete Schnittführung mit breiter Lappenbasis. **b** Leere Alveole nach Extraktion des Zahnes 26, MAV wurde durch Sondierung nachgewiesen. **c** Präparation des Lappens vor Periostschlitzung. **d** Umschnittener bukkaler Lappen; Periostschlitzung mit dem Skalpell, um eine Lappenverlängerung zu erreichen. **e** Deutliche Verlängerung des Lappens durch die erfolgte Periostschlitzung. **f** Durch die Periostschlitzung ist der Lappen jetzt lang genug und kann spannungslos eingenäht werden. **g** Speicheldichte Einzelknopfnähte, die möglichst auf Knochen und nicht über der Perforation zur Kieferhöhle liegen sollen. **h** Reizlos verheiltes Ergebnis 4 Wochen nach der plastischen MAV-Deckung. (a, d aus Jackowski et al. 2007. Mit freundlicher Genehmigung von Elsevier)

Postoperativ werden dem Patienten abschwellende Nasentropfen, ein Schnäuzverbot und ggf. ein Antibiotikum verordnet.

> ❯ Durch die Gewinnung der Schleimhaut von bukkal kommt es in unterschiedlichem Maße zu einer Abflachung des Vestibulums, sodass im Verlauf eine Vestibulumplastik indiziert sein kann.

2. Gaumenlappen

Dieser Lappen sollte erst nach fehlgeschlagenem MAV-Verschluss nach Rehrmann angewendet werden. Alternativ kann er primär bei Totalprothesenträgern angewandt werden, um die oben beschriebene Abflachung des Vestibulms zu vermeiden. Die ◘ Abb. 11.23 a–c zeigt schematisch das Vorgehen und das Ergebnis bei einem Patienten.

- Verfügt über sehr widerstandsfähiges Mukoperiost.
- Schwerer mobilisierbar als Lappen von bukkal.
- Entnahmedefekt kann ggf. mit Schutzplatte abgedeckt werden.

3. Wangenlappen nach Axhausen

Dieser Lappen wird mesial oder distal im Vestibulum umschnitten und im Sinne eines Transpositionslappens um 90° in den MAV-Bereich eingeschwenkt.

- Insbesondere bei Traumatisierung der vestibulären Schleimhaut indiziert.
- Verletzungsgefahr für den Parotis-Ausführungsgang größer als beim vestibulär gestielten Trapezlappen.

4. Brückenlappen

Dieser Lappen wird entweder von mesial (Schuchardt) oder von distal (Kazanjian) umschnitten, mobilisiert und in den MAV-Bereich eingeschlagen.

- Vor allem zur Deckung kleinerer Mund-Antrum-Verbindungen in zahnlosen Kieferabschnitten geeignet.

Weitere Ersatzlappen

Als weitere Ersatzlappen stehen Zungenlappen, Periost-Bindegewebe-Lappen, Temporalismuskellappen und extraoral gestielte Hautlappen zum Verschluss einer therapierefraktären MAV zur Verfügung.

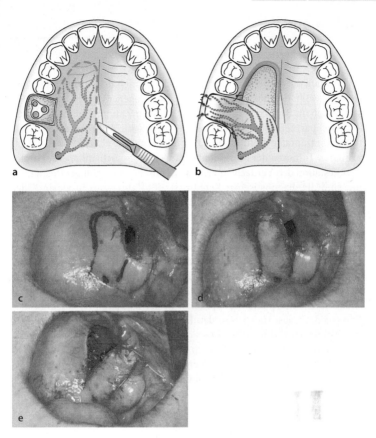

■ **Abb. 11.23** Verschluss einer Mund-Antrum-Verbindung mit einem Gaumenlappen. **a** Anzeichnen des an der A. palatina gestielten Gaumenlappens. **b** Umschnittener, in den MAV-Bereich eingeschwenkter und vernähter Gaumenlappen.
c Klinische Situation mit therapierefraktärer MAV Regio 026-027. Einzeichnung der
geplanten Lappenplastik. **d** Umschnittener und mobilisierter Palatinallappen
gestielt an der linken A. palatina. **e** Deckung der MAV mit dem eingeschwenkten
Palatinallappen; der freie anteriore Bereich am Hartgaumen wird der freien Granulation überlassen und kann beim Bezahnten ggf. mit einer Verbandplatte abgedeckt werden. (a, b aus Jackowski et al. 2007. Mit freundlicher Genehmigung von
Elsevier)

11.9 Biopsie

Frank Hölzle, Evgeny Goloborodko

Im Rahmen der Inspektion der Mundhöhle werden dem Zahnarzt verantwortungsvolle diagnostische Aufgaben übertragen. Bei den meisten Beschwerden im Bereich der Mundhöhle wird der Zahnarzt häufig als erster Ansprechpartner von den Betroffenen aufgesucht. Während der systematischen intraoralen Befundung kann der Zahnarzt als erster sowohl die primären Tumoren der Mundhöhle entdecken als auch anhand der oralen Manifestation den Verdacht auf eine systemische Erkrankung erheben. Somit sind die diagnostischen Kenntnisse des Zahnarztes in vielen Fällen entscheidend für den Betroffenen. Eine Probeentnahme aus einem enoralen Befund kann eine wichtige diagnostische Maßnahme bei der Diagnosesicherung mehrerer systemischer Erkrankungen wie Lichen, Pemphigoid, Sjögren-Syndrom oder M. Crohn darstellen. Bei einer Befundpersistenz über zwei Wochen oder Größenzunahme ist eine histopathologische Diagnosesicherung dringend angezeigt. Für die reproduzierbare klinische Verlaufskontrolle empfiehlt sich die Fotodokumentation. Bei Malignitätsverdacht treten therapeutische Optionen in der zahnärztlich-chirurgischen Praxis jedoch ausdrücklich in den Hintergrund und sollen prinzipiell in Fachkliniken für Mund-Kiefer-Gesichtschirurgie erfolgen.

Ein Tumor entwickelt sich durch eine autonome, progressive und überschießende Proliferation körpereigener Zellen. Dieses Gewebe unterscheidet sich strukturell und funktionell vom Normalgewebe und wächst auch ohne den auslösenden Reiz weiter. Benigne und maligne Mundschleimhautveränderungen entstehen in allen Geweben und Zelltypen, wobei orientierend zwischen

- epithelialen, benignen,
- nicht epithelialen, benignen,
- epithelialen, malignen,
- nicht epithelialen, malignen,

sowie den präkanzerösen Veränderungen der Mundschleimhaut und der Lippen differenziert werden kann.

11.9.1 Allgemeine Grundsätze

Nach Ausschalten der potenziellen lokalen Ursachen, welche für eine dauerhafte Schädigung der Schleimhaut und der Lippen verantwortlich sein können, soll die verdächtige Läsion über zwei Wochen beobachtet werden. Alle darüber hinaus persistierenden Veränderungen müssen als potenziell maligne betrachtet und durch einen Spezialisten abgeklärt werden. Von einer Inzisions- oder Exzisionsbiopsie kann Abstand genommen werden, wenn innerhalb von 2 Wochen nach Ausschaltung einer adäquaten Ursache eine Rückbildung der Läsion erkennbar wird. In diesem Fall muss die klinische Kontrolle bis zur vollständigen Rückbildung fortgesetzt werden, da eine partielle Rückbildung bei malignen Läsionen durch die Ausheilung einer überlagerten entzündlichen Komponente vorgetäuscht werden kann. Ist nach weiteren 2 Wochen keine vollständige Ausheilung erfolgt, soll daher eine histologische Abklärung (Biopsie) erfolgen (AWMF-Leitlinie 2010). Beim Verdacht auf Vorliegen einer systemischen Erkrankung soll vor der Probeentnahme eine Rücksprache oder evtl. eine Vorstellung beim Allgemeinarzt oder Dermatologen erfolgen.

Häufige Fehler in der Therapie von Mundschleimhautveränderungen:

- Die lokal medikamentöse oder symptomatische Therapie unklarer Mundschleimhautveränderungen erfolgt trotz der fehlenden Befundverbesserung über Monate ohne Diagnosesicherung.
- Bei den Patienten mit herausnehmbaren Teil- oder Vollprothesen wird der Zahnersatz durch korrigierende Maßnahmen der wachsenden Neoplasie angepasst. Ursache und Wirkung werden verwechselt!

Bei dringendem Verdacht auf Vorliegen einer malignen Mundschleimhautveränderung oder bei stark ausgedehnten Befunden wird eine planbare Probeexzision nur von demjenigen durchgeführt, der auch die nachfolgend indizierte operative Therapie beherrscht. In diesen Fällen erfolgt auch in einer zahnärztlich-chirurgisch ausgerichteten Praxis **keine** Probeexzision. Zum einen wird dadurch häufig die Einschätzung der Größenausdehnung erschwert, zum anderen führt die Biopsie zu einer lokalen Gewebsreaktion, die das Kontrastmittelverhalten bei der Bildgebung wie Computertomographie, Kernspintomographie oder Szintigraphie verfälschen kann. Somit wird bei klinisch offensichtlichem Tumorbefund eine Probeentnahme erst nach Durchführung der kontrastmittelgestützten Bildgebung empfohlen.

Wenn bei zahnärztlich-chirurgischem Vorgehen in der Praxis der Verdacht vorliegt, auf einen tumorösen Prozess gestoßen zu sein, so wird ein kleiner Tumor bis zu 5 mm Größe in toto entfernt. Die Exzisionsstelle soll für eine eventuelle Nachresektion gut dokumentiert werden. Der Fadenzug soll nach Möglichkeit erst nach der Bekanntmachung des histologischen Befundes erfolgen. Eine Fotodokumentation des Tumors vor der Probeentnahme ist immer wünschenswert. Bei einer Probeexzision im Bereich des harten Gaumens empfiehlt sich die Herstellung einer Tiefziehschutzplatte. Bei einem größeren Tumor soll die Probegewinnung aus der Progressionszone des Tumors, also aus seinem Randbereich, unter Mitnahme eines optisch unveränderten Anteils vom benachbarten Gewebe, keinesfalls aus dem nekrotischen Zentrum erfolgen. Bei unerwartet negativem Histologiebefund sollte die Biopsie mindestens einmal wiederholt werden. Eine Referenzpathologie ist einzuschalten, wenn ein unklares histologisches Bild vorliegt.

Der chirurgisch tätige Zahnarzt sollte routinemäßig exzidiertes bzw. exkochleiertes Gewebe histologisch untersuchen lassen, um auch feingeweblich die klinische und radiologische Diagnose einer Erkrankung abzusichern. Das entnommene Gewebe soll nach der Fixierung in Formalin oder Paraformaldehyd (jeweils 4–10 %) vollständig einer histopathologischen Begutachtung zugeführt werden. Apikale Granulome, Zystenbälge, verändertes Knochengewebe, gutartige Schleimhautveränderungen und Gewebeanteile aus »Infiltraten« und »Abszessen«, aus denen sich nach der Inzision kein Sekret oder Pus entleert hat, werden pathohistologisch befundet. Für die Auswahl der Aufarbeitungsmethoden und Färbungsverfahren durch den Pathologen sind die genauen klinischen Angaben vom Operateur über die Probeentnahmestelle und die klinische Verdachtsdiagnose essenziell.

Sollte während des chirurgischen Eingriffes der Verdacht auf Vorliegen eines Tumors geweckt werden, erfolgt nach der Wundversorgung mit Nähten eine umgehende Zuweisung in eine Fachklinik für Mund-Kiefer-Gesichtschirurgie.

Dieses Vorgehen wird zum Beispiel gewählt, wenn

— nach Inzision eines vermeintlichen Infiltrates oder Abszesses der Eindruck eines soliden Prozesses entsteht,

— eine klinisch und radiologisch als Zyste diagnostizierte Veränderung intraoperativ den Verdacht auf Vorliegen einer Keratozyste/eines Keratozystisch Odontogenen Tumors (KOT) oder eines soliden Tumors weckt.

🛈 Auch bei einem gutartigen histologischen Ergebnis nach einer Probeexzision muss bei Persistenz oder Progression des suspekten klinischen Befundes eine weitere Abklärung erfolgen.

Die übliche Form der Biopsiegewinnung ist die Inzisionsbiopsie mit dem Skalpell. Im Fall einer Bürstenbiopsie muss darauf geachtet werden, dass sie ausreichend tief mit Entfernung von kohärenten Gewebepartikeln und Provokation einer Blutung erfolgt, um falsch negative Befunde zu vermeiden.

Die chirurgische Therapie erfolgt unter Infiltrations- oder Leitungsanästhesie. Bei Wahl einer Infiltrationsanästhesie kann eine diagnosefähige Qualität der Biopsie nur durch die zirkuläre Applikation des Lokalanästhetikums um die Läsion gewährleistet werden. Es wird zwischen einer Exzisions- und Inzisionsbiopsie unterschieden, die in Abhängigkeit von der Art, der Größe und der Ausdehnung einer Mundschleimhautläsion angewandt werden.

Exzisionsbiopsie

Die Schnittführung verläuft spindelförmig um die Läsion und im Querschnitt keilförmig im gesunden Mundschleimhautbereich. Die Spindel wird so ausgerichtet, dass Speicheldrüsenausführungsgänge bzw. Nerv- und Gefäßstrukturen nicht geschädigt werden und die Längsachse der Spindel entsprechend den Spannungslinien des Weichgewebes verläuft, um einen spannungsfreien Wundverschluss zu erzielen.

Inzisionsbiopsie

Eine Inzisionsbiopsie kann sowohl innerhalb (z. B. bei Leukoplakien) als auch im Randbereich von Mundschleimhautveränderungen durchgeführt werden. Die Schnittführung ist spindel- und keilförmig mit einer Ausdehnung von wenigstens 5 mm in drei Ebenen und erfasst im Randbereich sowohl den stoffwechselaktiven Anteil der Veränderung als auch gesunde Schleimhaut als Referenz (◧ Abb. 11.24). Eine Biopsie aus dem Tumorzentrum sollte unterlassen werden, da es sich hier häufig um nekrotische Anteile handelt (◧ Abb. 11.25).

Knochenbiopsie

Für die Probeentnahme aus dem Knochen gelten ähnliche Empfehlungen wie für die Weichteile. Die Probebiopsie erfolgte mit einem zylindrischen Trepanbohrer und soll sowohl pathologische als auch gesunde Gewebsanteile enthalten. Die Schnittführung und Bildung des Mukoperiostlappens soll so geplant werden, dass eine gute Übersicht geschaffen wird

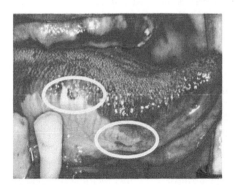

◧ **Abb. 11.24** Leukoplakie am rechten Zungenrand. Eingezeichnete mögliche Schnittführungen für die Biopsie

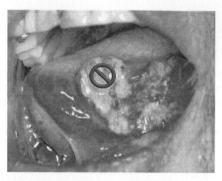

☐ Abb. 11.25 Plattenepithelkarzinom am linken Zungenrand. Aus dem markierten Bereich sollte keine Biopsie genommen werden

und die Wundränder nach der Probeentnahme nicht im Bereiche des Defektes zu liegen kommen.

Während in der beweglichen Mundschleimhaut Entnahmebereiche mit einem Durchmesser von weniger als 10 mm ohne Mobilisierung der Wundränder primär verschlossen werden können, ist im Bereich der befestigten Gingiva oder des harten Gaumens die Wundrandmobilisierung für einen Primärverschluss unumgänglich. Eine alternative therapeutische Option ist die freie Granulation unter einer präoperativ hergestellten Verbandplatte (Tiefziehschiene) für den Gaumenbereich. Dies hat den zusätzlichen Vorteil, dass im Falle von Malignität das Gewebe um den Biopsiebereich unverändert bleibt und dadurch die komplette Tumorentfernung erleichtert. Bei Verzicht auf Nähte muss eine Blutstillung gewährleistet werden. Atraumatisches Nahtmaterial der Stärken 3-0 und 4-0 bietet sich für den primären Wundverschluss an. Bei regelrechter Wundheilung können die Fäden 7–10 Tage post operationem entfernt werden. Passierte Kost verringert das Risiko von Irritationen der Wundheilung.

11.9.2 Histologische und zytologische Untersuchung

Histologische Untersuchung

Diese erlaubt die sicherste Diagnosestellung, wobei man **Paraffinschnitte** und **Schnellschnitte** unterscheidet. Zur exakten differenzialdiagnostischen Einschätzung von Weich- und Hartgewebe muss die Aufarbeitung der Gewebeproben mittels Paraffineinbettung durchgeführt werden. Bei der Schnellschnittuntersuchung wird das entnommene Gewebe in kleinen Stücken von wenigen Millimetern in flüssigem Stickstoff (-196 °C) schockgefroren und bis zur Aufarbeitung unter -80 °C gelagert. Unmittelbar vor dem Schneiden werden die Proben auf einen Halter mit Gewebeeinbettmedium für Gefrierschnitte aufgelegt. Die Schnitte erfolgen mithilfe eines Kryotoms, üblicherweise zwischen 3–15 μm. Rückschlüsse auf die Dignität sind zuverlässig möglich und das Ergebnis liegt binnen maximal einer Stunde vor, sodass sich diese Methode zur schnellen intraoperativen Orientierung und zur Untersuchung von Resektionsgrenzen eignet. Eine weitergehende Aufarbeitung des im Schnellschnitt untersuchten Gewebes durch Paraffintechnik ist Standard. Die Ergebnisse bei der Untersuchung von Knochen im Schnellschnitt ist derzeit noch unsicher, da auf die sonst notwendige Entkalkung des Knochens verzichtet werden muss.

Zytologische Untersuchung

Tumorzellverbände können prinzipiell auch durch Ausbürsten des Gewebes (Bürstenbiopsie) und durch Punktion mit einer Kanüle (Feinnadelpunktion) aus einem repräsentativen Bereich der Mundschleimhaut oder der Weichteile gewonnen und nach Ausstreichen zytologisch untersucht werden. Die orale Bürstenbiopsie wird teilweise als Untersuchungstechnik zur Überwachung von Leukoplakien, Erythroplakien oder Lichen sowie zur Früherkennung oraler Plattenepithelkarzinome empfohlen. Zytologische Untersuchungen haben allerdings eine geringere Sensitivität (79–94,5 %) als histologische Verfahren. In den letzten Jahren wurden vermehrt unterstützende Verfahren, die eine Aussagekraft der Bürstenbiopsie erhöhen könnten, evaluiert. Neben der computerunterstützten Bildanalyse (OralCDx) als primäre Screeninghilfe werden auch DNA-Bildzytometrie sowie Immunzytologie bei speziellen Fällen eingesetzt. Trotzt der verbesserten Auswertungsverfahren für die Bürstenabstriche kann die Biopsie im Kopf-Hals-Bereich damit noch nicht ersetzt werden.

11.9.3 Besonderheiten ausgewählter Biopsien

Besonderheiten bei der Exzision einer Epulis

Zu den Epulitiden gehören die Epulis fibromatosa, das pyogene Granulom (Epulis granulomatosa) und das periphere Riesenzellgranulom (Epulis gigantocellularis). Eine Sonderform stellt Epulis gravidarum (Schwangerschaftstumor) dar, die sich bei ca. 2 % aller Schwangeren entwickelt und nach 2–3 Monaten post partum spontan zurückbildet.

Vor der operativen Entfernung sollte die klinische Diagnose durch Röntgenaufnahmen ergänzt werden, um mögliche tumorinduzierte Abbauvorgänge im Alveolarfortsatzbereich erkennen zu können. Bei destruiertem Parodont kann die Extraktion betroffener Zähne indiziert sein.

Nach Zahnextraktion wird der Tumor im Gesunden exzidiert und vom Knochen abpräpariert. Nach Ablösung der Mukosa erfolgt die Abtragung des Alveolenknochens bis zum Fundus oder darüber hinaus. Aus den Randbereichen entnommene Knochenteilchen sollten einer histopathologischen Begutachtung zugeführt werden. Die Wundversorgung erfolgt mit mobilisierter Schleimhaut in Form eines primären Wundverschlusses. Bei der histopathologischen Diagnose »tumorfrei« kann von einer vollständigen Entfernung ausgegangen werden.

Wenn im Röntgenbild eine Knochenarrosion nicht erkennbar ist, wird nur die Epulis in der gesunden Gingiva umschnitten und mit dem Periost und dem Gingivarand vom Alveolarfortsatz abgeschoben. Nach Abtragung eines oberflächlichen Anteils der Kortikalis wird die Knochenwunde mit einem Wundverband abgedeckt und sorgfältig nachbehandelt.

Der Patient muss über die erhöhte Rezidivgefahr und die Extraktion der mitbeteiligten Zähne bei neuerlichem Auftreten einer Epulis aufgeklärt werden.

Besonderheiten bei der Biopsie von Hämangiomen und Gefäßmalformationen

Hämangiome und Gefäßmalformationen (◘ Abb. 11.26) sind durch eine übermäßige Durchblutung und Gefäßreichtum gekennzeichnet. Ein OPT bzw. eine Computertomographie kann über eine Knochenbeteiligung Aufschluss geben. Durch eine Angiographie lässt sich herausfinden, ob es sich um eine »High«- oder »Low-flow«-Läsion handelt. Da es bereits bei der Biopsie zu unbeherrschbaren Blutungen kommen kann, ist eine Behandlung in der Fachklinik essenziell. Bei ausgedehnten Gefäßtumoren bzw. Malformationen kann ein interdisziplinäres Vorgehen mittels interventioneller Radiologie in Form von Embolisation oder Sklerosierung **vor** der chirurgischen Exzision notwendig werden.

Besonderheiten bei der Biopsie von Leukoplakien

Die orale Leukoplakie ist nach WHO eine vorwiegend weiße nicht abwischbare Veränderung der Mundschleimhaut, die nicht einer definierten Erkrankung zugeordnet werden kann. Somit stellt sie einen rein deskriptiven Begriff dar und soll nicht als histopathologische Diagnose verwendet werden. Nach WHO-Definition wird die Leukoplakie der Mundschleimhaut als eine epitheliale Vorläuferläsion für die Entstehung des Plattenepithelkarzinoms gewertet. Aus 3–8 % aller Leukoplakien entwickelt sich über einen Zeitraum von 5 Jahren ein Plattenepithelkarzinom. Grundsätzlich sollten alle Leukoplakien, die nach Ausschalten möglicher ursächlicher Faktoren (mechanische Reizfaktoren, Tabak- und Alkoholabusus) nicht reversibel sind, einer Biopsie zugeführt werden. Bei lokalisierten Leukopla-

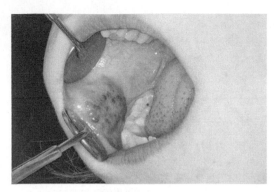

◨ Abb. 11.26 AV-Malformation Wange rechts. Biopsie nur nach weitergehenden Voruntersuchungen in der Klinik zulässig

kien kann die chirurgische Exzision indiziert sein, aber auch die Therapie mit dem CO_2-Laser ist möglich. Eine Langzeitbeobachtung der Patienten mit oralen Leukoplakien ist obligat.

Biopsie in zahnärztlich-chirurgischer Praxis

Bei entsprechender zahnärztlich-chirurgischer Expertise kann eine Vielzahl von umschriebenen, gutartigen Schleimhautveränderungen in der Praxis behandelt werden. Pathologische Veränderungen, deren histologische Abklärung mittels Biopsie in der zahnärztlich chirurgischen Praxis erfolgen kann, sind in ◨ Tab. 11.12 dargestellt.

Neben den malignen Neubildungen sollten folgende epithelialen und nicht epithelialen, benignen, tumorösen Veränderungen nur in der Fachklinik abgeklärt werden:

– Inhomogene Leukoplakien.
– Erythroplakien.
– Speicheldrüsentumoren.
– Hämangiome und Gefäßmalformationen.
– Neurofibrome.
– Pigmentierte Naevi.

Wie schwierig es sein kann, eine Verdachtsdiagnose zu stellen, zeigen die ◨ Abb. 11.27, ◨ Abb. 11.28 und ◨ Abb. 11.29. Jeweils am rechten Zungenrand finden sich ähnliche klinische Befunde, die mit einem Lipofibrom, einer Bissverletzung und einem Leiomyosarkom völlig verschiedene Diagnosen mit unterschiedlichen Therapien ergeben. Im Zweifelsfall muss eine Abklärung in der Fachklinik erfolgen.

Tab. 11.12 In der zahnärztlich-chirurgischen Praxis durchführbare Biopsien (modifiziert nach Reichert und Buch, 2004)

Bezeichnung der pathologischen Veränderung	Ursprungs-gewebe	Bevorzugte Lokalisation	Art der Biopsie
Papillom	Epithel	Lippen, Gingiva, Gaumen, Wange	Exzisionsbiopsie
Verruca vulgaris (Warze)	Epithel	Lippen, Gingiva, Zunge, Gaumen	Exzisionsbiopsie
Condyloma acuminatum (spitzes Kondylom)	Epithel	Lippen, Zungen-bändchen, Zungen-rücken	Exzisionsbiopsie
Fokale epitheliale Hyperplasie	Epithel	Lippen, Kommis-suren, Wange	meist spontane Rückbildung
Homogene Leukoplakie	Epithel	Mundboden, Zun-genrand, Alveolar-kamm, Wange	Inzisionsbiopsie
Fibrom	Mesenchym	Lippen, Zunge, Wange	Exzisionsbiopsie
Epulis fibromatosa	Mesenchym	Interdentalpapillen	Exzisionsbiopsie
Pyogenes Granulom	Mesenchym	Lippen, Gingiva, Zunge, Wange	Exzisionsbiopsie
Peripheres Riesen-zellgranulom	Mesenchym	Gingiva, Alveolar-kamm (zahnlos)	Exzisionsbiopsie
Oberflächliches Lymphangiom	Endothel	Zunge	Exzisionsbiopsie
Leiomyom	Muskulatur	Lippen, Zunge, Gaumen, Wange	Exzisionsbiopsie
Lipom	Fett	Wangenschleimhaut	Exzisionsbiopsie
Neurom	Nerven	Oberlippe, Gaumen	Exzisionsbiopsie
Neurofibrom	Nerven	Zunge, Wange	Exzisionsbiopsie

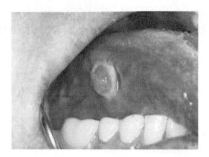

■ **Abb. 11.27** Lipofibrom Zungenrand rechts

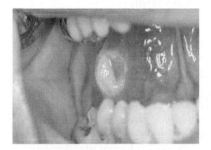

■ **Abb. 11.28** Bissverletzung Zungenrand rechts

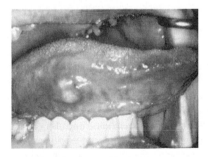

■ **Abb. 11.29** Leiomyosarkom Zungenrand rechts

11.10   Ambulante präprothetische und kieferorthopädische Eingriffe

Frank Hölzle, Eva-Verena Weise, Andreas Wysluch

Die präprothetische Chirurgie bietet vielfältige chirurgische Maßnahmen zur Verbesserung des Prothesenlagers. Dazu zählen Eingriffe wie zum Beispiel Socket/Ridge Preservation bei Extraktionen, Knochenabtragungen und -glättungen, Alveolarkammplastiken, augmentative Verfahren, Lippenband- und Muskelansatzexzisionen sowie Mundvorhofplastiken (Tuberplastik, Vestibulumplastik). Des Weiteren finden Schleimhauttransplantationen häufig in Kombination mit enossalen Implantaten bei aufbauenden Osteoplastiken statt.

11.10.1   Atrophieprophylaxe

Alveolarfortsatzatrophie

Zahn, Gomphosis und Kieferknochen bilden eine anatomische Einheit. Druckkräfte auf den Zahn werden in Zugkräfte auf den Knochen umgewandelt, und der Knochen wird physiologisch trainiert. Dadurch ist es möglich, den Knochen mit der histologisch-trabekulären Struktur als funktionelle Einheit zu erhalten. Nach Zahnverlust wird der Unterkieferknochen durch den Druck einer schleimhautgetragenen Prothese belastet und atrophiert. Dieser Vorgang wird durch die altersbedingte Involution des Knochens (Osteoporose) noch verstärkt. Binnen drei Monaten nach Zahnextraktion ist die Resorption am stärksten, im Verlauf der folgenden sechs Monate nimmt sie deutlich ab. Nach ein bis zwei Jahren stabilisiert sich die Situation. In der Mandibula ist die Resorptionsrate drei- bis viermal höher als in der Maxilla und in der Front stärker ausgeprägt als im Seitenzahnbereich.

Physiologisch liegt die Höhenabnahme durch Altersinvolution bei etwa 0,2 mm pro Jahr. Die Folge ist ein stetiger horizontaler und vertikaler Knochenabbau nach definierten Prinzipien. Was bleibt, ist ein feiner Restknochen, der frakturgefährdet sein kann und als negativer Alveolarfortsatz eine suffiziente prothetische Versorgung erschwert. Anatomisch sind im Oberkiefer dann die Sinus maxillares durch eine sehr dünne Knochendecke vom Mundraum getrennt; im Unterkiefer ist das Foramen mentale passiv auf die kaukrafttragende Fläche des Alveolarfortsatzes verlagert. Demnach findet im Unterkiefer eine Knochenresorption von lingual nach vestibulär statt, im Oberkiefer dagegen von bukkal nach palatinal, sodass oftmals im physiognomischen Bild des Menschen eine Pseudoprogenie entsteht (◘ Abb. 11.30).

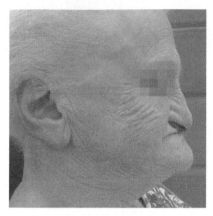

Abb. 11.30 Pseudoprogenie nach totalem Zahnverlust

Die Knochenquantität wird sowohl im Oberkiefer als auch im Unterkiefer (Atwood, 1963; Fallschlüssel, 1986) je nach periostal-osteoklastischer Aktivität in sechs Resorptionsklassen eingeteilt. Cawood und Howell (1988) haben sie für den Seitenzahnbereich modifiziert (**Abb. 11.31**).

Grundlagen

- Die sorgfältige Versorgung der Wunde im Alveolarfortsatz ist die Basis für den Erfolg in der prothetischen Versorgung.
- Der Knochen am Alveolarfortsatz ist wesentlich für den Halt der späteren Totalprothetik notwendig. Bei der Entfernung von Zähnen und Knochenkanten muss deshalb immer äußerst zurückhaltend und schonend vorgegangen werden.
- Selbst die einfache Zahnextraktion führt zu kleinen, kaum sichtbaren Infraktionen der bukkalen und palatinalen Knochenplatte des Alveolarfortsatzes durch hebelnde und luxierende Bewegungen der Zange.
- Bei brüsken mechanischen Bewegungen kann es zu Frakturen und Absprengungen größerer Knochenanteile des Alveolarfortsatzes und des Tuber maxillae kommen, die günstigstenfalls periostal gestielt sind. Dadurch bilden sich unebene und spitz hervortretende Knochenkanten, die Druckstellen provozieren.
- Günstig ist ein stets minimalinvasives Vorgehen, das die Präparation von überproportionalen Mukoperioslappen vermeidet. Es dient dem Schutz vor starker Knochenresorption nach Deperiostierung.
- Periostal gestielte Knochenfragmente, die fest verankert sind, sollten nicht unbedingt entfernt werden.

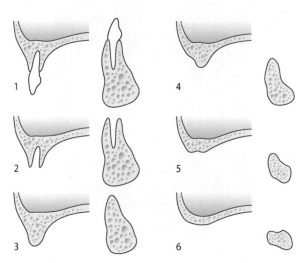

◻ Abb. 11.31 Klassifikation der Knochenresorption nach Cawood und Howell. (Aus Jackowski et al. 2007. Mit freundlicher Genehmigung von Elsevier)

Die allgemeinen Vorerkrankungen des Patienten sind vor jeder Zahnextraktion zu berücksichtigen, da sie die Art der Wundversorgung beeinflussen können. So ist bei unauffälliger Anamnese und bei Einzelzahnextraktionen die einfache Situationsnaht indiziert. Bei Reihenextraktionen und Antikoagulanzientherapie ist die modellierende Osteotomie, gegebenenfalls mit verschränkter Papillennaht oder plastischer Deckung nach Rehrmann (▶ Abschn. 11.8.7 und ◻ Abb. 11.22), sinnvoll. Bei Bisphosphonatmedikation und Einnahme von anderen antiresorptiven Medikamenten empfiehlt sich die subtile epiperiostale Defektdeckung unter antibiotischem Schutz. Zusätzlich sollte im Oberkiefer und gegebenenfalls auch im Unterkiefer eine Verbandschiene (Tiefziehschienentechnik) zur Wundabdeckung eingesetzt werden.

Einzelzahnextraktionen mit geringer Wundfläche

Die sorgfältige Versorgung einer Alveole verhindert postoperative Wundinfektionen und schafft optimale Bedingungen für spätere prothetische Restaurationen insbesondere im Hinblick auf die enossale Implantation (▶ Abschn. 11.1 Extraktionen).

Technik

— Hilfsmobilisation der »attached« Gingiva im Bereich der Extraktionsalveole.

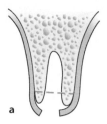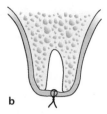

a   b

◨ Abb. 11.32 Wundversorgung nach Einzelzahnextraktion. (Aus Jackowski et al. 2007. Mit freundlicher Genehmigung von Elsevier)

━ Entfernen von spitzen Knochenkanten mit der Luer-Knochenzange.
━ Inspektion der Extraktionsalveole auf Knochen- und Zahnfragmente.
━ Vermeidung eines intensiven Absaugens des Koagulums aus der Alveole.
━ Wundversorgung der Extraktionswunde (► Abschn. 4.1.3).
━ Gegebenenfalls Einbringen von Kollagenschwämmchen (zum Beispiel Gelastyp) zur Koagulumstabilisation.
━ Aufgrund der gekürzten Knochenränder ist oftmals eine primäre Adaption der Schleimhäute mit Situationsnähten möglich (◨ Abb. 11.32).
━ Bei großen Defekten und Antikoagulanzientherapie in der Anamnese ist die Bildung von trapezförmigen Mukoperiostlappen zur Deckung nach Rehrmann sinnvoll.

Einzelzahnextraktionen mit großer Wundfläche

Durch Einzelzahnextraktionen im Seitenzahnbereich kann eine große Wundfläche entstehen. Oftmals lässt sie sich problemlos mit dem Trapezlappen nach Rehrmann decken. Beim Trapezlappen handelt es sich anatomisch um einen Mukoperiostlappen, also eine Einheit aus Schleimhaut und darunter liegendem Periost.

Technik

━ Trapezförmige, vestibuläre Entlastungsschnitte und Bildung eines Mukoperiostlappens.
━ Exkochleation des Defektes mit einem scharfen Löffel.
━ Inspektion der Extraktionsalveole auf Knochen- und Zahnfragmente.
━ Vorsichtiges Abtragen von spitzen Knochenkanten mit der Luer-Knochenzange, gegebenenfalls Glättung der Knochenkante mit einer diamantierten Kugel.
━ Mobilisation der palatinalen Schleimhaut.
━ Einbringen der entepithelialisierten vestibulären Schleimhaut unter die palatinale Schleimhaut und durchgreifende horizontale Matratzennaht.

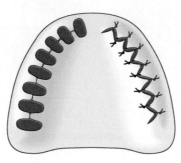

☒ **Abb. 11.33** Verschränkte Papillennaht nach Schuchardt. (Aus Jackowski et al. 2007. Mit freundlicher Genehmigung von Elsevier)

Die Anwendung eines vestibulären Transpositionslappens und eines an der Arteria palatina gestielten Palatinallappens (☒ Abb. 11.23) sind weitere Möglichkeiten der Defektdeckung nach Extraktionen. Sie bleiben allerdings ausgedehnten Mund-Antrum-Verbindungen vorbehalten.

Serienextraktionen und Totalsanierungen

Bei Serienextraktionen und Totalsanierungen werden vorzugsweise das Zahnfleisch mobilisiert, der Alveolarfortsatz modelliert und anschließend der Wunddefekt durch eine verschränkte Papillennaht nach Schuchardt versorgt (☒ Abb. 11.33).

Technik

- Marginale Schnittführung.
- Aufklappung der Gingiva nur bei Bedarf über die »attached« Gingiva hinaus.
- Zangenextraktion oder Osteotomie der nicht erhaltungswürdigen Zähne.
- Vorsichtiges Abtragen spitzer Knochenkanten mit der Luer-Knochenzange oder Gestaltung des Prothesenlagers durch modellierende Osteotomie mit einer Kugelfräse.
- Annaht der mobilen Papillenspitze der bukkalen Gingiva in den Zwischenraum der palatinalen Gingiva unter Vermeidung von Überständen.
- Entlastungsschnitte zu Beginn und zum Ende der Schnittführung (☒ Abb. 11.33).

❗ Die Ausbildung von Lappenfibromen wird durch überschüssige Gingiva begünstigt.

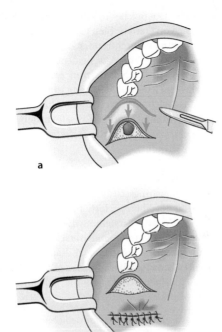

■ **Abb. 11.34** Defektdeckung mit einem Brückenlappen. (Aus Jackowski et al. 2007. Mit freundlicher Genehmigung von Elsevier)

Prinzip der Defektdeckung mit dem Brückenlappen

Bei zahnlosen Patienten können eine Mund-Antrum-Verbindung oder eine Extraktionsalveole mit dem Brückenlappen nach Kazanjian gedeckt werden. Das Vestibulum bleibt dadurch erhalten (■ Abb. 11.34).

Technik

- Zwei parallele Inzisionen jeweils von vestibulär nach palatinal neben dem Defekt (CAVE: Nervus palatinus).
- Unterminierung des gewonnenen Lappens.
- Verschiebung des mukoperiostalen Lappens über den Defekt nach distal und Annaht.

Periostschlitzung

Bei großen Knochendefekten kann die Deckung der entstandenen Knochenwundfläche durch einen Mukoperiostlappen oft unzureichend sein, da zu große Spannungen eine erfolgreiche Annaht verhindern. Zur Entlastung und weiterer Gewinnung von Gewebe bietet sich die Periostschlitzung an. Hierbei wird durch vorsichtiges Durchtrennen des Periostes unterhalb der Mukosa der Lappen mobilisiert. Von entscheidender Bedeutung ist dabei die Dicke der Lappenbasis im Verhältnis zum apikalen Anteil: Eine zu kleine Basis führt bei starkem Zug und Spannung zur Verkürzung und zum Einriss des Lappens. Zusätzlich wird die Durchblutung des mobilisierten Anteiles deutlich eingeschränkt, sodass Nekrosen entstehen können. Ein Abriss mit Ausbildung eines noch größeren Defektes wäre die Folge.

Technik
- Marginale Schnittführung.
- Mesiale und distale Entlastungsschnitte.
- Subtile Abpräparation des Mukoperiostlappens vom Knochen.
- Durch Zug mit einer Pinzette Darstellung der Periostschicht.
- Unter Zug Durchtrennung der derben Faserschicht des Periostes mit einem Skalpell (alternativ mit einer spitzen Präparierschere).
- Überprüfung der Passgenauigkeit und eventuelle zusätzliche Durchtrennung an noch adhäsiven Bezirken bis die Schleimhaut dem Zug elastisch nachgibt.

❶ Ein Verlust von »attached« Gingiva bei modellierenden Osteotomien sollte vermieden werden.

Vollmobilisierte Mukoperiostlappen

Schleimhautlappen, die über die mukogingivale Grenze hinaus in die bewegliche Gingiva reichen, bezeichnet man als vollmobilisierte Mukoperiostlappen. Bei Abpräparation des Mukoperiostes entsteht ein Mukoperiostlappen, bei Belassung des Periostes am Knochen (epiperiostale Präparation) ein gespaltener Lappen.

Indikationen
- Deckung einer Mund-Antrum-Verbindung.
- Deckung großer Knochendefekte bei Serienextraktionen.
- Knochenkorrekturen über die »attached« Gingiva hinaus.
- Mukogingivale Eingriffe zur Wiederherstellung physiologischer Weichteilverhältnisse.
- Parodontologische Eingriffe im Furkationsbereich.

❯ Mit gespaltenen Lappen lassen sich Weichgewebe zur Vestibulumvertiefung gewinnen.

Teilmobilisierte Mukoperiostlappen

Teilmobilisierte Mukoperiostlappen sind Schleimhautlappen, die nicht über die mukogingivale Grenze hinausragen. Bei vorsichtiger Abpräparation eines Mukoperiostlappens von etwa zwei bis drei Millimetern kann der Limbus alveolaris eingesehen werden. Dabei wird der Knochen modelliert und die Extraktionsalveole inspiziert.

Indikationen
— Minimalinvasiver Zugang zur Abtragung von störenden Knochenkanten.
— Parodontologischer Zugang (modifizierter Widmann-Lappen).
— Minimalinvasiver Zugang zur Implantation und Vermeidung von konsekutivem Knochenverlust durch großflächige Deperiostierung.

11.10.2 Alveolarkammglättung

Die Alveolarkammglättung ist ein früher chirurgischer Eingriff zur Gestaltung des Prothesenlagers. Dabei kann die modellierende Osteotomie direkt nach Zahnextraktionen oder als korrektive Maßnahme zur Optimierung des Prothesenlagers unmittelbar vor der prothetischen Rehabilitation durchgeführt werden.

Vor Anfertigung von schleimhautgetragenen Prothesen sind Alveolarkammglättungen notwendig, um unebene Knochenflächen zur »physiologischen« Druckaufnahme prothetischer Einheiten vorzubereiten. Ferner schaffen Alveolarkammglättungen hygienische Bedingungen bei größeren festsitzenden Brückenrestaurationen und Knochenbedingungen, die das Inserieren von enossalen Implantaten ermöglichen.

Grundlagen
— Zur Herstellung einer statisch bestmöglichen Auflagefläche der Prothese und Verbesserung der Hygienefähigkeit bei zementierten oder verschraubten Restaurationen (Brücken, Kronen, Implantate) ist die chirurgische Vorbehandlung der Alveolarfortsätze unabdingbar.
— Es gelten die minimalinvasiven Prinzipien zur Schonung des Knochens. Brüske Entfernung von Knochen und unnötig extensive Deperiostierung gilt es zu vermeiden.
— Horizontale Unebenheiten, die durch zeitlich versetzte Zahnextraktionen entstehen können, sind keine ausreichende Indikation für eine Alveolarkammglättung.

Technik

- Krestale Inzision.
- Gegebenenfalls Hilfsinzisionen mit Bildung eines trapezförmigen Mukoperiostlappens.
- Abtragen von Knochenüberschüssen mit einer diamantierten Kugel unter kontinuierlicher Wasserkühlung oder mit einer Luer-Knochenzange.
- Adaption des Mukoperiostlappens und Abtragen von überschüssiger Schleimhaut zur Verhinderung von Lappenfibromen.

Praxistipp

Im krestalen Bereich des Alveolarkammes mündet die Blutversorgung von palatinal/lingual und vestibulär. Daher führen Inzisionen in diesem Bereich nicht zur Unterbrechung von Gefäßstraßen, es kommt also seltener zu Wundheilungsstörungen oder Nekrosen.

11.10.3 Exostosen

Exostosen sind angeborene Hyperplasien des Alveolarfortsatzes (Hyperostose) und haben primär keine Krankheitsbedeutung. Pathognomisch entstehen sie häufig durch entzündungsbedingte und mechanische Reizungen. Im zahnlosen Kiefer können Exostosen besonders vor prothetischer Rehabilitation störend wirken oder gar eine suffiziente Versorgung unmöglich machen. Die symmetrischen Gebilde können unterschiedlich groß sein – von erbsengroß bis den Gaumenraum ausfüllend.

Vorkommen

- Torus palatinus.
- Torus mandibulae.
- Symmetrische distolaterale Knochengeschwülste des Oberkiefers am Tuber maxillae.
- Vestibuläre Exostosen.
- Processus angulus mandibulae.
- Vorwölbungen an der Protuberantia mentalis und Spina nasalis.
- Linea mylohyoidea.

> **Praxistipp**
>
> Exostosen sollten entfernt werden, um eine optimale Prothesenbasis zu schaffen und eine bösartige Neubildung auszuschließen.

Operationsindikationen

- Ungenügender Prothesensitz durch Verlust von Ventilrandfunktionen.
- Prothesendruckstellen.
- Hohllegung von Prothesen nicht möglich.
- Artikulationsstörungen durch Überdimensionierung von Prothesen, insbesondere bei Oberkieferprothesen.
- Ungenügende Abformung und Dimensionierung von Prothesen durch knöcherne Vorsprünge.
- Retention von Speiseresten und mangelnde Hygienefähigkeit.
- Ästhetische Komponente.
- Verdacht auf maligne Neubildung.

Torus palatinus

Die mediane Exostose des harten Gaumens ist meistens von einer dünnen Schleimhaut umgeben, die als prothetisches Lager ungeeignet ist, weil die prothetische Basis am Gaumen zu dick werden würde.

Technik

- Unter Lokalanästhesie mediane Inzision von der Palpilla incisiva bis zum Ende des harten Gaumens.
- Abpräparation der Schleimhaut mit einem feinen Raspatorium.
- Bei ausgedehnten Befunden Türflügelschnitt (CAVE: Nervus palatinus).
- Entfernung der knöchernen Neubildung mithilfe einer diamantierten Kugel, gegebenenfalls piezochirurgisch.
- Alternativ Durchtrennung der knöchernen Basis durch Meißelschlag.
- Adaption der Schleimhaut, Abtragen von überschüssiger Schleimhaut mit spitzer Schleimhautschere und Versorgung der Wunde durch eine spannungslose Naht.
- Einsetzen einer Verbandplatte zur Hämatom- und Rezidivprophylaxe, gegebenenfalls Adaption mit Fixationsschrauben am Gaumendach.
- Bei vorhandener Prothese kann zum Behelf der Hohlraum mit Abformungssilikon/Kerrmasse ausgefüllt werden. Auf diese Weise wird Druck auf das Operationsgebiet ausgeübt.

> **Praxistipp**
>
> Zur besseren anatomischen Adaption mit Knoten im Bereich der
> Schnittkanten (»key sutures«) beginnen.

❗ Besonders im Oberkiefer kann ein Mukoepidermoidkarzinom einen
Torus palatinus vortäuschen.

Bei zu extendierten senkrechten Schnitten droht die Gefahr der Durch-
trennung oder Verletzung der Arteria palatina, was zu akuten arteriellen
Blutungen führen kann. Bei unzureichender Versorgung kann in seltenen
Fällen eine Nekrose der Schleimhaut entstehen.

Ist ein vollständiger Verschluss des Defektes nicht möglich, wird die
knöcherne Basis der Granulation überlassen. Durch Applikation von Chlor-
hexidindiglukonat (Corsodyl-Gel), das als Antiseptikum und Desinfiziens
gegen eine Vielzahl von Bakterien, Viren und Pilzen wirkt, kann die Wundheilung beschleunigt und einer Infektion entgegengewirkt werden.

Bei unerwarteten Blutungen sollte mittels Drahtligaturen, die an gegenüberliegenden Zähnen im Oberkiefer befestigt sind, eine Retention für
eine palatinale Drucktamponade hergestellt werden. Möglich ist es, in den
Hohlraum zwischen Gaumendach und Ligatur Kompressen einzulegen
und sie durch Methylacrylat zu verstärken (CAVE: Wärmeentwicklung!).

Symmetrische distolaterale Knochenwülste

Symmetrische distolaterale Knochenwülste treten im Tuber maxillae auf.
Durch massive Ausbildung können sie das Gaumengewölbe ausfüllen und
eine prothetische Versorgung unmöglich machen. Differenzialdiagnostisch
müssen osteoplastische Knochenerkrankungen (Morbus Paget, Akrome-
galie, fibröse Dysplasien) ausgeschlossen werden.

Technik

- Unter Lokalanästhesie krestale Schnittführung, gegebenenfalls Ent-
  lastung nach vestibulär.
- Abpräparation des Mukoperiostlappens unter Schonung des pala-
  tinalen Gefäßnervenbündels nach palatinal und vestibulär.
- Abtragende Modellierung des Knochens mit rotierenden Instru-
  menten.
- Wundverschluss mit gleichzeitiger Entfernung von überschüssiger
  Schleimhaut.
- Eingliederung einer unterfütterten Prothese zur Hämatompro-
  phylaxe.

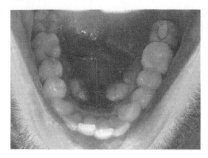

◨ **Abb. 11.35** Torus mandibulae

Torus mandibulae

Der symmetrische Torus mandibulae tritt gewöhnlich auf der lingualen Seite des Unterkiefers auf Höhe der Prämolaren auf (◨ Abb. 11.35).

Technik

- Linguale Lokalanästhesie.
- Marginale Schnittführung und Präparation eines ausreichend großen Mukoperiostlappens unter Schonung der Glandula sublingualis und der Ductus sublinguales. Die Schleimhaut ist hier besonders empfindlich, daher kann es leicht zu Einrissen kommen.
- Im Molarenbereich sollte auf distale Entlastungsschnitte verzichtet werden, weil hier arterielle Gefäße des Mundbodens zur Ausbildung eines Mundbodenhämatoms führen können (Atemwegsverlegung!). Zudem befindet sich der Nervus lingualis in unmittelbarer Nachbarschaft.
- Abtragung mit Meißelschlag oder Piezochirurgie.
- Entfernung von überschüssiger Schleimhaut und Adaption durch Papillennähte.

Vestibuläre Exostose

Die Bedeutung der vestibulären Exostosen ist insgesamt gering. Bei ungünstiger Lage ist die Ausgestaltung der Prothese bis zum Vestibulum nicht möglich, zudem verursacht die Prothese bei Bewegungen Druckulzera.

Technik

- Entfernung vestibulärer Exostosen in lokaler Infiltrationsanästhesie.
- Marginale Schnittführung mit Bildung eines Trapezlappens.
- Darstellung der Exostose und Abtragung mit Kugelfräse, Meißelschlag oder Piezochirurgie.
- Adaption des angepassten Mukoperiostlappens mit Papillennähten.

Im bezahnten Gebiss kann die Retraktion der Gingiva nach der Operation zu freiliegenden Zahnhälsen führen. Dies kann besonders bei prothetischen Restaurationen mit Kronen und Brücken zu ästhetischen Einbußen im Bereich des Kronenrandes führen. Grundsätzlich sollte gewonnenes Material der pathologischen Begutachtung zugeführt werden, um maligne Neubildungen auszuschließen.

Linea mylohyoidea

Die Linea mylohyoidea ist Ansatzpunkt für den Musculus mylohyoideus und kann bei starker Atrophie des Unterkiefers nach lingual hervortreten. Oftmals ist es daher nicht möglich, die prothetische Basis ausreichend zu extendieren, da der Muskel eine Retention verhindert. Zur Erweiterung der Retentionsfläche kommt in erster Linie eine Mundbodensenkung infrage. Bei geringen Überständen kann die Linea mylohyoidea entfernt werden.

Technik

- Unter Lokalanästhesie krestale Schnittführung im Bereich der Linea mylohyoidea.
- Abschieben der Schleimhaut und des Periostes mit dem Raspatorium und Darstellung der Linea mylohyoidea.
- Lokale Ablösung des Musculus mylohyoideus an derselben Stelle mit einer Präparierschere, dabei verbleibt der Muskel im Weichgewebe, Blutstillung durch Kauterisierung.
- Abtrennen der Linea mylohyoidea mit Kugelfräse, Meißelschlag oder Piezochirurgie.
- Reposition der Weichteile, anschließend Schleimhautnaht.
- Einlagerung einer mit lingualen Flügeln extendierten Prothese.

Verlagerter Nervus mentalis

Durch die natürliche Resorption des Alveolarfortsatzes kann das Foramen mentale passiv auf die kaukrafttragende Fläche des Unterkiefers wandern. Mechanische Reizung und Belastung dieser Kieferregion durch Prothesen führen oftmals zu persistierenden Neuralgien. Initial lassen sich durch Aushöhlung der Prothese an diesen Stellen der Kaudruck minimieren und der Schmerz beseitigen. Sehr selten ist es notwendig, den Nervus mentalis auf die vestibulären Unterkieferanteile zu verlagern.

Technik

- Unter Lokalanästhesie parakrestal-linguale Schnittführung (CAVE: Krestale Nervlage!).
- Abpräparation der Schleimhaut und Darstellung des Foramen mentale.

- Kraniale Verlagerung des Nerven durch Zug mit einem Nervenhäkchen.
- Unter Schutz mit einem kranial abgestützten Raspatorium Erweiterung des Foramen mentale nach kaudal, Bohrung mit kleiner Kugelfräse.
- Alternativ Erweiterung des Foramen mentale durch piezochirurgische Knochenabtragung.
- Verlagerung des Nerven in die neue Position und Einlage eines Kollagenschwämmchens in die knöchernen Hohlräume zur Stabilisierung des Resultates.
- Schleimhautnaht.

11.10.4 Muskel- und Schleimhautbändchen

Muskel- und Schleimhautbändchen sind Mukosafalten, die vom Vestibulum zum Alveolarfortsatz verlaufen. Klinisch wird unterschieden zwischen dünnen Bändern, die nur aus oberflächlicher Schleimhaut bestehen, und dicken, wulstigen Bändern aus starkem submukösen Gewebe. Tief ansetzende Schleimhautbänder im Bereich des Vestibulums können bis zum vertikalen Alveolarfortsatz reichen. Besonders bei ausgeprägtem Diastema im Bereich der Frontzähne lässt sich klinisch ein kräftiges vestibuläres Lippenbändchen nachweisen, das sich oft bis zur Papilla incisiva fortsetzt.

Mögliche Auswirkungen

- Bei Zahnlosigkeit ist durch die horizontale Knochenatrophie des Alveolarfortsatzes die Verlagerung der Schleimhautbändchen bis auf den kautragenden Alveolarfortsatz möglich. Diese Bändchen sind äußerst sensibel und schmerzempfindlich.
- Die Muskel- und Schleimhautbändchen stören durch ihre Mobilität die Lagerung und den Ventilrand von schleimhautgetragenem prothetischen Ersatz. Dem lässt sich nur durch eine überdimensionierte Aussparung im Bereich der Prothese entgegenwirken.
- Die Muskel- und Schleimhautbändchen können zu Retraktionen und Knochenverlust am Ansatzpunkt bis hin zur Zahnverschiebung führen.

VY-Plastik und Z-Plastik

Bei dicken, wulstigen Bändern haben sich zwei Techniken etabliert: Die VY-Plastik und die Z-Plastik. Sie sind nicht nur sehr praktikabel, sondern erzielen auch den größten Erfolg beim Längengewinn von Schleimhaut und äußerer Haut, etwa bei Verbrennungsnarben und Kontraktionen.

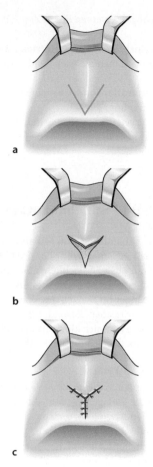

◘ Abb. 11.36 VY-Plastik. (Aus Jackowski et al. 2007. Mit freundlicher Genehmigung von Elsevier)

VY-Plastik

Bei einer VY-Plastik werden durch V-förmige Inzisionen, Verlängern der Wundfläche in Längsrichtung und Y-förmige Naht eine Band- oder Narbenverlängerung erreicht (◘ Abb. 11.36). Die Adaption der beiden freien Ränder führt zu einem Längengewinn im Gewebe und bildet geometrisch ein Y ab. Die Verlängerung geht auf Kosten der seitlichen Umgebung, die

dadurch gestrafft wird. Im Einzelfall muss ein einstrahlendes Lig. tectolabiale komplett vom Knochen gelöst werden.

Technik

- V-förmige Inzision mit einer am Knochenansatz des Bandes liegenden Spitze.
- Unterminierung der seitlichen Schleimhaut und des Inzisions-bereiches.
- Durch Zug mit einem Einzinkerhaken an einer Seite der Schnittfüh-rungen Verlagerung der spitzen Schnittkante von ihrem anatomisch korrekten Ort zur Gegenseite.
- Einnähen des Läppchens in die neue Position.

> **Praxistipp**
>
> Spannungsarme Nähte werden durch Unterminierung der Schleim-haut über die Grenze der Läppchen hinaus erreicht.

Z-Plastik

Die Z-Plastik (■ Abb. 11.37) besitzt drei wesentliche Effekte: Spannungen
zwischen den Enden von Narben und Bändern werden aufgehoben, der
ursprüngliche Narben- und Bandverlauf wird umorientiert und das Gewebe gewinnt in Längsrichtung an Länge.

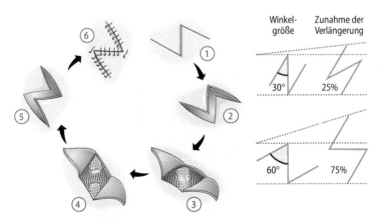

■ **Abb. 11.37** Z-Plastik. (Aus Jackowski et al. 2007. Mit freundlicher Genehmigung
von Elsevier)

Technik

- Vertikale Inzision im Verlauf des Bandes.
- Hilfsschnitte an beiden Enden – durch Unterminierung Bildung von zwei Hautläppchen (ca. 60 Grad zur vertikalen Inzision, Bildung gleichschenkliger Dreiecke).
- Z-förmige oder alternativ kreuzförmige Schnittführung.
- Transposition und Rotation der Läppchen gegeneinander.
- Subtile Naht.

Die maximale Umorientierung und Verlängerung einer Narbe oder eines Bandes werden erreicht, wenn die Hilfsinzisionen in einem Winkel von 60 Grad zueinander liegen und genauso lang sind wie das Band. Einfaches Durchtrennen der Bänder führt zu Narbenbildung in Längsrichtung mit konsekutiver Gewebeschrumpfung und Verstärkung des Bandes.

Zungenbändchen

Bei eingeschränkter Mobilität der Zunge (◨ Abb. 11.38) und lokalen gingivalen Irritationen durch ein zu kurzes Zungenbändchen (Ankyloglosson) ist die Frenektomie indiziert. Dabei kann auf komplexe Läppchenbildung verzichtet werden. Man schafft eine horizontale Wundfläche, die durch Zug in 90 Grad zur Wundfläche beide äußeren Schnittenden vereint. Die so entstehende vertikale Wundfläche schafft einen Längengewinn.

Technik

- Lokalanästhesie im Bereich der Zungenunterseite.
- Anspannen der Zunge durch Zug an Zungenspitze nach kranial mithilfe einer Kompresse.
- Scherenschlag senkrecht durch das Zungenband.
- Subtile Blutstillung.

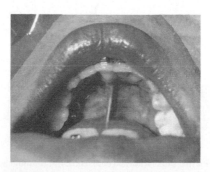

◨ **Abb. 11.38** Ankyloglosson, das zur Retrusion des Zahnes 31 geführt hat

— Durch weiteren Zug Verlagerung der horizontalen Wundfläche in vertikale Wundfläche und dabei Längengewinn des Gewebes.
— Einzelkopfnaht.
— VY-Plastik als Alternative bei dicken Zungenbändchen (◘ Abb. 11.38).

Dünne Schleimhautbänder des Vestibulums

Dünne Schleimhautbänder sind so grazil, dass klinisch das Behandlungslicht durchscheint. Um diese Bänder zu reduzieren, bietet sich ein horizontaler Scherenschlag mit vertikaler Naht an.

Technik

— Anspannen der Bänder durch Zug an der Wange.
— Horizontaler Scherenschlag bis zum Ansatz des Bandes.
— Durch weiteren Zug Schaffung einer vertikalen Schnittfläche.
— In vertikaler Position der Schnittränder Annaht mit Einzelkopfnaht.

11.10.5 Schlotterkamm

Ein Schlotterkamm entsteht, wenn eine Prothese den Unterkiefer ungünstig belastet.

Der alveoläre Knochen baut sich dann überschnell (akzeleriert) ab, und es bildet sich überschüssiges Weichgewebe. Klinisch zeigt sich eine bewegliche, dem Alveolarfortsatz aufsitzende Schleimhaut, die nicht spontan rückbildungsfähig ist. Vor erneuter prothetischer Rekonstruktion muss daher das überschüssige Gewebe entfernt werden. Abhängig vom Zustand der knöchernen Unterlage und des Vestibulums lässt sich der Überschuss allein oder kombiniert mit einer Mundvorhofplastik entfernen.

Technik (◘ Abb. 11.39)

— Keilförmige oder doppelt keilförmige Exzision parallel zum Alveolarkamm.
— Submuköse Resektion des fibromatösen Kammes bis zum Periost auf beiden Seiten.
— Umklappen der stehen gebliebenen und keratinisierten Anteile der Schleimhaut und Abtragen von überschüssiger Schleimhaut.
— Annaht mit Situationsnähten.

❶ Es ist besonders auf Erhalt der keratinisierten »attached« Gingiva zu achten.

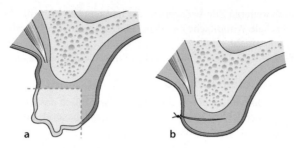

a   **b**

🔲 **Abb. 11.39** Entfernung eines Schlotterkammes. (Aus Jackowski et al. 2007., Mit freundlicher Genehmigung von Elsevier)

Bei optimaler knöcherner Grundlage ist das einfache Abtragen des überschüssigen Gewebes ohne Bildung eines Mukoperiostlappens möglich. Bei unebenem Alveolarfortsatz oder zu geringem Vestibulum ist ein Mukoperiostlappen zu bilden, von dem das überschüssige Gewebe exzidiert wird. Das verbleibende Gewebe wird dann spannungslos positioniert und durch einfache Situationsnaht fixiert.

11.10.6   Lappenfibrom

Überschussbildungen durch entzündliche Faktoren, zum Beispiel chronisch irritierende zu lange Prothesenränder, führen zu Lappenfibromen. Lappenfibrome sind differenzialdiagnostisch vom Schlotterkamm zu unterscheiden. Sie treten besonders häufig im Vestibulum des Oberkiefers auf.

Technik

- Zirkuläre oder rhombenförmige Exzision.
- Abpräparation bis zum Periost.
- Vollständige Entfernung des Lappenfibromes.
- Mobilisation des umgebenden Gewebes zur Defektdeckung.
- Annaht stehengebliebener Schleimhautanteile.
- Kombination von Vestibulumplastik und Exzision von Lappenfibromen häufig erforderlich, um Ventilrand funktionsgerecht zu gestalten.
- Damit das Vestibulum nicht abflacht, große Wundfläche mit freiem Schleimhauttransplantat versorgen.

❯ Da sich hinter einem Lappenfibrom ein Plattenepithelkarzinom verbergen kann, muss stets die histologische Aufarbeitung bedacht werden.

11.10.7 Symmetrische Fibrome

Benigne fibromatöse hyperplastische Gewebe im Bereich der Tuber maxillae werden als symmetrische Fibrome bezeichnet. Sie können auch im Unterkiefer auftreten.

Technik

- Spindelförmige Exzision von Schleimhaut zirkulär um das Fibrom herum.
- Unterminierende Resektion des hyperplastischen Gewebes bis auf das Periost.
- Kürzung der überschüssigen Schleimhautanteile.
- Situationsnähte und Anpassung einer Verbandplatte für ca. zwei Wochen zur Verhinderung eines Rezidives.

11.10.8 Papilläre Hyperplasie

Definition:
Gutartiger epithelialer Tumor mit samtartiger oder blumenkohlartiger Oberfläche, meist am Gaumen. Klinisch ist der Gaumen häufig gerötet und mit multiplen, ca. 2 mm großen Papillen, die eng beieinander stehen und tiefe Krypten bilden, übersät.

Ursache

- Besiedlung des Gewebes und der insuffizienten Prothese mit *Candida albicans* in präformierten Hohlräumen unter der Prothese.
- Insuffiziente und erneuerungswürdige Prothese.
- Immunsuppression.

Die Exzision des Befundes kann durch Skalpell, Laser, Elektrotom oder auch durch Dermabrasion mit einem hochtourigen Schleifkörper erfolgen.

Technik

- Antimykotische Vorbehandlung.
- Spindelförmige Exzision unter Schonung des Periostes.
- Primäre Überlassung der offenen Wunde der Epithelialisierung durch Granulationsgewebe.
- Ggf. Versorgung des Defektes durch Auflagerung eines freien Schleimhauttransplantates von der Gegenseite.

- Abdeckung des Wundgebietes und Adaptation des Transplantates durch eine Verbandschiene für ca. 10 Tage.
- Optimierung der Hygienefähigkeit der vorhandenen Prothese.

11.10.9 Alveolarkammerhöhung

Die Atrophie des Kiefers meist infolge altersbedingter Resorption führt zu einer Abflachung des Vestibulums und des Mundbodens, die eine suffiziente Versorgung mit Zahnersatz oftmals erschwert. Zielsetzung von chirurgischen Verfahren ist die Optimierung der präprothetischen Ausgangssituation, um die Eingliederung eines prothetischen Zahnersatzes zu ermöglichen. Sowohl die anatomischen Gegebenheiten als auch die Art der angestrebten prothetischen Restauration stellen hierbei die Indikation für die Wahl des chirurgischen Vorgehens.

Absolute Alveolarkammerhöhung
- Aufbau des Kieferkammes durch Auflagerung oder Interposition von Knochen/Knochenersatzmaterial.

❗ Risiko von Dehiszenzen infolge Weichgewebsdefiziten bei der Deckung des eingebrachten Materiales.

- Verlust von »attached« Gingiva.
- Veränderung der Gesichtsproportionen durch Wiederaufbau der Gesichtshöhe nach erfolgter Alveolarkammatrophie.

Materialien zum Knochenaufbau
Einteilung in drei Materialgruppen:
- Biologische Materialien:
  - Autogen.
  - Allogen.
  - Xenogen.
- Synthetische Materialien (alloplastisch):
  - Keramiken.
  - Polymere.
- Kompositmaterialien.

Osteoinduktion
- Vorgang der Knochenneubildung durch Stimulierung der Differenzierung knochenbildender Zellen im Lagergewebe.

— Beinhaltet die Bildung neuen Knochens durch die Rekrutierung pluripotenter Zellen, die in Chondro- sowie Osteoblasten differenzieren und nachfolgend neuen Knochen bilden.
— Regulation durch osteoinduktive Proteine, z. B. »bone morphogenetic proteins« (BMP) und weitere Zytokine.
— Steigerung der Knochenregeneration.
— Knochenbildung auch in Gewebe möglich, in dem normalerweise kein Knochen vorhanden ist.

Osteokonduktion

— Vorgang der Knochenneubildung durch das Bereithalten einer geeigneten Leitstruktur, in welche das umgebende Knochengewebe einwachsen kann.
— Das eingebrachte Material dient als Matrix für das einwachsende ortsständige Knochengewebe.
— Knochenersatzmaterial (KEM) soll möglichst sukzessive substituiert und in neugebildeten Knochen umgewandelt werden.
— Voraussetzung für die Förderung von Knochenwachstum ist die Anwesenheit von bereits bestehendem Knochen.
— Es wird keine Neubildung angeregt.

Biologische Materialien

— Autogenes Knochentransplantat.
  — Gewebe desselben Individuums.
  — Isogenes Knochentransplantatgewebe von einem Zwilling.
  — Sicherste Transplantatform.
  — Immunologisch unbedenklich.
  — Knochenspäne/-granula/kortikospongiöse Knochenblöcke.
  — Osteokonduktive und osteoinduktive Wirkung.
  — Entnahme intra- oder extraoral möglich.
  — Intraoral Unterkiefersymphyse, Tuber maxillae, retromolar, Crista zygomaticoalveolaris, intraorale Exostosen.
  — Extraoral Beckenkamm, Tibia, Fibula, Kalotte (◨ Abb. 11.40).
— Allogenes Knochentransplantat.
  — Gewebe derselben Spezies.
  — Restrisiko von Infektionskrankheiten und/oder antigener Abwehrreaktionen des Empfängers.
  — Osteokonduktion und Osteoinduktion.
  — Bsp. Dembone, Grafton (DBM), Puros, FDBA, DFDBA.
  — FDBA = »freeze dried bone allograft«.
  — DFDBA = »demineralized freeze dried bone allograft«.
  — FDBA effektiver als DFDBA.

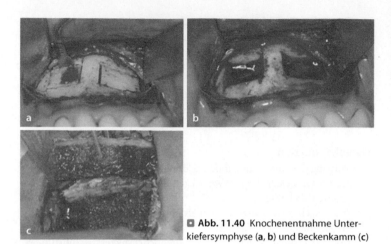

Abb. 11.40 Knochenentnahme Unterkiefersymphyse (**a**, **b**) und Beckenkamm (**c**)

– Xenogenes Knochentransplantat.
  – Gewebe einer artfremden Spezies.
  – Infektionsrisiko durch Erregertransfer auf den Menschen.
  – Vom Rind (bovin)/Pferd (equin)/Schwein (porcin).
  – Osteokonduktiv.
  – Bsp. Bio-Oss, Cerabone, Colloss, Tutobone, PepGen P15 (alle bovin).

Alloplastische Materialien
– Allgemeines:
  – Synthetisch hergestelltes Knochenersatzmaterial.
  – Kein Zweiteingriff beim Spender.
  – Fehlendes Infektionsrisiko.
  – Osteokonduktiv.
  – »Guided bone regeneration« (GBR): Durch Anwendung der Membrantechnik soll die Proliferation von bindegewebigen Zellen in den augmentierten Bereich verhindert werden.
– Keramiken:
  – Biogläser, TCP (Trikalziumphosphat), Glasionomere.
  – Basissubstanzen Hydroxylapatit oder Trikalziumphosphat.
  – Mindestporengrößen und Mindestporenvolumina erforderlich.
  – Makroporosität von 40 % und zusammenhängende Porengröße von 300–565 µm optimal für Grenzflächenaktivität, Einwachsen von Knochen und Implantatresorption.

- Paste, Granulat, Blöcke.
- Bsp. Cerasorb, chronOS, Bone Ceramic, Ostim, PerOssal.
- Polymere:
- Polymethylmethacrylat, Polylaktide/Polyglykolide, Co-Polymere.
- Kalziumphosphate zur Röntgenopazität beigefügt.
- Werden hydrolytisch gespalten und metabolisiert.
- Puder, Gel, Schwamm.
- Bsp. Fisiograft, HTR-Bioplant.

❶ Negative Auswirkung auf die Biokompatibilität bzw. Entzündungsreaktionen durch metabolische Säurefreisetzung werden diskutiert.

Kompositmaterialien

- Kombination von anorganischen und organischen Komponenten.
- Trägermaterial als osteokonduktives Gerüst mit osteogenen Zellen und/oder Wachstumsfaktoren.
- Idealerweise osteokonduktiv und osteoinduktiv.
- Indikation: Sinusbodenaugmentation, Augmentation mehrwandiger Defekte, zur absoluten vertikalen oder horizontalen Kieferkammaugmentation nur in Ergänzung zu autogenem Material.
- Bsp. NanoBone, Fortoss Vital, easy-graft CRYSTAL.

Anforderungen an Knochenersatzmaterial

- Biokompatibilität.
- Keine toxische oder antigene Wirkung.
- Keine kanzerogenen oder mutagenen Eigenschaften.
- pH-Wert im neutralen bis basischen Bereich.
- Bioaktivität.
- Resorbierbarkeit (beim Sinuslift aber auch Volumenbeständigkeit).
- Interkonnektierende Makroporosität zum Erzielen einer ausreichenden Angiogenese.
- Belastungsstabilität.
- Sterilität.

Absolute Alveolarkammerhöhung durch Einlagerungsosteoplastik/Sinusbodenelevation

Externe Sinusbodenelevation (Zugang von der fazialen Kieferhöhlenwand)

- Präimplantologische Vergrößerung des vertikalen Knochenangebotes im dorsolateralen Oberkieferbereich.
- Chirurgisches Vorgehen (◻ Abb. 11.41):
  - Zugang durch Bildung eines Mukoperiostlappens.
  - Darstellung der fazialen Kieferhöhlenwand unter Schonung des Foramen infraorbitale.
  - Fensterung mittels Piezosurgery oder rotierendem Instrument.
  - Bildung eines periostgestielten Knochendeckels.
  - Mobilisierung und Kranialverlagerung der Schneiderschen. Membran zur Schaffung eines Subantralraumes.

❶ Risiko der Perforation der Schneiderschen Membran.

  - Ggf. Perforationsverschluss unter Sicht durch Naht, Membran, Fibrinkleber.
  - Einbringen von Augmentationsmaterial optional.
  - Evtl. Abdeckung des lateralen Fensters mit einer resorbierbaren Membran.
  - Reposition des Mukoperiostlappens.
  - Speicheldichter Wundverschluss.
  - Simultane Implantation ab Restknochenhöhe von 5 mm möglich.

Sinusbodenelevation mit transalveolärem Zugang (Kondensationssinuslift, interner Sinuslift)

- Anhebung des Kieferhöhlenbodens durch Verdrängung/Verdichtung des Knochens mit speziellen Osteotomen.
- Indikation bei vertikalem Restknochenangebot von mindestens 4–8 mm.
- Durchschnittlicher Knochengewinn 3–5 mm.
- Chirurgisches Vorgehen:
  - Anlegen eines Bohrloches.
  - Einbringen von Osteomen und Anhebung des Kieferhöhlenbodens durch kontrolliertes Klopfen.
  - Hierdurch Verlagerung der Schneiderschen Membran nach kranial.
  - Dehnbarkeit der Schneiderschen Membran ist limitierender Faktor.
  - Dehnbarkeit über 130 % angegeben.
  - Einbringen von Augmentationsmaterial optional.

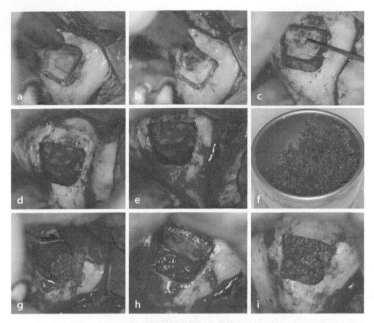

Abb. 11.41 Externe Sinusbodenelevation mit Piezochirurgie und Spongiosa vom Beckenkamm

Intralift (ultraschallgestützter hydrodynamischer Sinuslift)

- Minimalinvasive ultraschallgestützte hydrodynamische Sinuslifttechnik.
- Chirurgisches Vorgehen:
  - Freilegung des Kieferkammes mittels 6-mm-Schleimhautstanze.
  - Anlegung eines Kanales (mit 3 mm Durchmesser) zur Schneiderschen Membran mittels stumpfer, perforationssicherer ultraschallaktivierter Arbeitsspitzen.
  - Atraumatisches Ablösen der Schneiderschen Membran vom Kieferhöhlenboden mittels ultraschallaktiviertem Wasserdruck.
  - Einbringen von Augmentationsmaterial optional.
  - Hydraulischer Druck von 20 ± 3 mbar zur Ablösung der Kieferhöhlenschleimhaut.

Wahl des Augmentationsmateriales

- Autogen, allogen, xenogen oder alloplastisch.
- Goldstandard: Kombinierte Anwendung von autologem Knochen und Knochenersatzmaterial.

Komplikationen

— Perforation der Schneiderschen Membran 10–35 %.
— Verschluss kleinerer Perforationen (<2 mm).
  – Durch Faltung.
  – Fibrinkleber.
— Verschluss größerer Perforationen (>10 mm).
  – Einlegen einer resorbierbaren Membran.
  – Resorbierbare Naht.
  – Verwendung eines kortikalen Knochenblockes.
  – Evtl. Abbruch der Operation und »reapproach« nach vier Monaten.
— Wunddehiszenzen, lokale Wundentzündungen.
  – Lokal antiseptische Therapie, Wundrevision.
— Dislokation des Augmentates, chronische Sinusitis.
  – Revision.

Einheilzeit bei zweizeitigem Vorgehen

— 4–6 Monate für die kombinierte Anwendung von autologem Knochen und Ersatzmaterialien.
— 6–9 Monate für die alleinige Anwendung von Ersatzmaterialien.

Absolute Alveolarkammerhöhung durch Anlagerungsosteoplastik/horizontale Augmentation

— Transplantation autologer, intraoral entnommener kortikospongiöser Knochenblöcke/allogener oder alloplastischer Knochenblöcke.
— Alternativ/additiv partikulierter autologer Knochen allein/kombiniert mit KEM.
— Mit oder ohne Membranabdeckung.
— Verbreiterung von ca. 4,4 mm möglich.
— Zumeist lokaler Augmentationsbedarf nach Kieferkammatrophie post extractionem (Einzel-/Mehrzahnlücken/Freiendsituationen).
— Chirurgisches Vorgehen (◘ Abb. 11.42):
  — Krestale Schnittführung mit vestibulärer Entlastungsinzision.
  — Bildung eines Mukoperiostlappens.
  — Darstellung des Knochendefektes.
  — Periostschlitzung zur Abschätzung des Weichgewebeangebotes.
  — Ggf. intraoral Entnahme eines autogenen Knochenblockes mittels Trepanfräse, Mikrosäge, Lindemann-Fräse oder piezochirurgischer Instrumente.
  — Chirurgisches Vorgehen Entnahme Knochenblock retromolar.
    – Schnittführung analog zur Inzision der Weisheitszahnosteotomie.
    – Vom distobukkalen Höcker des zweiten Molaren in einem spitzen Winkel nach vestibulär und dorsal unter Schutz des N. lingualis.

- Paramarginale Schnittführung am zweiten Molaren ggf. mit mesiobukkalem vestibulären Entlastungsschnitt.
- Präparation eines Mukoperiostlappens.
- Darstellung des aufsteigenden Unterkieferastes.
- Markierung des zu entnehmenden Knochenblockes mittels feinem Rosenbohrer/piezochirurgischem Instrument.
- Präparation von Sollbruchstellen des kortikalen Knochendeckels mit Mikrosäge, Lindemann-Fräse, diamantierter Scheibe oder piezochirurgischem Instrument ca. 3,5 mm tief.
- Herauslösung des Knochendeckels mit schmalem Meißel.
- Ggf. Entnahme von Spongiosa mit dem Hohlmeißel.
- Optional Einbringen von Kollagenvlies/Gelatineschwamm.
- Speicheldichter Wundverschluss.

━ Chirurgisches Vorgehen bei Entnahme Knochenblock von mental:
- Schnittführung in Regio 33 bis 43 unterhalb der mukogingivalen Grenze.
- Präparation eines Mukoperiostlappens bis an den Unterrand des Kinnes.
- Darstellung des Foramen mentale beidseits.
- Markierung des zu entnehmenden Bezirkes mit Rosenbohrer/piezochirurgischem Instrument.
- Präparation von Sollbruchstellen des kortikalen Knochendeckels mit Mikrosäge, Lindemann-Fräse, diamantierter Scheibe oder piezochirurgischem Instrument ca. 3,5 mm tief.
- Herauslösung des Knochendeckels mit schmalem Meißel.
- Ggf. Entnahme von Spongiosa mit dem Hohlmeißel.
- CAVE: Erhalt der Kinnprominenz.
- Mindestabstand
  3 mm zum basalen Unterkieferrand,
  3–5 mm zu den Wurzelspitzen der Frontzähne,
  5 mm zum Foramen mentale (CAVE: Anteriorer Loop des N. mentalis).
- Alternativ Entnahme von Knochen mit dem Trepanbohrer.
- Optional Einbringen von Kollagenvlies/Gelatineschwamm.
- Speicheldichter Wundverschluss.

━ Gewinnung von partikuliertem Knochen durch Knochenmühle/»bone scraper«/Knochenfilter.

━ Anfrischen der Empfängerregion mit Kugeldiamant.

━ Fixation von Knochenblöcken mittels Osteosyntheseschrauben im Sinne der Zugschraubenosteosynthese/Miniplatten.

━ Glättung von scharfen Kanten zur Verringerung des Perforationsrisikos.

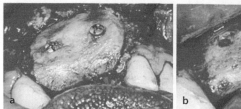
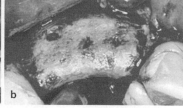

◻ **Abb. 11.42** Kombinierte Auf- und Anlagerungsosteoplastik im Unterkiefer mit Beckenkammtransplantat nach traumatischem Zahnverlust (**a**) und Zustand nach Entfernung der Osteosyntheseschrauben prä implantationem (**b**)

— Ggf. Abdecken von partikuliertem Knochen/KEM mit resorbierbarer Membran.
— Spannungsfreier Wundverschluss.
— Einheilzeit 3–4 Monate.

Absolute Alveolarkammerhöhung durch Auflagerungsosteoplastik/vertikale Augmentation/Onlay-Osteoplastik

— Transplantation autologer, intra-/extraoral entnommener kortikospongiöser Knochenblöcke.
— Bei ausgeprägtem Augmentationsbedarf (stark atropher zahnloser Kiefer) zumeist freies kortikospongiöses Beckenkammtransplantat.
— Allein oder kombiniert mit Knochenersatzmaterial.
— Mit oder ohne Membranabdeckung.
— Ggf. alternativ Verwendung allogener oder alloplastischer Knochenblöcke.
— Chirurgisches Vorgehen (◻ Abb. 11.43):
    — Krestale Schnittführung mit vestibulärer Entlastungsinzision.
    — Bildung eines Mukoperiostlappens.
    — Periostschlitzung zur Abschätzung des Weichgewebeangebotes.
    — Nach Defektdarstellung und Abschätzung des Augmentationsbedarfes Entnahme des Transplantates.
    — Anpassung des entnommenen Knochenblockes entsprechend der lokalen Erfordernisse.
    — CAVE: Evtl. auch Verbreiterung des Alveolarkammes (Appositionsosteoplastik) zum Erzielen einer ausgewogenen horizontalen Kieferrelation.
    — Anfrischen der Empfängerregion mit Kugeldiamant.
    — Möglichst breite Anlagerungsfläche an den Knochendefekt, um Ernährung und erfolgreiche Einheilung zu gewährleisten.

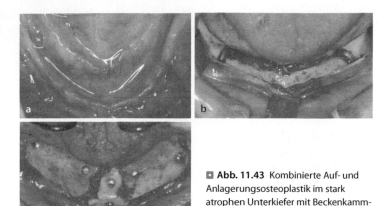

■ **Abb. 11.43** Kombinierte Auf- und Anlagerungsosteoplastik im stark atrophen Unterkiefer mit Beckenkammtransplantat

— Fixation mittels Osteosyntheseschrauben im Sinne der Zugschraubenosteosynthese/Miniplatten.
— Glättung von scharfen Kanten zur Verringerung des Perforationsrisikos.
— Ggf. Abdecken von partikuliertem Knochen/KEM mit resorbierbarer Membran.
— Spannungsfreier Wundverschluss.
— Einheilzeit 10–16 Wochen.

Bone Splitting und Spreading als minimalinvasive Alternative zur Anlagerungsosteoplastik

— Nonablative, formkongruente Implantatbettaufbereitung durch Spreizung und Lateralverdrängung des Restknochens.
— Alveolarkamm Mindestbreite 3 mm.
— Alveolarkamm Mindesthöhe 12 mm.
— 70 % der Knochenhöhe für den Splitvorgang nutzbar.
— Aufgrund der weicheren Knochenqualität im Oberkiefer besser anwendbar.
— Chirurgisches Vorgehen:
  — Krestale Schnittführung mit vestibulärer Entlastungsinzision.
  — Präparation eines Mukoperiostallappens mit Übergang in Mukosalappen zum Erzielen einer adäquaten Blutversorgung der bukkalen Knochenlamelle.
  — Minimalinvasive krestale Osteotomielinie mittels dünner diamantierter Scheibe (Durchmesser von 0,3–0,5 mm)/Mikrosäge/piezoelektrischem Gerät.

- Anbringen von Entlastungsinzisionen zur gezielten Lateralisierung der vestibulären Lamelle und Frakturvermeidung.
- Kontrolliertes Aufdehnen des Alveolarkammes mittels »Bonesplitting«-Meißeln.
- Einbringen von Keilen zunehmender Größe zur sukzessiven Dehnung.
- Bei simultaner Implantation Aufbereitung des Implantatlagers mit Osteotomen unter Umgehung des ablativen Standardverfahrens.
- Finale Implantatbohrung und Implantatinsertion.
- Auffüllen der interimplantären Zwischenräume mit Knochenersatzmaterial.
- Bei ungenügender Primärstabilität Auffüllen des aufgedehnten Kieferkammbereiches mit Knochenersatzmaterial.
- Implantation als Zweiteingriff nach einer Einheilphase von ca. 3 Monaten.
- Ggf. Einbringen einer resorbierbaren Membran.
- Ggf. Periostschlitzung.
- Spannungsfreier Wundverschluss.

Distraktionsosteogenese als Alternative zur Auflagerungsosteoplastik

- Schaffung von neugeformtem Knochen samt angrenzendem Weichgewebe durch kontrollierte und sukzessive Verlagerung eines Knochensegmentes nach chirurgischer Osteotomie und Verlagerung mittels Distraktor.
- Distraktion von 1 mm pro Tag mit Kallusbildung innerhalb des artifiziellen Frakturspaltes.
- Knochenneubildung innerhalb der Distraktionsstrecke in drei Phasen:
  - Latenzphase:
    - Bildung eines weichen Kallus.
    - 5–7 Tage.
  - Distraktionsphase:
    - Aktive Distraktion um 1 mm pro Tag.
    - Ca. 7–8 Tage.
    - Maximale Distraktion 8–10 mm.
    - Überkonturierung um 1–2 mm zur Kompensation eines Rezidives.
  - Konsolidierungsphase/Retentionsphase:
    - 6–10 Wochen.
- Endgültige Stellung des Zahnsegmentes wird durch den Verlauf der Osteotomielinie und die Positionierung des Distraktors determiniert.

- Chirurgisches Vorgehen:
  - Krestale/paramarginale Schnittführung.
  - Bildung eines Mukoperiostlappens.
  - Anpassung des Distraktors und Vorbohrung der Distraktorfixationsschrauben am Knochen.
  - Horizontale Osteotomie im Bereich des Alveolarfortsatzes.
  - Vertikale Entlastungsosteotomien nach koronal lateral konisch verlaufend, um Segmentbeweglichkeit zu gewährleisten.
  - Mobilisation des palatinal oder lingual gestielten Knochensegmentes.
  - Positionierung des Distraktors.
    - Implantatgestütztes intraossäres System/enossaler Distraktor.
    - Alternativ vestibuläres Distraktionssystem mit Miniplattenverankerung/extraossärer Distraktor.
  - Spannungsfreier Nahtverschluss.

🛈 Verschlechterung des Ausgangsbefundes bei Segmentverlust.

Relative Alveolarkammerhöhung

Definition:
Relative Erhöhung des Alveolarknochens zur besseren Fixation von prothetischem Zahnersatz durch Schaffung von natürlichen Retentionsräumen. Die Erhöhung wird durch chirurgische Verlagerung des intraoralen Weichgewebes erzielt. Voraussetzung ist der ausreichend hohe Alveolarfortsatz.

Indikationen:

- Ausreichende Alveolarkammhöhe.
- Kontraindikationen zur implantologischen Versorgung.
- Konservative prothetische Versorgung.

Durch Anwendung dentaler Implantate ist die Bedeutung der relativen Kieferkammerhöhungen in den Hintergrund getreten. Die Indikation muss daher klar gestellt werden. Die Hauptschwierigkeit besteht in der Beschaffung neuer »attached« Gingiva.

Vestibulumplastik
Prinzip
Die Vestibulumplastik ermöglicht den Gewinn von »attached« Gingiva und eine Verbesserung des Prothesenlagers.

Indikationen

- Verbesserung des periimplantären Weichgewebes.
- Bei ungünstigen Verhältnissen nach lokaler Deckung einer Mund-Antrum-Verbindung durch Verschiebelappen.
- Nach erfolgter Augmentation mit Verlust von »attached« Gingiva Unterteilung in Vestibulumplastik mit und ohne Transplantat.

Vestibulumplastik mit Deckung durch freie Granulation

Nachteilig ist die fast vollständige Rezidivbildung. Es findet ein 50 %iger Verlust der primären postoperativ gewonnenen Verhältnisse statt.

Technik

- Mukosaschnitt auf Höhe der mukogingivalen Grenze.
- Präparation eines Mukosalappens unter Schonung des Periostes.
- Fixation des gebildeten Mukosalappens am apikalen Ende der frei-präparierten Periostfläche mittels 5-0er-Naht.
- Wundheilung über Granulation.
- Ggf. Einbringen einer Verbandplatte (Tiefziehfolie) mit palatinaler Fixation mittels Osteosyntheseschrauben.

Vestibulumplastik mit Deckung durch freie Haut/Schleimhaut (Schuchardt)

- Effektivste Methode zur Gewinnung von Retentionsfläche.

Technik

- Vorbereitung entsprechend des obigen Vorgehens.
- Entnahme eines Schleimhauttransplantates vom harten Gaumen oder Planum buccale mittels Mukotom oder Skalpell. Alternativ Entnahme eines Spalthauttransplantates vom Oberarm oder Oberschenkel mittels Dermatom in einer Dicke von 0,3–0,5 mm. Eine weitere Alternative ist die Entnahme eines Vollhauttransplantates von inguinal oder vom Oberschenkel.
- Einnaht des auf den Defekt zugeschnittenen Transplantates an den Rand der Gingiva propria.
- Kompression des Transplantates von intraoral durch extendierte Prothese.
- Ggf. Aufbau der Prothesenränder mit Guttapercha, alternativ Einbringen einer Verbandplatte.

> ❗ Das Periost muss zur Vermeidung von postoperativen Wundheilungsstörungen, Narben und Schmerzen erhalten bleiben.

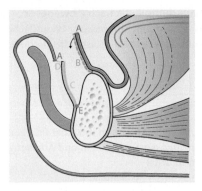

■ **Abb. 11.44** Vestibulumplastik nach Edlan. (Modifiziert nach Jackowski et al. 2007. Zeichnung: M. von Aichberger)

Vestibulumplastik nach Kazanjian, modifiziert nach Edlan
Prinzip
Vestibulär geschnittener, auf dem Kieferkamm gestielter Lappen wird dem deperiostierten Knochen vestibulär aufgelagert. Das nach vestibulär abgeklappte Periost dient als Wundverschluss für den Schleimhautdefekt im Vestibulum. Diese Methode ist nur für vertikal ausreichend hohe Alveolarkämme geeignet.

Technik (■ Abb. 11.44)
— Vestibuläre Schnittführung durch die Schleimhaut (A).
— Abpräparation der Schleimhaut vom Periost und Abklappung nach lingual (B).
— Krestale Schnittführung durch das Periost und Abpräparation nach vestibulär (C).
— Annaht des Periostes an der Schleimhaut der Unterlippe zur Defektdeckung (D).
— Lingual gestielte Schleimhaut auf den deperiostierten Knochen auflagern und apikal am Periost mit 5-0er-Nähten fixieren (resorbierbares Nahtmaterial) (E).
— Die freie Periostfläche wird der Granulation und Epithelialisierung überlassen.
— Keine Abdeckung der Wundfläche durch extendierte Prothesen.

Nachteilig ist ein Knochenverlust unter dem deperiostierten Areal, der bei etwa einem Fünftel des ursprünglichen Knochens liegt. Zusätzlich besteht die Gefahr einer Vernarbung und Einziehung der Unterlippe.

Submuköse Vestibulumplastik nach Obwegeser

Durch submuköse Präparation mit geringer Wundfläche und guten Resultaten ist die submuköse Vestibulumplastik die Methode der Wahl für den Oberkiefer.

Technik

- Schnittführung lateral der Spina nasalis in die bewegliche Mundschleimhaut.
- Unterminierung der Schleimhaut mit einer Präparationsschere mit Untertunnelung der Schleimhaut und Ablösung der Muskulatur vom Periost nach distal.
- Wundverschluss durch Schleimhautnaht.
- Einsetzen einer mit Guttapercha extendierten Prothese.

Im Unterkiefer kann prinzipiell ähnlich vorgegangen werden. Die Stabilisierung des postoperativen Ergebnisses erfolgt durch perkutane Haltenähte, die über der Haut mit einer Gazerolle fixiert werden können.

Prominente Spina nasalis anterior

Als lokale Vestibulumplastik ist die Reduzierung der hervortretenden Spina nasalis möglich.

Technik

- Vertikale Inzision in die bewegliche Schleimhaut parallel zur Spina nasalis.
- Abpräparation der Schleimhaut und Muskulatur, Darstellung der Spina nasalis epiperiostal.
- Hochzug des Wundrandes mit einem Einzinker.
- Abtragen des Knochenvorsprunges mit einer Luer-Zange oder durch Meißelschlag.
- Verschluss der Periostwunde über der ehemaligen Spina nasalis.
- Schleimhautnaht.

Tuberplastik

Prinzip

Ausweitung des Sulkus, der das Tuber maxillae lateral und dorsal umgrenzt. Die zusätzliche Abtrennung der Spitze des Processus pterygoideus führt zu relativem Knochengewinn im Bereich des dorsalen Tubers, der durch die obigen Methoden nicht erreicht werden kann.

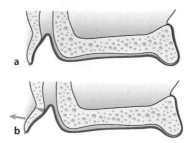

◻ Abb. 11.45 Verlagerung des Processus pterygoideus nach dorsal. (**a**: Präoperativ, **b**: Postoperativ). (Aus Jackowski et al. 2007. Mit freundlicher Genehmigung von Elsevier)

Technik (◻ *Abb. 11.45*)

- Darstellung des Alveolarkammes durch krestale Schnittführung im Bereich des Tubers.
- Abmeißelung des lateralen und medianen Teiles des Processus pterygoideus und Verlagerung in die Weichteile.
- Annaht der Schleimhaut am Fornix des Vestibulums und Überlassung der Wundfläche der freien Granulation.
- Alternativ kann autologe Schleimhaut in den neu gewonnenen dorsalen Raum distal des Tubers mit Naht für 10 Tage fixiert werden. Eine zusätzliche Stabilisierung über eine Verbandplatte ist sinnvoll.

Mundbodenplastiken
Prinzip
Vertiefung des Sulcus glossoalveolaris durch Tieferlegung des M. mylohyoideus und des M. genioglossus.

Indikationen
Erweiterung der konservativen präprothetischen Chirurgie zur Implantation und/oder Augmentation.

Methoden
1. Offene Mundbodenplastik nach Trauner
Prinzip
Diese Technik wurde von Pichler, Kazanjian und Wassmund erarbeitet und durch Trauner etabliert. Hierbei erfolgt die Abtrennung des M. mylohyoideus und die linguale Extension der Prothese mit Retentionsflügeln. Die alleinige Durchtrennung der Mm. genioglossi kann aufgrund unbefriedigender Ergebnisse nicht empfohlen werden (frontale Mundbodenplastik

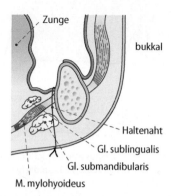

◻ Abb. 11.46 Mundbodenplastik mit Epithelialisierung durch Granulation von lingual. (Aus Jackowski et al. 2007. Mit freundlicher Genehmigung von Elsevier)

nach Kazanjian, Wassmund und Lewis). Die totale Mundbodenplastik nach Obwegeser erweitert das Prinzip durch zusätzliche Ablösung lateraler Anteile des M. genioglossus. Der zentrale Anteil muss zur Stabilisierung der Zunge erhalten bleiben.

Technik (◻ Abb. 11.46)
- Lokale Anästhesie am Mundboden.
- Krestale Schnittführung.
- Abpräparation der Schleimhaut, keine Deperiostierung.
- Darstellung des M. mylohyoideus am Ansatz der Linea mylohyoidea.
- Selektive Durchtrennung des Muskels vom Eckzahn zum letzten Molaren unter Schonung der kleinen Vasa mylohyoidea.
- Kürzung und Glättung der Linea mylohyoidea.
- Verlagerung der abpräparierten Schleimhaut in Richtung Mundboden und Fixation am Periost des Unterkiefers.
- Überlassung der offenen Fläche des periostierten lingualen Unterkiefers der freien Granulation.

❶ Durch Präparation in einer zu tiefen und zu weit dorsal gelegenen Schicht kann der N. lingualis verletzt werden.

Da die Schaffung eines retentiven Raumes im lingualen Bereich erfolgt, ist das Eingliedern der Prothese oft erschwert. Zusätzlich wirken vertikale Schubkräfte bei Kaubewegungen nach dorsal, sodass die Prothese bei gering ausgeprägtem Vestibulum und großer horizontaler Auflagefläche nach dorsal abgleiten kann. Hier kombiniert man die Mundbodenplastik mit einer Vestibulumplastik.

Geschlossene Mundbodenplastik nach Brown

Prinzip

Alleinige Abtrennung der Linea mylohyoidea und Abtrennung des Muskels und anschließende Wiedervereinigung der Schleimhaut auf dem Kamm.

Technik

▬ Schnittführung wie bei der offenen Mundbodenplastik.
▬ Bildung eines Mukoperiostlappens inklusive des M. myohyloideus.
▬ Abpräparation der Weichteilstrukturen vom Unterkiefer.
▬ Linguale Kürzung der Linea mylohyoidea, dadurch Abnahme des Durchmessers der Mandibula.
▬ Reposition der Weichteile in ursprüngliche Position und Naht.
▬ Durch Abnahme des Durchmessers der Mandibula ist ein Gewinn an Schleimhaut möglich, die nach kaudal durch eine Verbandplatte verlagert wird.

Nachteilig ist die Ausschaltung der Muskelkraft und dem geringen Gewinn an lingualer Retentionsfläche.

11.10.10 Kieferorthopädie

Zahnfreilegung

Die Einordnung retinierter und verlagerter Zähne in den Zahnbogen erfordert zunächst eine chirurgische Freilegung. Nach den Weisheitszähnen sind obere Eckzähne gefolgt von unteren und oberen Prämolaren am häufigsten betroffen. Die Indikation zur Freilegung wird vom behandelnden Kieferorthopäden gestellt. Zunächst gilt abzuklären, ob eine palatinale Dystopie, eine vestibuläre Dystopie oder eine intraalveoläre Dystopie vorliegt. Zur Diagnostik werden klinische Parameter wie das Palpieren knochenharter vestibulärer oder palatinaler Auftreibungen als auch eine Bildgebung im Sinne exzentrischer Zahnfilme oder einer DVT herangezogen.

Technik

▬ Palatinale Lage.
▬ Ggf. präoperativ Herstellung einer Miniplastschiene als Verbandplatte.
▬ Präparation eines Mukoperiostlappens unter Schonung des N. nasopalatinus.
  ▬ Paramarginale Schnittführung palatinal vom ersten Molaren bis zum Foramen incisivum.
  ▬ Bei beidseitigem Vorgehen Ausdehnung der Schnittführung zur Gegenseite.

- Vorsichtige Entfernung des den Zahnschmelz bedeckenden Knochens mittels Kugelfräse, Kürette oder Raspatorium.
- Freilegen des Zahnes bis zur Schmelz-Zement-Grenze.
- Blutstillung.
- Anbringen des kieferorthopädischen Halteelementes mittels Adhäsivtechnik.
- Befestigung der Kette des Halteelementes an der kieferorthopädischen Apparatur durch Annaht.
- Ggf. Kürzung des Mukoperiostlappens zur Schaffung einer Verbindung zwischen Eckzahnkrone und Mundhöhle und spannungsfreier Wundverschluss.
- Ggf. Abdecken dieser Verbindung mit Parodontalverband.
- Vestibuläre Lage.
- Zahnkrone in der Regel kaum oder nicht von Knochen bedeckt
- Die chirurgische Freilegung ist auf drei Arten möglich in Abhängigkeit von der Position des retinierten Zahnes bezogen auf die Mukogingivalgrenze.
  - Durch lokale Exzision:
    - Schleimhautexzision zur Darstellung des Zahnes ausreichend.
  - Mittels apikaler Verschiebeplastik:
    - Bildung eines Spaltlappens.
    - Abtragen des den Zahnschmelz bedeckenden Knochens mittels Kugelfräse, Kürette oder Raspatorium.
    - Verschieben der »attached« Gingiva nach apikal.
    - Adaption des Verschiebelappens durch Situationsnähte am Periost, sodass die Hälfte bis zu zwei Dritteln der Zahnkrone frei liegen.
  - Durch »Closed-eruption«-Technik (Tunnelverfahren):
    - Lappenbildung.
    - Abtragen des den Zahnschmelz bedeckenden Knochens mittels Fräse, Kürette oder Raspatorium.
    - Anbringen eines Halteelementes auf den retinierten Zahn.
    - Zurückklappen des Lappens und Naht.
- Zahnkrone überwiegend koronal der Mukogingivalgrenze.
  - Alle drei chirurgische Verfahren möglich.
- Zahnkrone apikal der Mukogingivalgrenze.
  - Lokales Exzisionsverfahren kontraindiziert.
  - Apikale Verschiebeplastik/»Closed-eruption«-Technik.
- Zahnkrone deutlich apikal der Mukogingivalgrenze.
  - »Closed-eruption«-Technik (Tunnelverfahren).

❶ Ein Defizit an »attached« Gingiva lässt sich lediglich mithilfe einer apikalen Verschiebeplastik verbessern.

Diastema

Definition:

- Lückenstand der Schneidezähne.
- Diastema convergens.
  - Mesiale Kronenneigung.
- Diastema divergens.
  - Distale Kronenneigung.
- Echtes Diastema.
  - Durch tief inserierendes Lippenbändchen/Frenulum labii superioris anomale.
- Unechtes Diastema.
  - Lücke bei ausreichendem Platzangebot, z. B. bei Aplasie oder Dysplasie der seitlichen Schneidezähne oder durch Habits.
- Diastema mediale/Trema.
  - Isolierte Lücke zwischen den oberen mittleren, selten zwischen den unteren mittleren Schneidezähnen.
  - Durch persistierendes Frenulum tectolabiale/Anlage eines Mesiodens.
- Im Milchgebiss oftmals physiologisch (Frenulum tectolabiale).
- Chirurgische Entfernung erst ab dem 6.–8. Lebensjahr nach Durchbruch der bleibenden mittleren Schneidezähne empfehlenswert, da im Rahmen des Zahnwechsels häufig spontane Rückbildung.
- Nach operativer Verlegung des Lippenbändchens bei Jugendlichen meist spontaner Lückenschluss, ansonsten kieferorthopädischer Lückenschluss.
- Chirurgisches Vorgehen:
  - VY-Plastik:
    - V-förmiges Umschneiden des Lippenbändchens mit palatinaler Extension bis zur Papilla incisivi.
    - Präparation eines Mukosalappens.
    - Verlagerung nach kranial und Fixierung des Lappens auf Höhe der Umschlagfalte durch Einzelknopfnähte.
  - Nach Wassmund:
    - Eingriff nach Abschluss des Wachstumes.
    - Vorgehen wie bei der VY Plastik.
    - Zusätzlich vertikale Inzision des Periostes und Präparation eines Mukoperiostlappens interinzisal.
    - Abtragung des medianen Knochens vestibulär mit einer Lindemann-Fräse bis zu einer Knochenstärke von 2 mm im apikalen Bereich.
    - Periostnaht.
    - Kieferorthopädische Nachbehandlung aufgrund des schnellen Knochenwachstumes sofort notwendig.

Gaumennahterweiterung

Transversale Dehnung des Oberkiefers zur Kompensation einer transversalen, kieferorthopädisch allein nicht kompensierbaren Enge nach erfolgter chirurgischer Schwächung an definierten Osteotomielinien.

- Im jugendlichen Alter vor Verknöcherung der Sutura palatina ist eine transversale Dehnung mittels dental abgestützter Erweiterungsapparaturen auch ohne Osteotomie möglich.
- Nach Verknöcherung der Sutur ist eine chirurgische Gaumennahtdurchtrennung mit konsekutiver transpalatinaler knöcherner Distraktion (TPD) mittels dental oder knöchern abgestützten Distraktoren indiziert.
- Dental abgestützt: GNE-Apparatur.
  - Lediglich bei ausreichender dentaler Verankerungsmöglichkeit.
  - Kontraindiziert bei:
    - Wurzelresorptionen der Ankerzähne.
    - Nicht abgeschlossenem Wurzelwachstum der Ankerzähne.
    - Zahnlosigkeit im Seitenzahnbereich.
- Skelettal verankert: Transpalatinaldistraktor.
- Interdisziplinäres Verfahren durch MKG-Chirurgie und Kieferorthopädie.
- Chirurgisches Vorgehen:
  - Schnittführung in der Umschlagfalte in Regio 16–14 sowie 24–26.
  - Darstellung der Crista zygomaticoalveolaris.
  - Schnittführung in Regio 12–22.
  - Darstellung Spina nasalis anterior.
  - Durchtrennung der Cristae zygomaticoalveolares unter Schonung der Zahnwurzeln.
  - Zusätzliche Spaltung der Sutura pterygomaxillaris mittels Kawamoto-Meißel.
  - Aufsetzen eines Meißels auf die Spina nasalis anterior und dosierte Kraftapplikation durch Hammerschläge.
  - Komplette Durchtrennung der Sutura palatina mediana bzw. beidseits lateral davon durch vorsichtiges Vorbringen des Meißels bis zur Spina nasalis posterior.
  - Horizontales Absetzen des Nasenseptums mit dem Meißel.
  - Einbringen eines knöchern verankerten Distraktors.
    - Paramarginaler Winkelschnitt in Regio 14 bzw. 24.
    - Verankerung des Distraktors mittels selbstschneidenden Minischrauben im Oberkiefer.
    - Positionierung des Distraktors in Abhängigkeit von der geplanten Distraktionsrichtung.

- Probatorische Aktivierung des Distraktors.
  - Probe: Diastemabildung bei Aktivierung.
- Wundverschluss.
- Ruhephase:
  - Ca. 5–7 Tage.
- Distraktionsphase:
  - Distraktion von ca. 0,5–1 mm pro Tag.
- Konsolidierungsphase:
  - 3–6 Monate.
  - Verknöcherung des Kallus.
- Entfernung des Distraktors in Lokalanästhesie und kieferorthopädische Weiterbehandlung.
- Bei erfolgreicher chirurgischer und kieferorthopädischer Durchführung zeigen sich folgende klinischen Zeichen:
  - Auftreten eines Diastema mediale.
  - Spontane sagittale und vertikale Positionsänderung des Oberkiefers.
  - Bissöffnung durch Bukkalkippung der Seitenzähne.
  - Verbesserung der Nasenatmung und Nasendurchgängigkeit.
  - Ggf. Verbesserung der Mittelohrbelüftung.

Implantatgestützte Kieferorthopädie

Definition:
Einsatz von Titanimplantaten als skelettale/kortikale Verankerung bei orthodontischer Zahnbewegung.
- Indikation:
  - Verminderte parodontale Belastbarkeit der Verankerungszähne.
  - Reduzierte Anzahl von Ankerzähnen.
  - Intrusion von Front- und Seitenzähnen.
  - Einstellung von retinierten Zähnen.
  - Mesialisieren und Distalisieren von Seitenzähnen.
  - Isolierte Bewegungen (z. B. Molarenaufrichtung).
  - Kieferorthopädischer Lückenschluss.
- Maximale Verankerung.
- Im Gegensatz zu minimaler oder mittlerer Verankerung Zahnbewegung um den vollständigen Kraftvektor möglich, reaktive Kraft komplett durch enossales Verankerungselement absorbiert.
- Enossale Abstützung erfolgt durch:
  - Implantate.
  - Plattensysteme.
  - Minischrauben.
- Anforderungen an skelettale/kortikale Verankerungssysteme:
  - Geringe Dimensionierung.

- Einfaches Anbringen.
- Primärstabilität.
- Sofortbelastbarkeit.
- Suffizienter Halt bei orthodontischen Kräften.
- Einfaches Entfernen.
- Minischrauben/Miniimplantate/Mikroimplantate.
  - Weisen drei Teile auf:
    - Kopf.
    - Transmukosaler Bereich (Gingivahals).
    - Schaft mit Gewinde.
  - Selbstschneidende Minischrauben.
    - Vorbohrung mittels Pilotbohrung.
    - Insertion.
  - Selbstbohrende Minischrauben.
    - Insertion ohne Pilotbohrung.
  - Durchmesser zwischen 1,2 und 2,3 mm (Außendurchmesser inklusive Gewinde).
    - Durchmesser entscheidend für Stabilität der Minischraube.
    - Erforderliche Knochendicke um die Schraube mindestens 0,5 mm.
  - Länge zwischen 4 und 14 mm.
    - 6–8 mm ideal, kein Vorteil durch längere Schrauben.
  - Verschiedene Schraubenkopfdesigns zur Befestigung von kieferorthopädischen Kopplungselementen.
    - Schrauben mit Haken.
    - Schrauben mit Kugelkopf.
    - Schrauben mit Ösen und Bohrungen.
    - Schrauben mit einfachem Slot.
    - Schrauben mit Kreuzslot.
  - Kreuzslotkopf universell einsetzbar.
  - Der transgingivale Anteil (Gingivahals) sollte konisch zum möglichst dichten Verschluss der Perforationswunde und somit zur Periimplantitisprophylaxe gestaltet sein.
- Insertion:
  - Für die korrekte Platzierung ist eine ausreichende Kommunikation zwischen Kieferorthopäden und Operateur zwingend erforderlich.
  - Die geplante orthodontische Bewegung darf durch die Position der Minischraube nicht gestört werden.
  - Insertion lediglich in Knochenklasse D1 und D2, bei D3 und D4 keine ausreichende Stabilität erzielbar.
  - Bei unzureichender Primärstabilität sofortiges Entfernen der Minischraube und erneute Insertion an anderem Ort.

- Gründe für eine geringe Primärstabilität.
  - Unzureichende Knochenqualität/-quantität.
  - Erweitertes Bohrloch durch falsche Technik (z. B. Verlassen der ursprünglichen Achsenrichtung).
- Primärstabilität durch »pressfitting«, d. h. Druck zwischen Knochen und Schaft sowie durch mechanische Retention des Gewindes.
- Nach Relaxation des Knochens und Abnahme der Primärstabilität Ausbildung einer Sekundärstabilität durch Anlagerung von Geflechtknochen um das Gewinde.
- Insertionsorte:
  - Interradikulär.
  - Retromolar.
  - Subnasalregion.
  - Symphyse.
  - Tuber.
  - Gaumen.
  - Zumeist interradikuläre Insertion.
  - Insertion in »attached« Gingiva.
  - Insertionstorque 10–20 Ncm.
  - Insertionswinkel im Oberkiefer 30–40°.
  - Insertionswinkel im Unterkiefer 20–60°.
- Erfolgsrate bis zu 84 %.
- Verlustraten.
  - Gaumen zwischen 0 und 15 %.
  - Orale Seite des Alveolarfortsatzes zwischen 40 und 100 %.
  - Bukkale Seite des Alveolarfortsatzes zwischen 0 und 17 %.
- Kontakt zu Zahnwurzeln Hauptrisikofaktor für Verlust von Miniimplantaten.
- Ästhetisch vorteilhafte und von der Patientenkooperation unabhängige Alternative zu extraoralen Verankerungsarten wie dem Headgear oder der Delaire-Maske.

11.11   Mukogingivalchirurgie

Heinz Topoll

11.11.1   Apikal reponierter Lappen

Nach dem Scaling im Rahmen der geschlossenen antiinfektiösen (initialen) Therapie sollte durch die Entfernung des subgingivalen Biofilmes und der Verbesserung der supragingivalen Plaquekontrolle eine deutliche Reduzierung der gingivalen Entzündung eingetreten sein. Dennoch können bei initial hohen Werten noch erhöhte Sondierungstiefen (>6 mm) vorhanden sein. Um diese möglichst vollständig zu beseitigen und gleichzeitig das vorhandene Band keratinisierter Gingiva zu erhalten, wird der apikal reponierte Lappen eingesetzt (Friedman, 1962). Ziel dieser OP-Technik ist es, die gesamte keratinisierte Gingiva im bukkalen bzw. lingualen Bereich zu erhalten, indem dieser Komplex durch Bildung eines Mukoperiostlappens zur »Taschenbeseitigung« nach apikal verschoben wird.

Indikationen

— Verbliebene stark erhöhte Sondierungstiefen nach sorgfältiger initialer Therapie im Seitenzahnbereich bei horizontalem Knochenabbau z. B. vor prothetischer Versorgung bzw. Neuversorgung.
— Chirurgische Kronenverlängerung.

Technik

— In Abhängigkeit von der Dicke und Breite der vorhandenen keratinisierten Gingiva bukkal girlandenförmige sulkuläre oder leicht paramarginale Inzision, palatinal paramarginale Inzision, ggf. bukkal und palatinal vertikale Inzision.
— Durch die bukkalen und palatinalen Inzisionen sollten die interdentalen Gewebe so gestaltet werden, dass der interdentale Knochen nach apikaler Verschiebung bedeckt ist.
— Bildung eines Mukoperiostlappens bis unterhalb der mukogingivalen Grenzlinie.
— Entfernung des Granulationsgewebes mit Handinstrumenten und/oder Schallinstrumenten.
— Bei stark irregulärem Knochenverlauf Glättung von spitzen Knochenkanten bzw. Ausdünnung von dickem interradikulären bukkalen und lingualen Knochen.
— Apikale Verschiebung des Mukoperiostlappens durch vertikale Matrazennähte oder eine fortlaufende Umschlingungsnaht, ggf. unterstützt durch Anbringen eines Zahnfleischverbandes.

11.11.2   Apikal verschobener Mukosalappen

Zur möglichst vollständigen Tascheneliminierung und besseren apikalen Fixierung der noch vorhanden keratinisierten Gingiva und der palatinalen Mukosa wurde der apikal verschobene Mukosalappen entwickelt.

Indikationen

— Möglichst vollständige Tascheneliminierung im Seitenzahnbereich bei horizontalem Knochenabbau, z. B. vor prothetischer (Neu-)Versorgung.

— Chirurgische Kronenverlängerung.

Technik

— In Abhängigkeit von der Dicke und Breite der vorhandenen keratinisierten Gingiva bukkal girlandenförmige sulkuläre oder leicht paramarginale Inzision, palatinal paramarginale Inzision, ggf. bukkal und palatinal vertikale Inzisionen.

— Auf senkrechte Inzisionen achten, um keine dünn auslaufenden Lappenenden des Mukosalappens zu erhalten.

— Bildung von bukkalen und oralen Spaltlappen (Belassen des Periostes bukkal und palatinal).

— Apikale Fixierung der bukkalen und palatinalen Spaltlappen durch im Periost fixierte vertikale Matrazennähte. Nach apikaler Verschiebung sollte der palatinale (evtl. auch bukkale) Lappen etwa 1 mm von der Zahnwurzel entfernt enden. Interdental liegt der Alveolarknochen frei.

— Zur besseren Adaptation und Wundversorgung des bewusst freiliegenden interdentalen und palatinalen Knochens Anlegen eines Zahnfleischverbandes.

11.11.3 Distale Keilexzision

Nach antiinfektiöser Therapie verbleibt häufig im Tuber- oder retromolaren Bereich der endständigen Molaren fibrotisch verdicktes Gewebe mit erhöhten Sondierungstiefen. Bei ausreichend breiter keratinisierter Gingiva und horizontalem Knochenabbau kann das fibrotische Gewebe durch eine Gingivektomie entfernt werden. Bei bestehender distaler Furkationsbeteiligung und/oder vertikalem Knochenabbau sollte das fibrotisch verdickte Gewebe reduziert und die Wurzeloberfläche im Bereich der Furkation unter Sicht gesäubert werden.

Technik

— Vom distalen Ende des fibrotisch verdickten Gewebes werden von der Kammmitte zwei vertikale Inzisionen auf die bukkalen und oralen »Line Angle« durchgeführt (dreieckförmige Inzision, Robinson 1966).

— Bukkal und oral werden Mukoperiostlappen abgeklappt.

- Das dreieckförmige verbliebene fibrotische Gewebe wird entfernt. Die distale Zahnwurzel und die ggf. bestehende Furkationsbeteiligung können unter Sicht gesäubert werden.
- Zur optimalen Lappenadaptation werden die bukkalen und oralen Lappenenden durch unterminierende Inzisionen ausgedünnt.
- Der Nahtverschluss kann durch eine fortlaufende Naht, eine horizontale Matratzennaht oder Knopfnähte erfolgen.
- Zur apikalen Lappenpositionierung kann ein Zahnfleischverband gelegt werden.

Als Modifikation können zwei parallele Inzisionen durchgeführt werden. Um die Wundränder nicht mittig in den Bereich der distalen Furkation der Oberkiefermolaren zu legen, kann die Inzision ca. 5 mm von distobukkal schräg auf den distopalatinalen »Line Angle« erfolgen. Vom distopalatinalen »Line Angle« erfolgt die Inzision gerade nach distal und wird in Abhängigkeit von der Dicke des fibrotischen Gewebes dann rechtwinkelig nach bukkal geführt.

11.11.4 Knochenchirurgie

Da das Weichgewebe (Gingiva) dem Knochenverlauf folgt, wird zur größtmöglichen Taschenreduzierung die Konturierung des durch den Entzündungsprozess verursachten irregulären Knochenverlaufes empfohlen. Angestrebt wird dabei ein physiologischer Verlauf des Limbus alveolaris, d. h. der interdentale Knochen verläuft weiter koronal als bukkal und oral.

Unter Osteoplastik versteht man die Modellierung des Alveolarknochens, ohne dass zahntragender Knochen entfernt wird, z. B. die Ausdünnung eines bukkal verdickten Alveolarknochens oder die Entfernung von Exostosen.

Bei der Ostektomie wird zahntragender Knochen durch rotierende oder Handinstrumente entfernt, um einen harmonischen Knochenverlauf zu erzielen.

Die Ostektomie wird heute zur routinemäßigen Parodontalbehandlung kaum noch eingesetzt, da man die resultierenden postoperativen Rezessionen vermeiden möchte. Indikationen zur Lappen-OP mit Osteoplastik und Ostektomie ergeben sich bei der Tascheneliminierung im Seitenzahnbereich bei horizontalem Knochenabbau und bei der chirurgischen Kronenverlängerung. Bei subgingivaler Karies oder klinisch zu kurzer Krone wird zahntragender Knochen soweit entfernt, dass der Limbus alveolaris bis 3 mm unter der geplanten Präparationsgrenze verläuft. Die

Distanz von 3 mm ergibt sich aus der biologischen Breite, die sich auch nach einer Ostektomie immer wieder einstellt.

11.11.5 Zugangslappen

Bei schwerer chronischer Parodontitis können besonders im Bereich von Furkationseingängen, Wurzelirregularitäten oder oral für die Wurzelinstrumentierung schwer zugänglichen Bereichen erhöhte Sondierungstiefen oder tastbare subgingivale Konkremente nach der initialen Therapie verbleiben. Mit wiederholtem subgingivalen Scaling kann versucht werden, die Wurzeloberfläche zu reinigen bzw. die Konkremente zu entfernen.

Als Alternative dazu hat sich der Zugangslappen zur Säuberung der Wurzeloberflächen unter Sicht bewährt. Um die postoperative Rezession möglichst gering zu halten und postoperative interdentale Weichgewebskrater zu vermeiden, werden Papillenerhaltungslappen eingesetzt. Diese wurden primär zur regenerativen Parodontalchirurgie entwickelt. Voraussetzung für diese Inzisionstechniken ist ein entzündungsfreies interdentales Gewebe, d. h. eine sorgfältige antiinfektiöse »Vorbehandlung« und eine gute Plaquekontrolle der Patienten. Ziel der Papillenerhaltungslappen ist die primäre Wundheilung im approximalen Bereich, d. h. ein vollständiger Erhalt der interdentalen Gewebe.

Papillenerhaltungslappen nach Takei

- Intrasulkuläre Inzision bukkal und approximal.
- Vom »Line Angle« ausgehend halbmondförmige Inzision auf der oralen Seite.
- Mit einem Papillenelevator oder spitz auslaufendem Skalpell (Nr. 12d) wird von oral die Papille unterminiert und mit einem stumpfen Instrument durch den Approximalraum nach bukkal geführt.
- Bukkal Bildung eines Mukoperiostlappens zur Übersicht der Wurzeloberflächen und des Knochenverlaufes.

Modifizierter Papillenerhaltungslappen nach Cortellini

Voraussetzung für diese Schnitttechnik ist eine Approximalraumbreite von mindestens 2 mm.

Technik

- Horizontaler senkrechter Schnitt bukkal vom mesialen zum distalen »Line Angle«.
- Bildung eines bukkalen Mukoperiostlappens.

- Sulkuläre Inzision im Bereich der interdentalen Papille und oral.
- Unterminierung der interdentalen Papille in Richtung des oralen Limbus alveolaris (d. h. leicht nach apikal gerichtet) mit einem mikrochirurgischen Skalpell, Papillenelevator oder einer spitz auslaufenden Skalpellklinge (Nr. 12d).
- Mobilisierung der interdentalen Papille von bukkal nach oral mit einem Papillenelevator oder kleinem Raspatorium.

Simplifizierter Papillenerhaltungslappen nach Cortellini

Mit dieser Schnitttechnik soll das gesamte interdentale Gewebe bei Approximalräumen kleiner als 2 mm erhalten werden.

Technik

- Sulkuläre Inzison bukkal.
- Schräge senkrechte Inzison vom bukkalen »Line Angle« durch die interdentale Papille Richtung Nachbarzahn zum Kontaktpunkt.
- Mobilisation des bukkalen Lappens mit einem Papillenelevator oder kleinem Raspatorium.
- Unterminierung des palatinal verbliebenen Papillenanteiles mit einem mikrochirurgischen Messer, scharfen Papillenelevator oder einer spitzen Skalpellklinge (Nr. 12d).
- Elevation eines Mukoperiostlappens nach palatinal.

11.11.6 Regenerative Parodontalchirurgie

Das ultimative Ziel parodontaler Chirurgie ist die Wiederherstellung des abgebauten Zahnhalteapparates, d. h. die Neubildung von Wurzelzement, Alveolarknochen und eines in beiden Hartgeweben inserierenden, funktionell ausgerichteten kollagenen Faserapparates (parodontales Ligament).

In tierexperimentellen Untersuchungen konnte gezeigt werden, dass nur Zellen aus dem parodontalen Ligament die Fähigkeit besitzen, Wurzelzement neu zu bilden. Zellen aus dem gingivalen Bindegewebe, angrenzendem Alveolarknochen oder Epithelzellen können keine Neubildung von Wurzelzement einleiten. Sie müssen daher von der Besiedelung der Wurzeloberflächen abgehalten werden, wenn eine parodontale Regeneration entstehen soll.

Am Menschen ist daher bei horizontalem Knochenabbau keine Regeneration möglich. Bei vertikalen Knochendefekten dagegen konnte auch histologisch die Neubildung von Wurzelzement, Alveolarknochen und parodontalem Ligament nachgewiesen werden.

Dazu wurde in den 1980er-Jahren die Technik der gesteuerten Geweberegeneration entwickelt. Eine resorbierbare oder nicht resorbierbare Membran wird über den vertikalen Knochendefekt so angebracht, dass Epithel- und Bindegewebszellen aus dem Lappen nicht in den Knochendefekt einwachsen können.

Nach in den Knochendefekt eingebrachten Schmelz-Matrix Proteinen konnte ebenfalls eine Wurzelzementbildung histologisch nachgewiesen werden. Gleichzeitig wurde eine Hemmung des Epitheltiefenwachstumes und eine verstärkte Proliferation von Zellen aus dem parodontalen Ligament beobachtet. Humane klinische und tierexperimentelle Studien konnten zeigen, dass folgende Faktoren unbedingte Vorausetzung für eine parodontale Regeneration sind:

- Primärer Nahtverschluss für eine primäre Wundheilung.
- Ausreichend Raum für das zu regenerierende Gewebe.
- Stabilität des an die Wurzeloberfläche anhaftenden Blutkoagulums.
- Vermeidung einer postoperativen Infektion.

Für Eingriffe zur parodontalen Regeneration sind ausschließlich Papillenerhaltungslappen indiziert. Falls ein primärer Nahtverschluss nicht gelingt, ist eine Regeneration nicht mehr zu erwarten.

Kontraindikationen sind:

- Hypermobile Zähne, die eine Stabilität des Blutkoagulums an der Wurzeloberfläche ausschließen.
- Entzündete Weichgewebe, die einen primären Nahtverschluss verhindern.
- Keine ausreichend breite keratinisierte Gingiva für einen primären Nahtverschluss.
- Rauchen über 10 Zigaretten am Tag.
- Schlechte Plaquekontrolle, die eine postoperative Infektion begünstigt.
- Kein regelmäßiges »Recall«, um eine Reinfektion zu verhindern.

Mit einem regenerativen Eingriff soll auch eine postoperative Rezession vermieden werden. Bei zwei- oder einwandigen Knochendefekten, die eine Resorption der bukkalen Knochenwand verursacht haben, ist deren Wiederherstellung notwendig. Dazu ist entweder der Einsatz einer nicht resorbierbaren, titanverstärkten Membran oder von Knochenersatzmaterialen mit einer Membran oder Schmelz-Matrix-Proteinen notwendig. Bei gleichzeitiger bukkaler Rezession kann zur Wurzeldeckung zusätzlich ein Bindegewebstransplantat eingesetzt werden. Der Lappen muss dann zur Rezessionsdeckung koronal verschoben werden.

11.11.7   Mukogingivale und plastisch-parodontale Chirurgie

Zahlreiche wissenschaftliche Studien zeigen, dass die Breite der keratinisierten Gingiva bzw. der befestigten Gingiva keinen Einfluss auf den Attachmentverlust hat, wenn eine effiziente Mundhygiene betrieben wird. Eingriffe zur Verbreiterung der keratinisierten Gingiva sollten jedoch in Erwägung gezogen werden, wenn aufgrund eines schmalen Bandes befestigter Gingiva keine effiziente Mundhygiene möglich ist oder Beschwerden beim Zähneputzen auftreten.

Bei labialen orthodontischen Zahnbewegungen, die zu einer dünnen labialen Knochenlamelle oder gar zu knöchernen Dehiszensen führen, sollte ein ausreichend breites und dickes Band keratinisierter Gingiva vorhanden sein, um gingivale Rezessionen nach der Behandlung zu vermeiden. Bei zu erwartenden subgingivalen Restaurationen und Implantaten sollte ebenfalls ein ausreichend breites und dickes Band verhornter Gingiva/Mukosa vorhanden sein.

Keratinisierte Gingiva und die palatinale Mukosa behalten ihre histologischen Charakteristika, wenn sie nach einer Vestibulumplastik in den Bereich der ehemaligen Alveolarmukosa »verpflanzt« werden. Somit können durch gestielte Verschiebelappen (z. B. laterale Verschiebelappen) oder freie Schleimhauttransplantate aus Kieferkammbereichen oder der palatinalen Mukosa keratinisierte Gingiva verbreitert oder geschaffen werden.

Lateral verschobener Lappen

Zur Verbreiterung der keratinisierten Gingiva oder zur Deckung von Rezessionen wurde der lateral gestielte Mukoperiostlappen von Gruppe u. Warren (1956) entwickelt und durch Staffileno (1964) als gespaltener Mukosalappen modifiziert.

Technik

- Vorbereitung des Empfängerbettes durch Entfernung der Aleveolarmukosa bei Belassen des Periostes, Ausdehnung mindestens 3 mm zur ausreichenden Ernährung des gestielten keratinisierten Lappens.
- Bildung eines ausreichend breiten gestielten Spaltlappens durch schräge Inzision in Richtung des zu bedeckenden Bereiches (in der Regel nach mesial) ausreichend tief in die Alveolarmukosa, um ein spannungsfreies Vernähen über dem Empfängerbett zu ermöglichen.
- Spannungsfreies Vernähen des meistens von lateral nach mesial geschwenkten gestielten Lappens.

Freies Schleimhauttransplantat

Als Spenderregionen können je nach benötigter Größe die bukkale keratinisierte Gingiva im Oberkieferseitenzahnbereich, Freiend- oder Schaltsättel (bevorzugt im Oberkieferseitenzahnbereich) und die palatinale Mukosa dienen. Bei der palatinalen Mukosa sollten die anterioren Bereiche mit den Rugae vermieden werden.

Voraussetzung für eine möglichst schnelle und gute Wundheilung ist die Dicke des Transplantates. Zu dünne Transplantate schrumpfen zu stark, zu dicke wölben sich hervor und passen sich in Farbe und Textur nicht der angrenzenden Gingiva an. Bewährt hat sich eine Transplantatdicke von etwa 1,0 bis 1,5 mm.

Zur optimalen Einheilung sollte das Transplantat möglichst genau in das Empfängerbett passen. Deshalb empfehlen sich bei der Präparation des Empfängerbettes und der Entnahme bzw. dem Zuschnitt des Transplantates senkrechte Inzisionen. So können die Wundränder genau gegeneinander vernäht oder verklebt werden.

Technik Empfängerbett

- Senkrechte Inzision im Bereich eventuell noch verbliebener keratinisierter Gingiva und Bildung eines Spaltlappens zur apikalen Verschiebung der Alveolarmukosa.
- Entfernung von Muskelbändern und -zügen oberhalb des Periostes und eventuell Entfernung von dickem Muskelgewebe im apikalen Anteil des Empfängerbettes.
- Apikale Fixierung der Alveolarmukosa durch horizontale Matrazennähte im Periost etwa 10–15 mm apikal vom koronalen Rand des Empfängerbettes.

Technik Entnahmestelle

- Zur möglichst passgenauen Entnahme empfiehlt es sich, eine Schablone vom Empfängerbett anzufertigen (z. B. von einer Nahtpackung).
- Senkrechte Inzisonen mit einem 15- oder 15c-Skalpell etwa 1,5 cm tief.
- Unterminierung des Transplantates, wobei auf eine möglichst gleichmäßige Dicke des Transplantates geachtet werden muss.
- Versorgung der Entnahmestelle eventuell mit gekreuzten horizontalen Matrazennähten und ggf. Einsetzen einer Gaumenschutzplatte.

Fixierung des Transplantates

- Zur optimalen Adaptation des Transplantates haben sich Einzelknopfnähte mit monofilem Nahtmaterial (6×0 oder 7×0) beginnend am distalen und mesialen Ende bewährt.

— Um das Transplantat möglichst flächig auf das Empfängerbett zu platzieren, werden gekreuzte horizontale Matrazennähte durch das apikale Periost und oral um den Zahn gelegt.

Alternativ zum Vernähen des Transplantates kann ein Gewebekleber benutzt werden. Heute besteht eine besondere Indikation für das freie Schleimhauttransplantates in der Verbreiterung oder Schaffung von befestigter periimplantärer keratinisierter Mukosa.

11.11.8   Wurzeldeckungsverfahren

Freiliegende Wurzeloberflächen finden sich in Bereichen mit einem dünnen Parodontium, d. h. dünner labialer Knochenlammelle oder knöchernen Dehiszenzen und dünner oder nicht vorhandener keratinisierter Gingiva. Sie können nach Ausdehnung in Bezug auf die keratinisierte Gingiva und nach approximalem Attachmentverlust eingeteilt werden (Miller, 1985). Neuere Einteilungen berücksichtigen die Möglichkeit der vollständigen Wurzeldeckung.

Indikationen für Wurzeldeckungsverfahren sind ästhetische Probleme, Temperaturempfindlichkeiten, Schutz vor Erosionen und Wurzelkaries sowie Verkürzung der klinischen Krone vor restaurativer Behandlung, um Präparationsränder im Wurzeldentin zu vermeiden.

Bewährt haben sich gestielte Lappen, die alleine, mit freien subepithelialen Bindegewebstransplantaten oder Schmelz-Matrix-Proteinen kombiniert werden können.

Sowohl der lateral und der koronal verschobene Lappen als auch die Tunnelierung können zur Behandlung einzelner sowie mehrerer Rezessionen eingesetzt werden.

Koronal verschobener Lappen an einzelnen Zähnen
Technik

— Zwei senkrechte vertikale Inzisionen bis in die Alveolarmukosa. Entweder umfasst die Inzison die gesamten Papillen oder beginnt ungefähr im Abstand von 1 mm zur bestehenden Rezessionstiefe unterhalb der Papillenspitze.
— Das Epithel der verbliebenen Papillenspitze wird mit einem scharfen Skalpell oberflächlich entfernt, um ein bindegewebiges Empfängerbett zu schaffen.
— In Höhe der mukogingivalen Grenzlinie erfolgt die Periostschlitzung. Anschließend werden die einstrahlenden Muskeln oberhalb des Periostes so durchtrennt, dass der Lappen ca. 1–2 mm koronal der Schmelz-Zement-Grenze spannungsfrei liegt.

— Bei sehr dünner Gingiva und Rezessionstiefen >3 mm empfiehlt sich nun das Einnähen eines freien Bindegewebstransplantates, das zu einer Volumenverdickung führt.

— Anschließend werden die vertikalen Inzisionen mit Einzelknopfnähten versorgt. Interdental können eine Umschlingungsnaht, Knopfnähte oder Laurell-Nähte verwendet werden.

Bei mehreren Rezessionen kann auf die vertikalen Inzisionen verzichtet werden, indem die koronalen Inzisionen um jeweils ein Parodontium nach mesial und distal ausgedehnt werden.

Bindegewebstransplantat (BGT)

Zur Verdickung des Gewebes bei der Wurzeldeckung wurden mit einem vom Gaumen oder aus der retromolaren Region entnommenen freien Bindegewebstransplantat koronal und lateral gestielte Verschiebelappen (Langer u. Langer, 1985; Nelson, 1987; Harris, 1992) sowie die Envelope- (Raetzke, 1985) und Tunneltechnik (Allen, 1994) kombiniert. Subepitheliale Bindegewebstransplantate führen zu einer besseren Farbanpassung an die angrenzende keratinisierte Gingiva im Vergleich zu freien Schleimhauttransplantaten. Ein weiterer Vorteil ist die Abdeckung der Gaumenwunde durch den Spaltlappen.

Für eine primäre Wundheilung an der Entnahmestelle am Gaumen hat sich die Technik nach Hürzeler und Weng (1990) bewährt.

Technik

— Um eine Verletzung der Arteria palatina zu vermeiden, empfiehlt es sich, die Entnahme mesial vom ersten Molaren bis in den Frontzahnbereich auszudehnen (je nach benötigter Länge).

— Die primäre Inzision erfolgt senkrecht etwa 1 mm tief epiperiostal.

— Es folgt die Präparation des Spaltlappens parallel zur Oberfläche der palatinalen Mukosa. Der Spaltlappen sollte ausreichend dick bleiben (etwa 1,0 mm), um eine primäre Wundheilung zu erzielen.

— Etwa 1 mm versetzt zur primären Inzision erfolgt eine zweite senkrechte Inzision nun bis zum Knochen zur Entnahme des BGT mit Periost. So entsteht eine kleine Bindegewebsstufe, auf die der Spaltlappen vernäht werden kann. Der Wundverschluss kann mit einer fortlaufenden Naht oder horizontal gekreuzten Matrazennähten erfolgen. Zur besseren Wundadaptation und zur Vermeidung eines Hämatomes unter dem Spaltlappen sollte eine Gaumenschutzplatte eingegliedert werden.

Envelope- und Tunneltechnik

Die Ernährung und möglichst schnelle Blutversorgung eines freien Bindegewebstransplantates ist für eine möglichst vollständige Wurzeldeckung von größter Bedeutung. Werden Bindegewebstransplantate mit gestielten Verschiebelappen (koronal und laterale Verschiebelappen) kombiniert, müssen die Papillen durchtrennt und wieder über dem Transplantat vernäht werden.

Bei der von Raetzke (1985) eingeführten Envelopetechnik wird die der Rezession angrenzende Gingiva und Mukosa unterminiert und das Bindegewebstransplantat in diesen »Umschlag« eingeführt, ohne dass die angrenzenden Papillen durchtrennt werden. Damit kann es zu einer schnellen Gefäßanbindung des Transplantates kommen. Gleichzeitig wird eine »Narbenbildung« im Bereich der Papillenspitzen verhindert. Die Envelopetechnik (bei Behandlung mehrere Rezessionen auch Tunneltechnik genannt) wurde mehrfach modifiziert, um eine möglichst vollständige Abdeckung des eingebrachten Bindegewebstransplantes zu erzielen.

Technik

- Bildung eines Spaltlappens mit einem Papillenelevator oder Tunnelierungsinstrument bis unter die mukogingivale Grenze mindestens ein Parodontium mesial und distal der zu behandelnden Rezession/en.
- Vorsichtige Unterminierung der interdentalen Papillen, um eine koronale Verschiebung zu ermöglichen.
- Das BGT kann je nach Ausdehnung des OP-Gebietes von distal in den Tunnel eingebracht (eine oder zwei Rezessionen) und nach mesial gezogen oder von der zentralen Rezession getrennt nach distal und mesial eingebracht werden. Zunächst bringt man die Naht durch den Tunnel und umfasst das BGT mit einer horizontalen Matrazennaht und führt dann die Nadel wieder zur Ausgangsposition zurück. Nun kann das BGT mit der Naht durch den Tunnel in die gewünschte Position gezogen werden.
- Fixierung des BGT und des Spaltlappens durch eine nach oral geführte Knopfnaht und ggf. anschließende Aufhängenaht über den Kontaktpunkt zur koronalen Verschiebung oder eine doppelt gekreuzte vertikale Umschlingungsnaht (Zuhr et al. 2009).

Klinische Studien konnten zeigen, dass die Wundheilung nach Tunnelierung schneller verläuft als nach koronal verschobenen Lappen, da keine Durchtrennung der Papillen notwendig ist. Bei sehr dünner Gingiva (<1 mm) konnten im Vergleich zu koronal verschobenen Lappen mit Schmelz-Matrix-Proteinen signifikant größere Rezessionsdeckungen nach einer Tunnelierung mit einem Bindegewebstransplantat erreicht werden.

Literatur

Allen AL (1994) Use of the supraperiosteal envelope in soft tissue grafting for root converage. I. Rationale and technique. International Journal of periodontics and Restorative Dentistry 14: 217–227

Asanami S, Kasazaki Y (1992) Fachgerechte Weisheitszahn-Extraktion, Quintessenz Bibliothek. Quintessenz, Berlin

Atwood DA (1963) Postextraction changes in the adult mandible as illustrated by microradiographs of midsagittal section and serial cephalomtetric roentenograms. J Prosthet Dent 13: 810–824

AWMF-Leitlinie (2010) Diagnostik und Management von Vorläuferläsionen des oralen Plattenepithelkarzinoms in der Zahn-, Mund- und Kieferheilkunde. AWMF-Register Nr. 007/092

Cawood JI, Howell RA (1988) A classification of the edentulous jaws. In: International journal of oral and maxillofacial surgery. 17 (4): 232–236

Cortellini P, Pini-Prato G, Tonetti M (1995) The modified papilla preservation technique. A new surgical approach for interproximal regenerative procedures. J Periodontol 66: 261–266

Cortellini P, Pini-Prato G, Tonetti MS (1999) The simplified papilla preservation flap. A novel surgical approach for the management of soft tissues in regenerative procedures. Int J Periodontics Restorative Dent 19: 589–599

Eskici A (2003) Reimplantation und Transplantation von Zähnen. Praxis der Zahnheilkunde. Urban & Fischer, München, S. 232–254

Fallschlüssel GKH (1986) Das Lagergewebe dentaler Implantate. Zahnärztliche Implantologie. Quintessenz, Berlin

Friedman N (1962) Mucogingival surgery: the apically repositioned flap. J Periodontol 33: 328–340

Gruppe J, Warren R (1956) Repair of gingival defects by a sliding flap operation. J Periodontol 27: 290–295

Harris RJ (1992) The connective tissue and partial thickness double pedicle graft: a predictable method of obtaining root coverage. J Periodontol 63: 477–486

Hürzeler MB, Weng D (1999) A single-incison technique to harvest subepithelial connective tissue grafts from the palate. International Journal of Periodontics and Restorative Dentistry 19(3): 279–287

Huth KC, Nazet M, Paschos E, Linsenmann R, Hickel R, Nolte D (2013) Autotransplantation and surgical uprighting of impacted or retained teeth: A retrospective clinical study and evaluation of patients satisfaction. Acta Odontol Scan 71: 1538–46

Jackowski J, Peters H, Hölzle F (2007) Praxisleitfaden Zahnärztliche Chirurgie. Elsevier, München

Langer B, Langer L (1985) Subepithelial connective tissue graft technique for root coverage. Journal of Periodontology 56: 715–720

Miller PD (1985) Root coverage using a free soft tissue autograft following citric acid application. III. A successful and predictable procedure in areas of deep – wide recession. Int J Periodontics Restorative Dent 5(2): 15–37

Miller PD Jr (1985) A classification of marginal tissue recession. Int J Periodontics Restorative Dent 5: 8–13

Moorees C, Fanning E, Hunt E (1963) Age variation of formation stages of ten permanent teeth. J Dent Res 42: 1490–1497

Moorrees CF, Gron AM, Lebret LM, Yen PK, Fröhlich FJ (1969) Growth studies of the dentition: a review. Am J Orthod. Jun;55(6):600–16

Nelson SW (1987) The subpedicle connective tissue graft. A bilaminar reconstructive procedure for the coverage of denuded root surfaces. J Periodontol 58: 95–102

Raetzke PB (1985) Covering localized areas of root exposure employing the »envelope« technique. J Periodontol 56: 397–402

Reichart PA, Hausamen JE, Becker, J, Neukam FW, Schliephake H, Schmelzeisen R (2001) Curriculum Zahnärztliche Chirurgie; Curriculum Chirurgie Band 1. Quintessenz, Berlin

Reichert TE, Buch RSR (2004) Chirurgische Interventionen bei Schleimhautveränderungen. zm 94(9):34–42

Robinson RE (1966) The distal wedge. Periodontics 4: 256–264

Seddon HJ, Medawar PB, Smith H (1943) Rate of regeneration of peripheral nerves in man. J Physiol 102: 191–215

Seibert J, Lindhe J, Esthetics in periodontal therapy, In Lindhe J, Karring T, Lang NP (1998) Clinical periodontology and implant dentistry. 3rd Ed., Munksgaard, Copenhagen: 647–710

Staffileno H (1964) Management of gingival recession and root exposure problems associated with periodontal disease. Dent Clin North Am 3: 111–120

Takei HH, Han, TJ, Carranza FA Jr, Kenney EB, Lekovic V (1985) Flap technique for periodontal bone implants. Papilla preservation technique. J Periodontol 56: 204–210

Terheyden H, Iglhaut G (2006) Chirurgische Versorgung der Extraktionsalveole – aktueller Stand und neue Erkenntnisse. J Dental Implant 22: 42–45

Wahl MJ (2000) Myths of dental surgery in patients receiving anticoagulant therapy. J Am Dent Assoc 131(1): 77–81

Zuhr O, Rebele SF, Thalmair T, Fickl S, Huerzeler MB (2009) A modified suture technique for plastic periodontal and implant surgery – the double-crossed suture. Eur J Esthet Dent 4: 338–347

Zuhr O, Rebele SF, David Schneider D, Jung RE, Hürzeler MB (2014) Tunnel technique with connective tissue graft versus coronally advanced flap with enamel matrix derivative for root coverage: a RCT using 3D digital measuring methods. Part I. Clinical and patient-centered outcomes. J Clin Periodontol 41(6): 582–592

Orale Pathologie

Daniel Baumhoer, Hajo Peters, Frank Hölzle, Jan Teichmann,
Jochen Jackowski

J. Jackowski et al. (Hrsg.), *Zahnärztliche Chirurgie*,
DOI 10.1007/978-3-642-54754-6_12, © Springer-Verlag GmbH Deutschland 2017

12.1 Mundschleimhaut

12.1.1 Morphologie der Mundschleimhaut

Die Mundschleimhaut zeigt gegenüber mechanischen Irritationen und Traumata einen geringeren Widerstand als die normale Haut. Sie besteht aus zwei Lagen, dem mehrschichtigen Plattenepithel und der bindegewebigen Lamina propria. Aufgrund struktureller Unterschiede, die als Folge funktioneller Anpassung zu verstehen sind, kann die Mundschleimhaut in drei Bezirke eingeteilt werden. Unterschieden werden die **auskleidende**, die **mastikatorische** und die **spezialisierte Schleimhaut**. Die Klassifizierung erklärt die strukturellen histomorphologischen Unterschiede mit dem Grad der kaufunktionellen mechanischen Belastung.

Die **auskleidende Schleimhaut (= lining mucosa)**
- erstreckt sich über Lippe, Mundvorhof, Wangen, weichen Gaumen, ventrale Seite der Zunge, Mundboden und Alveolarfortsätze.
- wird von einem nicht verhornenden Plattenepithel ohne Granularzellschicht bedeckt.

Die **mastikatorische Schleimhaut (= masticatory mucosa)**
- wird am harten Gaumen von einem ortho-, im Bereich der Gingiva von einem parakeratotisch verhornendem Plattenepithel ausgekleidet.

Die **spezialisierte Schleimhaut** (= specialized mucosa)
- ist in den vorderen 2/3 des Zungenrückens orthokeratinisiert und enthält Papillen.
- ist im hinteren 1/3 des Zungenrückens nicht verhornt und senkt sich in die Krypten der Zungentonsille ab.

12.1.2 Natürliche Variationen

Fordyce-Flecken
Klinik
- Ansammlung von Talgdrüsen, die häufig bilateral auf der bukkalen Mukosa zu finden sind, jedoch auch andernorts intraoral auftreten können (Lippen, retromolare Region).
- Multiple kleine gelbliche makulopapuläre Veränderungen von 1–2 mm Durchmesser, die auch konfluieren können.
- Bei Kindern weniger sichtbar, erst im Erwachsenenalter deutlich.
- Prävalenz 80 %.

Therapie

Keine, jedoch Aufklärung des Patienten.

Lingua geographica
Klinik

- Multiple unregelmäßig ausgedehnte rötliche Flecken auf der Zunge mit scharfer weißlicher, oft erhabener Begrenzung.
- (Täglich) wechselnde Formen der Flecken (häufig zentrifugales Ausdehnen).
- Zentrale atrophe erythematöse Zone mit Verlust der Papillae filiformes umgeben von weißem Randwall, der mit zunehmender Läsionsgröße abflacht.
- Manchmal Relation zu mechanischem Trauma durch Habits, ansonsten unbekannte Genese.
- Häufig Missempfindungen bei scharfen oder sauren Speisen.

Therapie

- Keine, jedoch Aufklärung des Patienten.
- Zungenbürsten soll vermieden werden wegen möglicher verzögerter Ausheilung.

Lingua fissurata
Klinik

- Multiple unterschiedlich tiefe Furchen auf dem Zungenrücken bei ansonsten eher atropher Zungenschleimhaut (Verlust der Papillae filiformes).
- Häufig assoziiert mit Lingua geographica und Melkersson-Rosenthal-Syndrom.
- Häufiger bei älteren Patienten.
- Familiäre Häufung.
- Besonders tiefe Furchen ermöglichen die Retention von Nahrungsresten, was zu einer sekundären (bakteriellen) Infektion führen kann (Mundgeruch!).

Therapie

Nur bei Problemen durch Nahrungsmittelreste: Zungenbürsten mit weicher Zahnbürste.

Orale Varikosis

Klinik

- Dilatierte venöse Gefäße treten häufig bei älteren Patienten (>50. Lj.) an der ventralen Zungenseite und im Mundboden als violette Nodi und Gefäßstränge auf.
- Andere Lokalisationen: Lippen, bukkale Mukosa.

Therapie

Keine, jedoch Aufklärung des Patienten.

Leuködem

Intrazelluläre Flüssigkeitsansammlung in den Keratinozyten und Akanthose des oralen Epithels.

Klinik

- Bilaterale Ausprägung in der Wangenschleimhaut.
- Asymptomatisch.
- Grau-weißliche schleierartige Epithelveränderung, die auch gefurcht oder gefaltet sein kann und nicht abwischbar ist.
- Beim Spannen der bukkalen Mukosa lässt sich die Veränderung minimieren.
- Häufig bei Patienten afrikanischer Herkunft.

Therapie

- Keine, jedoch Aufklärung des Patienten.
- Differenzialdiagnose: Leukoplakie.

Weißer Schwammnävus

Autosomal dominant vererbte Mukosaveränderung (Familienanamnese!).

Klinik

- Weißliche, gefurchte, nicht abwischbare Mukosaverdickung.
- Lokalisation: Wangenschleimhaut, Zunge, Mundboden.
- Verschwindet nicht beim Spannen der Mukosa (Differenzialdiagnose: Leuködem).

Therapie

Keine, jedoch Aufklärung des Patienten, auch hinsichtlich der erblichen Komponente.

12.1.3 Epitheliale Veränderungen

Melanotische Makula

Physiologische Veränderung der oralen Mukosa durch Überproduktion von Melaningranula.

Klinik

- Oral oder labial lokalisierte solitäre, seltener multiple, flache bräunliche Pigmentierungen.
- Nicht größer als 5 mm.
- Farbvariationen von braun bis blau oder schwarz.
- Asymptomatisch.
- Auch reaktive Genese nach inflammatorischem Stimulus.

Therapie

Biopsie zum Ausschluss eines Melanoms.

Rauchermelanose
Klinik

- Unregelmäßig braun pigmentierte Mundschleimhautveränderung durch Tabakrauch.
- Bukkale Mukosa, labiale Gingiva, weicher Gaumen.

Therapie

- Vollständige Regression nur durch Einstellen des Rauchens.
- Rückgang danach über Monate.
- Bei Persistieren: Biopsie.

Nikotinstomatitis

Hyperkeratose und chronische Sialodochitis durch Hitzeeinwirkung beim Rauchen (Pfeifen, Zigarren).

Klinik

- Ausgedehnte weißliche, nicht abwischbare Veränderung vor allem des harten Gaumens (»Rauchergaumen«).
- Raue diffuse Oberfläche (pflastersteinartig).
- Durch Prothesen bedeckte Schleimhaut ist nicht betroffen.
- Rötliche Noduli entsprechen entzündlich veränderten Ausgängen der kleinen Speicheldrüsen des harten Gaumens.

Therapie

Rückgang der Veränderung nur nach Einstellen des Rauchens.

Traumatisches ulzeratives Granulom (TUG)

- Zwei Altersgipfel: Kleinkinder (bei Durchbruch der Schneidezähne) und Erwachsene.
- Häufig traumatisch induziert, kann über Wochen bestehen und Malignitäts-suspekt imponieren.
- Tief penetrierende Entzündung bis in die quergestreifte Muskulatur, häufig am lateralen Rand der Zunge oder Unterlippe (kann aber überall in der Mundhöhle auftreten).
- Heilt schlecht, ggf. topische oder intraläsionale Steroide, sonst Exzision.

Naevi

- Naevi der Mundschleimhaut sind im Vergleich zu dermalen Naevi selten.
- Gutartige, pigmentierte solitäre Veränderungen, die aus lokaler Ansammlung von Melanozyten bestehen.
- Häufig kongenital.
- Scharf begrenzt, flach oder leicht erhaben.
- Hauptsächlich am Gaumen, an Wangen, Gingiva und Lippenrot.
- Differenzialdiagnose: Amalgamtätowierung (Füllungslagen beachten).

Melanom

- Intraorale maligne Melanome sind selten.
- Schlechte Prognose wegen eines oft langen asymptomatischen Verlaufes.
- Höchste Inzidenz zwischen dem 40. und 60. Lebensjahr.
- Hauptlokalisation ist der harte Gaumen, gefolgt von der Gingiva des Oberkiefers.
- Männer dreimal häufiger betroffen.

Klinik

- Dunkelbraune, schwarz-bläuliche Läsionen.
- Zunächst Makula, später papulär bis nodulär mit möglicher Ulzeration (ungünstige Prognose).
- Erst oberflächliche Ausbreitung (Monate bis Jahre), gefolgt von vertikaler Tiefeninvasion.

Therapie

- Frühzeitige Diagnose wichtig (erst oberflächliche Ausbreitung).
- Inzisionsbiopsien kontraindiziert.
- Gute Prognose bei Totalexzision (mit Sicherheitsabstand) des Melanomes in oberflächlicher Ausbreitungsphase.

- Tumor-Staging (Sentinel-Lymphknoten, CT, MRT).
- nach Übergang in vertikale Invasion erfolgt schnelle Metastasierung: Blockdissektion (schlechte Prognose).

Leukoplakie

Weißliche, nicht abwischbare Schleimhautveränderung, die keiner spezifischen Erkrankung zugeordnet werden kann (d. h. klassische Ätiologien konnten im Vorfeld ausgeschlossen werden, z. B. mechanische Irritation, Tabakgenuss, Candidiasis).

Klinik

- Häufigste Lokalisationen: Wangenschleimhaut, Mundboden, Kommissuren, Zungenränder, Alveolarfortsätze des Ober- und Unterkiefers.
- Besondere Risikozonen für Karzinomentstehung: Weicher Gaumen, Mundboden, ventrolaterale Zunge.
- Variabel von kleinen fokalen Läsionen bis hin zu ausgedehnten Arealen.
- Prädisponierende Faktoren: Genuss von Tabak/Alkohol.
- Klinische Klassifikation:
  - **Homogene Leukoplakie** (ca. 90 %):
    - Flach.
    - Gefaltet.
    - Bimssteinartig.
  - **Inhomogene Leukoplakie:**
    - Verrukös.
    - Nodulär.
    - Ulzeriert.
    - Erythroleukoplakie (gekennzeichnet durch rote [Epithelatrophie] und weiße [sekundäre Candidainfektion] Bereiche).

Histopathologie

- Leukoplakie ist ein klinischer Begriff, weshalb nach Ausschluss ätiologischer Faktoren eine histopathologische Abklärung erforderlich wird.
- Typische histopathologische Veränderungen: Hyperkeratose und Akanthose. Inhomogene Leukoplakien zeigen häufig Epitheldysplasien, ein Carcinoma in situ (höchster Dysplasiegrad, gesamtes Epithel betroffen, jedoch Basalmembran intakt) oder bereits ein Plattenepithelkarzinom.

Therapie

- Aus ca. 5 % aller Leukoplakien entwickeln sich Plattenepithel-karzinome.
- Zunächst sind alle ätiologischen Kofaktoren auszuschließen.
- Ggf. antimykotische Therapie.
- Biopsie zur Abklärung des Vorliegens einer Epitheldysplasie (je höher der Dysplasiegrad, desto höher das Risiko einer Karzinomentstehung).
- Präkanzeröse (dysplastische) Läsionen: Chirurgische Exzision mit CO_2-Laser oder Skalpell bei lokaler Begrenzung (bei großflächiger Ausdehnung ggf. in mehreren Sitzungen und mit plastischer Deckung).
- Strenges »Follow-up« (3, 6, 12 Monate) und »Recall« (mind. jährlich) sowie ggf. Wiederholungsbiopsien (zur Erfassung dysplastischer Frühstadien).
- »Recall«-Befundung: Größenveränderungen, Ulzerationen, Rezidive, neue Läsionen, Auftreten roter Läsionen.
- Aufklärung des Patienten über präkanzerösen Charakter der Läsion und Vermeidung von exogenen irritativen Noxen (Alkohol, Tabak), sonst bleibt das Risiko im Sinne einer Feldkanzerisierung bestehen bzw. erhöht sich.

Erythro(leuko)plakie

Klinische Beschreibung eines »roten Fleckes« der Mundschleimhaut, histologisch häufig bereits mit Epitheldysplasie, Carcinoma in situ oder Plattenepithelkarzinom.

Klinik

- Meist asymptomatische rötliche Läsion, samtartig und häufig scharf begrenzt (oder mit weißen Plaques auf rötlicher Schleimhaut → »speckled erythroplakia«).
- Vor allem ältere männliche Patienten mit Tabakanamnese.
- Lokalisationen: Mundboden, laterale und ventrale Zungenflächen, Wangenschleimhaut, weicher Gaumen.

Therapie

Biopsie ist Voraussetzung für die Planung des weiteren Vorgehens (Exzision bzw. erweiterte Tumortherapie in Abhängigkeit vom histopathologischen Ergebnis).

Proliferative verruköse Leukoplakie
Klinik

- Diffuse, weißliche plane / papilläre / verruköse Mundschleimhautveränderung, die typischerweise ausgedehnt und multifokal ist.
- Prädilektionsstellen: Gingiva, Alveolarmukosa.
- Klinischer Verlauf oft sehr langsam.
- Überwiegend Frauen betroffen (4:1).
- Die meisten Patienten sind älter als 60 Jahre.
- Langsam progredienter Verlauf mit sehr hoher Wahrscheinlichkeit einer (multifokalen) Karzinomentstehung.

Therapie

- Lokale Exzision, solange die Ausdehnung begrenzt ist.
- Schlechtes Ansprechen auf Therapie.
- Hohe Rezidivrate.
- Maligne Entartung und Infiltration erscheinen unausweichlich und bedingen hohe Mortalitätsrate.

Plattenepithelkarzinom

Maligne Neoplasie des oralen Plattenepitheles mit lokal destruktivem, invasiven Wachstum und möglicher Metastasierung.

Klinik

- Häufigste maligne Neoplasie der Mundhöhle (ca. 90 %).
- Entweder als Transformation aus präkanzerösen Läsionen oder de novo mit sehr kurzer präkanzeröser Phase.
- Lokal gehäuftes Vorkommen: Unterlippe, Zungenrand, Mundboden (= untere Hälfte der Mundhöhle).
- Seltenere Lokalisationen: Gingiva, Alveolarfortsatz, Wangenschleimhaut, harter Gaumen, Zungenrücken.
- Variables Erscheinungsbild: Leukoplakisch, erythroleukoplakisch, papillär-verrukös, Ulzeration, Induration, fehlende Verschieblichkeit der Gewebe gegeneinander.
- Zahnlockerung, Zahnverlust, Wundheilungsstörungen (Extraktionsalveole), Lymphadenopathie, Parästhesie, Schmerzen, Dysarthrie, Dysphagie, zervikale Lymphknotenmetastasen.
- Ausbreitungstendenzen: Exophytisch-verrukös oder (häufiger) endophytisch-infiltrativ.
- Metastasierung abhängig von Lymphgefäßdichte (Mundboden und Zunge mit ausgeprägtem Lymphgefäßnetz → ungünstigste Prognose).
- Risikofaktoren: Chronischer Tabakkonsum (Kautabak und Rauchen), aktinische Strahlung (sonnenexponiertes Lippenrot), humane Papil-

loma-Viren-Infektion (Zungengrund), Candida, Syphilis, Immun-
suppression/-defekte (nach Organtransplantation, HIV/AIDS).

— Kofaktoren: Mangelernährung (chronische Eisenmangelanämie verursacht Schleimhautatrophie ↔ karzinogener Effekt nicht bewiesen),
chronischer Alkoholkonsum, chronische mechanische Traumata
(inadäquater Zahnersatz).

Therapie

— Tumor-Staging.
— Multimodales radiochemotherapeutisch-chirurgisches Vorgehen mit
primärer oder sekundärer Rekonstruktion, Lymphonodektomie und
prä- bzw. intraoperativer Zahnsanierung.

12.1.4 Bindegewebige Veränderungen

Reaktiv-proliferierende Veränderungen
Hyperplastische Gingivitis

Lokalisierte oder generalisierte fibröse Hyperplasie der Gingiva mit begleitender entzündlicher Infiltration. Gehäuftes Vorkommen bei Frauen in
Pubertät und Schwangerschaft (Östrogen-induziert).

Klinik

Gewebszunahme der interdentalen Papillen, häufig ödematös und erythematös mit leicht provozierbarer Blutung auf Sondierung.

Therapie

— Professionelle Zahnreinigung und geeignete Mundhygienemaßnahmen können zu einer Verbesserung der akuten Symptomatik führen.
— Die Volumenzunahme der Gingiva bleibt allerdings bestehen solange
die hormonelle Grundlage unverändert ist (mukogingivale Eingriffe
erst nach Schwangerschaft).

Medikamenteninduzierte Gingivahyperplasie

— Generalisierte Hyperplasie der Gingiva, ausgelöst durch medikamentöse Stimulation der gingivalen Fibroblasten.
— Drei typische Medikamente als Auslöser: Cyclosporin (Immunsup-
pressivum nach Organ-Transplantation), Nifedipin (Calcium-Kanal-
Blocker als Antihypertensivum), Phenytoin (Antiepileptikum).
— Zunehmende Plaqueakkumulation durch erschwerte Mundhygiene
fördert sekundäre akut entzündliche Gingivitis.

Klinik

- Hyperplasie geht häufig von den Interdentalpapillen aus.
- Vollständige Überwucherung der Zahnkronen möglich (Pseudo-taschen).
- Junge Patienten zeigen meist stärkere Reaktionen als ältere Patienten.

Therapie

- Im Vordergrund steht die lokale Therapie (professionelle Zahnreini-gung, Mundhygiene), da die verursachenden Medikamente in der Regel nicht abgesetzt werden können.
- Gingivoplastische Eingriffe zur ästhetischen Korrektur können in regelmäßigen Abständen vorgenommen werden.

Fokale fibröse Hyperplasie

- Synonym: Irritationsfibrom.
- Überschießende Bindegewebsreaktion aufgrund chronisch irritativer Reize (z. B. Wangen-/Lippenbeißen, Prothesenirritation).

Klinik

- Breitbasig aufsitzende oder gestielte Gewebszunahmen, glatte Ober-fläche, rosa, feste Konsistenz.
- Sekundäre Ulzeration, wenn Gewebsmasse mechanisch traumatisiert wurde.
- Hauptlokalisationen: Gingiva, Zunge, Wangenschleimhaut.
- Langsames Wachstum oder Stagnation.

Therapie

- Exzision.
- Selten Rezidive (mechanische Irritation muss jedoch beseitigt sein).

Inflammatorische fibröse Hyperplasie

- Synonym: Prothesenrandfibrom, Epulis fissuratum.
- Chronische mechanische Irritation verursacht fibröse Proliferation mit chronischer Entzündung.

Klinik

- Lappenartige Gewebszunahme an Prothesenrändern, die der Mund-schleimhaut aufliegen.
- Lokalisation: Vor allem im Vestibulum im Bereich der Alveolar-mukosa.
- Erythematös oder bereits ulzeriert.

Therapie
- Exzision (Läsion geht auch nach Prothesenkarenz nicht komplett zurück).
- Ggf. Vestibulumplastik.

Papilläre Hyperplasie

Hyperplastische Reaktion der Schleimhaut am harten Gaumen aufgrund funktionell inadäquater Prothesen, deren Basis am Gaumen aufliegt und diesen mechanisch irritiert.

Klinik

Multiple, kleine papillomatöse/noduläre Strukturen im Bereich des harten Gaumens (nicht auf die Alveolarfortsätze übergreifend), häufig von der Mittellinie ausgehend und chronisch entzündlich verändert.

Therapie

Chirurgische Abtragung der Veränderung vor Neuanfertigung der Prothese.

Pyogenes Granulom

Überschießende Granulationsgewebsbildung, häufig als Folge einer Traumatisierung. Sofern die Gingiva betroffen ist, wird die Läsion auch als Epulis granulomatosa bezeichnet.

Klinik
- Anamnestisch ist häufig mechanische Irritation zu eruieren (Bissverletzung, Fremdkörper).
- Akute asymptomatische weiche Gewebszunahme (bis 2 cm) innerhalb weniger Tage, ggf. mit pseudomembranöser Oberfläche nach Ulzeration.
- Charakteristisch hochrote Farbe.
- Lokalisation: Interdentale Papille, palatinale Gingiva, Wangenschleimhaut, Extraktionsalveole (Fremdkörper!).

Therapie
- Exzision.
- Entfernung mechanischer Reizfaktoren (Fremdkörper; wenn pyogenes Granulom der Gingiva aufsitzt: Wurzelglättung und Kürettage des benachbarten Zahnes).
- Rezidive kommen vor.

Fibroid-ossifizierende Epulis

Reaktive fibröse Proliferation der Gingiva mit wahrscheinlichem Ursprung im Periost/parodontalen Ligament.

Klinik

- Noduläre Gewebszunahme aus der Interdentalpapille hervorgehend und nicht beweglich.
- Derbe Konsistenz bei glatter Oberfläche.
- Frauen häufiger betroffen (kaum Kinder oder ältere Patienten).
- Ggf. radiologische Opazität in Gewebszunahme erkennbar.

Therapie

Exzision einschließlich der Verbindung zum Parodontalligament.

Neoplasien
Hämangiom

- Relativ häufig vorkommende Gefäßproliferationen.
- Typischerweise bereits angeboren oder Entstehung in der Kindheit.
- Langsame Entwicklungsphase, Stagnation und auch Regression.

Klinik

- Hämangiome der Mundschleimhaut sind häufig erhabene, multinoduläre weiche Veränderungen ausgehend von Endothelproliferationen.
- Farbe: Rötlich, blau oder violett.
- Unter Glasspateldruck verblassen die Läsionen, da die Erythrozyten aus den Gefäßen gepresst werden.
- Blutung bei Traumatisierung.

Therapie

- Die meisten Hämangiome können belassen werden und bilden sich von selbst wieder zurück.
- Seit 2008 hat sich die Behandlung mit Propranolol (Betablocker) per os zur Behandlung juveniler Hämangiome weltweit als Mittel der ersten Wahl durchgesetzt.
- Exzision im Falle funktioneller oder ästhetischer Beeinträchtigung.
- Bei größeren Hämangiomen ist eine Angiographie unerlässlich, um die zuführenden Gefäße darzustellen; eine selektive Embolisierung ist vor chirurgischem Eingriff zur Blutungsminimierung angezeigt.
- Kleinere Läsionen werden aus ästhetischen Gründen durch Laserablation therapiert.

Lymphangiom

Benigne Neoplasie der Lymphgefäße, entsteht häufig in der Kindheit.

Klinik

— Ausgedehnte weiche, multizystische Gewebszunahme mit gelblicher Oberfläche (wenn dicht unter der Oberfläche liegend).
— Intraorale Hauptlokalisationen: Zunge, Lippen, Vestibulum.

Therapie

— Häufig bilden sich Lymphangiome in der Pubertät von alleine zurück.
— Da die vollständige Entfernung oft schwer möglich ist und Rezidive somit häufig sind, belässt man Lymphangiome, solange sie keine funktionellen oder ästhetischen Einbußen bewirken.
— Nur die komplette Entfernung führt zu einer Heilung.

Lipom

Benigne Neoplasie bestehend aus Fettzellen.

Klinik

— Gut begrenzte, weiche und verschiebliche Gewebszunahme mit gelblicher Farbe (wenn oberflächlich liegend).
— Vorkommen eher bei Erwachsenen.
— Intraoral im Bereich der Wangenschleimhaut, Mundboden, Zunge, Lippen.
— Ausbreitung auch zwischen der Wangen- oder Zungenmuskulatur.

Therapie

Exzision.

Kaposi-Sarkom

Bei Nicht-HIV-Infizierten selten.

Klinik

— Intraorale Prädilektionsstelle: Gaumen (an zweiter Stelle: Vestibuläre Gingiva).
— Makuläre, gut begrenzte rötliche oder blaue Veränderung, die auch exophytisch (nodulär) werden kann und sekundär ulzeriert.
— Wegen Hämosiderinablagerungen auch bräunliche Farbe möglich.
— Läsion lässt sich durch Glasspatel nicht wegdrücken.

Therapie

Unter antiretroviraler Therapie in der Regel rückläufig.

12.1.5 Immunvermittelte Veränderungen

Chronisch rezidivierende Aphthen

- Weit verbreitete Mundschleimhauterkrankung.
- Multiple, wiederkehrende rundliche Ulzerationen mit scharfem Rand und erythematösem Halo und gelblichem/grauem Grund.
- Meist auf nicht keratinisierter und beweglicher Mukosa.
- Frauen häufiger betroffen.
- Familiäre Häufung.
- Spezifische Ätiologie unbekannt, jedoch für verschiedene Grundkrankheiten symptomatisch (z. B. M. Behçet, M. Crohn, Zöliakie).
- Auslösefaktoren: Mechanische Minitraumata, Nahrungsmittelunverträglichkeit (Tomaten, Zitrusfrüchte, Nüsse, Käse, Schokolade), psychischer Dysstress, gastrointestinale Störungen, Natriumlaurylsulfat (Zahnpasta!).
- Ätiologie unbekannt (idiopathisch); kein Hinweis auf systemische Autoimmunerkrankung.
- Nicht ansteckend oder sexuell übertragbar.
- Raucher zeigen geringere Inzidenzrate (vermehrte Mukosakeratinisierung).
- Prodromalstadium durch brennendes Gefühl gekennzeichnet.
- Erstmaliges Auftreten meist um 20. Lj., danach lebenslange intervallartige Ausbrüche möglich.
- Um systemische Erkrankungen auszuschließen: Blutbild.
- Eisenmangel?, Vitamin-B12-Mangel?
- Intraoral werden drei klinische Formen unterschieden:
  - Minoraphthe (ca. 85 %).
  - Majoraphthe (10–15 %).
  - Herpetiforme Aphthe (5–10 %).

Minoraphthe
Klinik

- Schubweises Auftreten (1–4 Monate) von einer bis mehreren ulzerierten Läsionen, deren Abheilung ca. 2 Wochen benötigt.
- Läsionsdurchmesser bis 10 mm.
- Flache gelblich-weißliche Defekte mit kraterförmigem Rand und erythematösem Hof (Halo).
- Lokalisation: Mukosa der Lippen, weicher Gaumen, Mundboden (kein Auftreten auf befestigter Gingiva, Zungenrücken, hartem Gaumen).
- Empfindlich bis stark schmerzhaft.
- Überwiegende Altersgruppe: 20–40 Lj.
- Narbenlose Abheilung.

Therapie

- Keine medikamentöse Therapie zur Ausbruchsprophylaxe vorhanden.
- Wichtigstes Ziel: Auslösende Faktoren eliminieren (Nahrungsmittel-unverträglichkeiten).
- Medikamentöses Ziel: Intensität und Dauer der schmerzhaften Phase minimieren.
- Symptomatische Lokalbehandlung mit anästhesierenden Wirkstoffen, Kortikoidsalben, Tetrazyklinen (keine Tetrazykline bei Kindern unter 12 Lj.).
- Ggf. Nahrungsmittelsubstitution bei Mangel an Eisen, Folsäure, Vitamin B12.

Majoraphthe
Klinik

- In geringerer Anzahl auftretend als der Minortyp.
- Größere und tiefere Ulzerationen (>10 mm), teilweise auch mit Befall des Oropharynx.
- Auch im Bereich keratinisierter Schleimhaut (Zunge) auftretend.
- Häufige Rezidive.
- Vernarbende Ausheilung über längeren Zeitraum (bis zu 6 Wochen).
- Höchstgradig schmerzhaft.
- Sekundäre Infektion möglich.
- Lymphadenopathie.

Therapie

- Kombination aus lokaler und systemischer kortikosteroider Therapie.
- Lokale Anästhesie.

Herpetiforme Aphthen
Klinik

- Viele diffuse, kleine (<5 mm) oberflächliche Ulzerationen (ähnlich der primären Herpes-simplex-Infektion); sehr schmerzhaft.
- Vorkommen an Mukosa und keratinisierter Gingiva.
- V. a. Frauen und höhere Altersgruppe.
- Mind. 10 Tage Ausheilungsdauer.
- Hohe Rezidivrate.
- Differenzialdiagnose zur Herpes-Infektion (bei Herpes: Virennachweis möglich).

Therapie

- Wegen der oft verstreuten Verteilung der Ulzera ist eine systemische Kortikosteroidtherapie effektiver als eine lokale Behandlung.
- Tetrazyklinmundspüllösungen helfen manchen Patienten.

Oraler Lichen planus

- Relativ verbreitete Affektion der oralen Schleimhaut (ca. 2 %) mit deutlich chronischem Charakter (im Vergleich zum kutanen Lichen).
- Altersgruppe: 30–65; Frauen häufiger betroffen.
- Klinische Erscheinungsformen: Retikulär, papulär, plaqueförmig = hyperkeratinisierte Formen (objektiv) und asymptomatisch (subjektiv); atrophisch, ulzerativ und bullös = erosive Formen (objektiv) und symptomatisch (subjektiv: Schmerzhaftigkeit, Brennen).
- Ätiologische Faktoren sind weiterhin unbekannt (mögliche Hepatitis-C-Assoziation), man geht bisher von einer multikausalen immunvermittelten Reaktion aus.
- Lichenoide Reaktion: Gleiches klinisches Erscheinungsbild, aber ausgelöst durch: Dentale Restaurationsmaterialien (Amalgam, Gold), chronische Graft-versus-Host-Erkrankung (nach Stammzelltransplantation), unerwünschte Arzneimittelwirkungen von nicht steroidalen Antiphlogistika, Antidiabetika, Antihypertensiva (ACE-Hemmer, Betablocker, Diuretika) und Antimalariamittel.
- Risiko für eine Karzinomentstehung (1–3 %).

Klinik

- **Retikuläre Form:**
  - Erhabene weißliche Streifung (Wickham'sche Streifen) auf erythematösem Grund der Wangenschleimhaut oder der vestibulären Alveolarmukosa (meistens bilateral).
  - Weitere Lokalisationen: Zunge, Gingiva.
  - In den meisten Fällen asymptomatisch (solange nicht erosiv), deshalb vom Patienten nur selten bemerkt.
- **Papuläre Form:**
  - Selten.
  - Diffus verteilte oder aggregierte flache oder leicht erhabene Knötchen.
- **Plaqueförmige Form:**
  - Solide, leicht erhabene weißliche Plaques, ggf. mit retikulären Randausläufern.
  - Asymptomatisch.
  - Histologische Verifizierung wichtig.
  - Hauptlokalisation: Zungenrücken (auch mehrere Läsionen gleichzeitig möglich).
- **Atrophische Form:**
  - Erythematöse flächige Veränderung hauptsächlich auf der vestibulären Gingiva/Wangenschleimhaut.

- Kann auch ein Übergangsstadium sein zwischen retikulärer und erosiver Form.
- Histologische Verifizierung wichtig.
- **Ulzerative Form:**
  - Flache Erosionen auf erythematösem Grund mit deutlicher pseudomembranöser Fibrinbedeckung und unregelmäßig begrenzt.
  - In den Randbereichen strahlenförmige retikuläre Zeichnung.
  - Empfindlich auf Temperatur, gewürzte Speisen und Alkohol.
- **Bullöse Form:**
  - Selten.
  - Große flüssigkeitsgefüllte Blasen, die sofort zerplatzen und einen erosiven Untergrund hinterlassen.
  - Hauptlokalisation: Posteriore Wangenschleimhaut.

Therapie

- Symptomlose Formen bedürfen keiner Therapie, jedoch Aufklärung des Patienten und jährliche Verlaufskontrolle.
- Symptomatische Formen: Triamcinolon-Haftpaste, Fluocinoid-Gel, topische Kortikosteroid-Präparate (Clobetasol, Betametason, CAVE: NW: Systemische Effekte, orale Candidiasis), topische Calcineurin-Inhibitoren als Creme, Salbe oder Spülung (Tacrolimus, Pimecrolimus), systemische Kortikosteroidgabe (Prednison 40-60 mg/d, dann ausschleichend), Immunmodulatoren, sog. »Biologika« (TNF-alpha-Antagonisten, Efalizumab). Kosten? und »Off-Label-Use«.

Schleimhautpemphigoid

Autoimmune, chronisch entzündliche (subepithelial-)blasenbildende Erkrankung, die gekennzeichnet ist durch IgG, IgA oder C3-Ablagerungen entlang der epithelialen Basalmembran.

Klinik

- Neben oralen Affektionen auch okuläre, nasale, nasopharyngeale, anogenitale, dermale, laryngeale, ösophageale Beteiligung (in absteigender Reihenfolge).
- Orale Manifestation: Erythematöse fleckige Areale, Blasenbildung, Erosionen (z. T. mit pseudomembranöser Auflagerung).
- Hauptlokalisation: Befestigte Gingiva, Gaumenschleimhaut (seltener: Lippen, Zunge, Wangenschleimhaut).
- Nikolsky-II-Zeichen positiv: Bestehende Blasen lassen sich lateral verschieben.
- Doppelt so häufig bei Frauen; häufige Altersgruppe bei Erstmanifestation: 50–60 Lj.

Therapie

- Abhängig von Lokalisation, Schweregrad und Progression.
- Wichtig: Bei oralem Erstbefund unbedingt konsiliarische Vorstellung zur Untersuchung aller Schleimhäute/der Haut (CAVE: Erblindung, tracheale/laryngeale/ösophageale Obstruktionen, Dysurie).
- Bei ausschließlich oralem Befund: Topische Kortikosteroide, ggf. systemische Kortikosteroide und Dapson.

Pemphigus vulgaris

- Chronische, blasenbildende mukokutane Erkrankung, die vor Einführung der Kortikosteroide durch Dehydration und sekundäre Infektion tödlich enden konnte.
- Autoimmuner Prozess mit Antikörperbildung gegen Epitheladhäsionsmoleküle.
- DD: Unter anderem paraneoplastischer Pemphigus.

Klinik

- Erosionen und Ulzerationen nach vesikulobullöser oraler Manifestation, die einem Hautbefall vorausgehen oder ausschließlich bestehen.
- Meist nur kurze Phase der intraoralen Blasenbildung (schnelle Ruptur).
- Hauptlokalisationen: Weicher Gaumen, Wangenschleimhaut.
- Positives Nikolsky-I-Zeichen (Blasenbildung bei Druck auf Schleimhaut).
- Positives Nikolsky-II-Zeichen (Bestehende Blasen lassen sich lateral verschieben).
- Altersgruppe: 40.–60. Lj.
- Höhere Inzidenz bei Patienten mediterranen Ursprunges.

Therapie

- Immunsuppression mit Kombinationen von lokalen/systemischen Kortikosteroiden, Azathioprin, Methotrexat, Dapson, Cyclophosphamid.

Erythema multiforme (EM)/Stevens-Johnson-Syndrom (SJS)/toxische epidermale Nekrolyse (TEN)

- Chronisch entzündliche, vielgestaltige mukokutane Erkrankungen mit unterschiedlichen Schweregraden und ätiologisch meist viralem (EM), bakteriellem oder chemischem (SJS/TEN) Auslöser im Sinne einer Überempfindlichkeitsreaktion.
- EM meistens selbstlimitierend; Mortalität SJS 5 %, TEN 30 %.
- Im Prodromalstadium häufig Fieber, Kopfschmerzen und allgemeines Krankheitsgefühl vorausgehend.

- Typische akrale Hautveränderungen: Konzentrische erythematöse Flecken mit zentraler Blasenentstehung, deren Grund sich zunehmend blau-rot verfärbt, und blassem Rand und erythematösen Ringen (Kokardenmuster blau-weiß-rot,»Zielscheibe«).
- Intraoral große konfluierende, pseudomembranös bedeckte Erosionen, die bis zum Pharynx reichen können.
- Die Zunge kann komplett erodiert und geschwollen sein mit lateralen Zahnimpressionen.
- Typisch ist eine erosiv-hämorrhagische Cheilitis mit blutigen Krusten.
- Sprechen und Schlucken ist äußerst schmerzhaft.

Therapie

- Entscheidend: Anfängliche Identifikation und Neutralisation des reaktionsauslösenden Agens (bei Herpesinfektion: Aciclovir), wird schwieriger mit zunehmendem chronischen Verlauf.
- Antihistaminika, Analgetika, Antipyretika, lokale Kortikosteroide.
- Akute Therapie auf Intensivstation oder Abteilung für Brandverletzungen.
- Problem: Sekundäre Infektion.

Lupus erythematodes

- Chronisch entzündliche multifaktorielle Erkrankung der Haut, des Bindegewebes und innerer Organe (Niere, Herz!), gekennzeichnet durch den Nachweis von antinukleären Autoantikörpern.
- Gemäß der Schwere der Erkrankung werden mindestens drei klinische Formen unterschieden:
  - Diskoider Lupus erythematodes (DLE).
  - Subakuter kutaner Lupus erythematodes (SKLE).
  - Systemischer Lupus erythematodes (SLE).

Klinik

- Orale Läsionen und Hautveränderungen treten meistens simultan auf.
- Frauen deutlich häufiger betroffen.
- Bei allen Lupusformen kann die Mundschleimhaut betroffen sein.
- Hauptlokalisation: Weicher und harter Gaumen.
- Typische Veränderungen: Annuläre leukoplakische Bezirke, erythematöse Erosionen, chronische Ulzerationen.
- Lippenrot und Gesicht häufig mitbefallen.

Therapie

- Systemische immunsuppressive Therapie.
- Bei intraoralen Läsionen: Lokale Kortikosteroidtherapie, antiseptische Spüllösungen, ggf. antimykotische Therapie einer sekundären Candidiasis.

12.1.6 Infektiöse Veränderungen

Akute primäre Gingivostomatitis herpetica

Nur 1 % der Erstinfektionen mit Herpes-simplex-Virus verlaufen klinisch sichtbar in Form einer primären Gingivostomatitis herpetica.

Klinik

- Kleine punktförmige bis große diffuse Ulzerationen, die sowohl die keratinisierte als auch die nicht keratinisierte orale Schleimhaut betreffen können.
- Mit zunehmender Größe konfluieren die Läsionen zu unregelmäßig begrenzten Ulzera, umgeben von einem erythematösen Saum.
- Häufig Kinder und Jugendliche betroffen bei gleichzeitigem Fieber und Lymphadenopathie.
- Starkes Krankheitsgefühl wegen Schmerzen und erschwerter Nahrungsaufnahme.
- Ca. eine Woche bis zum Abklingen der Symptome.
- Auszuschließende Differenzialdiagnosen: Herpangina, Hand-Fuß-Mund-Erkrankung, Windpocken, Erythema multiforme, Herpes zoster, Leukämie.

Rezidivierender oraler Herpes simplex

- Reaktivierung einer HSV-Latenz im Ganglion trigeminale.
- Zunächst Makula, die schnell papulös wird, nach 48 Stunden vesikulär und danach pustulös.
- Zwei klinische Erscheinungsformen: Herpes labialis, oraler Herpes.
- Prodromi: Brennen, Kribbeln.
- Multiple flüssigkeitsgefüllte Vesikel und Ulzera im Bereich der Lippen (Herpes labialis) nach Sonnenexposition, Stress, Verletzung oder im Bereich des harten Gaumens, der Gingiva und der Zunge (Herpes oralis) nach zahnärztlicher Therapie oder sonstiger Stimulation.
- Blasen auf der Mukosa sind allerdings eher selten, weil sie schnell platzen und flache Erosionen hinterlassen.
- Ulzerationen heilen in 1–2 Wochen.
- Schmerzhafte Läsionen, jedoch in der Regel ohne systemische Beeinträchtigung.

- Vesikelflüssigkeit ist hoch kontagiös.
- Bei immunkompromittierten Patients: Häufig rezidivierende Verläufe und auch Vorkommen auf dem Zungenrücken.

Virus-Diagnostik

- Immunhistologischer Nachweis von Virusantigen mit monoklonalen Antikörpern ist möglich und bietet eine hohe Sensitivität.
- Beste Nachweismethode: Viruskultivierung.

Therapie

- Bei immunkompetenten Patienten keine medikamentöse Therapie erforderlich, jedoch Aufklärung des Patienten.
- Bei Primärinfektion: Symptomatische Maßnahmen (Antipyretika, Analgetika, antiseptische Mundspülungen).
- Lokale virustatische Salben (Acyclovir etc.) haben nur einen bedingten Effekt bei rezidivierendem Herpes und sollen eine weitere Ausbreitung und Verkürzung der Abheilung erreichen (Anwendung innerhalb der ersten 24 h).
- Bei immunsupprimierten Patienten oder schweren Verläufen ist eine systemische Virustatikatherapie indiziert.

❗ Bei zahnärztlichen Behandlungen hohe Kontagiösität der Herpesvesikel beachten!

Varicella

Die Erstinfektion mit dem Varizella-Zoster-Virus führt zu den sehr ansteckenden Windpocken, bei Reaktivierung kommt es zum Herpes zoster (Gürtelrose).

Klinik

- Erstinfektion (Windpocken) im Kindesalter mit Fieber, Krankheitsgefühl und rasch auftretenden makulopapulösen, stark juckenden Erythemen der Haut (unter Aussparung der Fuß- und Handinnenflächen).
- Intraorale Bläschen (Zunge, Gaumen, Wange, Gingiva, Oropharynx) erodieren schnell und hinterlassen kleine aphthoide Ulzera.
- Herpes zoster tritt eher bei älteren Patienten auf (v.a. unter Immunsuppression durch Kortikosteroidtherapie, HIV-Infektion, Chemotherapie, konsumierende Erkrankungen).
- Leitsymptom sind papulovesikuläre Läsionen auf berührungsempfindlichen ödematösen Erythemen, die pustulös konfluieren und Erosionen mit Verkrustung nach sich ziehen.

- Streng segmentale Läsionsbegrenzung gemäß der Infektion des betreffenden Nervenastes (beim 2. und 3. Ast des N. trigeminus sowohl kutane als auch intraorale Läsionen).
- Ausheilung innerhalb von 4 Wochen, ggf. mit lange bestehender postherpetischer Neuralgie.

Virusdiagnostik

- Die strenge unilaterale Ausbreitung entlang der Dermatome ist pathognomisch für Herpes zoster.
- Antikörpernachweis mittels Elisa-Test/PCR oder Immunfluoreszenz ist besonders bei primären Infektionen gut möglich.

Therapie

- Systemische virustatische Therapie mit Aciclovir und Famciclovir.

Infektiöse Mononukleose

- Epstein-Barr-Virusinfektion.
- Häufig vorkommend.
- Inkubationszeit 20–40 Tage; Übertragung über Speichel.
- Fieber, Krankheitsgefühl, Erschöpfung, Halsschmerzen.
- Eine Erstinfektion in der Kindheit verläuft meistens klinisch stumm; wohingegen die typischen Krankheitszeichen der infektiösen Mononukleose bei Erstinfektion im Jugendlichen- oder Erwachsenenalter (»kissing disease«) auftreten.
- Bei der oralen Untersuchung zeigen sich Lymphadenopathie (besonders der submandibulären Lymphknoten) und Pharyngitis, außerdem Entzündungen oder konfluierende Petechien am weichen Gaumen.
- Wochen bis Monate dauernde Genesung.

Virus-Diagnostik

Antikörperbestimmung.

Therapie

Symptomatisch (Analgesie, körperliche Anstrengung vermeiden). Systemische Kortikosteroide bei pharyngealem Ödem mit Verengung der Atemwege.

Orale Haarleukoplakie

- Weißliche Flecken bilateral an den Zungenrändern, häufig durchzogen von vertikalen Rissen.
- Bei 30 % der HIV-Infizierten, Frauen seltener betroffen.

- Auftreten auch bei anderweitig Immunsupprimierten.
- Epstein-Barr-Virusinfektion (immunhistochemischer Nachweis im Oberflächenepithel möglich).
- Keine Therapie (da asymptomatisch).

Herpangina

- Coxsackie-Virusinfektion.
- Kleine gräulich-weißliche vesikuläre Läsionen im Bereich des weichen Gaumens/der Gaumenbögen, die von einem erythematösen Hof umgeben sind.
- Bevorzugt bei Kleinkindern.
- Fieber, Übelkeit, Kopfschmerzen.
- Symptomatische Therapie.

Hand-Fuß-Mund-Krankheit

- Vor allem bei Kleinkindern auftretende, höchst kontagiöse Coxsackie-Virusinfektion, die mit Krankheitsgefühl und Fieber einhergeht.
- Klinisches Zeichen sind kleine Vesikel, die an Hand- und Fußinnenflächen auftreten und auch die oralen Schleimhäute (vor allem Zunge, harter Gaumen, Wangenschleimhaut – selten befallen sind weicher Gaumen, Tonsillen und Pharynx) betreffen können.
- Abheilung erfolgt nach spätestens zwei Wochen ohne weitere Therapie.

Röteln

- Rubella-Virusinfektion.
- Fieber, Kopfschmerzen, Krankheitsgefühl.
- Zunächst im Gesicht, dann sich auf den Stamm ausbreitendes papulöses, rötliches Exanthem.
- Keine spezifischen Schleimhautaffektionen.
- Symptomatische Therapie (Fiebersenkung, Entzündungshemmung).

❶ Infektion in der Schwangerschaft: Rötelnembryofetopathie.

Masern

- Hoch kontagiöse Infektionserkrankung mit dem Masernvirus.
- Erheblich geschwächter Allgemeinzustand (Risiko: Enzephalitis, Pneumonie).
- Typisch ist zweiphasiger Krankheitsverlauf:
  - Zunächst uncharakteristisches Prodromalstadium mit Entzündung der Schleimhäute des oberen Atemtraktes und der Augenbindehäute, Fieber, Übelkeit und Kopfschmerzen; intraoral treten

weißliche Papeln auf erythematösem Grund (Koplik-Flecken)
auf der Wangenschleimhaut auf.

- Es folgt das Exanthemstadium (retroaurikulär beginnend und dann über den ganzen Körper ausbreitend) mit intraoral typischen Petechien am Gaumen und generalisiert entzündeter oraler Schleimhaut.
- Symptomatische Therapie; körperliche Schonung.

Mumps

▶ Abschn. 14.4.2 Akute virale Sialadenitis.

- Virusinfektion mit primärem Befall der großen Speicheldrüsen (Parotis).
- Fieber, Kopfschmerzen, Krankheitsgefühl.
- Stark schmerzhafte geschwollene Parotis (angehobenes Ohrläppchen).
- Intraoral entzündlich veränderte Papilla parotidea.
- Symptomatische Therapie.

Plattenepithelpapillom

- Solitäre, papillöse, fokale, epitheliale Hyperplasie (blumenkohlartig).
- Häufig am weichen Gaumen oder an der Wangenschleimhaut.
- In den überwiegenden Fällen sind humane Papillomaviren nachweisbar (HPV-6, HPV-11).

Therapie

Exzision.

Verruca vulgaris

- Auf der Haut (häufig: Finger, Hände) als klassische Warze vorkommende exophytische Läsion, die durch den Nachweis von HPV-2 und HPV-4 gekennzeichnet ist.
- Virus wird durch Autoinokulation in die Mundhöhle gebracht.

Klinik

- Solitäre exophytische, keratinisierte, papillomatöse, weißliche Gewebszunahme.
- Durchschnittlich bis 1 cm.
- Hauptlokalisation: Lippen, Gaumen, Gingiva.

Therapie

- Exzision (auch Laser).
- Häufig Rezidive wegen erneuter Autoinokulation.

Condyloma acuminatum

Sexuell übertragene Läsionen, die sich auf Haut (anogenital) und Schleimhaut finden und HPV-6- und HPV-11-assoziiert sind.

Klinik

— Häufig multipel auftretende, weißliche oder pinkfarbene breitbasig aufsitzende Noduli mit unregelmäßiger Oberfläche oder lange papillomatöse, gestielte Fortsätze.

— Hauptlokalisation: Nicht keratinisierte Schleimhaut (Lippen, Wangenschleimhaut, Vestibulum, Mundboden).

Therapie

— Exzision.

— Laserablation.

— Häufig Rezidive (alle Läsionen müssen entfernt werden, sonst Reinfektion).

Multifokale epitheliale Hyperplasie (M. Heck)

— Multiple breitbasig aufsitzende oder papilläre weißliche oder pinkfarbene Epithelproliferationen der Mundschleimhaut, wie sie überwiegend bei besonderen ethnischen Gruppen gefunden werden (indianische Amerikaner, Inuits).

— Assoziiert mit HPV-13 und HPV-32.

— Hauptlokalisation: Gingiva, labiale und bukkale Mukosa.

Scharlach

— Streptokokkeninfektion, ausgehend von einer Pharyngitis und Tonsillitis.

— Kleinpapulöses Exanthem des Gesichtes (mit charakteristischer Aussparung der perioralen Region) und oberen Stammes.

— Nach Konfluenz und weiterer Ausbreitung: Scharlachrotes Exanthem, welches nach einer Woche abblasst und eine feine Schuppung hinterlässt.

— Intraoral: Generalisiertes Ödem, diffuse Petechien, charakteristische Zungenoberfläche (weißlich belegt mit später hervortretenden fungiformen Papillen; Belag wird nach 4 Tagen abgestoßen, und es entsteht eine hochrote Zungenoberfläche mit geschwollenen Papillen; Himbeerzunge).

— Antibiotische Therapie, CAVE: Chronische Rezidive erhöhen die Gefahr für bakterielle Endokarditiden.

Oral-zervikofaziale Aktinomykose

Bakterielle Infektion mit *Actinomyces israelii* (sonst Kommensalen und in Plaque/Kariesläsionen und Tonsillen vorkommend → endogene Infektion), die durch vorangegangene Verletzung ins Gewebe eindringen und sich unter anaeroben Bedingungen vermehren können.

Klinik

- Häufig betroffen: Submandibular- und Kieferwinkelregion.
- Weichteilschwellung/Abszessbildung.
- Bei Knochenbeteiligung: Osteomyelitisgefahr, reaktive Periostitis.
- Fistelbildung nach extraoral möglich (Exsudat mit kleinen gelblich-grünen Kristallen → Actinomycesdrusen).

Therapie

- Abszessinzision und Drainage.
- Langdauernde Antibiose (Aminopenicillin) über Wochen.
- CAVE: Schleichende Ausbreitung entlang präformierter Spatien und Logen.

Candidiasis

- Mykotische Infektion mit Candidapilzen (hauptsächlich *Candida albicans*), die als Kommensalen die normale Mund- und Rachenflora besiedeln und nur bei Verschlechterung der Abwehrlage opportunistisch pathogen werden können.
- Hierzu gehören z. B.: Antibiotische Therapie, Kortikosteroidtherapie, Mangelernährung, Diabetes mellitus, HIV-Infektion, Radiochemotherapie, Xerostomie, Zahnprothesen, Strahlentherapie, Chemotherapie, hohes Alter.
- Therapieprinzipien: Erst Ursache/prädisponierende Faktoren der Candidainfektion identifizieren und beseitigen und dann die lokale (ggf. systemische) antimykotische Therapie durchführen (▶ Kap. 7.4 Antimykotika).

Klinik

Unterscheidung von drei klinischen Formen, die jeweils akute oder chronische Verläufe zeigen können:

- **Pseudomembranös:**
  - Weißliche, fleckige Auflagerungen, die man mit einem Instrument leicht abkratzen kann (Chronifizierung kann die Abwischbarkeit erschweren).
  - Darunter verbleibt eine erythematöse Schleimhaut, die leicht bluten kann.

- **Erythematös** (atroph):
  - Diffuse Rötung auf glatter Schleimhaut.
  - Initial auch Erosionen oder Petechien.
  - Häufig brennendes Gefühl oder Dysästhesie.
  - Bei immunkompetenten Patienten am häufigsten unter gaumen-bedeckenden Prothesen zu finden (Candida-assoziierte Prothesen-stomatitis).
  - Bei chronischem Befall der Zunge: Glatte, papillenfreie Oberfläche mit ausgeprägter Dysästhesie.
- **Hyperplastisch**
  - Weiße mukosale nicht abwischbare Plaques.
  - Häufigste Lokalisation: Kommissuren und Wangenschleimhaut (V-förmig zur Kommissur hin öffnend).
  - Candida-assoziierte Leukoplakie (aufgrund der Differentialdia-gnose einer Epitheldysplasie ist eine Inzisionsbiopsie angezeigt).

Therapie

- Rauchen einstellen.
- Verbesserung der Mundhygiene; Chlorhexidingluconat-Anwendung.
- Lokale Faktoren therapieren (Xerostomie, Prothesenanpassung).
- Topische Antimykotika (Suspension, Tabletten, Cremes).

Candida-assoziierte Läsionen
Cheilitis angularis

- Synonym: Mundwinkelrhagaden, Perlèche.
- Chronische Infektion mit schmerzhaften bilateralen Fissuren an den Mundwinkeln.
- Abgesunkene Vertikaldimension der Okklusion (Abrasion) begünstigt Entstehung.
- Sekundäre Superinfektionen möglich.
- Therapie: Eisen- und Vitamin-B-Ergänzung; topische Antimykotika (Miconazol); bei Superinfektion: Topische Antibiotika; Prothesenanpassung/-erneuerung.

Glossitis rhombica mediana

- Erythematös-atropher zentraler Fleck in der Mitte des Zungen-rückens.
- Chronische Candidainfektion.
- V. a. bei Rauchern, Prothesenträgern, HIV-Infektion, Kortikoid-Spray-Nutzern.
- Falls nicht in Zusammenhang mit Burning-Mouth-Syndrom, häufig asymptomatisch.

- Langsame Größenzunahme (auch noduläre Veränderung möglich).
- Therapie: In manchen Fällen topische Antimykotika nicht ausreichend, dann systemisch.

Prothesenstomatitis

- Synonym: Chronisch atrophe Candidiasis.
- Symptomlose erythematöse Läsion unter einer Zahnprothese.
- Verursacht durch Plaqueretention, verringerten Speichelfluss, mechanische Irritation.
- Häufig bakterielle Koinfektion.
- Therapie: Reinigung und Desinfektion der Prothese (Chlorhexidingluconat); lokale Antimykotika für 4 Wochen.

12.1.7 Bluterkrankungen

Leukozytopenie

- Verminderte Zellzahl der zirkulierenden Leukozyten im Blut (häufig der Granulozyten, Differenzialblutbild!).
- Ursachen: Störung der Hämatopoese, Unterbrechung der neutrophilen Zellreifung, medikamentöse Hemmung der neutrophilen Genese.
- Bei medikamentöser Hemmung (Chemotherapie bei Tumorbehandlung) sind auch Erythrozyten und Thrombozyten betroffen (gleichzeitige Anämie und Thrombozytopenie).

Klinik

- Durch verminderte Granulozytenzahl Verlust der akuten zellvermittelten Abwehr → bakterielle Infektionen (Problem: Bakterielle Pneumonien).
- Intraoral: Ulzerationen der Mundschleimhaut, die den Knochen erreichen und Osteomyelitiden und Osteonekrosen nach sich ziehen können.

Therapie

- Bei intraoralen Infektionen: Antibiose, lokale antiseptische Spülungen.
- Keine elektiven oralchirurgischen Maßnahmen unter verminderter Leukozytenzahl.
- Hämatologisches Konsil.

Leukämie

- Neoplastische Vermehrung von Leukozyten und deren unreifen und funktionslosen Vorstufen.

- Klassifikation basiert auf morphologischen, immunologischen und genetischen Eigenschaften der Leukämiezellen.
- Wichtigste Leukämieformen:
  - Akute myeloische Leukämie (AML).
  - Akute lymphatische Leukämie (ALL).
  - Chronische myeloische Leukämie (CML).
  - Chronische lymphatische Leukämie (CLL).
- Verdachtsdiagnose ergibt sich bereits aus (Differenzial-)Blutbild, für genaue Klassifikation ist Knochenmarkpunktion erforderlich.

Klinik

- Krankheitsgefühl, Müdigkeit, Fieber, Gewichtsverlust.
- Intraoral: Petechien, akute exazerbierte Gingivitiden bei chronisch hyperplastischer Gingiva.

🚫 Bei jeder Gingivahyperplasie muss die Differenzialdiagnose einer unentdeckten Leukämie bedacht werden!

Maßnahmen

- Gingivabiopsie (leukämische Infiltrate).
- Vor oralchirurgischen Maßnahmen immer Gerinnungsstatus (begleitende Thrombozytopenie in neoplastischem Knochenmark erhöht die Blutungsgefahr).
- Hämatologisch-onkologisches Konsil.

12.1.8 Traumata

Verletzungen der Mundschleimhaut werden sehr häufig beobachtet. Schädigungen können als Folge von **physikalischen** (mechanischen, thermischen, elektrischen) oder **chemischen** Schleimhautalterationen auftreten.

Aufgrund der sehr guten Durchblutungsverhältnisse und der hohen Regenerationsfähigkeit der Mundschleimhaut zeigen Verletzungen eine sehr schnelle Heilungstendenz.

In Abhängigkeit von der Genese des Traumas werden unterschiedliche Verletzungsmuster beobachtet, die im Folgenden dargestellt werden.

Akute mechanische Traumata
Einbissverletzungen

Oft führen scharfkantige Nahrungsbestandteile oder das unbeabsichtigte Ein- oder Aufbeißen während der Nahrungsaufnahme, beim Sprechen oder beim Schlafen zu kleinen Mundschleimhautverletzungen.

Klinik

— Vor allem in den seitlichen und anterioren Zungenarealen und der Schleimhaut der Unterlippe.

Therapie

— Unkompliziertes Abheilen ohne weitere therapeutische Maßnahmen, da Verletzungen meist sehr umschrieben.

Abbissverletzungen

Bei Kollisionen im Straßenverkehr oder bei Kontaktsportarten treten häufig Abbissverletzungen auf.

Klinik

— Wenn die Zunge betroffen ist, können starke und lang anhaltende Blutungen auftreten.

Therapie

— Am Unfallort initiale Blutstillung durch konservative Maßnahmen (Kompression, Tamponade, Eis).

— Rasche Vorstellung des Patienten in einer Fachabteilung mit Inspektion der Wundverhältnisse, Desinfektion und effiziente Wundversorgung in Lokalanästhesie oder bei Bedarf in Intubationsnarkose.

— Im Bereich der Zunge neben Adaptation der Wundränder ggf. zusätzlich Umstechung oder Ligierung von Gefäßstümpfen.

Pfählungsverletzungen

Ursache ist das plötzliche Abrutschen beziehungsweise gestoßen werden beim Spielen mit einem langen, scharfen Gegenstand, z. B. einem Malstift.

Klinik

— Prädilektionsstelle ist die Gaumenschleimhaut.

— Sehr häufig bei Kleinkindern und Kindern.

Therapie

— Wichtig ist die Untersuchung des verursachenden Gegenstandes, um das Verbleiben eines frakturierten Anteiles in der Wunde sicher ausschließen zu können.

— Weitere Exploration bei Verbleib des Fremdkörpers oder von Fragmenten in der Wunde.

— Chirurgische Adaptation bei perforierenden dehiszenten Wunden.

Kombinationsverletzungen

Diese treten in der Regel als Folge unterschiedlichster Unfallmechanismen mit meist komplexen Verletzungsmustern auf.

Klinik

- Verletzungen der Gingiva und der vestibulären Mundschleimhaut nach traumatischen Zahnluxationen.
- Perforierende Rissquetschwunden im Unterlippenbereich als Folge des Einbisses der Unterkieferfrontzähne.
- Verletzungen der Mundschleimhautkontinuität bei offenen Kieferfrakturen.
- Ablederungsverletzungen im Oberkiefervestibulum bei Fahrradstürzen.
- Untersuchung schließt neben der Mundschleimhaut auch den gesamten knöchernen Gesichtsschädel ein sowie den klinischen Ausschluss einer akuten Gefäßblutung.

Therapie

- Vorstellung der Patienten in einer Fachklinik.
- Bei kombinierten Verletzungen (Knochen und Weichteile) erfolgt Versorgung immer von innen nach außen.
- Die chirurgische Erstversorgung von ausgedehnten Weichgewebeverletzungen sollte als definitive Erstversorgung angestrebt werden.
- Bei Zahnverlust oder Zahnfrakturen Verbleib der Fragmente oder Zähne in der Mundhöhle ausschließen, um Aspirationen zu vermeiden.
- Behandlung dieser Patienten häufig durch den Schweregrad der Begleitverletzungen definiert, oftmals interdisziplinäre Versorgung.

Bissverletzungen

Hier liegt häufig eine Kombination intra- und extraoraler Weichgewebeverletzungen vor, die eine möglichst perfekte initiale plastische Wiederherstellung erforderlich machen. Sind komplexe Einheiten wie z. B. Haut, Knorpel und Schleimhaut an der Nase verlorengegangen, kann auch ein gut geplantes zweizeitiges Vorgehen sinnvoll sein. Die ◻ Abb. 12.1 und ◻ Abb. 12.2 zeigen den Zustand nach Teilverlust der Nasenspitze und die Rekonstruktion mittels Rotationslappen.

Klinik

- Sinnvoll ist die klinische Einteilung der Bissverletzung entsprechend der Klassifikation nach Lackmann in 5 Grade:
    - I Oberflächliche Verletzung ohne Muskelbeteiligung.
    - II Tiefe Verletzung mit Muskelbeteiligung.

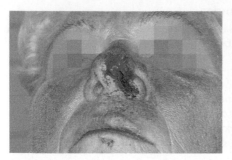

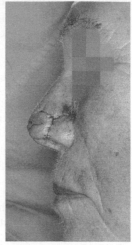

■ **Abb. 12.1** Teilverlust der Nasenspitze durch einen Hundebiss

■ **Abb. 12.2** Rekonstruktion der Nasenspitze durch einen kleinen Rotationslappen aus dem lateralen Nasenabhang

━ III Tiefe Verletzung mit Muskelbeteiligung und Gewebedefekt.
━ IV Grad III mit zusätzlicher Gefäß- und/oder Nervenverletzung.
━ V Grad III mit zusätzlicher Knochenbeteiligung oder Organdefekt.

Therapie

━ Bei Bissverletzungen im Gesicht orale, besser intravenöse antibiotische Behandlung, z. B. mit Augmentan.
━ Methode der Wahl ist die sorgfältige Wundsäuberung und -desinfektion und ein primärer Wundverschluss, aufgrund der guten Durchblutung im Gesichtsbereich nur mit minimalem Debridement. Ein Zuwarten oder Granulierenlassen von nicht infizierten Wunden im Gesicht nach Bissverletzungen ist obsolet.
━ Bei tiefen Bisswunden, die älter als 6 Stunden sind, empfiehlt sich ein Abstrich für eine mikrobiologische Untersuchung mit Erstellung eines Antibiogrammes.
━ Bei Hundebissverletzungen zusätzlich sicherstellen, dass bei dem verursachenden Tier keine Tollwut besteht.

Allgemeine therapeutische Grundsätze bei der Versorgung von akuten mechanischen Traumata

━ Anamnestisch vor jeder Wundversorgung abklären, ob ausreichender Tetanusschutz besteht (▶ Abschn. 2.5.6).

- Im Einzelfall, wie bei sehr verschmutzten Wunden, entscheiden, ob und in welcher Form Antibiotikatherapie notwendig ist (▶ Abschn. 13.4).
- Mundschleimhaut mit atraumatischem Nahtmaterial versorgen, bei Patienten mit eingeschränkter Compliance, Kindern und schwer zugänglichen Bereichen zur Vermeidung einer postoperativen Nahtentfernung resorbierbares Nahtmaterial (zum Beispiel Vicryl 4-0) verwenden.
- Verletzungen der Ausführungsgänge der großen Speicheldrüsen über einen Silikonschlauch schienen (Naht und Schlauch 14 Tage in situ belassen).
- Bei der sekundären Wundheilung, insbesondere im Frontzahnbereich des Unterkiefervestibulums, können ausgedehnte Narbenzüge entstehen, die zu Komplikationen, wie Parodontopathien, führen können; dies macht häufig eine Vestibulumplastik erforderlich.

Chronische mechanische Traumata
Linea alba

Diese sog. weiße Linie ist eine häufige Alteration der Wangenschleimhaut, die vor allem auf mechanische Traumata durch Druck, Reibung oder Kauen durch die Zähne zurückzuführen ist. Diese Veränderung kann in einer Häufigkeit von bis zu 5 % bei Routineuntersuchungen festgestellt werden.

Klinik
- Weiße Linie, die in der Regel beidseits auftritt und in der Wangenschleimhaut in Höhe der Okklusionsebene der anliegenden Zähne lokalisiert ist.
- Auftreten am deutlichsten in der Region der hinteren Molaren.

Therapie
- Da keine Langzeitfolgen beschrieben, Therapie nicht erforderlich.
- Bioptische Abklärung selten indiziert.
- Bei Ausbleiben der verursachenden Reize kann spontane Regression erfolgen.

Morsicatio mucosae oris (chronisches Wangenkauen)

Chronische Irritation durch Kauen auf der Wangenschleimhaut, seltener auch an anderen Lokalisationen (Morsicatio labiorum, Morsicatio linguarum). Sehr häufig geschieht das Wangenkauen ähnlich wie das Knirschen unbewusst und wird von den betroffenen Patienten verneint. Die Inzidenz beträgt 0,8 %, das Auftreten wird bei Frauen dreimal häufiger als bei Männern beschrieben. Eine ähnliche Veränderung, meist verursacht durch schlecht sitzende Prothesen, wird als benigne Alveolarkammkeratose bezeichnet.

Klinik

— Verdickte weiße Schleimhautareale mit unregelmäßiger Oberfläche treten kombiniert mit Erosionen, Erythemen und fokalen Ulzerationen auf.

— Läsionen der Wangenschleimhaut häufig beidseits.

— Hauptlokalisation: Mittlere Region der anterioren Wangenschleimhaut in Höhe der Okklusionsebene.

— Selten sind die Veränderung sehr ausgedehnt und über die Okklusionsebene hinausgehend, vor allem bei Patienten, die die Wangenschleimhaut von außen mit den Fingern zwischen die Zahnreihen pressen.

Therapie

— Symptomatische Therapie der Schleimhautveränderungen nicht erforderlich.

— Bei gesicherter Stressanamnese bzw. Vorliegen psychologischer Erkrankungen Angehen der kausalen Ursachen.

— Unterstützend wirken Schutzplatten im Sinne von Schildern, die aus Kunststoff hergestellt werden und das Kauen der Schleimhautareale auf den Zahnreihen verhindern.

❗ Bei isoliertem Vorkommen am Zungenrand und gleichzeitiger HIV-Risikoanamnese sollte immer eine HIV-Infektion beziehungsweise eine Haarleukoplakie ausgeschlossen werden.

Elektrische Traumata

Elektrische Verbrennungen der Mundhöhle sind sehr selten und machen nur ungefähr 5 % aller stationär behandelten Verbrennungsverletzungen aus. Allerdings sind elektrische Verletzungen der Mundschleimhaut häufig folgenschwerer als thermische.

Bei der elektrischen Verbrennung in der Mundhöhle werden zwei Arten der Verbrennung unterschieden.

— **Direkte Verbrennung:**
  — Folge eines Stromdurchflusses durch den Körper, der sehr häufig mit kardiopulmonalen Komplikationen einhergeht.

— **Indirekte Verbrennung:**
  — Der Speichel agiert als übertragendes Medium von der Stromquelle in die Mundhöhle.
  — Es können Temperaturen bis zu 3000 °C entstehen und zu extremen Gewebezerstörungen führen.
  — Ursächlich ist meist das Kauen auf Verlängerungsschnüren oder Durchbeißen von stromführenden Drähten durch Kinder < 4 Jahre.

Klinik

- Initial häufig schmerzarm.
- Erscheinen mit einer gelblichen, in der Regel nur minimal blutenden Oberfläche.
- Innerhalb weniger Stunden kommt es zu einem ausgeprägten Ödem, das bis zu 12 Tagen andauern kann. Mit dem 4. Tag kommt es zu Nekrosen, die von Blutungen begleitet werden können.
- Zähne können ebenfalls Zeichen der Avitalität aufweisen. Diese können mit der Nekrose des umgebenden Alveolarknochens einhergehen.

Therapie von elektrischen Traumata

Das Hauptproblem sind Kontrakturen, die wie bei Verbrennungen der Körperoberfläche, auch in der Mundhöhle im Rahmen der Heilung und Vernarbung entstehen können.

- Um eine Mikrostomie mit den daraus resultierenden nachteiligen Folgen zu vermeiden, ist eine frühzeitige Intervention notwendig.
- Eine Möglichkeit, diesen Langzeitfolgen vorzubeugen, ist die Anfertigung eines intraoralen Splintes bei Kindern älter als 18 Monate (Zähne zur Fixierung vorhanden). Der Splint sollte den Oberkiefer komplett abdecken und mit 2 Flügeln nach extraoral extendiert werden. Tragezeit: 6 bis 12 Monate über 24 Stunden am Tag mit Ausnahme der Nahrungsaufnahme.
- In schweren Fällen sind zusätzliche chirurgische Rekonstruktionen mit chirurgischem Lösen von Narben und Kontrakturen erforderlich.
- Die initiale Therapie sollte eine Breitbandantibiose einschließen.

Thermische Traumata

Rein thermische Traumata der Mundhöhle resultieren aus Verbrennungen mit erhitzten Nahrungsmitteln (Pizza Burn). Die Einführung der Mikrowellenerhitzung hat zu einem drastischen Anstieg solcher Verbrennungen geführt. Ursache dafür ist die ungleichmäßige Erhitzung der Nahrung, die trotz kühler Oberfläche im Inneren ausgesprochen heiß sein kann.

Klinik

- Verbrennungen durch Nahrungsmittel werden oft am Gaumen oder an der posterioren Wangenschleimhaut manifest.
- Thermische Traumata führen zu Erythemen oder Ulzerationen mit nekrotischen Epithelanteilen in der Peripherie.

Therapie von thermischen Traumata

- Eine Therapie der thermischen Verletzungen durch Nahrungsmittel ist in der Regel nicht erforderlich, da sie meist komplikationslos abheilen.
- In Abhängigkeit von der Ausdehnung und Lokalisation der Wunde kann eine begleitende Schmerztherapie erforderlich sein.

Chemische Verletzungen der Mundschleimhaut

Zahlreiche chemische Lösungen können in Kontakt mit der Mundschleimhaut treten. Meist kommt es direkt nach der Exposition zu einer oberflächlichen weißlichen Verfärbung. Im weiteren Verlauf schreitet die Nekrose fort und der betroffene Epithelabschnitt löst sich von der Unterfläche ab. Auch kleinere Blutungen können auftreten.

Häufige Gründe für eine chemische Verletzung der Mundschleimhaut sind:

- Eigenbehandlung von Mundschleimhautproblemen durch Patienten (Aspirin, Wasserstoffperoxid, Terpentin, Benzin, konzentrierter Alkohol).
- Patienten, die sich in psychiatrischer Behandlung befinden und Kinder behalten oft ihre Medikation in der Mundhöhle anstatt sie zu kauen beziehungsweise zu schlucken (Aspirin, Chlorpromazine und Promazine).
- Medikamente, die zur Therapie von Beschwerden in der Mundhöhle eingesetzt werden (Phenole, Wasserstoffperoxid, Eugenol), können diese noch verstärken.
- Anwendung von Substanzen in der zahnärztlichen Praxis, die potenzielle Schleimhautnoxen darstellen (Natriumhypochlorid, Säureätzsubstanzen, Silbernitrat, Formokresol, Paraformaldehyd, Chromsäure).

Ausgewählte Noxen

Aspirin

- Führt beim längeren Verbleib der Substanz in der Mundhöhle zu Nekrosen der Mundschleimhaut.
- Ist neben Tablettenform auch als Puder, Spüllösung oder Kautablette erhältlich.

Wasserstoffperoxid

- Seit den späten 1970er-Jahren zur Therapie der Parodontitis eingesetzt.
- Oftmals verwandt zur Reduktion von Gingivablutungen bei der Kronenpräparation.

- Konzentrationen von 3 % oder mehr führen oft zu Epithelnekrosen der Mundschleimhaut.

Silbernitrat

- Regelmäßig eingesetzt zur Behandlung aphthöser Läsionen (führt wegen der raschen Zerstörung der Nervendigungen zu einer schnellen Schmerzbefreiung).
- Kann zur Verstärkung der Beschwerden bis hin zu ausgeprägten Ulzerationen führen.

Phenol

- Kann zu ausgeprägten Mundschleimhautnekrosen führen.

Therapie

- Wichtig ist die Prophylaxe:
  - Genaue Instruktion der Patienten durch die behandelnden Ärzte bei der Verschreibung und Anwendung von Medikamenten und Spüllösungen.
  - Konsequente Anwendung von Kofferdam in der zahnärztlichen Praxis.
- Oberflächliche Mundschleimhautnekrosen heilen meist innerhalb von 14 Tagen ohne Narbenbildung komplikationslos ab.
- Bei ausgedehnten Nekrosen ggf. chirurgisches Wunddebridement kombiniert mit einer antibiotischen Therapie.

Auch **Lokalanästhetika** können vereinzelt zu einer Ulzeration beziehungsweise Nekrose am Injektionsort führen. Als ursächlich wird die durch das Vasokonstringens hervorgerufene Ischämie beziehungsweise der Wirkstoff selbst eingeschätzt.

Klinisch imponieren diese teilweise tiefen Nekrosen einige Tage nach Injektion vor allem am harten Gaumen. Diese Läsionen heilen meist gut ab, sodass eine Behandlung nur bei ausbleibender Wundheilung erforderlich wird. Bei rezidivierendem Auftreten als Folge der Anwendung von Lokalanästhetika sollte auf das Vasokonstringens verzichtet werden.

Weitere Traumata
Amalgamtätowierungen

- Einsprengung von Amalgamfüllungspartikeln in die Mundschleimhaut.
- Blaugrauer bis schwarzer, scharf begrenzter Fleck.
- Lokalisation mit enger Relation zu einer (ehemaligen) Amalgamfüllung.

- In Röntgenaufnahmen als metalldichte Verschattung erkennbar, wenn Partikel ausreichend groß.
- Entfernung nur bei ästhetischen Problemen oder lokalen Reaktionen.

❶ Bei der Extraktion von Zähnen mit Amalgamfüllungen auf abgesplitterte Amalgamfragmente in der Wunde achten!

Radiogene Mukositis

- Im Rahmen der Bestrahlungstherapie bei Kopf-Hals-Tumoren reagiert das im Strahlengang liegende Mundschleimhautepithel (hohe Strahlensensibilität wegen hoher Proliferationsrate) bereits nach kurzer Zeit mit zunächst atropher und erythematöser Veränderung.
- Im weiteren Verlauf weißlich-gelbliche pseudomembranöse Auflagerungen mit darunter liegenden Erosionen.
- Z. T. starke Schmerzen.
- Sekundäre Infektionen leicht möglich.

Therapie

- Milde Spülungen.
- Oberflächenanästhesie, wenn Nahrungsaufnahme schmerzhaft oder flüssige Diät.

12.2 Entzündungen des Knochens

12.2.1 Periapikale Parodontopathien

▶ Abschn. 13.5 Odontogene Infektionen.

12.2.2 Akute Kieferosteomyelitis

- Bakterielle Infektion mit schnell fortschreitender Ausbreitung in der Spongiosa/Knochenmark.
- Meistens von periapikalen Entzündungen ausgehend.
- Sonderform: Osteoradionekrose (aufgrund verschlechterter Blutversorgung im bestrahlten Knochen kommt es zu ungünstiger Abwehrlage und schneller Infektionsausbreitung), Medikamenten-assoziierte Kiefernekrose (medication-related osteonecrosis of the jaws, MRONJ).

Klinik

- Variable Reduktion des Allgemeinzustandes (Fieber, Schüttelfrost) und Schmerzsymptomatik.
- Hypo-/Anästhesie der gleichseitigen Kinn-/Lippen-/Vestibularregion wegen Involvierung des N. alveolaris inferior (Vincent-Zeichen).
- Fistelbildung und Eiterabfluss.

Röntgen

- Variable Bildgebung, kann insbesondere initial sehr diskret sein und später gemischt transluzent / röntgendicht erscheinen; ggf. unscharfe Begrenzung, Arrosion der Kompakta, im Defekt liegende Knochensequester; kann Malignitäts-suspekt imponieren.

Therapie

- Chirurgische Intervention zur Drainage.
- Antibiotische Therapie (gemäß Antibiogramm).
- Bei Chronifizierung: Chirurgische Entfernung des nekrotischen Knochens, Dekortikation zur Förderung der knöchernen Durchblutung und Regeneration, Einlage von Antibiotika, ggf. sekundäre Rekonstruktion.

12.2.3 Chronische Kieferosteomyelitis

- Heterogene Gruppe von primär chronischen (teils abakteriellen) und sekundär chronischen Entzündungen als Folge einer akuten Osteomyelitis.
- Führen in der Regel zu einer Aktivierung von Osteoblasten mit reaktiver Knochenneubildung, radiologisch daher überwiegend sklerotisch.
- Überwiegend im Unterkiefer.
- Es werden **verschiedene Sonderformen** unterschieden:
  - Fokal sklerosierend (FSO): I.d.R. lokal auf einzelnen Zahn begrenzt (häufig 1. Unterkiefermolar), betreffende Zahnwurzel mit umschriebener Sklerose.
  - Diffus sklerosierend (DSO): Ausgedehnterer Befund, im Röntgenbild häufig mit wolkiger Verdichtung.
  - CRMO (= chronisch rekurrierende multifokale Osteomyelitis): Abakteriell / steril, Pathogenese unklar, z. T. sehr schwierig zu diagnostizieren aufgrund unspezifischer Gesamtkonstellation, häufig schleichender Beginn, z. T. dramatische Krankheitsverläufe.

- SAPHO (= Synovialitis, Akne, Pustulose, Hyperostose, Osteo-myelitis): Ähnlich wie CRMO, häufig mit Brustwandverände-rungen (Hyperostose), in ca. 10 % mit chronisch-entzündlichen Darmerkrankungen (v.a. M. Crohn) assoziiert.

12.3 Knochentumoren und Tumor-artige Läsionen

12.3.1 Überblick

- Die aktuelle WHO-Klassifikation der Kopf-/Halstumoren von 2017 enthält zahlreiche Entitäten, die eher selten im Kiefer vorkommen, überwiegend aber im peripheren Skelett auftreten. Folgende Subtypen werden beschrieben:
  - Maligne maxillofaziale Knochen- und Knorpeltumoren: Chondrosarkome, mesenchymale Chondrosarkome, Osteosarkome.
  - Benigne maxillofaziale Knochen- und Knorpeltumoren: Chondrome, Osteome, melanozytische neuroektodermale Tumoren der Kindheit, Chondroblastome, Chondromyxoidfibrome, Osteoidosteome, Osteoblastome, desplastische Fibrome.
  - Fibro-ossäre und osteochondromatöse Läsionen: Ossifizierende Fibrome, familiäre gigantiforme Zementome, fibrösen Dysplasien, zemento-ossäre Dysplasien, Osteochondrome.
  - Riesenzellläsionen und solitäre Knochenzysten: Zentrale und periphere Riesenzellgranulome, Cherubismus, aneurysmatische Knochenzysten, solitäre Knochenzysten.
  - Hämatolymphoide Tumoren: Solitäres Plasmozytom des Knochens.
- Im Folgenden werden nur ausgewählte Läsionen, die entweder im Kiefer häufig / typisch sind oder sich im Kiefer anders verhalten als im peripheren Skelett dargestellt.

12.3.2 Zemento-ossäre Dysplasie

- Nicht-neoplastische und selbstlimitierende fibro-ossäre Läsion der zahntragenden Kieferabschnitte.
- I. d. R. asymptomatischer (radiologischer) Zufallsbefund; v. a. (dunkelhäutige) Frauen in der 3.–4. Dekade; keine Therapie erforderlich.

Subtypen

- Periapikale zemento-ossäre Dysplasie: Betrifft nur die Zähne des vorderen Unterkiefers (häufig mehrere).
- Fokale zemento-ossäre Dysplasie: Betrifft einen einzelnen Zahn, tritt aber nicht im Bereich des vorderen Unterkiefers auf.
- Floride zemento-ossäre Dysplasie: Multifokale Form, z.T. mehrere Quadranten.
- Angrenzende Zähne sind vital.
- Röntgenologisch imponieren die Läsionen zunächst rein lytisch und mineralisieren in ihrem weiteren Verlauf ohne zu einer Auftreibung des Kiefers zu führen. I. d. R. ist der radiologische Befund eindeutig, sodass keine Biopsie erforderlich ist.

12.3.3 Ossifizierendes Fibrom

- Gutartige Neoplasien mit progredientem, teils lokal-aggressiven Wachstum.
- Führen zu einer Auftreibung des Knochens, keine maligne Entartung.

Subtypen

- Konventionelle (zemento-)ossifizierende Fibrome: Echte odontogene Tumoren, kommen nur an den zahntragenden Kieferabschnitten vor; scharf begrenzt, meist mit lytischem Randsaum; i. d. R. 3.–5. Dekade.
- Juvenile trabekuläre ossifizierende Fibrome: Sonderform mit Auftreten in überwiegend jüngerem Alter (durchschnittlich 8,5–12 Jahre); v. a. im Kiefer, sehr selten extragnathisch.
- Juvenile psammomatoide ossifizierende Fibrome: Sonderform mit Auftreten in überwiegend jüngerem Alter (durchschnittlich 16-33 Jahre, allerdings in fast jedem Alter schon beschrieben); v. a. extragnathisch (periorbital, Ethmoid), selten auch im Kiefer.

12.3.4 Fibröse Dysplasie

- Gutartige fibro-ossäre Läsion, die einzelne oder mehrere Knochen befallen kann; im Schädel spricht man von einer monoostotischen Erkrankung auch wenn mehrere aneinandergrenzende Knochen betroffen sind (kraniofaziale fibröse Dysplasie).
- Ursächlich ist eine Mutation im GNAS Gen, welche die Proliferation und Ausreifung von Präosteoblasten beeinflusst. Es resultiert ein Er-

satz von Knochen durch ein lockeres fibroblastäres Stroma mit einer unreifen Geflechtknochenneubildung.

— Kann die befallenen Skelettanteile auftreiben und verformen, läuft typischerweise unscharf aus (DD ossifizierendes Fibrom), radiologisch oft homogene Verdichtung (Milchglas-Aspekt).

— Veränderungen stabilisieren sich i. d. R. mit Abschluss der Skelettreifung.

12.3.5 Exostose (inkl. Torus palatinus/mandibularis)

— Nicht neoplastische, exophytisch-noduläre Knochenvermehrung.

— Häufig familiär bedingt.

— Langsames kontinuierliches Wachstum von dichtem kortikalen Knochen in der Gaumenmitte (Torus palatinus), an der lingualen Unterkieferseite (Torus mandibularis) oder auf der bukkalen Seite der Ober- und Unterkieferalveolarfortsätze (Exostosen).

— Entfernung (durch rotierende oder meißelnde Abtragung) ist angezeigt, wenn die Knochenzunahme ästhetische oder funktionelle Probleme bereitet (Verschlechterung der Mundhygienemöglichkeiten, mangelhafter Prothesenhalt, Einschränkung der Sprache).

12.3.6 Osteom

— Gutartiger Knochentumor bestehend aus lamellär ausgereiftem Knochen, meist außerhalb der Prädilektionsstellen von Tori oder Exostosen.

— Solitäres oder multiples Auftreten (auch in der Kieferhöhle).

— Oberflächliche Osteome können bei ästhetischer/funktioneller Indikation chirurgisch entfernt werden.

— Entfernung intraossärer Osteome nur bei Zahnverlagerung und Durchbruchsbehinderung.

12.3.7 Osteosarkom des Kiefers

— Bösartiger knochenbildender Tumor.

— Auftreten ein bis zwei Dekaden später als im peripheren Skelett (3.–4. Dekade).

— Osteodestruktives und ggf. Weichteil-infiltratives Wachstum, aggressive Periostreaktion.

- Metastasiert deutlich später und seltener als im peripheren Skelett.
- Vollständige Resektion mit freien Resektionsrändern ist der prognostisch wichtigste Faktor; Rolle der (neo-)adjuvanten Chemotherapie umstritten.

12.3.8 Aneurysmatische Knochenzyste

- Seltene knöcherne, teils septierte Pseudozyste, vorrangig im posterioren Unterkiefer.
- Meist junge Patienten.
- Expansives Wachstum mit charakteristischer Spiegelbildung im MRT.
- In ca. 70 % der Fälle mit Rearrangement des USP6 Genes.
- Therapie: Kürettage. Rezidive möglich.

12.3.9 Solitäre Knochenzyste

- I. d. R. Einkammerige Pseudozyste, v. a. im (Prä-)Molarenbereich des Unterkiefers.
- Meist junge Patienten.
- Intraoperativ entweder ganz leer oder mit Blut gefüllt.
- Meistens asymptomatischer Zufallsbefund.
- Therapie: Kürettage der Kavitätenwände (keine eigentliche Zystenwand!) und Einblutung erzeugen (dabei Denudation der Wurzelspitzen vermeiden und Lagebeziehung zum Canalis mandibulae beachten).

12.4 Kieferzysten

12.4.1 Odontogene Entwicklungs-bedingte Zysten

Follikuläre Zyste

- Entsteht durch die Flüssigkeitsansammlung zwischen Schmelz und reduziertem Schmelzepithel eines retinierten Zahnes.
- Krone liegt im Zystenlumen, Wurzeln außerhalb.
- In der Regel asymptomatisch, ggf. Schwellung.
- Zystenlumen sollte mind. 3mm breit sein, ansonsten hyperplastischen Follikel erwägen.
- Variante mit knöcherner Eruption bei noch fehlendem Weichteildurchbruch = Eruptionszyste.

Röntgen

- Gut begrenzte perikoronale Osteolyse, z. T. mit sklerosiertem Randsaum.
- Ggf. Verdrängung benachbarter Zähne.
- Häufig bei unteren/oberen dritten Molaren oder oberen Eckzähnen.

Therapie

Zystektomie und Entfernung/kieferorthopädische Einstellung des betreffenden Zahnes.

Odontogene Keratozyste (OKZ)

- Synonym: Keratozystischer odontogener Tumor (KOT).
- Parakeratotisch verhornende odontogene Zyste mit basaler Palisadierung.
- Kann multifokal beim Gorlin-Goltz-Syndrom vorkommen (durch Keimbahnmutationen v.a. im PTCH1 Gen); in 30–84 % der Fälle kommen die gleichen Mutationen auch bei sporadischen Fällen vor.
- Die WHO Klassifikation für Kopf-/Halstumoren von 2005 hat die Läsion erstmals als Neoplasie eingeordnet und als KOT bezeichnet. Die Autoren der Neuauflage von 2017 waren sich hingegen unsicher, ob diese Einordnung gerechtfertigt war und hielten die PTCH1 Mutation als Argument für eine Neoplasie für unzureichend. Aus diesem Grund wird die Läsion nun wieder als odontogene Zyste klassifiziert, wobei OKZ und KOT als Synonym verwendet werden dürfen.

Klinik

- Breite Altersstreuung, jedoch häufiger zwischen 20. und 40. Lj.
- 70–80 % im Unterkiefer lokalisiert (v. a. 3. Molar/Kieferwinkel).
- Asymptomatisch, unterschiedliche Wachstumsdynamik, ggf. mit Knochendestruktion.

Röntgen

Gut begrenzte, teils ausgedehnte, teils polylobulierte Osteolyse.

Therapie

- Chirurgische Enukleation und ggf. Resektion.
- Hohe Rezidivrate durch zarte Ausstülpungen, die bei der Entfernung in situ verbleiben können (radiologisches »Follow-up«!).
- Die Instillation von Carnoy-Lösung scheint die Rezidivrate zu mindern.

Weitere Subtypen
Laterale parodontale Zyste (LPZ) / botryoide odontogene Zyste (BOZ)

- Lateral (= bukkal) v.a. der Prämolaren oder interradikulär.
- BOZ ist die multizystische Variante einer LPZ.

Gingivale Zyste

- Extraossäre Zysten in der Gingiva.
- Können bei Kleinkindern und Erwachsenen auftreten.

Glanduläre odontogene Zyste

- Auskleidendes Epithel zeigt (Speichel-)Drüsendifferenzierung.
- Hohe Rezidivrate.

Kalzifizierende odontogene Zyste

- Wurde in der WHO Klassifikation von 2005 als kalzifizierender zystischer odontogener Tumor bezeichnet (gilt wie Gorlin-Zyste noch als Synonym).
- Gehört zu den Geisterzellläsionen.

Orthokeratinisierende odontogene Zyste

- Erstmals als eigenständige Entität in der WHO Klassifikation von 2017 aufgenommen.
- Histologisch ähnlich wie OKZ, aber ohne Parakeratose.
- Sehr niedrige Rezidivrate.

12.4.2 Nicht-odontogene Entwicklungs-bedingte Zysten

Nasopalatinale Zyste

- Häufigste nicht odontogene Zyste.
- In der Mittellinie der anterioren Maxilla gelegen, in der Nähe des Foramen incisivum.
- Bei sekundärer Infektion Schwellung mit palatinaler Vorwölbung möglich.

Röntgen

- Gut begrenzte ovale Osteolyse zwischen den beiden mittleren Schneidezähnen des Oberkiefers.
- Ggf. Verdrängung der Frontzahnwurzeln.
- Mit zunehmender Größe Ausdehnung bis unter den Nasenboden.

Nasolabialzyste

- Syn.: Nasoalveolarzyste.
- Weichteilzyste, die im vorderen Oberkiefervestibulum unterhalb des Nasenflügels unilateral (selten auch bilateral) vorkommt.
- Weiche, schmerzlose Schwellung, die zum Verstreichen der Nasolabialfalte führt.
- Frauen dreimal häufiger betroffen als Männer.

12.4.3 Entzündlich bedingte odontogene Zysten

Radikuläre Zyste

- Häufigster Typ der odontogenen Zysten.
- Ursächlich ist immer eine Pulpitis mit Vitalitätsverlust des Zahnes und konsekutiver (bakterieller) Entzündung der periapikalen Region. Es resultiert eine entzündlich getriggerte Stimulation odontogener Epithelien (Malassez'sche Epithelreste der Hertwig'schen Wurzelscheide) und Ausbildung eines Zystenbalges. Ist histologisch noch keine Zyste nachweisbar, spricht man von einem periapikalen Granulom.
- Wenn eine Zyste durch den gleichen Mechanismus aber nach Zahnextraktion entsteht, spricht man von einer Residualzyste (= Sonderform).
- I. d. R. asymptomatisch und häufig nur als röntgenologischer Zufallsbefund entdeckt.

Röntgen

Scharf begrenzte periapikale Osteolyse, ggf. mit sklerotischem Randsaum, angrenzend an einen pulpatoten Zahn.

Therapie

- Zystektomie in Kombination mit kausaler Therapie des auslösenden Zahnes (Wurzelkanalbehandlung, Wurzelspitzenresektion, Zahnentfernung).

❗ Um radikuläre Pathologien im Rahmen einer Zahnentfernung nicht versehentlich zu belassen, ist eine präoperative Röntgenaufnahme indiziert!

Inflammatorische Kollateralzyste

- Zwei Typen:
  - Inflammatorische paradentale Zyste (PZ); dritte Molaren des Unterkiefers.

- Mandibuläre bukkale Bifurkationszyste (MBZ); erste oder zweite Molaren des Unterkiefers; Synonyme: Infizierte mandibuläre bukkale Zyste, juvenile paradentale Zyste.
- Im Bereich des Zahnhalses oder lateral (= bukkal) an einer Zahnwurzel.
- Können bilateral auftreten.
- Häufig aufgrund einer Entzündung des Parodontes bei im Durchbruch befindlichen oder retinierten Zähnen.

Röntgen

- Gut umschriebene, unilokuläre Osteolyse (halbmondförmige Konfiguration) distal / distobukkal des betroffenen Molaren.
- Rein bukkal gelegene Zysten sind im Röntgenbild nicht sichtbar.

Therapie

Zystektomie allein oder in Kombination mit der Entfernung des betroffenen Zahnes (bei 3. Molaren).

12.5 Odontogene Tumoren

12.5.1 Überblick

Odontogene Tumoren sind maligne oder benigne Neoplasien mit epithelialer und/oder ektomesenchymaler Differenzierung. Sie kommen nur im maxillofazialen Bereich vor und entwickeln sich intraossär (= zentral) oder (seltener) im angrenzenden Weichgewebe (= peripher). Die WHO-Klassifikation von 2017 unterteilt die Tumoren gemäß Differenzierung und Dignität:

- Odontogene Karzinome: Ameloblastische Karzinome, primär intraossäre Karzinome NOS, sklerosierende odontogene Karzinome, klarzellige odontogene Karzinome, Geisterzell-odontogene Karzinome.
- Odontogene Karzinosarkome.
- Odontogene Sarkome.
- Benigne epitheliale odontogene Tumoren: Ameloblastome (inkl. Subtypen, s. u.), plattenepitheliale odontogene Tumoren, kalzifizierende epitheliale odontogene Tumoren, adenomatoide odontogene Tumoren.
- Benigne gemischt epithelial / mesenchymale odontogene Tumoren: Ameloblastische Fibrome, primordiale odontogene Tumoren, Odontome, dentinogene Geisterzelltumoren.

- Benigne mesenchymale odontogene Tumoren: Odontogene Fibrome, odontogene Myxome / Myxofibrome, Zementoblastome, zemento-ossifiziierende Fibrome (vgl. 12.3.3).

Zu den häufigsten odontogenen Tumoren zählen:

12.5.2 Odontom

- Häufigster odontogener Tumor.
- Selbstlimitierende, entwicklungsbedingte Fehlbildung (Hamartom).
- Häufig über retinierten Zähnen (= Eruptionshindernis), 1.-2. Dekade.
- Es werden zwei Typen unterschieden:
  1. **Zusammengesetztes Odontom** (= compound odontoma): Meist Oberkieferfrontzahnbereich.
  2. **Komplexes Odontom**: Meist posteriorer Unterkiefer.
- Histologisch bestehen Odontome aus Derivaten der Zahnentwicklung. Während bei zusammengesetzten Odontomen multiple zahnähnliche Strukturen mit Zahnsäckchen-artigem Weichteilmantel ausgebildet werden, finden sich beim komplexen Subtyp ungeordnete Hartsubstanzformationen aus Zement, Dentin und Schmelzprismen, die an reduziertes Schmelzepithel und ggf. auch einzelne Geisterzellen angrenzen.
- In der WHO Klassifikation von 2005 wurden ameloblastische Fibrodentinome und -odontome noch als eigenständige Entitäten aufgeführt. In der Neuauflage von 2017 geht man nun aber davon aus, dass es sich zumindest in der überwiegenden Mehrzahl der Fälle um frühe Entwicklungsstadien komplexer Odontome handelt, sie werden daher im Odontom-Kapitel mitabgehandelt.
- Röntgenologisch gemischt lytisch-sklerosiertes Gebilde mit transluzentem Saum. Die Zähnchen eines zusammengesetzten Odontomes können bereits radiologisch i. d. R. gut abgegrenzt werden.
- Therapie: Beide Subtypen sind i. d. R. eindeutig vom umgebenden Knochen abzugrenzen und können leicht enukleiert werden.

12.5.3 Ameloblastom

- Benigner odontogener Tumor mit lokal aggressivem Wachstum und Rezidivgefahr bei unvollständiger Resektion. Kann sehr groß werden und den Kiefer auftreiben.
- Stammen von Derivaten der Zahnleiste ab.

■ Drei Varianten können unterschieden werden (WHO-Klassifikation von 2017):

1. **Konventionelles (solides / multizystisches) Ameloblastom** (häufigste Variante):
   - Meist hintere Mandibula > vordere Mandibula > hintere Maxilla.
   - Meist 4.–5. Dekade, sehr selten vor dem 20. Lebensjahr.
   - Radiologisch oft polylobuliert (»Seifenblasen«), expansiv und mit Ausdünnung der Kompakta. CAVE: Ameloblastome produzieren nie Hartsubstanz, sie imponieren radiologisch daher immer rein lytisch!
   - Resorption von Nachbarzahnwurzeln möglich.
   - Neben follikulären und plexiformen Wachstumsmustern wird noch das desmoplastische Ameloblastom unterschieden, das v. a. in der vorderen Maxilla vorkommt und reichlich kollagenfaserreiches Stroma mit komprimierten Epithelproliferationen aufweist.

2. **Unizystisches Ameloblastom**:
   - Meist hintere Mandibula, z. T. mit impaktiertem 3. Molaren.
   - Radiologisch unilokuläre Osteolyse, expansiv, ähnlich wie OKZ.
   - Benachbarte Zahnwurzeln können verdrängt werden.
   - Luminaler (wie einfache Zyste) und intraluminaler (mit intraluminalen Epithelproliferationen) Subtyp haben eine bessere Prognose und werden häufig nur enukleiert; sobald Epithelien in die Zystenwand wachsen spricht man vom muralen Subtyp, der wahrscheinlich gleich häufig rezidiviert wie konventionelle Ameloblastome und entsprechend behandelt werden sollte; es gibt daher immer wieder Bestrebungen, den muralen Subtyp der unizystischen Ameloblastome den konventionellen Formen zuzuordnen.

3. **Extraossäres/peripheres Ameloblastom**:
   - In den extraossären Weichteilen.
   - Rezidiviert nach vollständiger Entfernung nur sehr selten.

■ Ameloblastome weisen in ca. 90 % Mutationen im MAPKinase-Signalweg auf, die überwiegende Mehrzahl entfällt auf die BRAF V600E Mutation (etwa 2/3 aller Tumoren); der Mutationsnachweis kann diagnostisch hilfreich sein, eröffnet aber auch die Möglichkeit einer zielgerichteten Therapie in aggressiven und / oder rezidivierten Fällen.

■ In sehr seltenen Fällen können Ameloblastome metastasieren ohne dass der histologische Befund wegweisende Unterschiede zu »normalen« Ameloblastomen aufweist (sog. metasasierendes Ameloblastom). Des Weiteren gibt es ameloblastische Karzinome, die entweder primär oder sekundär (aus konventionellen Ameloblastomen) entstehen können. Histologisch zeigen sich deutliche Atypien und ein maligner Verlauf mit möglichen Gefäßeinbrüchen, Perineuralscheideninfiltration und / oder Metastasen.

12.5.4 Ameloblastisches Fibrom (AF)

— Benigner odontogener Tumor mit Ameloblastom-artig differenzierten Epithelproliferaten und ektomesenchymalem Stroma (sieht ähnlich aus wie die Zahnpapille).
— Meist im Kindes- und Jugendalter, 80 % vor dem 22. Lebensjahr.
— Meist hintere Mandibula, in 80 % mit impaktiertem Zahn.
— Langsam wachsend, Tumoren können groß werden und zu Deformitäten führen.
— Radiologisch rein lytisch, keine Hartsubstanzbildung.
— BRAF V600E Mutationen ebenfalls beschrieben, aber nur in der epithelialen Komponente.
— Therapie: Konservative Entfernung.
— Odontome können initial identisch aussehen wie ameloblastische Fibrome, bilden aber im weiteren Verlauf Hartsubstanz (früher als ameloblastische Fibrodentinome und -odontome bezeichnet) und reifen dann zu klassischen Odontomen aus.
— Ganz selten können sich ameloblastische Fibrosarkome aus AF entwickeln, die aber wiederum nur sehr selten metastasieren (ca. 5 %), allerdings mit einer höheren Lokalrezidivrate vergesellschaftet sind.

12.5.5 Odontogenes Myxom/odontogenes Myxofibrom

— Benigner odontogener Tumor mit Spindelzellen in reichlich myxoider extrazellulärer Matrix; bei höherem Gehalt an Kollagenfasern als odontogenes Myxofibrom bezeichnet.
— Dritthäufigster odontogener Tumor nach Odontomen und Ameloblastomen.
— Meist 2.–4. Dekade.
— Meist Molarenregion der Mandibula (2/3 der Fälle).
— I.d.R. asymptomatische expansive Osteolysen, die groß werden und die Kompakta ausdünnen können. Radiologisch häufig Seifenblasen- oder Waben-förmig.
— Wichtigste Differentialdiagnose: Hyperplastisches Zahnsäckchen!

Ohne klinisch/ radiologischen Nachweis einer echten Raumforderung ist die Diagnose eines odontogenen Myxomes anzuzweifeln und sollte ggf. konsiliarpathologisch zweitevaluiert werden.

▬ Permeatives Wachstum und radiologisch schwer zu bestimmende Grenzen der Ausdehnung machen eine vollständige Kürettage schwierig und erklären eine Rezidivrate von ca. 25 %.

12.5.6 **Zementoblastom**

▬ Benigner odontogener Tumor mit unmittelbarem Kontakt zu einer Zahnwurzel.

▬ Die Tumoren produzieren Zement-artige Matrix, die direkt am Wurzelzement angebaut wird; radiologisch ist daher kein Spalt mehr zwischen Läsion und Zahn zu erkennen (sehr charakteristisch und wichtig in der Differentialdiagnose zu zemento-ossären Dysplasien oder ossifizierenden Fibromen).

▬ Expansives Wachstum, röntgendicht, i. d. R. schmaler lytischer Randsaum.

▬ Histologisch sehr ähnlich wie Osteoblastome.

▬ Therapie: Vollständige Entfernung.

Literatur

El-Naggar AK, Chan JKC, Grandis JR, Takata T, Slootweg P (Eds) (2017): WHO Classification of Head and Neck Tumours. IARCPress, Lyon.

Weichteilinfektionen

Frank Hölzle, Petra Thurmüller, Julian Wittenborn

J. Jackowski et al. (Hrsg.), *Zahnärztliche Chirurgie*,
DOI 10.1007/978-3-642-54754-6_13, © Springer-Verlag GmbH Deutschland 2017

13.1   Pathophysiologie

Ätiologie

- Über 90 % aller pyogenen Infektionen im Mund-, Kiefer- und Gesichtsbereich sind dentogenen Ursprunges.
- Häufigste Ursachen sind:
  - Apikale Parodontitis.
  - Marginale Parodontitis.
  - Perikoronitis (Dentitio difficilis).
  - Postoperative Komplikationen.
- Seltener:
  - Infizierte Zysten.
  - Infizierte odontogene Tumoren.
  - Infizierte Speicheldrüsen (▶ Abschn. 14.4).
  - Chemische, physikalische oder immunologische Noxen.

Das klinische Erscheinungsbild reicht von einfachen, lokalisierten Entzündungen bis hin zu lebensbedrohlichen, sich entlang der Logen ausbreitenden Entzündungsprozessen.

13.2   Klinische Symptome

13.2.1 Ödem

Definition

Das entzündliche Ödem besteht im Wesentlichen aus Flüssigkeitsansammlungen im Gewebe. Das initiale Ödem ist Begleitsymptom jeder akuten infektionsbedingten Entzündung.

Pathogenese

- Ausschüttung von Chemokinen und Zytokinen durch Erreger bzw. körpereigene Abwehrzellen.
- Steigerung der Gefäßpermeabilität der kleinen Blutgefäße (Arteriolen, Kapillaren, Venolen) für Blutplasma (Transsudation) und für Leukozyten (Transmigration, Exsudation).
- Lymphödem bei Lymphabflussstörungen.
- Erhöhter Gewebedruck führt zur Schwellung.

Klinik

- Im Anfangsstadium: Weich und elastisch.
- Im chronischen Stadium: Eher teigig.
- Bei vermehrter Leukodiapedese fließender Übergang zum Infiltrat.

13.2.2 Infiltrat

Definition

Das entzündliche Infiltrat ist durch ein zellreiches Exsudat im Gewebe gekennzeichnet.

Klinik

- Palpatorisch im Vergleich zum Ödem derb und nach langem Bestehen eher gespannt derb oder sogar bretthart.
- Nicht sicher gegen die Umgebung abzugrenzen.
- Es ist mitunter schwierig, besonders bei Entzündungen der Logen, das Infiltrat vom Abszess klinisch zu unterscheiden.

Therapie

- Antibiotische Therapie.
- Bei Inzision fließt kein Eiter.
- Nach Abklingen der Entzündung Beseitigung der Ursache.

13.2.3 Abszess

Definition

Ein Abszess ist eine Eiteransammlung in einem Gewebehohlraum, der nicht naturgegeben, sondern durch Verflüssigung einer Nekrose entstanden ist.

Der Abszess ist von einem Granulationswall umgeben, der bei einer ausreichenden körpereigenen Abwehr eine schrankenlose Ausbreitung des Eiters verhindert.

Pathogenese

- Odontogene Infektionen >50 %.
- Infektionen der oberen Luftwege >30 %.
- Am häufigsten nachgewiesene Keime (>30 %): Streptokokken, Klebsiellen.

Klinik

- Oberflächlich:
  - Gut abgrenzbar.
  - Prallelastisch.
  - Fluktuierend.
  - Allgemeinzustand oft nur gering beeinträchtigt.

- Logenabszess:
  - In der Regel keine Fluktuation tastbar.
  - Eingeschränkter Allgemeinzustand mit systemischer Manifestation (Fieber, Abgeschlagenheit).

Differenzialdiagnose

- Spezifische Infektionen (z. B. Tuberkulose, Aktinomykose).
- Infizierte Zysten.
- Schnell wachsende, evtl. infizierte Tumoren.

Diagnostik

- Anamneseerhebung.
- Inspektion.
- Palpation.
- Sensibilitätsprüfung der Zähne.
- Bildgebende Diagnostik:
  - Sonographie.
  - OPG.
  - Ggf. Computertomographie und/oder Magnetresonanztomographie bei ausgeprägten Krankheitsbildern oder Verdacht auf maligne Prozesse.
- Laborchemische Untersuchung (CRP, Leukozytenzahl).
- Bestimmung der Körpertemperatur.

Therapie

- Operative Therapie:
  - Intra- und/oder extraorale Inzision und Drainage.
  - Beseitigung der Ursache (z. B. Extraktion des schuldigen Zahnes, Entfernung einer infizierten Zyste, Entfernung eines Fremdkörpers, Frakturbehandlung) nach Abklingen der akuten Symptomatik.
  - Ggf. Abstrich für ein Antibiogramm (bei bereits vorhandener Antibiose nur noch bedingt aussagekräftig).
- Ggf. begleitende systemische antibiotische Therapie bei bestimmten Allgemeinerkrankungen (z. B. AIDS), bei immunsupprimierten Patienten, bei Entzündungen mit einer Ausbreitungstendenz sowie besonderer Lokalisation (z. B. Fossa canina Abszess).

13.2.4 Empyem

Definition

Eine Eiteransammlung in einer präformierten Körperhöhle wird als Empyem bezeichnet.

Pathogenese

Empyeme entstehen durch fortgeleitete oder am Ort entstandene Infektionen.

- Vorkommen:
  - Kieferhöhle.
  - Andere Nasennebenhöhlen (Stirnhöhle, Siebbeinzellen, Keilbeinhöhle).

Klinik

- Fieber.
- Starke Kopfschmerzen.
- Ggf. Druckschmerz auf den Austrittspunkten des N. supraorbitalis und/oder des N. infraorbitalis.

Therapie

- Chirurgisch.
- Drainage.
- Begleitende antibiotische Therapie.

13.2.5 Phlegmone

Definition

Seltene, rasch progressive bakterielle Infektion des Gewebes mit flächenhafter schrankenloser Ausbreitung entlang der Faszien und Logen und fehlender Begrenzung durch einen Granulationswall (vergl. ► Abschn. 13.2.3 Abszess).

Pathogenese

- Meist eine Mischinfektion, wobei die am häufigsten nachgewiesenen Keime β-hämolysierende Streptokokken, Staphylokokken, aber auch obligat anaerobe Keime sind.
- Die Infektion kann serös, eitrig oder nekrotisierend sein.
- Es kommt bei der nekrotisierenden Form zur Zerstörung von Muskulatur, Faszien (Fasciitis necroticans), Drüsen, Fettgewebe und auch von Gefäßen (Ausschüttung von Hyaluronidasen und Proteasen).

— Eine verminderte Abwehrlage begünstigt die Entstehung von Phlegmonen (z. B. Diabetes mellitus, Alkoholabusus, AIDS), ist jedoch nicht obligat.

Klinik

— Schlagartiger Beginn.
— Fulminanter Verlauf.
— Befallene Region imponiert bretthart und ist meist hochrot.
— Schlechter Allgemeinzustand, Fieber, Pulsbeschleunigung.

Therapie

— Eine sofortige Einleitung der Therapie ist entscheidend für das Überleben des Patienten.
— Zur Sicherung der Atemwege umfasst die Therapie meist eine rasche Intubation, ggf. sogar eine Tracheotomie.
— Anschließend erfolgt die ausreichende Inzision und gründliche Drainage des betroffenen Gebietes sowie ein konsequentes Debridement vorhandener Nekrosen.
— Begleitend wird eine Antibiose mit möglichst breitem Spektrum verabreicht, die möglichst nach Vorliegen der Erreger und Resistenzbestimmung modifiziert wird.

Komplikationen

— Atemnot.
— Erstickungstod → daher immer als Notfall anzusehen.
— »Staphylococcal scalded skin syndrome«, »toxic shock syndrome«.
— Septischer Schock (Bakteriämie und »systemic inflammatory response syndrome«).

13.2.6 Erysipel

Syn. Wundrose

Definition

Eine hochrote, nicht putride, bakterielle flächenhafte Entzündung der Haut und der Subkutis mit Ausbreitung auf dem Lymphweg.

Pathogenese

— Kann in jedem Alter auftreten.
— Wird hauptsächlich durch β-hämolysierende Streptokokken der Gruppe A (*Streptococcus pyogenes*) ausgelöst, selten auch durch *Staphylococcus aureus*.

- Durch die enzymatische Wirkung von Streptokinase und Hyaluronidase breiten sich die Streptokokken entlang der Lymphbahnen und im interstitiellen Bindegewebe in horizontaler Richtung in der Haut und Subkutis aus.
- Die Abwehrlage des Organismus spielt dabei eine entscheidende Rolle. Chronischer Alkohol- und Drogenabusus, Immunsuppression durch z. B. Medikamente, Tumorerkrankungen oder HIV-Infektion, Diabetes mellitus und systemische Arteriosklerose sind Risikofaktoren, die das Auftreten und die Ausbreitung eines Erysipels begünstigen.

Differenzialdiagnose

- Impetigo contagiosa.
- Nekrotisierende Fasciitis.

Klinik

- Plötzlicher Beginn mit Kopfschmerzen, Fieber, Schüttelfrost, Übelkeit/Erbrechen.
- Innerhalb von Stunden Ausbildung eines flächenhaften, nicht immer scharf begrenzten, leuchtend roten Erythems.
- Unterschiedlich starke Ödembildung, Überwärmung und meist starke Druckschmerzhaftigkeit.
- Die Ausbreitung entlang der Lymphspalten kann zu typischen zungenförmigen Ausläufern, zu Lymphangitis und regionaler Lymphknotenschwellung im Lymphabflussgebiet führen.
- Häufige Eintrittspforten sind kleine Wunden, Ulzera oder Rhagaden.

❶ Eine Druckschmerzhaftigkeit des mesialen Augenwinkels deutet auf eine Thrombophlebitis der V. angularis hin.

Komplikationen

- Hirnvenenthrombose bzw. Hirnabszess ausgelöst durch eine Begleitthrombophlebitis der V. angularis als eine lebensgefährliche Komplikation.
- Erysipele neigen zu Rezidiven. Nach mehrfachen Rezidiven kann es aufgrund von Obliterationen der Lymphbahnen zu einem chronischen Ödem kommen, z. B. im Bereich der Lippen.
- Gewebezerfall und tiefgreifende Gefäßprozesse (Fasciitis necroticans) sind ernste Komplikationen.
- Post-Streptokokken-Glomerulonephritis.

Differenzialdiagnose

- Beginnendes Ekzem.
- Ein früher Zoster noch ohne Bläschen.
- Eine durch Medikamente exazerbierte Mykose.
- Lupus erythematodes.

Therapie

- Stationäre Aufnahme.
- Antibiotische Therapie i.v..

13.2.7 Fistel

Definition

Eine Verbindung zwischen verschiedenen Körperhöhlen bzw. zwischen einer Körperhöhle und der Körperoberfläche. Fisteln können sich auch zwischen entzündlich verändertem Gewebe (z. B. Osteomyelitis, infiziertes Osteosynthesematerial) und der Oberfläche bilden.

Pathogenese

- Chronische abszedierende Entzündungen.

Klinik

- Rezidivierende spontane Entleerung einer Entzündung über die Fistel.
- Fistelmaulumgebung entzündlich gerötet.
- Evtl. Blutung bei Sondierung.
- Ggf. Pusaustritt beim Ausstreichen des Ganges.
- Je nach Fisteltyp ist der Gang mit Epithel bzw. mit Granulationsgewebe ausgekleidet.

Therapie

- Ursachenbeseitigung (z. B. Wurzelkanalbehandlung).

> **Praxistipp**
>
> Fistelgänge, die von Epithel ausgekleidet sind, verschließen sich nicht spontan und müssen exzidiert werden.

Differenzialdiagnose

- Syndromale (Van der Woude-Syndrom) bzw. anlagebedingte Fisteln.

Komplikation
— Sekundärinfektion.

13.2.8 Ulkus

Definition
Tiefgehender, die Basalmembran durchbrechender Defekt der Haut bzw. Schleimhaut.

Pathogenese
— Infektiologische, thermische, chemische oder mechanische Läsionen.

Klinik
— Mit Fibrin belegt.
— Von Granulationsgewebe begrenzt.
— Defekt reicht in die Subkutis.
— Meist sehr schmerzhaft.

Differenzialdiagnose
— Akut nekrotisierende ulzerierende Gingivitis.
— Endophytisch wachsende Tumoren.
— Ulcus durum (Lues-Stadium I).

Therapie
— Beseitigung der auslösenden Faktoren.
— Ggf. chirurgische Nivellierung.

13.3 Erreger

— Das Erregerspektrum von akuten putriden dentogenen Infektionen ist komplex und nicht spezifisch (◘ Tab. 13.1).
— Heute geht man vor allem von fakultativ und obligat anaeroben Mischinfektionen aus (59–75 %).
— Verhältnis obligater zu fakultativer Erreger ca. 1,5–3:1.
— In ca. 20 % der Fälle liegen ausschließlich Infektionen mit obligat anaeroben Keimen vor.
— Durchschnittlich 4 Keime pro aspirierter Probe.
— Je mehr bewegliche und proteolytische Erreger vorhanden sind, desto größer ist die Ausbreitungstendenz.

◘ Tab. 13.1 Wichtige Keime und ihre Eigenschaften

	Eigenschaften
Wichtige fakultativ anaerobe Keime	
Streptococcus-viridans- Spezies	- Umfasst die Mitis-, Oralis-, Salivarius-,Sanguis- und Mutans-Gruppe - Gram-positiv - Laktobazillen - Unbeweglich - α-hämolytisch - Aerob bis mikroaerophil
Streptococcus pyogenes	- Häufig Erreger des Erysipels - Gram-positiv - Unbeweglich - Kein Sporenbildner - β-hämolytisch Zu beachten: Post-Streptokokken-Glomerulonephritis
Staphylococcus aureus	- 0,7–15 % der Fälle in odontogenen Abszessen - Vermehrt bei Kindern - Gram-positiv - Unbeweglich - Koagulase-positiv, Katalase-positiv - Nosokomialer Keim - Besonders gefährlich als MRSA- bzw. VRSA-Keim - Häufig bei nicht odontogenen Entzündungen im Mund-, Kiefer- und Gesichtsbereich Zu beachten: SCSS,TSS
Staphylococcus epidermidis	- 4–65 % - Gram-positiv - Unbeweglich - Koagulase-negativ, Katalase-positiv
Wichtige obligat anaerobe Keime	
Prevotella-Spezies (häufig *P. intermedia*)	- 10–87 % der Fälle in odontogenen Abszessen - Gram-negativ - Stäbchen - Schwarz pigmentiert - Saccharolytisch - Proteolytisch

■ **Tab. 13.1** (Fortsetzung)

	Eigenschaften
Porphyromonas-Spezies (z. B. *P. gingivalis*)	- Gram-negativ - Nicht beweglich - Stäbchen - Schwarz pigmentiert - Nicht saccharolytisch - Proteolytisch
Fusobacterium-Spezies (häufig *F. nucleatum*)	- Ca. 52 % der Fälle bei Infektionen im Kopf- und Halsbereich - Gram-negativ - Nicht sporenbildend - Unbewegliches, spitz zulaufendes Stäbchen
Clostridium-Spezies (z. B. *C. perfringens*)	- 2–20 % der Fälle in odontogenen Abszessen - Gram-positiv - Sporenbildend - Bis auf *C. perfringens* beweglich
Tannerella forsythia (früher *Bakteroides forsythia*)	- Gram-negativ - Filamentöses Stäbchen - Beweglich - Proteolytisch
Treponema-Spezies (z. B. *Treponema denticola*)	- In bis zu 79 % der odontogenen Abszesse - Helixförmig - Gram-negativ - Beweglich - Proteolytisch

13.4 Antibiotische Therapie

13.4.1 Indikation zur Antibiotikagabe

— Wenn eine bakterielle Genese gesichert oder zumindest wahrscheinlich ist.

— Wenn eine lokale Sanierung des Infektionsortes nicht möglich oder nicht ausreichend ist (z. B. durch Trepanation des schuldigen Zahnes oder Abszessinzision).

— Wenn bei dentogenen Infektionen eine Ausbreitung oder Generalisierung droht. Zeichen einer Ausbreitung sind z. B. Allgemeinsymptome (Fieber, Weichteilschwellungen, Lidödem oder eine Kieferklemme). Typische therapeutische Indikationen sind insbesondere das dentogene Weichteilinfiltrat, die fortgeschrittene Dentitio difficilis (vor allem mit Kieferklemme) oder die dentogene Sinusitis.

━ Als Endokarditisprophylaxe (Indikationsstellung: Leitlinie der American Heart Association 2007).

━ Als Infektionsprophylaxe bei größeren Operationen in ITN mit langer OP-Dauer (3 g Unacid i.v. 30–60 min präoperativ, danach alle 3 Stunden erneut 3 g).

Keine Indikation für Antibiotika sind:

━ Virusinfektionen.

━ Schmerzen oder Schwellungen unklarer Genese.

━ Tumoren.

━ Submuköse und einfache parodontale oder chronische Abszesse.

13.4.2 Durchführung der Antibiotikatherapie

Zu einer optimalen Antibiotikatherapie gehören:

━ Die richtige Diagnosestellung.

━ Die kritische Indikation zum Einsatz von Antibiotika.

━ Die Wahl des am besten geeigneten Antibiotikums.

━ Die Verlaufskontrolle mit Festlegung der Behandlungsdauer (mindestens 5 Tage und zugleich etwa 2 Tage über die akute Symptomatik hinaus; bei Streptokokkeninfektionen wegen der postinfektiösen Komplikationen, z. B. an Herz oder Niere, mindestens 10 Tage).

Sinnvoll für eine Antibiotikatherapie sind der Erregernachweis und die Resistenzbestimmung vor einer möglichen Erstgabe (Abstrichnahme). Ausgenommen sind hiervon akute Infektionen, die einen sofortigen Therapiebeginn erfordern, sowie ein typisches erregerspezifisches Krankheitsbild mit weitgehend konstantem Resistenzverhalten des vermuteten Erregers. Dies trifft für dentogene Infektionen in der Regel zu, sodass eine Erreger- und Resistenzbestimmung meist nicht erforderlich ist. Die Verordnung eines Antibiotikums erfolgt entsprechend den vermuteten Erregern unter Beachtung der Kontraindikationen und Anwendungsbeschränkungen. Die Wahl des jeweils geeigneten Antibiotikums sollte folgende Faktoren berücksichtigen:

━ Schweregrad der Krankheit.

━ Abwehrlage.

━ Alter.

━ Bekannte Allergien.

- Leber- und Nierenfunktionsstörungen des Patienten.
- Wirkungsspektrum.
- Wirksamkeit und mögliche Nebenwirkungen von Substanzen.
- Das Bestreben, möglichst mit einem Schmalspektrumantibiotikum zu behandeln.

Grundsätzlich ist eine **Antibiotikatherapie nach 3–4 Tagen zu überprüfen**. Spricht die Antibiotikatherapie nicht an, kommen folgende Ursachen infrage:
- **Den Erreger betreffend:**
    - Der isolierte Erreger ist nicht der (alleinige) ursächliche Erreger (Kontamination, Mischinfektion).
    - Bei fehlender Erregerisolierung an Infektionen durch Anaerobier denken.
    - Eine Resistenzentwicklung unter der Therapie (selten).
    - Es liegt keine bakterielle Infektion vor (Virus- oder Pilzinfektion).
- **Die Antibiotika betreffend:**
    - Falsches Antibiotikum (vor allem bei fehlender Erregerisolierung).
    - Fehlerhafte Resistenzbestimmung (häufiger als angenommen).
    - Nichtbeachten der pharmakokinetischen Eigenschaften (z. B. Gewebegängigkeit, Einnahme vor oder mit den Mahlzeiten).
- **Den Patienten betreffend:**
    - Alter.
    - Immundefizienz (angeboren, Tumor, immunsuppressive Therapie etc.).
    - Fremdkörper.
    - Schlechte Compliance (bei ambulanter Therapie).
- **Die Indikation betreffend:**
    - Chirurgische Indikation.

❗ Bei Therapieresistenz die Möglichkeit von infizierten Tumoren in Betracht ziehen.

13.4.3 Empfehlungen

- Amoxicillin (z. B. 1 g 1-1-1).
- Amoxicillin + Clavulansäure effektiv gegen 80–90 % der Bakterien (z. B. 875 mg/125 mg 1-0-1).
    - Aminopenicilline: Raschere Schwellungs- und Schmerzabnahme als bei reiner Penicillingabe.

— Bei Penicillinallergie ist Clindamycin das Mittel der Wahl (z. B. 600 mg 1-0-1).

— Das oft genannte Risiko einer pseudomembranösen Kolitis ist vor allem bei hospitalisierten, älteren, weiblichen und multipel vorerkrankten Patienten zu beachten.

— 16,8-fach erhöhtes Risiko für eine *C.-difficile*-assoziierte Infektion gegenüber keiner Antibiotikagabe (Vergleich Penicilline 2,7-fach).

— Bei Makrolidgabe am ehesten Azithromycin (zeigt unter den Makroliden am wenigsten Medikamentenwechselwirkungen).

— Amoxicillin + Metronidazol: Sehr breites Wirkspektrum.

— Besondere NW: Selten Agranulozytose und an Mäusen nachgewiesene kanzerogene Wirkung.

— Z. B. als Van-Winkelhoff-Cocktail in der Therapie von aggressiven Parodontalerkrankungen (1 g Amoxicillin + 400 mg Metronidazol).

13.5   Odontogene Infektionen

13.5.1 Chronische apikale Parodontitis

Ätiologie

— Folge einer Pulpanekrose nach einem Trauma oder einer chemisch-toxischen Schädigung; am häufigsten jedoch Folgeerkrankung der Karies.

— Persistierende Infektion im Wurzelkanalsystem nach Wurzelkanalfüllung.

— Persistierende extraradikuläre Infektion, z. B. bedingt durch Aktinomyceten.

— Fremdkörperreaktion durch z. B. überstopftes Wurzelfüllmaterial.

— Chronische Irritation durch Narbenbildung als Residuum nach ausgeheilter akuter apikaler Parodontitis.

Klinik

— Solange ein Gleichgewicht zwischen Entzündung und Entzündungsabwehr besteht, ist der Prozess meist symptomlos.

— Betroffener Zahn ist devital.

— Evtl. dezente Schwellung im Bereich des Zahnapex und mäßige Palpationsempfindlichkeit vestibulär apikal.

— Sklerosierend apikale Parodontitis: Verdichtung von Knochen durch reparative Prozesse des Knochens, die durch die Entzündung induziert werden (solche sklerotische Narben können noch lange nach einer Zahnextraktion röntgenologisch auffällig sein).

- Häufig apikales Granulom (Granulationswall um den infizierten Apex).
- Chronisch granulierende Parodontitis nach Partsch: Fistelbildung nach extra- oder intraoral entstanden auf dem Boden einer chronisch apikalen Parodontitis oder nach akuter Exazerbation; Fistelmaul und Apex sind sondierbar.

Diagnose

- Radiologisch erkennbare periapikale Transluzenz.
- Eine sklerosierende apikale Parodontitis im Randbereich einer Osteolyse zeigt sich radiologisch als Opazität (eher selten).
- Differenzialdiagnose: Zyste.

Therapie
Konservativ

- Wurzelkanalbehandlung.

Chirurgisch

- Wurzelspitzenresektion mit orthograder oder mit retrograder Wurzelkanalfullung.
- Entfernung des Granulationsgewebes.
- Bei nicht erhaltungswürdigem Zustand Extraktion des Zahnes.

13.5.2 Akute apikale Parodontitis

Ätiologie

- Ähnlicher Ursachenkomplex wie bei der chronischen apikalen Parodontitis.
- Meist nach einer kariesbedingten irreversiblen Pulpitis.
- Pathogenc bzw. Noxen gelangen über den Apex in die periapikale Region.
- Akute Entzündungsreaktion periapikal (Desmodont und lokale Spongiosa) bei meist nekrotischer Pulpa.

Klinik
Enossale und subperiostale Phase

- Starker pochender Schmerz.
- Schuldiger Zahn ist devital (selten initial vital) und stark perkussions- und palpationsempfindlich.
- Der schuldige Zahn erscheint dem Patienten aufgrund der Volumenzunahme im apikalen Desmodontalspalt subjektiv verlängert (◻ Abb. 13.1).
- Röntgenologisch evtl. PA-Spalterweiterung.

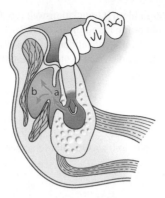

◻ Abb. 13.1 Subperiostaler Abszess (**a**), submuköser Abszess (**b**). (Aus Jackowski et al. 2007. Mit freundlicher Genehmigung von Elsevier)

Weichteilphase

━ Diffuse Weichteilschwellung.
━ Periost durchbrochen.
━ Schmerz lässt zunächst etwas nach.
━ Ggf. spontane Fistelbildung oder Eiterabfluss über den Parodontalspalt.

Therapie
Enossale Phase

━ Druckentlastung der periapikalen Läsion durch Trepanation des schuldigen Zahnes.
━ Nach Abklingen der akuten Symptomatik Wurzelkanalbehandlung (bei komplizierter Kanalkonfiguration ggf. mit WSR).
━ Nichterhaltungswürdige Zähne sollten extrahiert werden.

Subperiostale- und Weichteilphase

━ Abszessinzision (ein ca. 1,5 cm langer scharfer Schnitt, der sicher die Schleimhaut und das Periost durchtrennt).
━ Aufdehnung der Abszesshöhle mithilfe eines Raspatoriums.
━ Spülung mit 0,9 % NaCl-Lösung und Einlage eines Gazestreifens bzw. Annaht einer Lasche.
━ Tägliche Wiedervorstellung zur Spülung und zum Streifenwechsel solange bis kein trübes Sekret mehr nachweisbar ist.
━ Nach abgeklungener akuter Symptomatik ggf. Wurzelkanalbehandlung, Wurzelspitzenresektion oder bei Nichterhaltungswürdigkeit Extraktion des schuldigen Zahnes.

13.5.3 Perikoronitis

Definition

 Die Perikoronitis ist eine Schlupfwinkelinfektion bei durchbrechen-
den, teilretinierten oder verlagerten Zähnen, die meist die Zähne 38
und 48 betrifft.

Pathogenese

 Durchbruchhindernis.
 Schlupfwinkelbildung für Speisereste und Bakterien
(Circulus vitiosus: Essensreste + Bakterien → entzündliche Schwel-
lung → Dekubitalulkus …).
 Perikoronare Knochenresorption bei länger bestehenden oder rezi-
divierenden entzündlichen Prozessen (röntgenologisch meist distale
Aufhellung auf Höhe der Zahnkrone).

Klinik

 Schmerzen.
 Eingeschränkte Mundöffnung (Schonhaltung der Kaumuskulatur).
 Z. T. Schluckbeschwerden.
 Gerötete Schleimhautkapuze
Entleerung von serösem bzw. eitrigem Sekret aus der »Tasche«
(ggf. erst nach Sondierung).
 Ggf. Dekubitalulkus.
 Foetor ex ore.
 Ggf. regionäre Lymphadenitis.

Diagnose

 Klinik.
 Röntgenbild: Bei chronischen bzw. rezidivierenden Beschwerden fast
immer halbmondförmige retrokoronare Knochenresorption.

Therapie
Chirurgisch

 Spülung der Schleimhauttasche (CHX bzw. NaCl) und lokale Behandlung mit Glucokortikoiden (z. B. Dontisolon).
 Bei manifester Abszedierung Elevation bzw. Inzision der Schleimhautkapuze nach lateral distal (CAVE: N. lingualis).
 Nach erfolgter Spülung und Drainage ggf. Einlage einer Lasche.
 Nach Abklingen der akuten Entzündungssymptomatik Entfernung
des schuldigen Zahnes.
 Bei systemischer Entzündungsmanifestation ggf. begleitende antibiotische Therapie.

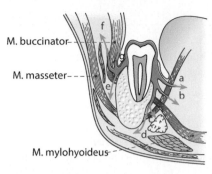

M. buccinator

M. masseter

M. mylohyoideus

a) Spatium sublinguale
b) Spatium pterygomandibulare
c) Spatium submandibulare
d) Spatium perimandibulare
e) Spatium masseterium
f) zur Wangenregion
g) zum Vestibulum

◨ **Abb. 13.2** Ausbreitungsmöglichkeiten perikoronar gelegener Eiterungen. (Aus Jackowski et al. 2007. Mit freundlicher Genehmigung von Elsevier)

Komplikationen

— Osteomyelitis.

— Logenabszesse (pterygomandibulär → parapharyngeal → via Spatium parapharyngeale Richtung oberes Mediastinum) (◨ Abb. 13.2).

13.5.4 Palatinaler Abszess

Eiterbildung zwischen Knochen und Weichteildecke des harten Gaumens.

Palatinal gelegene Abszesse haben ihren Ursprung meist von den palatinalen Wurzeln der Molaren und Prämolaren. Hier ist die Knochendecke besonders dünn, und entzündliche Prozesse gelangen leicht unter das Periost des Gaumens.

In seltenen Fällen auch ausgehend von infizierten Zysten bzw. entzündeten tumorösen Neubildungen (Speicheldrüsentumoren).

Topographie

— Kraniale Begrenzung: Knöcherne Gaumenplatte.

— Kaudale Begrenzung: Periost und keratinisierte Gaumenschleimhaut.

— Laterale Begrenzung: Alveolarfortsatz.

— Mediale Begrenzung: Septum medianum fibrosum.

Klinik

— Druckschmerzhafte, anfangs flache, später kuppelförmige prallelastische Schwellung am harten Gaumen mit geröteter Schleimhaut.

- Differenzialdiagnose:
  - Zysten.
  - Tumoren, insbesondere Speicheldrüsentumoren.

Therapie

- Lokalanästhesie.
- Marginale palatinale Inzision (Vermeidung von Verletzungen der A. palatina).
- Ablösung der Schleimhaut vom Knochen und Eröffnung der Eiterhöhle mithilfe eines Raspatoriums.
- Spülung mit NaCl.
- Streifeneinlage.
- Wurzelspitzenresektion oder Extraktion des schuldigen Zahnes nach Abklingen der akuten Entzündung.

13.5.5 Fossa canina Abszess

Ätiologie

- Entzündliche Prozesse der Frontzähne oder Eckzähne im Oberkiefer (◘ Abb. 13.3).
- Ggf. infizierte Zysten, entzündete Kieferhöhlen und infizierte Atherome im Bereich der Nase.

Topographie

- Ventrale Begrenzung: SMAS (superfizielles muskuloaponeurotisches System)/Kutis und mimische Muskulatur.
- Dorsale Begrenzung: Faziale Kieferhöhlenwand.
- Laterale Begrenzung: Bukkale Loge.
- Mediale Begrenzung: Nase.

Klinik

- Starke Schwellung mit Ausdehnung auf Oberlippe, Nase, Wange und ggf. Unterlid (hier ist der geringste Gewebewiderstand).
- Tastbare Fluktuation bei subkutanen Abszessen.
- Schwellungsmaximum im Bereich der schuldigen vestibulären Wurzel.
- Starke Schmerzhaftigkeit im subperiostalen Abszessstadium.

❶ Druckschmerzhafter medialer Lidwinkel gibt Hinweis auf eine Begleitthrombophlebitis der V. angularis, die fortgeleitet zu einer Sinus-cavernosus-Thrombose führen kann. In der Folge können Hirnnervenausfälle (z. B. N. abducens) und Hirnabszesse auftreten.

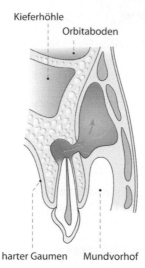

Kieferhöhle

Orbitaboden

harter Gaumen   Mundvorhof

◧ **Abb. 13.3** Fossa canina Abszess. (Aus Jackowski et al. 2007. Mit freundlicher Genehmigung von Elsevier)

Therapie

— Intraorale, am besten vertikale, ca. 1–1,5 cm lange Inzision.
— Eröffnung des Abszesses durch subperiostale Präparation mit einem Rasparatorium.
— Spülung der Kavität mit NaCl.
— Einlage eines Streifens oder einer Lasche (Drainage).
— Bei Verdacht auf Beteiligung der V. angularis stationäre Aufnahme und i.v. Antibiose.

13.5.6 Logenabszesse

Perimandibulärer Abszess

Beim perimandibulären Abszess ist der Unterkieferkorpus von lateral bis zum medialen Korpusrand zirkulär ummantelt.

Ätiologie

— Zu 90 % von den Molaren des Unterkiefers ausgehend.
— Seltener verursacht von den Prämolaren und Eckzähnen.
— Meist ausgehend von einem zuvor bestehenden paramandibulären Abszess.

Topographie (🔳 Abb. 13.4)

━ Die perimandibuläre Loge umgibt den Unterkiefer und damit die laterale, kaudale und mediale Seite der Mandibula.
━ Begrenzung nach lateral kaudal: Fascia cervicalis und Platysma.
━ Begrenzung nach kranial medial: M. mylohyoideus.
━ Begrenzung nach kranial lateral: Buccale Loge.
━ Begrenzung nach posterior lateral kaudal: Fascia cervicalis und M. sternocleidomastoideus.
━ Begrenzung nach posterior lateral kranial: Fascia parotidea.
━ Begrenzung nach posterior medial: Spatium parapharyngeum.

Klinik

━ Schwellung der Wangenweichteile und der submandibulären Weichteile.
━ Das Unterkiefervestibulum ist verstrichen.
━ Ggf. zeigt sich ein angehobener Mundboden.
━ Unterkieferrand in keinem Bereich der Schwellung durchtastbar (wichtige Abgrenzung zum paramandibulären Abszess).
━ Ausgeprägter Druckschmerz.
━ Mundöffnungseinschränkung bis hin zur kompletten Kieferklemme.
━ Schluckbeschwerden mit gestörter Flüssigkeits- und Nahrungsaufnahme.
━ Häufig systemische Entzündungsmanifestation mit erhöhter Körpertemperatur und reduziertem Allgemeinzustand.

Ausbreitungsmöglichkeiten

━ Parapharyngealraum → Entlang der Vagina carotica in Richtung oberes Mediastinum.
━ Sublingualloge.

Therapie

━ Stationäre Aufnahme und i.v. Antibiose.
━ Operation in Intubationsnarkose:
  ━ Extraorale Inzision ca. 4 cm bzw. zwei Querfinger des Patienten kaudal des Unterkieferunterrandes.
  ━ Stumpfe Präparation durch Kutis, Subkutis, Platysma und Halsfaszie auf den Unterkieferunterrand unter strikter Schonung des R. marginalis mandibulae des N. facialis.
  ━ Stumpfe Eröffnung und Drainage der Eiterhöhle medial und lateral des Unterkieferkorpus.
  ━ Nach sorgfältiger Spülung mit NaCl Einlage zweier Röhrchen in die lingual und vestibulär eröffneten Logen.

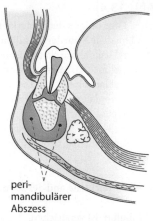

peri-
mandibulärer
Abszess

▣ Abb. 13.4 Abszess im Spatium perimandibulare. (Aus Jackowski et al. 2007. Mit freundlicher Genehmigung von Elsevier)

— Ggf. Abstrichnahme zur Erregerresistenzprüfung und gezielte Antibiotikatherapie.
— Bei akuter Ausbreitungstendenz sollte im Zweifel eine breit angelegte Antibiose i.v. später durch die spezifische Antibiose ersetzt werden.
— Beseitigung der Ursache nach Abklingen der akuten Entzündung.

Submandibulärer Abszess
Ätiologie

— In 70 % von den Unterkiefermolaren ausgehend, seltener von den Prämolaren und Eckzähnen.
— In 35 % der Fälle vom unteren Weisheitszahn ausgehend.
— Übergreifen einer eitrigen Entzündung des Sublingualraumes oder der Submentalloge in die Submandibularregion.

Topographie (▣ Abb. 13.5)

— Entspricht dem medialen Anteil des Spatium perimandibulare.
— Wird durch den dorsalen Anteil des M. mylohyoideus in eine untere und eine obere Nische geteilt.

Untere Nische

— Enthält den größten Teil der Glandula submandibularis und die submandibulären Lymphknoten.
— Liegt unterhalb des M. mylohyoideus.

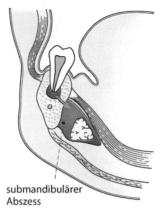

submandibulärer
Abszess

◨ Abb. 13.5 Submandibuläre Abszessausbreitung. (Aus Jackowski et al. 2007.
Mit freundlicher Genehmigung von Elsevier)

— Ventrale Begrenzung: Unterkiefer, Ansatz des Venter anterior des
  M. digastricus.
— Dorsale Begrenzung: M. stylohyoideus, Venter posterior des
  M. digastricus, Tractus angularis, der die V. retromandibularis enthält
  und die Submandibularloge mit dem Karotisdreieck und dem retro-
  mandibulären Raum verbindet, am dorsalen Rand des M. mylohyoi-
  deus Übergang in die obere Nische.
— Laterale Begrenzung: Unterkieferrand.
— Mediale Begrenzung: Venter anterior des M. digastricus.

Obere Nische
— Enthält den Processus uncinatus der Glandula submandibularis.
— Ventrale Begrenzung: Übergang ins Spatium sublinguale.
— Dorsale Begrenzung: M. stylohyoideus, Venter posterior des
  M. digastricus, Tractus angularis, der die V. retromandibularis enthält
  und die Submandibularloge mit dem Karotisdreieck und dem retro-
  mandibulären Raum verbindet.

Ausbreitungsmöglichkeiten
— Parapharyngealraum (▶ oben).
— Sublingualloge.
— Submentalloge unter Umgehung des Venter anterior des M. digastricus.
— Wangenregion über die Faszienlücke der Fazialisgefäße.
— Karotisdreieck entlang der V. facialis.

Klinik

- Die kaudal gelegenen Wangenabschnitte sind nicht mit betroffen, und die Knochenkontur des Unterkiefers ist auf der Wangenseite bis zum Unterkieferrand tastbar.
- Schwellung reicht nach kaudal bis zum Zungenbein, nach dorsal bis zum Vorderrand des M. sternocleidomastoideus und nach medial bis in die Submentalregion.
- Hautrötung und Fluktuation findet man nur in fortgeschrittenen Fällen.
- Meistens ist eine mäßig starke Kieferklemme vorhanden.
- Intraoral zeigt sich eine druckschmerzhafte Schwellung des dorsalen Mundbodenbereiches mit Rötung der bedeckenden Schleimhaut.
- Die Körpertemperatur kann erhöht sein.

Therapie

- Stationäre Aufnahme und i.v. Antibiose.
- Operation in Intubationsnarkose:
  - Gleiches Vorgehen wie beim perimandibulären Abszess (▶ oben).
  - Lediglich Eröffnung der submandibulären Loge notwendig.
  - Bei Beteiligung des Anteils über dem M. mylohyoideus ggf. zusätzlich intraorale Inzision.
- Beseitigung der Ursache nach Abklingen der akuten Entzündung.

Paramandibulärer Abszess
Ätiologie

- Meist ausgehend von entzündlichen Prozessen der Unterkiefermolaren.
- Häufig die Vorstufe eines perimandibulären Abszesses.

Topographie (◘ Abb. 13.6)

Die paramandibuläre Loge (Spatium paramandibulare) entspricht dem lateralen Anteil des Spatium perimandibulare.
- Kraniale Begrenzung: Os zygomaticum.
- Dorsale Begrenzung: M. masseter, tiefe Anteile des M. temporalis mit Fascia buccotemporalis und Glandula parotis.
- Laterale Begrenzung: Mimische Muskulatur (Superficial Muscular Aponeurosis System = SMAS), Subkutangewebe.
- Mediale/kaudale Begrenzung: Unterkieferrand.

Ausbreitungsmöglichkeiten

- Ausbreitung über den Rand des M. masseter hinweg in die Subkutis bzw. in die Region der Glandula parotis.

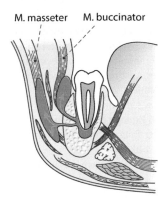

M. masseter   M. buccinator

◪ Abb. 13.6 Paramandibulärer Abszess. (Aus Jackowski et al. 2007. Mit freundlicher Genehmigung von Elsevier)

— In die Submandibularloge durch die Faszienlücke der Fazialisgefäße.

— Nach dorsal in den masseterikomandibulären, pterygomandibulären und parapharyngealen Raum sowie in die Infratemporalregion.

Klinik

— Die Schwellung liegt tiefer als beim bukkalen Abszess, wobei das Schwellungsmaximum in Höhe des Unterkieferkörpers liegt.

— Das kollaterale Ödem kann über den Unterkieferrand, der aber noch durchtastbar bleibt, hinausreichen.

— Intraoral ist meist eine starke Wangenschwellung vorhanden, und in der sich vorwölbenden, glasig verquollenen Schleimhaut erkennt man häufig die Impressionen der gegenüberliegenden Zähne.

— In fortgeschrittenen Fällen kann der Abszess die mimische Muskulatur durchbrechen und sich in das subkutane Fettgewebe ausbreiten. Die anfangs nur leicht gerötete und verschiebliche Hautdecke nimmt dann eine dunkelrote Farbe an und ist mit dem tiefen Entzündungsprozess verbacken. Der bevorstehende Eiterdurchbruch nach außen kündigt sich durch Fluktuation an (subkutaner Abszess).

Therapie

— Stationäre Aufnahme abhängig von einer ggf. vorhandenen systemischen Entzündungssymptomatik.

— Ambulante Behandlung nur bei wenig ausgedehnten Entzündungsprozessen.

- Operation in Intubationsnarkose:
  - Intraorale paramarginale, scharf auf das Periost geführte Inzision knapp unterhalb der Linea girlandiformis.
  - Subperiostale Präparation in die Abszesshöhle.
  - Bei submuköser Ausbreitung gegebenenfalls stumpfe Eröffnung der Weichteilhöhle.
  - Spülung mit NaCl-Lösung.
  - Drainage durch Einlage eines Streifens bzw. Annaht einer Lasche.
- Bei systemischer Entzündungssymptomatik empfiehlt sich auch hier eine Antibiotikagabe.
- Beseitigung der Ursache nach Abklingen der akuten Entzündung.

Bukkaler Abszess

Das Spatium buccale wird überwiegend vom Corpus adiposum buccae (Bichatscher Fettpfropf) ausgefüllt und umfasst die Region kaudal, lateral und kranial vom M. buccinator und lateral vom M. masseter und von der Glandula parotis.

Klinik

- In ca. 73 % der Fälle vom unteren Weisheitszahn ausgehend.
- Im Bereich der Wangenmitte gelegene, im Zentrum derbe und druckschmerzhafte, in der Peripherie ödematös-weiche Schwellung.
- Vom Vorderrand des Masseters bis zur Mundwinkelgegend reichend.
- Infraorbitalregion und Unterlid meistens mit einbeziehend.
- Unterkieferrand immer durchtastbar.
- Intraoral ist meist eine starke Wangenschwellung vorhanden und in der sich vorwölbenden, glasig verquollenen Schleimhaut erkennt man häufig die Impressionen der gegenüberliegenden Zähne.
- Der Abszess lässt sich in der Wange gut palpieren (mit Daumen, Zeige- und Mittelfinger C-förmig die Wange austasten).
- In fortgeschrittenen Fällen kann der Abszess die mimische Muskulatur durchbrechen und sich in das subkutane Fettgewebe ausbreiten (subkutane Fluktuation).

Therapie

- Schnittführung horizontal in Höhe der Okklusionsebene.
- Stumpfe Aufspreizung und Eröffnung der Abszesshöhle mithilfe einer Präparationsschere.

❶ Verletzungen des Parotisganges (Stenon-Gang) und von Ästen des N. facialis.

Retromandibulärer Abszess (Parotisloge)

Ätiologie

- Aszendierende Infektion über den Ausführungsgang (Muskellücke im M. buccinator).
- Odontogene Eiterungen relativ selten.
- Durchbruch sekundär vom Parapharyngealraum, vom Spatium pterygomandibulare sowie vom masseterikomandibulären oder retromaxillären Raum.

Topographie

- Kraniale Begrenzung: Kiefergelenk.
- Ventrale Begrenzung: Mandibula, M. masseter, M. pterygoideus medialis.
- Dorsale Begrenzung: Äußerer Gehörgang.
- Laterale Begrenzung: Subkutis.
- Kaudale Begrenzung: Fascia parotidea, welche die Parotisloge nur unvollständig vom Spatium parapharyngeum abtrennt.

Klinik

- Hinterrand des Unterkiefers ist nicht mehr palpabel.
- Hautrötung.
- Ggf. ausgeprägte Einschränkung der Mundöffnung, wenn sich der Abszess aus einem pterygomandibulären bzw. masseterikomandibulären Abszess entwickelt hat.

Ausbreitungsmöglichkeiten

- Fossa infratemporalis.
- Spatium parapharyngeum.

Therapie

- Stationäre Aufnahme.
- Operation in Intubationsnarkose:
    - Inzision von extraoral über einen bogenförmigen Hautschnitt, der im Abstand von einem Querfinger dorsal vom Kiefergelenk auf den Hinterrand des Unterkiefers angelegt wird.
    - Stumpfe Eröffnung der Abszesshöhle mit der geschlossenen Präparierschere unter strikter Schonung des N. facialis.
    - Ggf. Gegeninzision von submandibulär.
    - Spülung mit NaCl-Lösung.
    - Einlage von Drainageröhrchen.
    - Begleitende antibiotische Therapie.

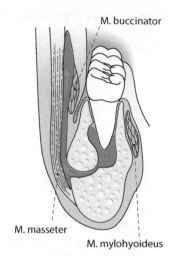

M. buccinator

M. masseter

M. mylohyoideus

◼ **Abb. 13.7** Abszess im Spatium massetericomandibulare. (Aus Jackowski et al. 2007. Mit freundlicher Genehmigung von Elsevier)

Masseterikomandibulärer Abszess

Eiterbildung zwischen M. masseter und dem aufsteigenden Unterkieferast.

Ätiologie

— Vorwiegend von den unteren Molaren bzw. Weisheitszähnen ausgehend (häufig im Rahmen einer Perikoronitis ▶ oben).

— Erhöhte Gefahr bei der Extraktion akut entzündeter Weisheitszähne → besser zuerst antiinflammatorische Therapie (Spülung CHX, Glucokortikoidsalbe, ggf. Abszesseröffnung).

— Ausbreitung aus dem retromaxillären Raum über die Incisura semilunaris in die masseterikomandibuläre Loge.

— Seltener dringen perimandibuläre Eiterungen und Wangenabszesse in diese Region ein.

Topographie (◼ Abb. 13.7)

— Mediale Begrenzung: R. mandibulae.

— Kraniale Begrenzung: Temporalregion.

— Dorsale Begrenzung: Spatium retromandibulare.

— Laterale Begrenzung: M. masseter.

— Kaudale Begrenzung: M. masseter.

Klinik

- Erhebliche Einschränkung der Mundöffnung (Abweichung zur kranken Seite).
- Derbe und druckschmerzhafte Schwellung der Masseterregion mit Kieferklemme; Punctum maximum oft im Bereich der Vorderkannte des M. masseter.
- Oft begleitendes Ödem, das bis zum Hals und nach temporal reicht.
- Die Zahnreihen sind ggf. zur Verringerung der Muskelspannung leicht geöffnet.
- Intraoral ist die dorsale Wangenschleimhaut gerötet und geschwollen.

Ausbreitungsmöglichkeiten

- Ventral in die Wangenregion.
- Kranial über die Incisura semilunaris in den retromaxillären Raum oder in die temporale Loge.
- Dorsal in die Fossa retromandibularis (Parotisloge).

Therapie

- Stationäre Aufnahme.
- Operation in Intubationsnarkose:
  - Inzision auf dem aufsteigenden Unterkieferast nach kranial lateral (Schonung N. lingualis).
  - Eröffnung des Spatium massetericomandibulare mittels Raspatorium.
  - Spülung mit NaCl-Lösung und Einlage einer Drainage (Röhrchen, Streifen, Lasche).
  - Ggf. bei stärkerer Kieferklemme und ausgedehnter Infiltration extraorale Inzision unterhalb des Kieferwinkels.
- Begleitende Antibiotikatherapie.
- Beseitigung der Ursache nach Abklingen der akuten Entzündung.

Pterygomandibulärer Abszess

Eiteransammlung zwischen M. pterygoideus medialis und Ramus mandibulae.

Ätiologie

▶ Masseterikomandibulärer Abszess

Topographie (◘ Abb. 13.8)

- Mediale Begrenzung: M. pterygoideus medialis.
- Kraniale Begrenzung: Temporalloge.
- Dorsale Begrenzung: Parotisloge.

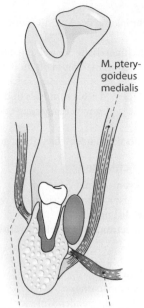

M. ptery-
goideus
medialis

M. buccinator   M. mylohyoideus

◘ **Abb. 13.8** Abszess im Spatium pterygomandibulare. (Aus Jackowski et al. 2007. Mit freundlicher Genehmigung von Elsevier)

━ Laterale Begrenzung: Ramus mandibulae.
━ Kaudale Begrenzung: M. pterygoideus medialis, Lig. stylomandibulare.
━ Ventrale Begrenzung: M. buccinator, Raphe pterygomandibularis.
━ Durch die pterygomandibuläre Loge verlaufen die A., V. und der N. alveolaris inferior sowie der N. lingualis.

Ausbreitungsmöglichkeiten

━ Dorsal in die Parotisloge.
━ Medial in den Parapharyngealraum.
━ Kranial in die Infratemporalregion und in die Fossa pterygopalatina.

Klinik

━ Erhebliche Einschränkung der Mundöffnung.
━ Beim Öffnen Abweichung des Unterkiefers zur gesunden Seite (Schuchardtsches Zeichen).

- Die Schwellung liegt an der Innenseite des Kieferwinkels und ist besonders dann sichtbar, wenn der Patient seinen Kopf rekliniert (Spannung des Arcus palatoglossus und palatopharyngeus).
- Punctum maximum im Bereich der lateralen Anteile des weichen Gaumens.
- Die intraorale Untersuchung ist durch die Kieferklemme behindert.
- Häufig ausgeprägte Schluckstörungen und schwellungsbedingte Atembehinderung.
- Ggf. deutliche Reduktion des Allgemeinbefindens.

Therapie

- Stationäre Aufnahme.
- Operation in Intubationsnarkose:
  - Meist extra- und intraorale Eröffnung.
  - Intraorale Inzision entlang des aufsteigenden Unterkieferastes und Eröffnung der Loge streng subperiostal (Schonung der o. g. Nerven).
  - Extraorale Inzision ▸ perimandibulärer Abszess (Präparation auch hier streng auf dem Knochen).
  - Spülung mit NaCl-Lösung.
  - Einlage von Drainageröhrchen (intraoral ggf. Lasche).
- Antibiotische Begleittherapie.
- Beseitigung der Ursache nach Abklingen der akuten Entzündung.
- Mundöffnungsübungen (z. B. Spatelübungen).

Kinnabszess

Perimandibulärer Abszess in der Kinnregion.

Ätiologie

- Meistens von den unteren Schneidezähnen, seltener von den Eckzähnen ausgehend.
- Als nicht odontogene Ursachen kommen infizierte Atherome, Lymphadenitiden, Wundinfektionen bzw. Fremdkörperreaktionen nach Traumata oder infizierte Tumoren infrage.
- Ausbreitung eines abgesunkenen submukösen Abszesses in die Kinnregion.

Topographie (◘ Abb. 13.9)

- Ventrale Begrenzung: Dorsalfläche der Mandibula.
- Dorsale Begrenzung: Zungenbein.
- Laterale Begrenzung: Vordere Begrenzung des linken und rechten M. digastricus.

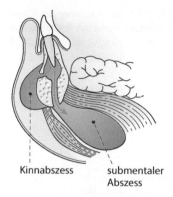

Kinnabszess   submentaler
Abszess

◘ **Abb. 13.9** Logenabszesse der Kinnregion. (Aus Jackowski et al. 2007. Mit freundlicher Genehmigung von Elsevier)

— Kaudale Begrenzung: Fascia cervicalis superficialis.
— Kraniale Begrenzung: M. mylohyoideus.
— Die Fascia cervicalis superficialis bildet keine feste Begrenzung zu den vorderen Kinnabschnitten, daher mögliche Ausbreitung der Entzündung zu der ventral des Kinnes gelegenen Loge, deren Weichteilbegrenzung nach kranial, ventral und lateral durch den M. mentalis gebildet wird.

Ausbreitungsmöglichkeiten

— Spatium submandibulare.

Klinik

— Derbe, druckschmerzhafte Vorwölbung submental bzw. der gesamten Kinnprominenz.
— Haut ist meistens gerötet und nicht verschieblich.
— Der Kinnrand ist nicht durchzutasten, »Doppelkinnbildung«.
— Ggf. schmerzhafte Schwellung im Vestibulum bzw. angehobener Mundboden mit Schluckbeschwerden und kloßiger Sprache (Beteiligung des Os hyoideum).
— Ggf. Kinnfistel bei spontanem Durchbruch.

Therapie

— Im Anfangsstadium kann eine intraorale Inzision wie bei einem submukösen Abszess ausreichen.
— In fortgeschrittenen Fällen extraorale Inzision in der Submentalfalte in Lokalanästhesie (Durchtrennung der Kutis, Subkutis, Platysma und Halsfaszie).

— Antibiotikabehandlung nur bei Verdacht auf systemische Ausbreitungstendenz (z. B. Fieber, Schüttelfrost).
— Beseitigung der Ursache nach Abklingen der akuten Entzündung.

Sublingualer Abszess
Ätiologie
— Kann von allen Zähnen des Unterkiefers ausgehen (je weiter dorsal die Zähne liegen, desto dünner ist die knöcherne Barriere).
— Ferner kann eine Eiterung der Submandibularloge auf die Sublingualregion übergreifen (über den Hinterrand des M. mylohyoideus).
— Nicht odontogene Ursachen:
  — Verletzungsfolgen.
  — Tumoren.
  — Zysten.
  — Lymphadenitiden.
  — Sialadenitiden.
  — Sialolithiasis.

Topographie (◧ Abb. 13.10)
— Ventrale Begrenzung: Unterkiefer.
— Dorsale Begrenzung: Obere Nische der Submandibularloge.
— Laterale Begrenzung: Unterkiefer.
— Mediale Begrenzung: M. genioglossus und M. geniohyoideus.
— Boden der Sublingualloge: M. mylohyoideus.
— Kraniale Begrenzung: Mundschleimhaut.

Das Spatium sublinguale wird weitgehend von der Glandula sublingualis und dem Ausführungsgang der Glandula submandibularis (Wharton-Gang) ausgefüllt.

Ausbreitungsmöglichkeiten
— In den Sublingualraum der Gegenseite.
— Zungenmuskulatur.
— Dorsal-kaudal in die Submandibularloge.
— Dorsal in den Parapharyngealraum.
— Durch den M. mylohyoideus in das Spatium submandibulare und die Submentalloge.

Klinik
— Vorwölbung und Rötung der Schleimhaut.
— Ausgeprägte Druckdolenz.
— Angehobener Mundboden (ggf. über die Kauebene hinaus).

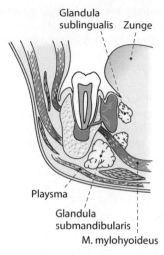

◘ Abb. 13.10 Abszess im Spatium sublinguale. (Aus Jackowski et al. 2007.
Mit freundlicher Genehmigung von Elsevier)

― Bewegungseinschränkung der Zunge.
― Kloßige Sprache.
― Schluckbeschwerden (Beeinträchtigung der suprahyoidalen und
   Zungenmuskulatur).
― Ggf. erhöhte Körpertemperatur und Einschränkung des Allgemein-
   befindens.

Therapie

― Stationäre Aufnahme.
― Operation in Intubationsnarkose:
    ― Intraorale alveolarkammnahe bzw. marginale Inzision.
    ― Stumpfe Eröffnung der Abszesshöhle.
    ― Spülung mit NaCl-Lösung.
    ― Drainage (Röhrchen, Lasche, Streifen).
       Vorsicht: Verletzung des Wharton-Ganges!
    ― (Ggf. Schienung mittels Röhrchen, bei Sialolithiasis ggf. Marsupia-
       lisation).
― Bei systemischer Symptomatik begleitende antibiotische Therapie.

Retromaxillärer Abszess

Ätiologie

- Meist von den oberen Weisheitszähnen oder den zweiten Molaren, bei Kindern von den 2. Milchmolaren ausgehend.
- Zum Teil nach Extraktion bzw. operativer Entfernung der Weisheitszähne und vorausgegangenem Dolor post extractionem.
- Nicht odontogene Ursachen können fortgeleitete Infektionen aus der Kieferhöhle oder Tumoren der Kieferhöhle sein.

Topographie

- Ventrale Begrenzung: Dorsalfläche der Maxilla.
- Dorsale Begrenzung: M. pterygoideus lateralis und medialis.
- Laterale Begrenzung: Processus muscularis des Unterkiefers und kaudaler Anteil des M. temporalis.
- Kaudale Begrenzung: Die vom Tuber ausgehende, zur intermaxillären Falte verlaufende Schleimhaut.
- Mediale Begrenzung: Fossa pterygopalatina.
- Kraniale Begrenzung: Fossa infratemporalis, Fossa temporalis und Fissura orbitalis inferior.

Ausbreitungsmöglichkeiten

Die komplexe anatomische Beziehung des retromaxillären Raumes zur Umgebung ermöglicht zahlreiche Fortleitungsmöglichkeiten auch in die weitere Umgebung. Abszesse und Infiltrate des retromaxillären Raumes sind daher komplikationsträchtige Krankheitsbilder.

- Fossa infratemporalis und Temporalregion (entlang der Faszien).
- Orbita (Lidödem) oder in den Schädelinnenraum (Meningitis: Kopfschmerzen, Genickstarre, Erbrechen).
- Flügelgaumengrube (Fossa pterygopalatina).
- Über die Incisura semilunaris und den periartikulären Bereich des Kiefergelenkes in die Parotisloge (Schwellung im dorsalen Bereich der Wange und im retromandibulären Raum) sowie in die masseterikomandibuläre Region (Schwellung über dem aufsteigenden Ast).
- Parapharyngealraum und pterygomandibulärer Raum.
- Wangenregion.

Klinik

- Regelmäßig vorhandener schmerzhafter Druckpunkt distal vom Tuber maxillae.
- Bei ausgeprägter Kieferklemme durch Infiltration des M. pterygoideus medialis findet sich eine Vorwölbung im Bereich des Tuber maxillae.

— Oft deutliche Einschränkung des Allgemeinbefindens mit Erhöhung der Körpertemperatur.

— Die regionären Lymphknoten können vergrößert sein (bei jedem Abszess).

Therapie

— Stationäre Aufnahme.

— Operation in Intubationsnarkose:

— Intraorale Inzision distal und vestibulär des Tuber maxillae.

— Eröffnung der Eiterhöhle mit einem Rasparatorium.

— Spülung mit NaCl-Lösung.

— Einlegen eines Drainageröhrchens (ggf. Lasche oder Streifen).

— Bei subkutaner Lokalisation ggf. extraorale Inzision (CAVE: Ramus zygomaticus des N. fazialis).

— Begleitende Antibiotikatherapie.

— Beseitigung der Ursache nach Abklingen der akuten Entzündung.

— Übungen zur Mundöffnung.

Orbita
Ätiologie

— Thrombophlebitis der V. angularis.

— Fossa canina Abszess.

— Infektionsausbreitung von der Fossa pterygopalatina und Fossa infratemporalis über die Fissura orbitalis inferior in die Orbita.

— Sinusitis maxillaris.

— Infizierter Orbitaboden bzw. infizierte Jochbeinfraktur.

— Infizierte, in den Sinus maxillaris eingedrungene odontogene Zysten des Oberkiefers.

❶ Erblindungsgefahr.

Topographie

— Sieben Knochen bilden die Orbita: Os frontale, Os lacrimale, Os ethmoidale, Os zygomaticum, Maxilla, Os palatinum und Os shenoidale.

— In die Lamina papyracea münden die Foramina ethmoidalia, durch die die Vasa ethmoidalia verlaufen und eine Verbindung zwischen Nasenschleimhaut, Periorbita und Tränensack herstellen.

— Verbindung nach außen über den Canalis infraorbitalis.

— Fissura orbitalis inferior sowie superior kommen ebenfalls als Eintrittspforten in Betracht.

Klinik

- Meist ausgeprägte Ödeme des Ober- und Unterlides.
- Protrusio bulbi.
- Chemosis.
- Druckschmerz und Bewegungseinschränkung des Bulbus.
- Komplikationen: Amaurose, Sensibilitätsstörungen.

Therapie

- Sofortige Einleitung der Therapie.
- Stationäre Aufnahme.
- Intubationsnarkose.
- Extraorale Inzision in Höhe des unteren Orbitarandes sowie im Bereich des Oberlides kaudal vom Supraorbitalrand, Ablösen des Periostes vom Orbitaboden.
- Drainage durch Einbringen von Drainageröhrchen.
- Begleitende Antibiotikatherapie.

13.6 Nicht odontogene Infektionen

13.6.1 Differenzialdiagnose

- Entzündliche Schwellung der Submandibularregion:
  - Akute Sialadenitis.
  - Infizierte Sialolithiasis.
- Wangenschwellung:
  - Eitrige Parotitis.
  - Lymphadenitis bei Allgemeininfektionen.
- Entzündliche Schwellung der Gesichtshaut:
  - Infiziertes Atherom.
  - Furunkel.
  - Erysipel.
- Fisteln der Gesichtsregion:
  - Angeborene Unterlippenfisteln (Van der Woude-Syndrom).
- Entzündungen der Gingiva:
  - Gingivitis.
  - Parodontitis.
  - ANUG, ANUP, NOMA.
- Entzündungen der Zunge.
- Pyodermien der Mundhöhle:
  - Sekundäre bakterielle Infektionen.
  - Granuloma pyogenicum.

- Infektionen der Lippen:
  - Cheilitis glandularis purulenta superficialis.
  - Cheilitis simplex.
  - Cheilitis abrasiva praecancerosa.
  - Cheilitis exfoliativa.
  - Symptomatische Cheilitiden im Rahmen anderer Erkankungen, z. B. Melkersson-Rosenthal-Syndrom oder Quincke-Ödem.
- Pyodermien des Gesichtes:
  - Pityriasis alba faciei.
  - Impetigo Bockhardt.
  - Folliculitis staphylogenes superficialis.
  - Impetigo contagiosa.
  - Folliculitis barbae staphylogenes.
  - Furunkel.
  - Karbunkel.
  - Hidradenitis suppurativa.
- Viruserkrankungen:
  - Herpes simplex.
  - Gingivostomatitis herpetica.
  - Eczema herpeticatum.
  - Varizellen-zoster-Infektion.

Literatur

Jackowski J, Peters H, Hölzle F (2007) Praxisleitfaden Zahnärztliche Chirurgie. Elsevier, München

Wilson W, Taubert KA, Gewitz M, et al. (2007) Prevention of Infective Endocarditis. Guidelines from the American Heart Association. Circulation 4. DOI: 10.1161/CIRCULATIONAHA.106.183095

Speicheldrüsenerkrankungen

Frank Hölzle

J. Jackowski et al. (Hrsg.), *Zahnärztliche Chirurgie*,
DOI 10.1007/978-3-642-54754-6_14, © Springer-Verlag GmbH Deutschland 2017

14.1 Anatomie und Physiologie der Speicheldrüsen

14.1.1 Anatomie

Neben den drei großen Speicheldrüsen (Gll. salivariae majores) Glandula parotis, submandibularis und sublingualis (◻ Abb. 14.1) gibt es eine Vielzahl kleiner Speicheldrüsen (Gll. salivariae minores). Diese sind in den Lippen (Gll. labiales), im harten und weichen Gaumen (Gll. palatinae), den Wangen (Gll. buccales), der Zunge (Gll. linguales und Ebnersche Spüldrüsen), am oberen Tonsillenpol (Webersche Spüldrüsen) und retromolar (Gll. molares) lokalisiert.

Glandula parotis (Ohrspeicheldrüse, teilweise auch Glandula parotidea genannt)

Sie ist die größte der paarigen Mundspeicheldrüsen und liegt vor dem Ohr auf dem M. masseter und dem Unterkiefer. Der Hauptanteil der Drüse liegt in der Fossa retromandibularis, ihre Begrenzungen sind nach anterior der M. masseter, nach posterior der Tragus, nach kranial grenzt sie an das Jochbein und den Jochbogen, nach kaudal liegt sie dem Processus mastoideus und dem Vorderrand des M. sternocleidomastoideus an. Die Drüse wird von einer eigenen Faszie, der Fascia parotidea, umhüllt, bei der es sich um eine Fortsetzung der Fascia cervicalis superficialis handelt. Der Drüsenausführungsgang (Ductus parotideus, auch Stenonscher Gang ge-

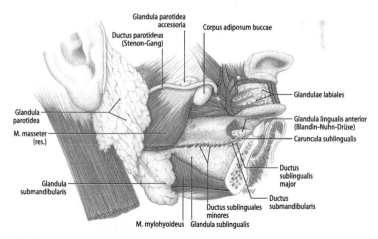

◻ **Abb. 14.1** Schemazeichnung der drei großen Speicheldrüsen von links lateral. (Aus Zilles u Tillmann, 2010)

nannt) verläuft als ein etwas abgeplatteter, dickwandiger Kanal 1 cm unterhalb des Jochbogens über die laterale Fläche des M. masseter. Kurz vor seinem vorderen Rand biegt er medianwärts um und tritt durch das Corpus adiposum buccae (Bichatscher Fettpfropf) hindurch zur Wangenschleimhaut, um dort gegenüber dem zweiten Oberkiefermolaren in der Papilla parotidea zu münden. Der Hauptstamm des N. facialis tritt durch die Drüse aus. Durch seine Äste wird anatomisch und therapeutisch ein lateraler (Pars superficialis) und medialer (Pars profunda) Anteil der Drüse unterschieden. Die Glandula parotis ist eine rein seröse Drüse. Ihre sekretorische Innervation geht vom N. glossopharyngeus über den N. tympanicus zum Plexus tympanicus und von dort über den N. petrosus minor zum Ganglion oticum. An den N. auriculotemporalis aus dem N. trigeminus angelagert, erreichen diese parasympathischen Fasern die Drüse. Die Blutversorgung der Drüse erfolgt über die A. transversa faciei aus der A. temporalis superficialis.

Glandula submandibularis (Unterkieferspeicheldrüse)

Sie ist länglich bis kugelig und etwa pflaumengroß. Die Gl. submandibularis liegt im Trigonum submandibulare auf dem M. mylohyoideus, M. hyoglossus und dem M. styloglossus. Sie ist zwischen dem vorderen und hinteren Digastricusbauch eingebettet und vom Platysma sowie der Fascia cervicalis superficialis, die eine Art fibröse Kapsel um die Drüse bildet, bedeckt. Ein dünner Fortsatz der Drüse, der Processus uncinatus, erstreckt sich zwischen M. pterygoideus medialis und M. mylohyoideus zunächst kranialwärts, dann nach vorn zur Gl. sublingualis. Ihr Ausführungsgang, der Ductus submandibularis (Warthonscher Gang), schlingt sich um den Hinterrand des M. mylohyoideus (sog.»Knie«), verläuft oberhalb des Diaphragma oris nach vorn und mündet neben dem Frenulum linguae in der Papilla salivaria (Caruncula sublingualis). Die gemischte Gl. submandibularis besitzt mehr seröse als muköse Anteile und wird mit Blut aus der A. facialis versorgt. Die Drüse wird parasympathisch vom N. intermedius des N. facialis innerviert. Über die Chorda tympani verlaufen die Nervenfasern zum N. lingualis, der den Ausführungsgang der Drüse unterkreuzt, und gelangen schließlich ins Ganglion submandibulare, wo sie umgeschaltet werden.

Glandula sublingualis (Unterzungenspeicheldrüse)

Sie ist die kleinste der drei großen Speicheldrüsen und bildet einen aus mehreren, locker zusammenhängenden Einzeldrüsen bestehenden Drüsenkörper. Sie liegt in einer Einbuchtung des Unterkiefers (Fovea sublingualis) zwischen dem M. mylohyoideus und dem M. hyoglossus dem Diaphragma oris auf. Die Drüse liegt unmittelbar unter der Schleimhaut, weshalb man sie bei hochgehobener Zunge als Plica sublingualis erkennt. Die Gl. sublingualis besitzt einen vorderen und einen hinteren Anteil. Das Sekret des hinteren Drüsenanteiles mündet in zahlreiche kurze Gänge (die Ductus sublinguales minores) neben der Zunge (Plica sublingualis). Das Sekret des vorderen Anteiles fließt über den Ductus sublingualis major zur Carcuncula sublingualis. Die gemischte Gl. sublingualis ist überwiegend mukös. Wie die Gl. submandibularis erhält sie ihre parasympathische Innervation durch Äste aus dem Ggl. submandibulare.

Bei allen Speicheldrüsen erfolgt die **sympathische Innervation** über periarterielle Geflechte aus dem Grenzstrang, deren Nervenfasern organfern im Ggl. cervicale superius umgeschaltet werden.

> **Praxistipp**
>
> Die viskösere Zusammensetzung des Speichels der Gl. submandibularis und sublingualis im Gegensatz zur Gl. parotis prädisponiert zur Entstehung von Speichelsteinen (Sialolithiasis).

14.1.2 Physiologie

Die Speicheldrüsen produzieren täglich insgesamt ca. 500–1500 ml Speichel. Der Großteil (ca. 75 %) wird dabei von der Gl. submandibularis sezerniert. Die Gl. parotis ist mit ca. 20 % und die Gl. sublingualis mit ca. 5 % an der Basalsekretion beteiligt. Die Speichelsekretion kann hormonell, medikamentös, durch Infektionen, Bestrahlung oder Syndrome beeinflusst werden.

Steigerung des Speichelflusses durch:

- Sympathikolytische bzw. cholinerge Medikamente (z. B. Carbachol, Pilocarpin).
- Mastikatorischen (Kaugummi) oder gustatorischen (saure Drops, Zitronenbonbons) Reiz.

Hemmung des Speichelflusses durch:

- Parasympatholytische Medikamente (z. B. Atropin).
- Neuroleptika, α-Rezeptorenblocker und trizyklische Antidepressiva.
- Erhöhung des Sympathikotonus (Stress).

Funktionen des Speichels:

- Verdauungsfunktion: Spaltung von Polyglykosiden (Stärke) durch α-Amylase.

- Pufferfunktion: Hoher Gehalt an HCO_3.
- Emulgierfunktion: Hoher Gehalt an Schleimstoffen (Muzine).
- Antibakterielle Funktion: Durch Lysozyme, sekretorisches IgA, Lactoferrin, α-Amylase.
- Förderung der Geschmacksempfindung.
- Schutz der Mukosa vor physikalischen, chemischen und thermischen Noxen.

> **Praxistipp**
>
> Mundtrockenheit (Xerostomie) führt zu Schluckstörungen (Dysphagie). Bei fehlendem oder überwiegend serösem Speichel kann es zu mangelndem Prothesenhalt oder kariösen Läsionen kommen.

14.2 Diagnostik

14.2.1 Anamnese

> **Praxistipp**
>
> Durch eine sorgfältige Anamneseerhebung mit Berücksichtigung von Alter, Geschlecht und zeitlichem Auftreten sowie Umfang der Beschwerden kann oftmals eine Verdachtsdiagnose eingegrenzt werden,die durch bildgebende Verfahren und Biopsie gesichert werden kann.

Alter

Bei Säuglingen entstehen Drüsenschwellungen vor allem bei Zytomegalieerkrankungen (Ohrspeicheldrüse), Hämangiomen oder Tumoren sowie Fehlentwicklungen des Speichelgangsystemes.

Im Klein- und Schulkindalter überwiegen Viruserkrankungen (Parotitis epidemica bzw. Mumps).

Zwischen dem 40. und 60. Lebensjahr treten vor allem Sialadenosen, Autoimmunerkrankungen (Sjögren-Syndrom) und Tumoren (pleomorphes Adenom, Zystadenolymphom, Karzinome) auf.

Geschlecht

Das Sjögren-Syndrom, Sialadenosen und das Adenokarzinom treten häufiger beim weiblichen Geschlecht, Zystadenolymphome hingegen häufiger bei Männern auf.

Zeitliches Auftreten der Symptomatik

Pathognomonisch für das Vorhandensein von Speichelsteinen sind Schwellungen, vor allem der Gl. submandibularis, kurz vor oder während der Nahrungsaufnahme. Rezidivierende Schwellungen ohne Zusammenhang zum Essen werden häufig bei chronischen Entzündungen gesehen.

14.2.2 Klinische Untersuchung

Bei der **extraoralen Inspektion** der Speicheldrüsen ist auf Schwellung (abstehendes Ohrläppchen bei Mumps), Rötung und Schmerzen (akute Entzündung) oder umschriebene Verdickung (einseitig bei Neoplasie, beidseitig bei Sialadenose) zu achten. Bei einem Ausfall oder einer Schwäche des N. facialis muss an einen bösartigen Tumor der Gl. parotis gedacht werden.

Die **intraorale Inspektion** dient zur Beurteilung des Speichelflusses und der Ausführungsgänge. Die Gll. submandibulares und sublinguales werden bimanuell bei Vorwärtsbeugung des Kopfes palpiert, da sich dabei die Kaumuskulatur entspannt. Im Seitenvergleich werden die Größe, die Konsistenz und die Speichelqualität durch Ausstreichen beurteilt. Mit dem durch Handschuhe geschützten Finger von intraoral und der Gegenpalpation von außen sind diese beiden Drüsen deutlich zu tasten und können von tumorösen Veränderungen abgegrenzt werden. Durch Ausmassieren der Gl. parotis und der Gl. submandibularis wird der austretende Speichel beurteilt. Klarer Speichel ist sehr gut vom eitrigen, teilweise flockigen Speichel bei bakteriellen Entzündungen zu unterscheiden. Trockene Mundschleimhäute weisen auf generalisierte Speichelflussstörungen, z. B. radiogen oder medikamentös bedingt, hin. Bei Abflussstörungen kleiner Speicheldrüsen werden submuköse Speichelretentionen (Ranulae) sichtbar.

Bei Entzündungen der Gl. submandibularis und/oder sublingualis ist der Mundboden häufig schmerzhaft angehoben und die Papille gerötet.

Praxistipp

Eine genaue Anamneseerhebung und eine sorgfältige klinische Untersuchung stellen die Grundlage und Voraussetzung weiterer Diagnostik durch bildgebende Verfahren dar.

14.2.3 Bildgebende Verfahren

Sonographie

In der Regel wird mit einem Linearschallkopf und einer Frequenz zwischen 5 und 10 MHz geschallt. Es können zystische von soliden Prozessen abgegrenzt, Speichelsteine dargestellt und Hinweise auf die Dignität von tumorösen Veränderungen gefunden werden.

Maligne Tumoren sind häufig besser durchblutet als benigne. Ihre Prävalenz verhält sich reziprok zur Drüsengröße.

Entzündungen stellen sich als echoarme, inhomogene Drüsenvergrößerungen dar. Eine Differenzierung zwischen einer obstruktiven Sialadenitis mit Duktektasie und zystoider Abszedierung ist möglich. Bei chronischen Entzündungen ist die Drüse weniger stark geschwollen und sehr inhomogen.

Küttner-Tumor: Sonderform als chronisch sklerosierende Sialadenitis der Gl. submandibularis.

Speichelsteine stellen sich typischerweise als echodichte Strukturen mit entsprechendem Schallschatten dar, häufig Befund mit hirschgeweihartiger, tubulärer Verzweigung (◘ Abb. 14.2).

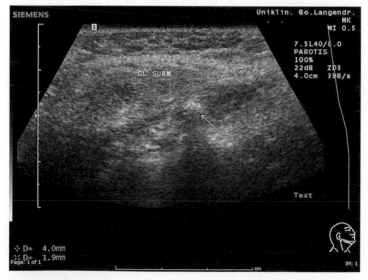

◘ **Abb. 14.2** Nachweis eines solitären extraglandulär gelegenen Steines der Glandula submandibularis rechts mit dorsaler Schallauslöschung und intraglandulärem Aufstau des Gangsystemes, dargestellt mittels B-Scan-Sonographie

Vorteile der Sonographie:
- Non-invasiv.
- Beliebig wiederholbar.
- Kostengünstig.
- Keine Strahlung.
- Differenzierung von intra- und extraglandulären Raumforderungen meist möglich.
- Keine Kontraindikationen.

Nachteil der Sonographie:
- Setzt sehr viel Erfahrung seitens des Untersuchers voraus.

Die Sonographie wird standardmäßig zur Primärdiagnostik insbesondere bei Erkrankungen der großen Speicheldrüsen eingesetzt.

Röntgen (konventionell und Sialographie)

- Konventionelle Röntgendiagnostik hat wie Sialographie bei Speicheldrüsendiagnostik mittlerweile reduzierte Bedeutung.
- In mehreren Ebenen können mittels Orthopantomogramm (◘ Abb. 14.3) und Mundbodenaufnahme radioopake Speichelsteine dargestellt werden (20 % der Speichelsteine sind allerdings nicht röntgenopak bzw. können durch den Unterkiefer überlagert sein).

Sialographie: Ein Polyethylen-Katheter wird in Lokalanästhesie in den Drüsenausführungsgang geschoben und mit Annaht fixiert. Durch Injektion von Kontrastmittel werden Veränderungen des Drüsenparenchymes indirekt dargestellt. Hauptindikation: Diagnostik von chronischen Entzündungen und Sjögren-Syndrom.

🛇 Die Sialographie ist bei einer akuten Speicheldrüsenentzündung kontraindiziert und kann durch das Kontrastmittel eine allergische Reaktion auslösen.

> **Praxistipp**
>
> Die hochauflösende Sonographie, die Kernspintomographie und die »Low-dose«-Computertomographie haben diese beiden diagnostischen Methoden weitgehend verdrängt.

Computertomographie

Speicheldrüsentumoren sind in allen drei Ebenen, mit und ohne Kontrastmittel, exakt lokalisierbar.

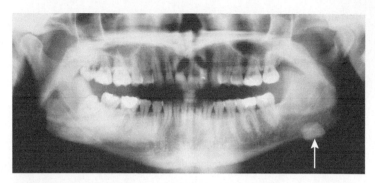

□ Abb. 14.3 Orthopantomogramm mit Nachweis eines Speichelsteines in der Glandula submandibularis links

Hauptindikation: Darstellung von organüberschreitenden, den Knochen infiltrierenden Tumoren der tiefen und retromandibulären Anteile der Glandula parotis.

Magnetresonanztomographie (MRT, Kernspintomographie)

Nicht strahlenbelastendes Schnittbildverfahren mit guter Weichteilauflösung

Hauptindikationen:

— Abgrenzung Speicheldrüsenerkrankungen gegenüber Lipomen, Gefäßmalformationen, Hämangiomen, Lymphangiomen und deren Mischformen.

— Wenn mittels Sonographie keine entsprechende Diagnostik oder Lokalisation durchführbar.

— Ausgedehnte Raumforderungen und CT unmöglich (Allergie gegen jodhaltige Kontrastmittel, zu erwartende Artefakte durch Füllungen oder prothetische Restaurationen).

Szintigraphie

Nach intravenöser Injektion von 99m-markiertem Technetiumpertechnat erhält man Informationen zur zeitlichen und räumlichen Verteilung dieses Radionuklids im Drüsenparenchym und damit eine Aussage über den Funktionszustand der Drüse.

— Methode besitzt im Seitenvergleich hohe Sensitivität für die Funktionseinschätzung der Drüse bei Tumorerkrankungen, Sialadenosen und Steinbildungen.

— Geringe Spezifität.

Speichelgangendoskopie

Durch erfolgreiche Miniaturisierung der Endoskope ist eine endoskopische Diagnostik und ggf. Steinentfernung in den Ausführungsgängen von Gl. parotis und Gl. submandibularis möglich.

Angiographie

Invasive Darstellungstechnik von Gefäßstrukturen mithilfe von Kontrastmittel in und um große Speicheldrüsen.

Hauptindikation: Durch Digitale Subtraktionsangiographie (DSA) weitere Differenzierung von großen Tumoren und Gefäßanomalien möglich.

14.2.4 Biopsien

Feinnadelaspirationsbiopsie

- Erlaubt nur zytologische Beurteilung.
- Aufgrund geringer Materialmenge geringe Aussagekraft.
- Nur positive Aussagen verwertbar.
- Kann zur Optimierung der Punktion sonographisch unterstützt werden.

Probeexzision, Stanzbiopsie

- Sollte möglichst durch den endgültigen Therapeuten erfolgen.
- Bei Zweifel an Gutartigkeit weiteres chirurgisches Vorgehen nach Schnellschnittuntersuchung.

🛈 Um eine Läsion von Nervästen zu vermeiden, sind bei Biopsien der drei großen Speicheldrüsen genaue anatomische Kenntnisse über den Verlauf des N. facialis, seines Ramus marginalis mandibulae und des N. lingualis Voraussetzung.

> **Praxistipp**
>
> Alle aufgeführten bildgebenden Verfahren können allenfalls Hinweise auf die Diagnose geben. Sicherheit gibt nur die bioptische Sicherung mit histologischer Untersuchung.

14.3   Fehlbildungen

14.3.1 Aplasie und Hypoplasie

- Speicheldrüsenaplasien und -hypoplasien sind selten.
- Am häufigsten einseitige Parotisaplasie.
- In der Regel ohne klinische Symptomatik, d. h. keine Xerostomie.
- Häufig assoziiert mit weiteren Fehlbildungen im Kopf-Hals-Bereich.

14.3.2 Hyperplasien

- Z. B. abnorme Hyperplasie der Lippendrüsen (Cheilitis glandularis simplex), palpatorisch als Ansammlung derber, schrotkorngroßer Gebilde in der Submukosa.
- In der Regel keine Therapie, ausnahmsweise Exzision.

14.3.3 Gangatresie

- Regulär angelegte Speicheldrüsen.
- Regelmäßig Speichelstau mit Zystenbildung.
- Am häufigsten Gl. submandibularis betroffen.

14.3.4 Lageanomalien

- Verlagerung regelrecht aufgebauter Speicheldrüsen (Dystopie) oder
- Heterotope, akzessorische und aberrierende Speicheldrüsen:
  - Ausführungsgangsystem oft nur rudimentär oder nicht angelegt.
  - Am häufigsten in den Parotislymphknoten und ventral der Normalposition auf dem M. masseter.
  - In latenten Knochenhöhlen, z. B. im posterioren lingualen Bereich des Unterkiefers als sog. Stafne-Zyste (röntgenologische Knochenaufhellung).

14.3.5 Retentionszysten

- Entstehen aufgrund Abflussbehinderung der Drüsenausführungsgänge durch Schleimpfröpfe oder Narbenzüge.

14.3.6 Extravasationszysten

- Infolge traumatischer oder entzündlicher Gangobstruktion.
- Speichel tritt ins Drüseninterstitium.
- Beispiel: **Ranula**.

Ätiologie

- Angeboren (dann dysgenetische Zyste) oder durch Obliteration einer der kleinen Ausführungsgänge der Gl. sublingualis.
- Zwei Sonderformen:
  - Zwerchsackranula: Durchdringt den M. mylohoideus sanduhrförmig.
  - Tauchranula: Reicht nach kaudal bis in die inframylohyoidale Halsregion.

Symptome und Befunde

- Bläulich durchschimmernd, pralle Schwellung, Flüssigkeit enthaltend, sichtbar bei Anheben der Zungenspitze.

Therapie

- Marsupialisation: Schleimhautränder der Zyste werden mit Mundschleimhaut zirkulär vernäht → Ranula wird zur Nebenbucht der Mundhöhle (häufig rezidivierend).
- Zystektomie.

14.3.7 Unterlippenfisteln

- Haben in der Tiefe Beziehung zu Speicheldrüsenkonglomeraten.
- Einseitig oder doppelseitig (meist paramedian).
- In Kombination mit Gaumenspalten: Van-der-Woude-Syndrom.

14.4   Entzündungen (Sialadenitiden)

14.4.1 Akute bakterielle Sialadenitis

Ätiologie

- Duktogene Bakterieneinwanderung, häufig infolge gestörten oder verringerten Speichelflusses bei reduzierter Nahrungsaufnahme (schwere Allgemeinerkrankungen, ältere oder kachektische Patienten, Immunschwäche, Speichelfluss reduzierende Medikamente, nach Bestrahlung, bei Diabetes mellitus).

- Meist Staphylokokken, Streptokokken der Serogruppe A und Anaerobier.
- Akute bakterielle Entzündung der Gl. submandibularis und sublingualis tritt meist bei Abflussstörungen (Speichelstein, Narbe, Druck eines Tumors) auf.
- Selten hämatogene Infektionen.

Symptome und Befunde

- Schwellung und Schmerzhaftigkeit der Drüse bei eitriger Entzündung.
- Schwellung des Ausführungsganges, Rötung der Papille, Austritt von Eiter aus der Papille bei Druck auf die Drüse.
- Bei eitriger Einschmelzung Rötung der Haut, Fluktuation (Nachweis im Ultraschall-B-Scan) und Durchbruch nach außen oder in die Mundhöhle.
- Häufig reduzierter Allgemeinzustand, Fieber und Leukozytose.

Therapie

- Antibiotika, möglichst nach Antibiogramm, bevorzugt Penicilline, Cefalosporine oder Clindamycin; Antiphlogistika (z. B. Diclofenac) und Antipyretika (z. B. Paracetamol).
- Speichelfluss anregen (Kaugummi kauen, Zitrone und/oder saure Drops lutschen, Cholinergika → Sialogoga).
- Ausreichende Flüssigkeitszufuhr, gute Mundhygiene und antiseptische Mundspülungen.
- Sanftes Ausmassieren der Drüse.
- Bei Abszedierung entlastende Inzision.

Differenzialdiagnosen

- Wangenabszess.
- Dentitio difficilis.

🛈 Durch Kapsellücken kann sich eine eitrige Parotitis in die Fossa pterygopalatina und in die Halsweichteile sowie in den Gehörgang ausbreiten.
Eine extraorale Inzision von Speicheldrüsen sollte vermieden werden, um der Gefahr einer Speichelfistel vorzubeugen. Bei einer entlastenden Inzision der Gl. parotis und submandibularis muss der Verlauf des N. facialis berücksichtigt werden.

14.4.2 Akute virale Sialadenitis

Parotitis epidemica (Mumps)
Ätiologie

- Befall in der Regel der Gl. parotis durch Paramyxovirus (Tröpfchen-infektion) im Schulalter.

Symptome und Befunde

- Nach Inkubationszeit von 18–21 Tagen entzündliche, teigige Schwellung ohne Abszedierung einer Parotis, meist zeitverzögert beider Ohrspeicheldrüsen (Hamsterbacken) mit abstehenden Ohrläppchen.
- Schwellung und Temperaturerhöhung über 1–2 Wochen.

Therapie

- Symptomatisch (Antipyretikum, Antiphlogistikum).
- Aktive Schutzimpfung möglich, durch Infektion lebenslange Immunität.

🔔 Häufig gleichzeitig Meningitis mit Schädigung des N. vestibulo-cochlearis (Ertaubung), Orchitis bzw. Oophoritis (Sterilität) und Pankreatitis.

Zytomegalie (CMV-Infektion, Virus aus der Gruppe der Herpesviren, Einschlusskörperchenkrankheit)
Ätiologie

- Vor allem bei Frühgeburten und dyspeptischen Säuglingen, selten bei Erwachsenen (Unterscheidung zwischen prä- und perinatal sowie adulter Verlaufsform).
- Übertragung intrauterin oder postnatal durch Schmier- und Tröpfcheninfektion.

Symptome und Befunde

- Neben Schwellung der großen Speicheldrüsen hämorrhagische Diathesen, Anämie, Hepatosplenomegalie, Ikterus und zerebrale Reizzustände; bei Neugeborenen häufig interstitielle Pneumonie.
- Erwachsenenzytomegalie mit Lymphknotenschwellungen, Fieber und Thrombo-/Leukopenie häufig bei schlechter Abwehrlage (immunsuppressive Therapie, Leukämien, HIV-Infektion oder Lymphomen).

Therapie

- Symptomatisch, aktive Immunisierung nicht verfügbar.

Coxsackie-A-Virus-Infektion (Hand-Fuß-Mund-Syndrom)
Ätiologie

- Übertragung des Enterovirus Coxsackie Typ A 16 durch Sekrete des Nasen-Rachen-Raumes oder auf fäkal-oralem Weg mit Inkubationszeit zwischen 3–6 Tagen.

Symptome und Befunde

- Vorausgehen kann ein 12- bis 14-stündiges Prodromalstadium mit leichter Temperaturerhöhung, Übelkeit und Bauchschmerzen.
- Nach initialen Halsschmerzen treten an Gaumen, Zunge und Wange Bläschen auf, die bald erodieren.
- Gleichzeitig oder kurz danach an Handflächen, Fingern, Zehen und Fußsohlen erythematöse Papeln oder Makulae.
- Erkrankung klingt nach 7–10 Tagen komplikationslos ab.

Therapie

- Symptomatisch, Prophylaxe nicht bekannt.

14.4.3 Chronische Sialadenitis

Ätiologie

- Multifaktorielles Geschehen mit rezidivierenden aszendierenden bakteriellen Infekten.
- Meist ist die Gl. parotis betroffen.
- Entzündliche Überlagerung einer Sialadenose.
- Viruserkrankungen, primäre Obstruktion durch Dyschylie (Störung der Sekretion und Veränderung der Zusammensetzung und Menge des Sekrets von Speicheldrüsen, z. B. bei Mukoviszidose), Allergien, Immunreaktionen.
- Auftreten im Erwachsenen- und Kindesalter, wobei die Erkrankung bei letztgenannten meist mit Eintritt der Pubertät spontan ausheilt.

Symptome und Befunde

- Mit beschwerdefreien Intervallen auftretende, Tage anhaltende, mäßig schmerzhafte Drüsenschwellung, häufig mit Induration.
- Dyschylie, überschießende Aktivierung des intraglandulären Kallikreinsystemes.
- Flockiger Speichel mit Salzgeschmack.
- Sialographischer Nachweis perlschnurartiger Gangektasien (»belaubter Baum«), mit fortschreitender Schädigung des Drüsenparenchymes, Rarefizierung des Gangsystemes (»entlaubter Baum«).

Therapie

- Antibiotika, Erhöhung des Speichelflusses, Proteasenhemmer (Aprotinin).
- Bei häufigen Entzündungsschüben: Konservative Parotidektomie bzw. Submandibulektomie oder eventuell Bestrahlung.

Differenzialdiagnose

Parotitis epidemica.

14.4.4 Spezifische Sialadenitiden

Tuberkulose (Tbc)
Ätiologie

- Infektion mit *Mycobacterium tuberculosis/bovis*.
- Selten, meist Kleinkinder aus weniger entwickelten Ländern.
- Gl. parotis am häufigsten betroffen.
- Diagnostik meist durch mikrobiologischen Erregernachweis oder histologisch.

Symptome und Befunde

- Häufiger Befall der peri- und intraglandulären Lymphknoten mit Verkalkungen (Röntgen, Sonographie).
- Bei postprimärer Tuberkulose mit lymphatischer/hämatogener Genese treten Granulome mit Epitheloidzellen, Lymphozyten und Langhans-Riesenzellen auf.

Therapie

- Antituberkulöse Therapie mit mindestens 4 der Antituberkulotika Isoniazid, Rifampicin, Pyrazinamid, Ethambutol und Streptomycin.
- Ggf. Kombination mit chirurgischem Vorgehen.

Aktinomykose
Ätiologie

- Infektion mit *Actinomyces israeli*.
- Kann auch kleine Speicheldrüsen erfassen, wenn die Entzündung aus der Umgebung in das Drüsenparenchym infiltriert.
- Diagnostik meist durch mikrobiologischen Erregernachweis oder histologisch (Drusenbildung).

Symptome und Befunde

- Bläulich-livide Hautveränderungen.
- Chronisch brettharte Induration des Weichgewebes.
- Auftreten von Fisteln.

Therapie

- Abszessinzision.
- Antibiotikatherapie (Mittel der Wahl: Penicillin).

14.4.5 Strahlensialadenitis

Ätiologie

- Schädigungsumfang ist abhängig von Qualität, Dosis und Fraktionierung der Bestrahlung sowie von Lage der Drüse im Strahlenfeld und Anfälligkeit des Patienten.
- Durch Mukositis und Azinuszellschädigung sowie verminderte Speichelsekretion treten funktionelle Störungen in den Speicheldrüsen auf.
- Die Gl. parotis ist strahlensensibler als die Gl. submandibularis.

Symptome und Befunde

- Strahlenschäden mit Hyposialie, Viskositätsänderung des Speichels, Mundtrockenheit (Xerostomie) und Soor treten reversibel ab 15 Gray, irreversibel ab 40 Gray auf.
- Bakterielle Infektionen werden begünstigt.
- Chronische Strahlenschäden führen zu Parenchymatrophie mit interstitieller Fibrose und Gangektasien (Sonographie).

Therapie

- Symptomatisch mit synthetischem Speichel (z. B. Glandosane).
- Mundspülungen mit Salbei.
- Antimykotika bei Mundsoor (z. B. Ampho-Moronal).

❶ Strahleneffekte schädigen die Zahnhartsubstanz auf direkte und indirekte Weise, sodass es zu kariösen Läsionen und vorzeitigem Zahnverlust kommen kann.

Vor einer Strahlentherapie muss eine suffiziente Sanierung der Zähne erfolgen. Nach einer Strahlentherapie muss jede chirurgische Maßnahme wegen der Gefahr einer Osteomyelitis bzw. einer Osteoradionekrose unter ausreichendem antibiotischen Schutz erfolgen.

14.4.6 Immunsialadenitis (Sjögren-Syndrom, myoepitheliale Sialadenitis)

Ätiologie

- Durch Sicca-Komplex (»dry eye«, »dry mouth«, »dry synovia«) gekennzeichnet.
- Autoimmunerkrankung mit Nachweis der diagnoseleitenden antinukleären Antikörper SSA und SSB.
- Hauptsächlich bei Frauen im peri- und postklimakterischen Alter.
- Fortschreitender Untergang des sekretorischen Drüsenparenchymes.

Symptome und Befunde

- Primäres Sjögren-Syndrom mit Trias aus schmerzloser Schwellung der Speicheldrüsen, Mundtrockenheit und Keratokonjunktivitis sicca.
- Sekundäres Sjögren-Syndrom bei zusätzlichen Bindegewebserkrankungen wie chronisch rheumatoider Polyarthritis, systemischer Sklerodermie, systemischem Lupus erythematodes, Periarteriitis nodosa oder einer Dermatomyositis.
- Diagnose durch Biopsie von Lippenschleimhaut mit kleinen Speicheldrüsen (lymphozytär-myoepitheliale Zellinseln als Ausdruck abgelaufener Antigen-Antikörper-Reaktionen).
- Häufig Candidabesiedlung.

Therapie

- Keine kausale Therapie bekannt.
- Glukokortikoide und Immunsuppressiva.
- Bei Xerostomie symptomatisch Speichelersatzlösung (z. B. Glandosane).
- Zur Anregung der Speichelsekretion Pilocarpinlösung 1 %.
- Augentropfen.
- Falls vertretbar Absetzen von Diuretika, Antidepressiva, Antihypertensiva.

❗ Beim Sjögren-Syndrom besteht ein erhöhtes Risiko für das Auftreten von malignen Lymphomen in der Gl. parotis.

Praxistipp

Aufgrund der ausgeprägten Mundtrockenheit verliert herausnehmbarer Zahnersatz seinen festen Halt und Karies schreitet rasch fort, sodass bei diesen Patienten eine kontinuierliche zahnärztliche Betreuung notwendig ist.

14.4.7 Epitheloidzellige Sialadenitis (Heerfordt-Syndrom, Febris uveoparotidea subchronica)

Ätiologie
— Sarkoidose der Speicheldrüsen, besonders bei jungen Frauen.

Symptome und Befunde
— Trias mit undulierendem Fieber, Uveitis mit Iridozyklitis und Speicheldrüsenschwellung.
— Biopsie mit Nachweis von Speicheldrüsenschwellung und Detektion nicht verkäsender Epitheloidzellgranulome.
— Kann zu Hirnnervenausfällen mit Fazialis- oder Rekurrensparesen führen.

Therapie
— Wie bei der Immunsialadenitis (Sjögren-Syndrom).

Praxistipp

Aufgrund der ausgeprägten Mundtrockenheit verliert herausnehmbarer Zahnersatz seinen festen Halt und Karies schreitet rasch fort, sodass bei diesen Patienten eine kontinuierliche zahnärztliche Betreuung notwendig ist.

14.4.8 Elektrolytsialadenitis (Küttner-Tumor)

Ätiologie
— Primär obstruktiv, durch Sekretionsstörungen ausgelöst.
— Fortschreitender Verlauf bis zur immunologischen Zerstörung der Gl. submandibularis, seltener der Gl. parotis.

Symptome und Befunde

- Verhärtung und Vergrößerung der Gl. submandibularis.
- Klinisch Abgrenzung gegen eine echte Gewebeneubildung nicht möglich.
- Histologie: Neben entzündlichen Infiltraten und Lymphfollikeln starke bindegewebige Sklerose, teilweise Lipomatose mit Destruktion des Gangsystemes; weiterhin finden sich undifferenzierte Gangsprossen, Epithelmetaplasien und Dysplasien.

Therapie

- Submandibulektomie.

14.4.9 Seltene Formen der Sialadenitis

Ein granulomatöser Befall der kleinen Speicheldrüsen kann auch beim Morbus Crohn und beim Melkersson-Rosenthal-Syndrom (Trias mit Cheilitis granulomatosa, Lingua geographica und peripherer Fazialisparese) vorkommen.

Therapie

- Symptomatische Therapie.
- Behandlungsversuch mit Glukokortikoiden.

14.5　Sialadenosen (Sialosen)

Stoffwechselerkrankungen durch Schädigung vegetativer Nervenfasern der großen Speicheldrüsen.

14.5.1 Ätiologie

Vier Formen:

- **Endokrine bzw. dyshormonelle Sialadenosen** durch hormonelle Störungen infolge Diabetes mellitus, Keimdrüsenstörungen, Schwangerschaft, Klimakterium, Schilddrüsenfunktionsstörungen oder Erkrankungen der Nebennierenrinde.
- **Dystrophisch-metabolische Sialadenosen** bei Vitaminmangel, chronischem Proteinmangel (Fehlernährung, Dystrophie), Essstörungen (Anorexie, Bulimie) oder Alkoholismus mit Leberzirrhose bzw. Fettleber.

- **Neurogene Sialadenosen** bei Dysfunktion des vegetativen Nervensystemes (hier häufig Leitsymptom der Xerostomie) durch endogene Depression oder Formen der Zerebralsklerose.
- **Medikamentöse Sialadenosen** durch Psychopharmaka (trizyklische Antidepressiva), Tranquilizer (Benzodiazepinderivate), MAO-Hemmer, Lithiumsalze oder bestimmte Antihypertonika.

14.5.2 Symptome und Befunde

- Rezidivierende, nicht entzündliche, weiche, schmerzlose Schwellungen, insbesondere der Gl. parotis beidseits.
- »Hamsterartige« Schwellungen häufig als primärer Konsultationsgrund des Patienten.
- Mehrjähriger Verlauf führt häufig zu Hypo- bzw. Asialie.
- Sonographie (B-Scan): Homogene Vergrößerung des Drüsenparenchymes.

14.5.3 Differenzialdiagnosen

- Masseterhypertrophie (Palpation, B-Scan-Sonographie).
- Lipomatose bei Alkoholikern.

14.5.4 Therapie

- Behandlung des Grundleidens (z. B. Diabetes mellitus, Hypertonus, Hepatopathie).
- Bei starkem Leidensdruck und unter strenger Indikationsstellung Entfernung der Speicheldrüsen (Parotidektomie beidseits).
- Bei Autoimmunopathien mit reduzierter Speichelproduktion Gabe von Immunsuppressiva.

Praxistipp

Antibiotikatherapie nur bei bakterieller Superinfektion indiziert.

14.6   Sialolithiasis (Steinbildung)

Konkrementbildung im Ausführungsgangsystem durch Dyschylie, wobei sich Kristallisationskeime zu Konkrementen vergrößern.

14.6.1 Epidemiologie

Auftreten von Speichelsteinen bei >1 % der Bevölkerung, insbesondere bei Männern zwischen dem 3. und 4. Lebensjahrzehnt.

14.6.2 Ätiologie

- Gl. submandibularis in 80 %, Gl. parotis in 15 % und Gl. sublingualis und kleine Speicheldrüsen in 5 % betroffen (mögliche Erklärung: Sekret in Gl. submandibularis zähflüssiger, Gang aszendierend und Caruncula enger als bei Gl. parotis).
- Kalziumphosphat- oder Kalziumkarbonatsteine.
- Fremdkörper als Kristallisationskerne teilweise an Steinbildung beteiligt.

14.6.3 Symptome und Befunde

- Anfangs prandial und/oder postprandial Schwellung der Drüse mit Spannungsgefühl, später im Verlauf bleibende Verdickung der Drüse.
- Durch sekundäre Entzündungen Symptome der chronischen Sialadenitis.
- Speichelsteine im Ductus submandibularis (Wharton-Gang) oftmals bimanuell sublingual tastbar oder mittels Sondierung durch Speichelgangsonde nachweisbar.

14.6.4 Diagnose

- Aufgrund mineralogischer Zusammensetzung sind 20 % der Submandibularis- und 80 % der Parotiskonkremente nativ-radiologisch nicht nachweisbar, ansonsten gut auf OPG (◘ Abb. 14.3) zu sehen.
- Bei Sialographie resultiert Kontrastmittelstopp.
- Konkremente unabhängig von Zusammensetzung in B-Scan-Sonographie ab 2 mm Durchmesser sicher nachweisbar (◘ Abb. 14.2).

> **Praxistipp**
>
> Die B-Scan-Sonographie kann Konkremente – unabhängig von ihrer mineralischen Zusammensetzung – ab einer Größe von 2 mm sicher darstellen. Sie ist deshalb das Diagnostikum der Wahl.

14.6.5 Differenzialdiagnose

Entzündlicher odontogener Prozess (insbesondere bei Stein in Gl. submandibularis).

14.6.6 Therapie

- Provokation eines spontanen Abgangs durch Verabreichung von Sialogoga, Dilatation des Ausführungsganges (Speichelgangsonde, aufblasbare Ballonsonde), Ausmassieren des Drüsenganges.
- Bei Steinen im distalen Teil des Ausführungsganges Längsschlitzung (enoraler Zugang); anschließend Marsupialisation zur Prophylaxe narbiger Strikturen; ◻ Abb. 14.4 a–d zeigen die Entfernung eines Speichelsteines aus dem distalen Anteil des Ductus submandibularis.
- Lithotripsie mittels Ultraschall (Schockwellen von extraoral oder endoskopisch über einen YAG-Laser) falls Drüsenparenchym noch intakt; Nachteil: Sehr rezidivanfällig; kontraindiziert bei akuter eitriger Sialadenitis und Stenosen der Ausführungsgänge.
- Bei Steinen im proximalen Teil (unterhalb des M. mylohyoideus, Knie des Ductus submandibularis bzw. proximal des Masseterknicks) oder innerhalb der Drüse und rezidivierender chronischer Entzündung: Exstirpation der Drüse von extraoral, möglichst nach antibiotischer Vorbehandlung einer akuten Entzündung.
- Videoendoskopie als neue Technik zur Darstellung und ggf. Entfernung von Konkrementen in den Drüsenausführungsgängen.

🛈 Bei der Schlitzung des proximalen Ductus submandibularis von intraoral besteht die Gefahr einer Läsion des N. lingualis.
Bei der Drüsenexstirpation aufgrund chronischer Sialolithiasis sind bei der Submandibulektomie der R. marginalis mandibulae des N. facialis und der N. lingualis sowie bei der konservativen Parotidektomie der N. facialis-Hauptstamm und seine Äste zu schonen.

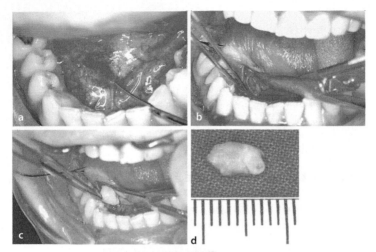

◨ **Abb. 14.4** Speichelstein der Glandula sublingualis rechts. **a** Sondierung des Ausführungsganges über die Caruncula sublingualis. **b** Vorsichtiges Aufspreizen des Ausführungsganges und Aufsuchen des Speichelsteines. **c** Entwicklung des Speichelsteines. **d** Geborgener Speichelstein mit 7 mm Länge.

14.7 Speicheldrüsentumoren

Speicheldrüsentumoren können vom spezifischen Speicheldrüsenparenchym oder vom unspezifischen Stroma ausgehen. Man unterscheidet **epitheliale** und **nicht epitheliale Tumoren**, die benigne und maligne sein können.

Die benignen Tumoren überwiegen in einem Verhältnis 2:1 gegenüber den malignen, ca. 90 % der Speicheldrüsentumoren sind epithelialen Ursprunges.

❯ Grundsätzlich spricht eine rasch zunehmende, schmerzhafte Schwellung mit Überwärmung und Rötung der Haut für eine Entzündung. Bei längerer Vorgeschichte und einer schmerzlosen Raumforderung ohne Entzündungszeichen ist eine Tumorerkrankung wahrscheinlicher.

Praxistipp

Maligne Tumoren wachsen meist schneller und können durch Einwachsen in Nachbarstrukturen wie z. B. Nerven malignitätsverdächtige Symptome aufweisen. Pathognomonisch für bösartige Tumoren in der Parotis sind periphere Fazialisparesen, in der Gl. sublingualis der Ausfall des N. lingualis.

Die **Diagnosesicherung** eines Speicheldrüsentumors erfolgt durch histopathologische Untersuchung von Gewebeproben, z. B. in einem intraoperativen Schnellschnitt. Sonographie, Computertomographie und Kernspintomographie können differenzialdiagnostische Hinweise geben.

14.7.1 Gutartige epitheliale Speicheldrüsentumoren

Adenome machen 80 % aller gutartigen epithelialen Speicheldrüsentumoren aus.

Pleomorphe Adenome (sog. Mischtumor)

- Häufigster Speicheldrüsentumor (85 % der Speicheldrüsenadenome).
- Auftreten zu 85 % in Gl. parotis, 10 % in kleinen Speicheldrüsen, 5 % in Gl. submandibularis.

Symptome und Befunde

- Langsam wachsende indolente Tumoren, teilweise mit harten Auftreibungen innerhalb der Speicheldrüsen.
- Tumoren in der Gl. parotis reichen gelegentlich bis ins Spatium parapharyngeum (Hanteltumor, Eisbergtumor), teilweise mit enoral sichtbarer Vorwölbung der lateralen Pharynxwand.
- Änderung des Wachstumsverhaltens und/oder periphere Fazialisparese deuten auf maligne Transformation hin.
- Histologie: Buntes epitheliales Zellbild, zusätzlich mit mukoiden, myxoiden, hyalinen und chondroiden Elementen, häufig mit unscharfer Grenze zwischen Epithel und Stroma (→ Mischtumoren).

Diagnose

- Sonographie, CT, MRT, ggf. Feinnadelbiopsie.

Therapie

- In der Parotis: Partielle (laterale Parotidektomie), subtotale oder totale Parotidektomie (konservative Parotidektomie unter Schonung des N. facialis); siehe ◘ Abb. 14.5 a–e.
- In der Gl. submandibularis und sublingualis: Exstirpation der gesamten Drüse.

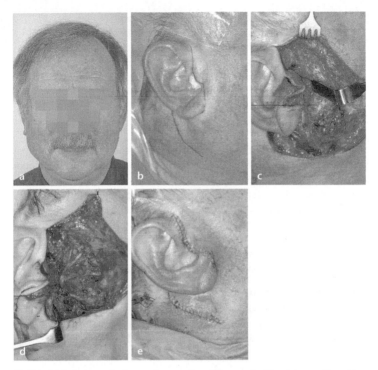

Abb. 14.5 Patient mit einem pleomorphen Adenom der Glandula parotis rechts.
a Präoperativ imponiert eine unspezifische Schwellung der rechten Wange. **b** Eingezeichnete Schnittführung zu Beginn der Operation. **c** Aufsuchen des N. facialis-Hauptstammes; kaudal des Langenbeck-Hakens ist das pleomorphe Adenom sichtbar. **d** Nach der lateralen Parotidektomie und Entfernung des Tumors; die N. facialis-Äste sind dargestellt. **e** Am Ende des Eingriffes nach dem Wundverschluss

— Am Gaumen: Exzision inkl. bedeckender Schleimhaut (danach Tiefziehplatte und periphere Granulation).

Prognose

— Rezidivgefahr: 1–5 % bei lateraler Parotidektomie, bis zu 50 % bei Enukleation.
— In ca. 5 % der pleomorphen Adenome entwickeln sich Karzinome.

> Bei der **lateralen Parotidektomie** handelt es sich um eine partielle Parotidektomie, bei welcher der laterale Drüsenanteil unter Schonung des N. facialis entfernt wird.

Unter einer **konservativen Parotidektomie** versteht man die vollständige Entfernung der Gl. parotis unter Schonung des N. facialis. Bei der **radikalen Parotidektomie** werden außer dem bösartigen Tumor der Gl. parotis auch die entsprechenden Fazialisäste entfernt. Meist werden die resezierten N. facialis-Anteile durch autologe Nervtransplantate (z. B. N. auricularis magnus oder N. suralis) mikrochirurgisch rekonstruiert.

Monomorphe Adenome

Diese Tumoren sind durch einen relativ einheitlichen epithelialen Aufbau ohne mukoide oder chondroide Gewebeanteile gekennzeichnet und finden sich wie die pleomorphen Adenome überwiegend in der Gl. parotis. Ihr Anteil an den Speicheldrüsenadenomen beträgt ca. 15 %.

Zystadenolymphome (**Warthin-Tumoren** nach Aldred Scott Warthin, US-amerikanischer Pathologe, Ann Arbor, 1866–1931)

- Mit 70 % unter den monomorphen Adenomen am häufigsten.
- Überwiegend Gl. parotis betroffen.
- Überwiegend bei Männern zwischen 6. und 7. Lebensdekade.

Symptome und Befunde

- Langsames, schmerzloses Wachstum.
- Beidseitiger oder multilokulärer Tumorbefall in ca. 10 %.
- Histologie: Epithelialer, monomorpher Anteil und lymphoides Stroma mit glandulären und zystischen Strukturen.

Diagnose

- Sonographie, CT, MRT, ggf. Feinnadelbiopsie.
- Mehranreicherung im Technetium-Szintigramm hochwahrscheinlich für Zystadenolymphom, da diese die Eigenschaft von Warthin-Tumoren nutzt, Technetium-99m-Pertechnetat stärker anzureichern als das umgebende normale Speicheldrüsengewebe.

Differenzialdiagnose

- Speicheldrüsenzysten.

Therapie

- Bei kleineren Zystadenolymphomen Enukleation.
- Bei ausgedehnten Zystadenolymphomen in der Gl. parotis Teilparotidektomie oder konservative Parotidektomie und in der Gl. submandibularis und sublingualis Exstirpation der Drüse.

Prognose

- Geringe Rezidivgefahr.

Weitere Adenome

Speichelgangadenom

- Zu 70 % in Gl. parotis vorkommend.
- Häufiger bei Frauen, vor allem im 7. Lebensjahrzehnt.
- Histologie: Unterscheidung von trabekulären, tubulären und zystischen Speichelgangadenomen.

Myoepitheliom

- Aggressiver als das pleomorphe Adenom.
- Kann sich zum malignen Myoepitheliom entwickeln.

Basalzelladenom

- Zu 70 % in Gl. parotis vorkommend.
- Histologie: Gleichmäßig differenzierte Basalzellen mit meist solid-trabekulärer Struktur.

Onkozytom

- Seltenes und solitäres Auftreten.
- Histologie: Solide und trabekuläre, seltener auch mikrozystische Formationen.

14.7.2 Gutartige nicht epitheliale Speicheldrüsentumoren

Diese Tumoren entstammen dem Mesenchym des Drüsengewebes, bestehend aus Blut- und Lymphgefäßen, Nerven, Muskulatur, Binde- und Fettgewebe. Sie machen bei Kindern >50 % der Speicheldrüsentumoren aus.

Eine Unterteilung wird in reine Hämangiome, reine Lymphangiome, gemischte Lymphhämangiome und Hämangioperizytome vorgenommen. Weiterhin kommen in den Speicheldrüsen Lipome, Neurinome, Neurofibrome und Neurofibromatosen vor.

Hämangiom

Auftreten im Säuglingsalter, vermehrt beim weiblichen Geschlecht (◘ Abb. 14.6).

Symptome und Befunde

- Bedeckende dünne kindliche Haut schimmert bläulich.
- Im Gegensatz zu vaskulären Malformationen innerhalb der ersten Lebenswochen häufig rasches unvorhersehbares Wachstum.
- Spontane Rückbildung innerhalb der ersten Lebensjahre häufig (Involution).

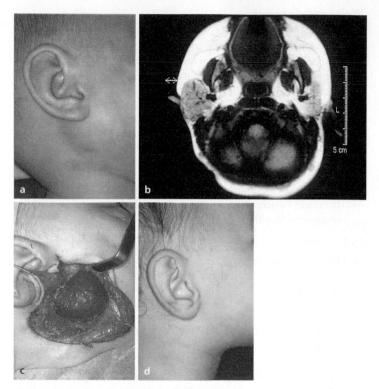

◻ **Abb. 14.6** Hämangiom bei einem sieben Monate alten Mädchen an der Glandula parotis. **a** Gut sichtbare Schwellung infra- und präaurikulär rechts. **b** Die Computertomographie zeigt die Ausdehnung des Hämangiomes in die Tiefe. **c** Freilegung des kapselartig begrenzten Hämangiomes über einen präaurikulären Schnitt. **d** Ergebnis sechs Monate postoperativ

Therapie

- Ohne klinischen Handlungsdruck abwartende Haltung.
- Betablocker (Propranolol) per os.
- Kryotherapie.
- Lasertherapie, insbesondere mit Nd:Yag-Laser mit perkutaner oder transkutaner Applikationstechnik.
- Chirurgische Exzision.

> ▶ Bei erfolgloser Behandlung mit Betablockern, frustraner Kryo- bzw. Lasertherapie, raschem Wachstum, Malignitätsverdacht oder bedeutender funktioneller Beeinträchtigung (Bedrohung von Schluckakt und Atmung, Läsion des N. facialis) ist eine frühzeitige chirurgische Intervention indiziert.

Lymphangiom

- Seltener als Hämangiome im Kopf-Hals-Bereich.
- Auftreten im Säuglingsalter, vermehrt beim männlichen Geschlecht.
- Kann massive Größenzunahme erfahren, insbesondere durch Trauma oder Entzündung.
- Meist Gl. parotis betroffen.

Symptome und Befunde

- Meist teigige, diffuse und schmerzlose Schwellung der Wange.

Therapie

- Operatives Vorgehen möglichst verzögern.
- Bei klinischem Handlungsdruck chirurgische Exzision.

14.7.3 Bösartige epitheliale Speicheldrüsentumoren

Maligne epitheliale Tumoren der drei großen Speicheldrüsen werden nach der TNM-Klassifikation (◘ Tab. 14.1) eingeteilt und machen knapp 20 % aller Speicheldrüsentumoren aus.

> **Praxistipp**
>
> Der Malignitätsgrad bei den Speicheldrüsentumoren nimmt von den großen zu den kleinen Drüsen hin zu.

Adenoid-zystisches Karzinom (früher Zylindrom genannt)

Der Anteil adenoid-zystischer Karzinome an der Gesamtheit der malignen Speicheldrüsentumoren ist mit 40 % am höchsten. Die Unterteilung erfolgt in 3 Subtypen:

- Tubulärer Typ.
- Kribriformer (glandulärer) Typ.
- Solid-basaloider Typ.

Adenoid-zystische Karzinome wachsen infiltrativ mit typischer perineuraler und perivaskulärer Ausbreitung.

◘ **Tab. 14.1** TNM-Klassifikation zur Stadieneinteilung maligner epithelialer Tumoren der großen Speicheldrüsen nach der UICC (Union Internationale Contre le Cancer, 2013)

T – Tumor

T_1	Tumor misst in größter Ausdehnung ≤2 cm, ohne extraparenchymatöse Ausbreitung
T_2	Tumor misst in größter Ausdehnung >2–4 cm, ohne extraparenchymatöse Ausbreitung
T_3	Tumor misst in größter Ausdehnung >4 cm und/oder mit extraparenchymatöser Ausbreitung
T_{4a}	Tumor infiltriert Haut, Unterkiefer, äußeren Gehörgang, N. facialis
T_{4b}	Tumor infiltriert Schädelbasis, Processus pterygoideus oder umschließt A. carotis interna

Anmerkung: Maligne Tumoren der kleinen Speicheldrüsen sind von dieser Klassifikation ausgeschlossen; sie werden entsprechend dem jeweiligen anatomischen Bezirk ihres Ursprunges klassifiziert.»Extraparenchymatöse Ausbreitung« ist die klinische oder makroskopische Infiltration von Weichteilen oder Nerven, ausgenommen der unter T_{4a} und T_{4b} aufgelisteten.

L – Lymphknoten (LK)

N_X	Regionäre LK nicht beurteilbar
N_0	Keine regionären LK-Metastasen
N_1	Metastase in solitärem ipsilateralen LK ≤3 cm
N_{2a}	Metastase in solitärem ipsilateralen LK >3–6 cm
N_{2b}	Metastasen in multiplen ipsilateralen LK ≤6 cm
N_{2c}	Metastasen in bilateralen oder kontralateralen LK ≤6 cm
N_3	Metastase im LK >6 cm (diese Metastasen sind meist auch fixiert)

Anmerkung: In der Mittellinie gelegene Lymphknoten gelten als ipsilateral.

M – Fernmetastasen

M_X	Fernmetastasen nicht beurteilbar
M_0	Keine Fernmetastasen
M_1	Fernmetastasen

Symptome und Befunde

- Relativ langsames Wachstum im Vergleich zu anderen malignen Tumoren.
- Aufgrund perineuralen Wachstumes regelmäßig Schmerzen als Frühsymptom obwohl Tumor klinisch kaum auffällig.
- Lymphogene oder hämatogene Metastasierung (Lungenmetastasen).
- Lokale Tumorkontrolle problematisch, da Tumor oft unaufhaltsam entlang von Nerven und Gefäßen wächst.
- Häufig sehr spät (>5 Jahre) einsetzende Rezidive und Metastasen.

Therapie

- Bei Operabilität radikal-chirurgisches Vorgehen mit Sicherheitsabstand und plastischer Rekonstruktion (allerdings teilweise fraglich, da auch bei Non-in-sano-Resektionen viele Jahre keine merkbare Tumorvergrößerung!).
- Argument für primäre Halslymphknotenausräumung, da okkulte Metastasierung in bis zu 40 % bei cN0-Hals vorliegt.
- Bei cN0-Hals auch abwartendes Vorgehen unter engmaschiger klinischer und bildgebender Kontrolle des Halses möglich.
- Insbesondere bei großen oder klinisch schnell wachsenden Tumoren sowie bei einer Non-in-sano-Resektion ist eine kombinierte Bestrahlungstherapie sinnvoll.
- Polychemotherapie kann ebenfalls zur Regression des Tumors oder seiner Metastasen führen.

Prognose

5-Jahres-Überlebensraten verschlechtern sich vom tubulären (100 %) über den kribriformen (75 %) bis zum solid-basaloiden Typ (40 %).

> ❯ Aufgrund der häufig sehr spät einsetzenden Rezidive und Metastasen ist eine Tumornachsorge über die üblichen 5 Jahre hinaus auch mit Röntgenuntersuchung des Thorax und ggf. kranialer Computertomographie (CCT) angezeigt.

Mukoepidermoidkarzinom

Der Anteil an der Gesamtheit der malignen Speicheldrüsentumoren liegt bei ca. 20 %. Der Tumor ist pathogenetisch vom Speichelgangsystem abgeleitet mit Zellen des intermediären Typs, Schleim produzierenden Zellen und Pflasterzellen. Es werden **2 Subtypen** unterschieden:

- Hoch differenziert (»high grade type of malignancy«):
  - >50 % Schleim produzierende Zellen und Plattenepithelzellen.
  - Keine/kaum Metastasierung.

- Gering differenziert (»low grade type of malignancy«):
  - Solide, häufig Blutungen und Nekrosen im Zentrum.
  - Weniger Schleim produzierende Zellen, viele Mitosen, Pleomorphismus und infiltratives Wachstum.
  - Lymphogene Metastasierung.

Symptome und Befunde

- Schnelles Wachstum beim gering differenzierten Subtyp.
- Bevorzugt am Gaumen mit schnellem, schmerzlosen Wachstum → können wie Mundhöhlenkarzinome imponieren und in Nachbarstrukturen wie Unterkiefer einbrechen.

Therapie

- In Abhängigkeit des Malignitätsgrades, von vollständiger Tumorentfernung und lateraler Parotidektomie bis zu radikaler Parotidektomie mit totaler Entfernung des N. facialis und Nervrekonstruktion, ggf. mit Halslymphknotenausräumung (differenzialtherapeutische Argumentation siehe auch bei adenoid-zystisches Karzinom).
- Postoperative Radiatio ist insbesondere beim gering differenzierten Mukoepidermoidkarzinom zu erwägen.

Prognose

- 5-Jahres-Überlebensraten beim hoch differenzierten Karzinom bei 90 %, beim gering differenzierten bei 70 %.

Azinuszellkarzinom

Der Anteil an der Gesamtheit der malignen Speicheldrüsentumoren liegt bei ca. 10–15 %. Der Tumor weist eine unterschiedliche zelluläre Differenzierung bzgl. des Vorkommens von Azinuszellen auf. Sie kommen in soliden, papillär-zystischen, mikrozystischen und follikulären Formen vor.

Symptome und Befunde

- Vorwiegend in der Gl. parotis (ca. 80 %).
- Können unilokulär und multilokulär auftreten.
- Hohe Lokalrezidivrate (bis ca. 50 %).
- Lymphogene (10 %) und hämatogene Metastasierung (3 %).

Therapie

▶ Mukoepidermoidkarzinom

Prognose

5-Jahres-Überlebensraten zwischen 80 und 100 %.

Adenokarzinom

Histologisch werden papilläre, tubuläre und solide Subtypen unterschieden, wobei das weibliche Geschlecht bevorzugt ist.

Symptome und Befunde

- Vorwiegend in der Gl. parotis.
- Häufig mit dem Untergrund verwachsen und damit unverschieblich.
- Im Wachstum umscheiden sie Nerven → Schmerzen, Fazialisparese.
- Vorwiegend lymphogene Metastasierung.

Therapie

▶ Mukoepidermoidkarzinom

Plattenepithelkarzinom

Diese Karzinome gehen von den größeren Speichelgängen aus und wachsen rasch. Histologisch treten sowohl stark verhornende, hoch differenzierte als auch gering oder mittel differenzierte Plattenepithelkarzinome ohne Hornbildung auf. Vorwiegend sind ältere Männer mit Altersgipfel im 8. Lebensjahrzehnt betroffen.

Symptome und Befunde

- Frühzeitig lymphogene Metastasierung.
- Hämatogene Metastasierung selten.

Therapie

- Radikale Parotidektomie mit totaler Entfernung des N. facialis und Nervrekonstruktion.
- Bei Abstand des Karzinomes zu Fazialisästen, ggf. Entfernung mit Nerverhaltung und anschließender engmaschiger klinischer und bildgebender Tumornachsorge.
- Zumindest ipsilaterale Lymphknotenausräumung.
- Teilweise gut sensibel auf Radio- und Chemotherapie.

Karzinom im pleomorphen Adenom

Der Anteil an der Gesamtheit der malignen Speicheldrüsentumoren liegt bei ca. 10–15 %. Die Wahrscheinlichkeit der Entwicklung eines Karzinomes steigt mit der Dauer des Bestehens des pleomorphen Adenomes. Auftreten bei beiden Geschlechtern im 7. und 8. Lebensjahrzehnt.

Symptome und Befunde

- Frühzeitig lymphogene Metastasierung möglich.
- Auftreten überwiegend in der Gl. parotis.
- Entdifferenzierung eines pleomorphen Adenomes in ein Karzinom <5 %.

Therapie

► Plattenepithelkarzinom

Prognose

Bei frühzeitiger lymphogener oder hämatogener Metastasierung ungünstige Prognose, 5-Jahres-Überlebensraten <25 %.

Praxistipp

Plötzlich rascheres Wachstum und/oder Auftreten einer Fazialisparese bei einem relativ langsam wachsenden Parotistumor ist ein Hinweis für eine Differenzierung in ein Karzinom.

Speichelgangkarzinome

Charakteristikum dieses hochmalignen epithelialen Tumors sind große Zellansammlungen, die als erweiterte Speichelgänge imponieren. Auftreten gehäuft bei Frauen im 7. Lebensjahrzehnt.

Symptome und Befunde

— Frühzeitig lymphogene Filiae und Fernmetastasierung (Lunge, Leber, Gehirn).
— Auftreten überwiegend in der Gl. parotis.
— Tumor imponiert derb und unscharf begrenzt.

Therapie

► Plattenepithelkarzinom

Prognose

Bei bereits erfolgter Metastasierung schlechte Prognose; die meisten Patienten sterben innerhalb der ersten 3 Jahre.

Undifferenziertes Karzinom

Entstammen dem Speichelgangsystem, wobei die Tumorzellen so wenig differenziert sind, dass sie keiner anderen Karzinomform zugeordnet werden können.

Symptome und Befunde

— Schnell und aggressiv wachsend, vor allem in der Gl. parotis.
— Beim undifferenzierten Karzinom mit lymphoidem Stroma V. a. Mitverursachung durch Epstein-Barr-Virus.

Therapie
▶ Plattenepithelkarzinom

Prognose
Bei bereits erfolgter Metastasierung schlechte Prognose.

> ❯ Speichelgangkarzinome, Karzinome im pleomophen Adenom, undifferenzierte Karzinome und adenoid-zystische Karzinome vom soliden Typ gehören zu den Speicheldrüsenmalignomen mit der schlechtesten Prognose.

14.7.4 Bösartige nicht epitheliale Speicheldrüsentumoren

Sarkome
Häufigste Vertreter aus der Gruppe der **Sarkome** sind:
- **Malignes fibröses Histiozytom.**
  - Histologie: Typisches geflechtartiges Fasermuster.
  - Hohe lokale Aggressivität und Metastasierungsneigung.
- **Malignes Schwannom.**
  - Kann aus länger bestehenden Neurinomen hervorgehen.
  - Lokal aggressives Wachstum.
- **Rhabdomyosarkom.**
  - Interdisziplinäres Behandlungskonzept mit Onkologen und Strahlentherapeuten.
- **Angiosarkom.**
  - Therapie: Je nach Histologie und Tumorstadium radikal-chirurgische Resektion mit Sicherheitsabstand, ggf. Bestrahlung und/oder Chemotherapie.

Maligne Lymphome
- Primärmanifestation oder systemische Absiedlung im lymphatischen Speicheldrüsengewebe möglich.
- In 85 % der Fälle Non-Hodgkin-Lymphome.
- Klinisch häufig symmetrische Schwellungen der Speicheldrüsen, vor allem der Gl. parotis.
- Interdisziplinäre Therapie, meist konservativ durch Chemotherapie, selten chirurgisch bei solitären Manifestationen.

Sekundäre Tumoren
Metastasierung von Malignomen in die Speicheldrüsen vor allem lymphogen (Hautkarzinome und Melanome in die Gl. parotis), selten hämatogen (Metastasen aus Lunge, Niere und Mamma).

14.8   Speichelfisteln

Man unterscheidet Fisteln der Drüse (parenchymatöse Fisteln) und des Gangsystemes (Speichelgangfisteln).

14.8.1 Ätiologie

— Angeboren (Rarität).
— Abszedierende Entzündungen des Drüsenparenchymes.
— Traumata der lateralen Gesichtsregion.
— Iatrogen als Operationsfolge.

14.8.2 Symptome und Befunde

Speichelfluss nach außen, vor allem während des Essens.

14.8.3 Therapie

— Drüsenfisteln schließen sich fast ausnahmslos von selbst.
— Herabsetzung der Speichelsekretion (Botulinumtoxin-A-Injektion, Atropinmedikation, Bestrahlung – CAVE: Spätkarzinom) führt häufig zum Verkleben der Fistel.
— Unterbindung des proximalen Fistelganges und Rekonstruktion des verletzten Parotisausführungsganges nach Schienung des ableitenden Systemes (Polyethylenkatheter) oder Verlegung der Fistel in den Mundraum.
— Als ultima ratio Exstirpation der Drüse.

14.9   Frey-Syndrom (gustatorisches Schwitzen, aurikulotemporales Syndrom)

Fehlgeleitete Regeneration der parasympathischen sekretorischen Parotisnerven, die den sympathischen Fasern folgen und die Schweißdrüsen der Haut innervieren, sodass es auf gustatorische und mastikatorische Reize hin zu einer Hautrötung präaurikulär mit anschließender Schweißabsonderung kommt.

14.9.1 Ätiologie

- Nach operativen Eingriffen (Parotidektomie, »neck dissection«).
- Trauma (Unfall, Zangengeburt).
- Zentralnervöse Erkrankungen.

14.9.2 Symptome und Befunde

- Auf gustatorische und mastikatorische Reize (Kauen, Essen) zunächst Hautrötung durch Vasodilatation präaurikulär.
- Etwas zeitverzögert auf den Reiz Schweißabsonderung im Wangenbereich.

14.9.3 Diagnose

Verdachtsdiagnose klinisch, Sicherung durch Jod-Stärke-Test nach Minor.

14.9.4 Therapie

- Injektion von Botulinumtoxin A (3 MU/cm^2) als Therapie der Wahl.
- Nachrangig: Medikamentöse Behinderung der Schweißdrüsenfunktion durch anticholinerge Substanzen (Scopolaminsalbe, Glykogenpyrolat, Aluminiumchlorid), Exzision oder Nervexhairese.

> **Praxistipp**
>
> Die Therapie mit Botulinumtoxin A bedarf je nach Dosierung wiederholter Injektionen in Abständen von ½ bis 1 Jahr.

Literatur

Jackowski J, Peters H, Hölzle F (2007) Praxisleitfaden Zahnärztliche Chirurgie. Elsevier, München

Zilles K, Tillmann B (2010) Anatomie. Springer, Berlin Heidelberg

Internistische und neurologische Erkrankungen

Jochen Jackowski, Korbinian Benz, Horst Neubauer, Thomas Müller, Hajo Peters und Frank Hölzle

J. Jackowski et al. (Hrsg.), *Zahnärztliche Chirurgie*,
DOI 10.1007/978-3-642-54754-6_15, © Springer-Verlag GmbH Deutschland 2017

15.1 Bluterkrankungen

Blutkrankheiten entstehen, wenn zelluläre Bestandteile des Blutes (Erythrozyten, Leukozyten, Thrombozyten) in Form und Funktion vermehrt, vermindert oder abnorm sind und wenn sich daraus Störungen der Gesundheit ergeben.

15.1.1 Symptome

Leitsymptome

Klinische Leitsymptome für hämatologische Systemerkrankungen sind:
- Zeichen der hämopoetischen Insuffizienz:
    - Anämiesymptome: Herzklopfen, Schwindel, Hautblässe, Leistungsminderung.
    - Blutungsneigung.
    - Infektanfälligkeit.
- Zeichen einer Lympho- oder Myeloproliferation:
    - Lymphknotenschwellung.
    - Splenomegalie.
    - Knochenschmerzen.
    - Pruritus.
    - Hyperviskositätssyndrome bei Erythrozytose oder Paraproteinämien.

Weitere Symptome

Weitere Symptome, die auf hämatologische Systemerkrankungen hinweisen:
- Hautjucken (Pruritus).
- Knochenschmerzen.
- Blässe als Anämiezeichen.
- Rötung bei Polyzythämie (Erythrozytenzahlerhöhung).
- Ikterus bei Hämolysen.
- Petechiale Blutungen (Anzeichen der Blutungsbereitschaft).
- Aphthen.
- Pilzrasen (granulozytäre Abwehrschwäche).

Einige der genannten Symptome fallen insbesondere bei der Inspektion der Schleimhäute auf.

15.1.2 Diagnostik

Blutbild

Basis der hämatologischen Labordiagnostik ist das große Blutbild, bestehend aus

— Hämoglobin.
— Erythrozytenzahl.
— Hämatokrit.
— Leukozytenzahl mit Differenzialblutbild.
— Thrombozytenzahl.
— MCV (mittleres korpuskuläres Volumen).
— MCH (mittleres korpuskuläres Hämoglobin).
— Differenzierungsmuster verschiedener Zellen des weißen Blutbildes im Blutausstrich unter dem Mikroskop.

Normwerte ☐ Tab. 15.1.

☐ **Tab. 15.1** Normwerte für Zellbestandteile des Blutes

Komponente	Normbereich	
Hämoglobin	Neugeborene	16–24 g/dl
	Frauen	12–16 g/dl
	Männer	13–17 g/dl
	Kinder	11–15 g/dl
Erythrozyten	Frauen	4,0–5,4 Mio/mm³
	Männer	4,3–5,6 Mio/mm³
Retikulozyten	7–15 ‰	
	35.000–75.000/µl	
Hämatokrit	Frauen	38–44 %
	Männer	42–50 %
Leukozyten	Neugeborene	6000–25.000/mm³
	Frauen	6000–15.000/mm³
	Männer	8000–12.000/mm³
	Kinder	4000–11.000/mm³
Differenzialblutbild	**Relativ %**	**Absolut/ml**
Eosinophile	1–6	200–400
Basophile	0–2	0–100
Lymphozyten	22–48	2000–4000
Monozyten	1–10	200–800
Stabkernige Neutrophile	2–6	300–500
Segmentkernige Neutrophile	45–70	2000–7000
Thrombozyten	150.000–400.000/mm³	

Körperliche Untersuchung

Bei der körperlichen Untersuchung ist insbesondere der Lymphknotenstatus zu erheben. Bei der Inspektion der Schleimhäute sollte auf Zeichen von Bluterkrankungen geachtet werden: Eine auffällige Blässe sollte eine weitere Diagnostik nach sich ziehen, um andere Grunderkrankungen nicht zu übersehen.

15.1.3 Erkrankungen des erythrozytären Systemes

Anämien

> Eine Anämie wird definiert als verringerter Gehalt an Hämoglobin, Hämatokrit oder der Erythrozytenzahl innerhalb des alters- bzw. geschlechtsspezifischen Normbereiches. Eine Anämie ist häufig nicht nur Krankheit, sondern Symptom weiterer akuter und chronischer Erkrankungen.

Der Hämoglobingehalt wird in der Niere durch den Sauerstoffgehalt des Blutes mittels Erythropoetin reguliert. Die reguläre Lebenszeit von Erythrozyten beträgt 120 Tage. Bei zunehmender Rigidität erfolgt die Destruktion in der Milz bzw. intravasal durch Hämolyse.

Bei einer Anämie zeigen sich in der Anamnese typischerweise Symptome wie Blässe von (Mund-) Schleimhaut, Müdigkeit, Kälteempfinden, Kopfschmerzen, Herzklopfen, Dyspnoe, Ohrensausen und Schwindel.

Die **Therapie** erfolgt anhand der Grunderkrankung.

Einteilung und (Differenzial-)Diagnose

Die Anämien lassen sich anhand ihrer **Pathogenese** wie folgt einteilen:
- **Stammzellen der Hämatopoese:**
  - Aplastische Anämie.
- **Proliferationskompartiment:**
  - Vitamin-B12-Mangel.
  - Folsäuremangel.
  - Antimetabolite.
  - Knochenmarkverödung.
  - Knochenmarkinfiltration.
- **Reifungskompartiment:**
  - Eisenmangel.
  - Thalassämie.
- **Funktionskompartiment:**
  - Erythropoetinstörung.
  - Blutverlust.
  - Hämolyse.

◻ Tab. 15.2   Einteilung der Anämien nach Hb-Gehalt und Größe der Erythrozyten

	Unterteilung nach Hb-Gehalt	Unterteilung nach Größe
Normal	Normochrom (MCH 26–32 pg)	Normozytär (MCV 77–91 fl)
Erhöht	Hyperchrom (MCH >32 pg)	Makrozytär (MCV >91 fl)
Erniedrigt	Hypochrom (MCH <26 pg)	Mikrozytär (MCV <77 fl)

Weiter können Anämien anhand von Größe und Hb-Gehalt der Erythrozyten eingeteilt werden (◻ Tab. 15.2).

Aplastische Anämie

Bei der aplastischen Anämie kommt es als Folge einer **Knochenmarkaplasie** bei fehlenden exogenen Einflüssen (ionisierende Strahlung, toxische Stoffe, Zytostatika) zu einer hämopoetischen Insuffizienz mit Panzytopenie (Verminderung der Blutzellen aller 3 Zellreihen). Sie stellt die schwerste Form der Knochenmarkschädigung dar.

In etwa der Hälfte aller Fälle steht eine Medikamenteneinnahme in Zusammenhang mit dem Auftreten einer aplastischen Anämie. Neben nichtsteroidalen Antiphlogistika, Antibiotika, Antikonvulsiva und Chloramphenicol werden auch Benzol und andere Chemikalien (chron. Alkoholkonsum) mit der Genese der aplastischen Anämie in Verbindung gebracht. Eine Virusätiologie (z. B. Hepatitisviren, Parvovirus, HIV, Epstein-Barr-Virus, infektiöse Mononukleose) wird diskutiert. In der Mehrzahl der Fälle ist die Ätiologie unbekannt (70 %).

Die Erkrankung verläuft symptomatisch (▶ Abschn. 15.1.1). Im Blutbild zeigt sich eine Bi- oder Trizytopenie bei fehlenden Retikulozyten.

❯ Patienten mit einer aplastischen Anämie bzw. Panzytopenie sollten vor bzw. nach zahnärztlichen Eingriffen aufgrund der erhöhten Infektanfälligkeit antibiotisch abgeschirmt werden.

Knochenmarkschäden durch Zytostatika und Radiotherapie

Eine Knochenmarkaplasie kann als Folge einer Zytostatikatherapie bzw. einer Radiotherapie auftreten.

In der Pathogenese kommt es zu einer Bildungsstörung der hämopoetischen Zellen. Bei jeder Radio- und Zytostatikatherapie ist deshalb eine regelmäßige Labordiagnostik des Blutes obligat. Die Schädigung des blutbildenden Systemes stellt zugleich den limitierenden Faktor einer Chemo- bzw. Radiotherapie dar.

□ Tab. 15.3 Differenzialdiagnosen der Anämie

Bildungsstörungen

Normochrom	**Erworben:** - Erythroblastopenie - Knochenmarkinfiltration infolge Leukämie, Lymphom, Karzinom - Infektion - Tumor - Urämie - Dyserythropoetische Anämie **Angeboren:** - Fanconi-Anämie
Hypochrom	**Erworben:** - Eisenmangel
Hyperchrom	**Erworben:** - Vitamin-B12-Mangel - Folsäuremangel - Zytostatika

Umsatzstörungen

Normozellulär	**Erworben:** - Immunhämolysen (AIHA) - Chemische/physische Hämolysen - Hypersplenismus **Angeboren:** - Enzymopathien - Instabile Hämoglobine
Makrozytär bis hypochrom mit Anomalien	**Erworben:** - Paroxysmale nächtliche Hämoglobinurie (PNH) - Mikroangiopathische Hämolysen **Angeboren:** - Sphärozytose

Verlustanämien

Normozellulär	**Erworben:** - Blutung

Erythroblastopenie

Hierbei handelt es sich um eine normochrome, aplastische Störung der Proliferation und Differenzierung erythropoetischer Vorläuferzellen im Knochenmark mit Retikulozytenmangel im peripheren Blut.

Anämie bei chronischer Niereninsuffizienz

Im Verlauf einer chronischen Niereninsuffizienz (▶ Abschn. 15.6.1) kommt es, zumeist aufgrund des Erythropoetinmangels, zu einer normochromen, normozytären Anämie.

Megaloblastäre Anämie

Die megaloblastäre Anämie ist ein Sammelbegriff aus hyperchromen und makrozytären Anämien. Durch Mangel an Vitamin-B12 und Folsäure, die als Koenzyme zur Synthese von Erythrozyten benötigt werden, kommt es zu einer ineffektiven Hämopoese.

Folsäure wird normalerweise in ausreichender Menge über die Nahrung aufgenommen, bei alkoholabhängigen Patienten kann dies vermindert sein.

Vitamin-B12 wird mithilfe eines im Magen gebildeten Glykoproteins (»Intrinsic Factor«) im Dünndarm absorbiert, ein Mangel ist in Mitteleuropa selten und beruht zumeist auf einer Störung im Gastrointestinaltrakt (z. B. nach einer Magenresektion). Klinisch äußert sich dies neben den Anämiesymptomen auch in Form von neurologischen Symptomen wie Parästhesien, Störungen der Feinmotorik, des Tastsinns und der Tiefensensibilität.

Die Therapie besteht in der parenteralen Gabe von Vitamin-B12, 1–5 mg Folsäure werden bei entsprechendem Mangel als ausreichend angesehen.

> ❯ Die oft beobachteten Symptome »burning mouth syndrome«, atrophierte Papillen und Glossitis sollten den Zahnarzt u. a. an einen Vitamin-B12- bzw. Folsäuremangel denken lassen.

Hypochrome Anämie

Störungen der Blutfarbstoffbildung bei ungestörter Zellproliferation führen zu hypochromen Anämien:

— Eisenmangelanämie:
  — Vorwiegend Störung der Hämoglobinbildung, weniger auch der Erythrozytenproduktion.
  — Verursacht durch eine erniedrigte Hämsynthese bei vermindertem Gesamteisen.
  — Therapie: Täglich orale Gabe von 200–300 mg Eisen.

> Zusätzlich zu den Allgemeinsymptomen einer Anämie können als Zeichen des Eisenmangels Mundwinkelrhagaden, Zungenbrennen, Schluckbeschwerden, Haar- und Nagelbruch und eine Atrophie des Zungenepitheles mit rötlicher Färbung sein.

— Thalassämie:
  — 3 Formen: Major-, Intermedia- und Minorform.
  — Hypochrome, mikrozytäre Anämie als Folge einer genetisch bedingten Repression der Polypeptidsynthese einer oder mehrerer Globinketten.
  — Klassifiziert anhand der betroffenen Globinkette (alpha/beta), der genetischen Konstellation (homo-/heterozygot) und des Schweregrades der klinischen Manifestation (minor, intermedia, major).
  — Therapie: Keine kausale Therapie bisher möglich, bei schwerem Verlauf Bluttransfusionen.

> Patienten mit einer Thalassaemia major sollten vor bzw. nach zahnärztlichen Eingriffen aufgrund der erhöhten Infektanfälligkeit antibiotisch abgeschirmt werden.

Anämie bei komplexer Pathogenese

Bei längerem Verlauf chronischer Erkrankungen tritt häufig eine Anämie auf, deren Ätiologie vom jeweiligen Grundleiden abhängig ist.

Typische Grunderkrankungen sind chronische Infekte oder Tumoren (Eisenverteilungsstörung).

> Bei Patienten mit chronischen Infektionen oder bereits seit Längerem bekannten Tumorleiden liegt oftmals eine Anämie vor.

Anämie durch Umsatzstörungen (hämolytische Anämie)

Bei hämolytischen Anämien ist die Blutarmut durch eine Verkürzung der Überlebensdauer der Erythrozyten bedingt. Sie wird durch eine gesteigerte Erythropoese nicht ausreichend kompensiert. Unterschieden werden korpuskuläre, exogene und serogene Hämolysen (◘ Tab. 15.4).

Anämien durch Verteilungsstörungen

Im Rahmen eines Hypersplenesyndromes (Milzvergrößerung) kommt es zu einer Anämie, Granulozytopenie, Thrombozytopenie oder zu einer Panzytopenie.

Zu den Verteilungsstörungen wird ebenfalls die Schwangerschaftsanämie gezählt.

◘ **Tab. 15.4** Übersicht der Hämolysen (nach Pralle)

Form	Pathogenese	Erkrankung
Korpuskuläre Hämolysen	Membranbedingt	- Formvarianten - Komplementfixierung
	Hämoglobinabhängig	- Präzipitierendes instabiles Hämoglobin - Kristallisierendes Hämoglobin
	Enzymabhängig	- Glykolyseenzyme - Pentosephosphatzyklusenzyme - Glutathionstoffwechselenzyme
Exogene Hämolysen	Medikamente bei Enzymopathien	
	Chemische Hämolysen	- Detergenzien - SH-Gruppen-Oxidation - Fette
	Morbus Moschcowitz	
	Hämolytisch-urämisches Syndrom (HUS)	
	Infektionen mit Hämolyse	- Protozoen - Bakterien - Viren
	Physikalisch	- Elektrolyt- und Osmosestörungen - Gefäßwand - Direkte Läsion
Serogene Hämolysen	Autoimmunhämolyse	- Antikörper vom Wärmetyp - Antikörper vom Kältetyp - Antikörper vom Donath-Typ
	Immunhämolyse	- Alloantikörper - Isoagglutinine - Alloantikörper diaplazentär
	Drogeninduzierte Antikörper	- Toxische Immunkomplexe - Hapteninduzierte Komplexe - Alphamethyldopa-Typ der immunhämolytischen Anämie

Blutungsanämien

Akuter oder chronischer Blutverlust bedingen eine Anämie.
Häufige Ursachen:

- Magen- und Duodenalulkus.
- Ruptur großer Gefäße.
- Ösophagusvarizen.
- Tubargravidität.
- Schwere hämorrhagische Diathese.

Polyglobulien

Eine absolute oder relative Vermehrung von Erythrozyten wird als Polyglobulie bezeichnet. Es wird die primäre Polyglobulie (Polycythaemia vera) von sekundären Formen unterschieden.

- **Polycythaemia vera:**
    - Vermehrte Produktion von Vorläuferzellen im Knochenmark; dadurch kommt es zu einer Viskositätssteigerung des Blutes und einer damit einhergehenden Zirkulationsstörung.
    - Klinik: Konstante Hautrötung im Gesichts- und oberen Thoraxbereich, Pruritus, Schwindel, Visusstörungen, Kopfschmerzen, erhöhte Thromboseneigung.
    - Therapie: Regelmäßige Aderlässe, Reduktion der Eisenaufnahme.

> Zur Senkung des Thromboserisikos werden einem Teil der Patienten mit der Diagnose Polycythaemia vera Antikoagulanzien (ASS) verordnet.

- **Sekundäre Polyglobulie:**
    - Kompensatorische Polyglobulie als Folge einer verminderten O_2-Sättigung des Blutes (z. B. nach einem längeren Aufenthalt in großer Höhe, COPD).
    - Erhöhte autonome Erythropoetin – Sekretion (Nierenzellkarzinom).
    - »Relative« Polyglobulie als Folge einer Exsikkose durch Eindickung des Blutes.
    - Einsatz im sportlichen Bereich zur Stimulierung der Erythropoetinproduktion.
    - Therapie: Orientierung an der Grunderkrankung.

15.1.4 Erkrankungen des leukozytären Systemes

Agranulozytose

Bei der Agranulozytose handelt es sich um eine arzneimittelinduzierte akute Zerstörung der neutrophilen Granulozyten im Blut und Knochenmark. Auslöser ist ein allergischer Mechanismus verursacht durch einige Medikamente.

Leukämien

Maligne Neoplasie hämopoetischer Zellen.

Nach der klinisch stummen Phase kommt es zur Proliferation und damit zur Expansion des malignen Zellklones mit generalisierter Ausbreitung im gesamten hämopoetischen Gewebe.

Akute Leukämien sind zumeist unreifzellig. Die Zellpopulation wird durch unreife, sog. Blastenpopulationen repräsentiert. Der Reifungsstopp ist charakteristisch für den Ausfall der Funktion.

Die **chronische Leukämie** ist überwiegend reifzellig und die Blutfunktion wird längere Zeit aufrechterhalten. Daraus ergeben sich protrahierte Verläufe.

Akute Leukämien

Akute Leukämien sind Erkrankungen der hämopoetischen Stammzellen mit Proliferation unreifer Blasten im Knochenmark und meistens auch im Blut. Unbehandelt führen sie zum Tod.

Formen:
- Akute lymphatische Leukämie (ALL).
- Akute myeloische Leukämie (AML).
- Akute nicht-lymphatische Leukämien (ANLL).

Die Ätiologie ist weiterhin ungeklärt. Dispositionsfaktoren sind ionisierende Strahlen, Benzol, Zytostatika und hereditäre Faktoren (Down-Syndrom).

Die AML tritt am häufigsten (80 %) im Bereich der akuten Erwachsenenleukämien auf.

> ❯ Das Auftreten von Gingivahyperplasien und Einblutungen im Bereich der Schleimhaut sollte in der zahnärztlichen Praxis genau dokumentiert und interdisziplinär abgeklärt werden, um eine mögliche AML ausschließen zu können.
> Bei der ALL weist der Waldeyer-Rachenring Anzeichen einer Infiltration auf, zudem können Symptome einer verminderten Infektabwehr und Lymphknotenvergrößerungen im zervikalen Bereich auftreten.

Die Anamnese ist meist kurz (<3 Monate) und wird durch grippeartige Symptome mit gleichzeitigem Anstieg der Blutungsneigung angekündigt.

Die Symptomatik ist durch die progrediente Knochenmarkinsuffizienz geprägt.

Myelodysplastische Syndrome

Bei diesen Syndromen handelt es sich um eine früher als Präleukämie bezeichnete Hämopoesestörung mit Knochenmarkhyperplasie und einen tiefgreifenden Defekt in der Proliferation und Differenzierung aller Zellreihen.

Die Symptomatik ist bestimmt durch eine schleichende Knochenmarkinsuffizienz mit sekundärer Transformation in eine AML. Die Patienten müssen wegen der Anämie, der Thrombozytopenie und der Granulozytopenie aufgrund der erhöhten Infektneigung bei zahnärztlich-chirurgischen Eingriffen antibiotisch abgeschirmt werden.

Chronische Leukämien

Die Leukämiezellen sind hierbei partiell ausgereift. Es zeigt sich ein protrahierter Verlauf.

Chronische lymphatische Leukämie (CLL)

Die CLL ist durch eine Akkumulation reifzelliger, immunkompetenter lymphatischer Zellen im Blut, Knochenmark, Milz und Lymphknoten gekennzeichnet. In 95 % handelt es sich um eine klonale Expansion von neoplastischen B-Zellen (B-CLL), in 5 % von T-Zellen. Charakteristisch ist ein langsam progredienter Verlauf bzw. eine erhöhte Anfälligkeit gegenüber bakteriellen Infektionen.

Chronische myeloische Leukämie (CML)

Die chronische myeloische Leukämie ist eine Erkrankung hämopoetischer Stammzellen, die durch eine abnorm gesteigerte Proliferation der granulopoetischen Reihe, eine myeloische Metaplasie der fetalen Blutbildungsorgane Milz und Leber und eine erhöhte Leukozytenzahl gekennzeichnet ist. Das mittlere Erkrankungsalter liegt zwischen 50 und 60 Jahren (► Abschn. 8.2.2 Thrombopathien, ► Abschn. 8.2.3 Thrombopenien).

15.1.5 Maligne Lymphome

Es handelt sich hier um Erkrankungen des lymphatischen Systemes. Dabei werden das Hodgkin-Lymphom und die Non-Hodgkin-Lymphome voneinander unterschieden.

Hodgkin-Lymphom

Die Ätiologie ist unklar. Histologisch werden vier Untergruppen unterschieden, wobei in der pathohistologischen Befundung mehrkernige (Sternberg-) und einkernige (Hodgkin-) Riesenzellen auffällig sind. Bzgl. der

Altersverteilung lassen sich zwei Maxima feststellen: Zum einen zwischen 15 und 30 Jahren, zum anderen jenseits des 50. Lebensjahres. Es kommt zu Vergrößerungen der Lymphknoten, welche nicht druckdolent sind.

> ❯ Symptome können hohes Fieber, Nachtschweiß und eine ungewollte Gewichtsabnahme von mehr als 10 % des Körpergewichtes innerhalb eines halben Jahres sein.

Die Behandlung besteht in einer Chemotherapie in Kombination mit einer Radiatio. Je nach Erkrankungsstadium liegen die Heilungschancen bei 70–90 %.

Non-Hodgkin-Lymphome

Die Einteilung erfolgt nach der WHO-Klassifikation in indolente (niedrigmaligne) und aggressive (hochmaligne) Lymphome. Zusätzlich werden ca. 30 Subtypen unterschieden. Klinisch erscheinen hochmaligne Lymphome mit einer kurzen Anamnese von Wochen bis Monaten, während bei niedrigmalignen eine Ausbildungsdauer von Monaten bis Jahren beobachtet werden kann.

> ❯ Schmerzlose Lymphknotenvergrößerungen in Kombination mit Allgemeinsymptomen können Hinweise auf ein derartiges malignes Non-Hodgkin-Lymphom sein und bedürfen einer weiteren diagnostischen Abklärung.

Zur Sicherung der Diagnose wird ein Biopsat entnommen, mit dessen Hilfe ein Staging durchgeführt wird. Mit 80–95 % ist die Heilungschance von aggressiven Non-Hodgkin-Lymphomen bei entsprechend früher Diagnosestellung sehr gut, während bei Patienten mit indolenten Lymphomen eine Heilung nur in Ausnahmefällen möglich ist.

Multiples Myelom (Plasmozytom, Morbus Kahler)

Hierbei handelt es sich um Osteolysen, ausgelöst durch die lokalen Folgen der Expansion von Plasmazellen im Knochenmark. Es kommt zur Knochendestruktion und zur Produktion eines monoklonalen Immunglobulines.

Folge der Infiltration in das Knochenmark sind bei progredientem Verlauf die Anämie, gefolgt von einer Thrombozytopenie bzw. Granulozytopenie. Durch die vermehrte Eiweißausscheidung im Urin durch die Immunglobulinsekretion kommt es zu einem Funktionsverlust der Niere bis hin zum Versagen.

Therapeutisch wird momentan die Gabe von Zytostatika in Kombination mit Glukokortikoiden durchgeführt, daran anschließend eine autologe Stammzelltransplantation. Zudem erfolgt die prophylaktische

Gabe von Bisphosphonaten, um das Risiko osteolytischer Komplikationen zu mindern.

> Die Nebenwirkungen von Bisphosphonaten (Bisphosphonat-assoziierte Osteonekrose) und ähnlich wirkenden Medikamenten müssen in diesem Zusammenhang erwähnt werden, da die verursachten Osteolysen meist den Kiefer betreffen.

15.2 Herz-Kreislauf-Erkrankungen

15.2.1 Herzinsuffizienz

> Kardiale Funktionsstörung, die zu einer unzureichenden Versorgung des Organismus mit Blut und Sauerstoff führt, meist als Folge oder im Zusammenhang mit verschiedenen Herzkrankheiten.

Die Unterteilung erfolgt abhängig von:
- Der **Lokalisation** (betroffene Herzkammer) in Links-, Rechts- und Globalinsuffizienz.
- Der **Art der Störung**:
  - »Low-output failure« (erniedrigtes HZV).
  - »Backward failure« (Rückstau vor dem Herzen, auch Rückwärtsversagen).
  - »High-output failure« (normale bzw. erhöhte Zirkulation, z. B. bei Anämie oder Hyperthyreose).
- Dem **zeitlichen Verlauf** in akute oder chronische Herzinsuffizienz.

Klinik

Klinik Linksherzinsuffizienz
- Leistungsminderung, Schwindel, Schwäche.
- Bei älteren Patienten auch zerebrale Funktionsstörungen.
- Dyspnoe – erst nur unter Belastung (Asthma cardiale), später auch in Ruhe, **verstärkt im Liegen (Orthopnoe)**.
- Zyanose – vermehrte O_2-Ausschöpfung in der Peripherie.
- Ödeme.

> Patienten mit einer ausgeprägten Linksherzinsuffizienz (◘ Tab. 15.5) können nicht mehr flach gelagert werden, da aufgrund des vermehrten venösen Rückstromes zum Herzen eine noch stärkere Stauung in der Lunge resultiert. Eine Zyanose im Bereich der Lippen kann ein erstes Symptom einer Herzinsuffizienz sein und bedarf einer weiteren Abklärung.

◨ **Tab. 15.5** Einteilung der Schweregrade einer Herzinsuffizienz nach NYHA (New York Heart Association)

Schweregrad	Klinik
NYHA I	Normale körperliche Belastbarkeit ohne Beschwerden = keine Einschränkung
NYHA II	Beschwerden bei stärkerer Belastung = leichte Einschränkung
NYHA III	Beschwerden bei geringer Belastung, in Ruhe beschwerdefrei = deutliche Einschränkung
NYHA IV	Beschwerden in Ruhe = hochgradige Einschränkung

Klinik Rechtsherzinsuffizienz
- Gestaute Hals- und Lebervenen.
- Druckgefühl im Oberbauch durch Stauungsmagen und Stauungsleber.
- Ödembildung in den Beinen.

Eine Herzinsuffizienz kann nicht immer ausschließlich dem rechten oder linken System zugeordnet werden. Eine Rechtsherzinsuffizienz kann auch durch eine Linksherzinsuffizienz bedingt sein und eine sog. Globalinsuffizienz darstellen.

Therapie
Behandlung der Grunderkrankung (KHK, Hypertonie, Rhythmusstörungen).

 NSAR (Ibuprofen) können eine Herzinsuffizienz verschlimmern!

Medikamente zur Therapie der Herzinsuffizienz
- ACE-Hemmer.
- β-Blocker.
- Diuretika.
- Spironolacton/Eplerenon.
- Ggf. Digitalis.

Notfalltherapie
Bei akuter Dekompensation einer Linksherzinsuffizienz mit Lungenödem → Klinikeinweisung mit Notarzt.

Notfalltherapie bis zum Eintreffen des Notarztes:
- Oberkörper hoch, Beine tief lagern.
- Sauerstoff 4–6 l/min.
- Ggf. 2 Hübe Nitrospray bei systolischem Blutdruck >140 mmHg.

15.2.2 Infektiöse Endokarditis

Meist bakterielle Entzündung des Endokards, meist mit Befall der Herzklappen, v. a. der Mitral- (80 %) und Aortenklappe (20 %). Kann zur Destruktion und Funktionsstörung der Klappen führen.

Klinik

Leitsymptome sind allgemeine Schwäche im zeitlichen Zusammenhang mit Infektionen, schweres Krankheitsgefühl, septische Temperaturen und Tachykardie.

Prädisponierende Faktoren sind künstliche Herzklappen, degenerative Erkrankungen der Klappen, ein intravenöser Drogenabusus und ein Zustand nach früherer Endokarditis.

Prognose

Ca. 10–26 % Krankenhausletalität, besonders ungünstig bei künstlichen Herzklappen und akutem Verlauf bei hoher individueller Variabilität. Nach überstandener Endokarditis stellt jede banale Infektion mit dem Risiko einer Bakteriämie für die Patienten ein hohes Risiko dar!

🄴 Wichtig in der zahnärztlichen Praxis ist die Beachtung der Endokarditisprophylaxe bei bestimmten Eingriffen (▶ Kap. »Präoperative Grundlagen«, Abschn. 2.4 »Endokarditisprophylaxe«).

15.2.3 Koronare Herzerkrankung

Die koronare Herzkrankheit (KHK) ist die Manifestation einer Arteriosklerose in den Herzkranzarterien. Bedingt durch Koronarstenosen kommt es zu einer Koronarinsuffizienz, d. h. einem Missverhältnis zwischen Sauerstoffbedarf und -angebot im Herzmuskel.

Unterschieden werden Ein-, Zwei- oder Dreigefäßerkrankung je nach Anzahl der stenosierten Hauptarterien (RIVA, RCX, RCA). Weiter wird differenziert in:
- Asymptomatische KHK.
- Symptomatische KHK (Häufigkeit der Erstmanifestation einer KHK):

— Stabile Angina pectoris – Thoraxschmerz aufgrund einer reversiblen Myokardischämie (40 %).

— Akutes Koronarsyndrom (ACS) (40 %) mit 3 Unterformen:
  – Instabile Angina pectoris (EKG ohne ST-Veränderungen und Troponin nicht erhöht).
  – Nicht-ST-Hebungsinfarkt (NSTEMI) (Troponinwerte erhöht, aber EKG ohne ST-Veränderungen).
  – ST-Hebungsinfarkt (STEMI) (ST-Streckenhebung im EKG – einem Koronararterienverschluss entsprechend mit Nekrose aufgrund einer Myokardischämie und Troponinerhöhung im Verlauf) (40 %).

— Plötzlicher Herztod (20 %).

Hinweis: Die KHK ist in Industrieländern die häufigste Todesursache.

Hauptrisikofaktoren für eine Arteriosklerose:

— Familiäre Belastung.

— Rauchen.

— Arterielle Hypertonie.

— Hypercholesterinämie, Missverhältnis zwischen LDL- und HDL-Cholesterin (HDL ↓, LDL ↑).

— Diabetes mellitus.

Weitere Risikofaktoren:

— Adipositas.

— Fettreiche Ernährung.

— Stress und psychosoziale Faktoren.

— Bewegungsarmut.

— Gestörte Glukosetoleranz.

Neben der Arteriosklerose gibt es noch weitere Ursachen für eine Koronarinsuffizienz, z. B. koronare Spasmen (Prinzmetal-Angina) oder ein vermindertes Sauerstoffangebot bzw. einen vermehrten Sauerstoffbedarf aufgrund kardialer (z. B. Hypertrophie des Herzmuskels bei Aortenklappenstenose, hypertrophe Kardiomyopathie) oder extrakardialer Ursachen.

Klinik

Leitsymptom Angina pectoris (AP): Retrosternaler oder linksthorakaler Schmerz oder Druckgefühl mit oder ohne Ausstrahlung (meist linker Arm/linke Schulter, Unterkiefer oder Oberbauch), häufig ausgelöst durch körperliche oder seelische Belastung.

Als **instabile Angina pectoris** wird jede Erstmanifestation einer AP, eine Angina in Ruhe und eine Crescendo-Angina-pectoris (zunehmende Schwere, Dauer und Häufigkeit) bezeichnet. Es besteht erhöhtes **Infarktrisiko**. Im

Falle einer instabilen Angina pectoris bzw. einem akuten Koronarsyndrom (ACS) ist die sofortige **Klinikeinweisung mit NAW** einzuleiten (▶ unten).

Langzeittherapie
Medikamente
- ASS (Thrombozytenfunktionshemmung).
- β-Blocker.
- ACE-Hemmer, AT_1-Antagonisten.
- Symptomatisch ggf. Nitrate und/oder Molsidomin.

Akut-Therapie bei Angina-pectoris-Anfall
- ASS 500 mg i.v./oral.
- Patient in halbsitzende Position bringen.
- 2 Hübe Nitrospray oder 1–2 Nitrokapseln zerbeißen lassen bei RR >120/80 mmHg.
- Verbal beruhigen, ggf. 5–10 mg Diazepam (Tropfen).
- Sauerstoff 2–4 l/min (nur bei Luftnot nötig).
- Überweisung an Hausarzt oder Facharzt.

Kausaltherapie der symptomatischen KHK und des akuten Koronarsyndromes (insbesondere STEMI, NSTEMI)
- Beseitigung der Stenosen durch die sog. perkutane transluminale Koronarangioplastie (PTCA/Ballonkatheterdilatation) mit nachfolgender Stentimplantation.
- Unterscheidung »bare metal stents« (BMS) vs. »drug-eluting stents« (DES):
  - BMS (unbeschichtet): In der Folge Kombinationstherapie ASS + Clopidogrel für mindestens 4 Wochen (bis der Stent »eingeheilt« [reendothelialisiert] ist), danach ASS 100 mg/Tag lebenslang weiterführen.
  - DES (Beschichtung mit antiproliferativen Substanzen): Mindestens 6- bis 12-monatige duale Plättchenhemmung mit ASS und Clopidogrel, da längere Einheildauer, danach lebenslang ASS 100 mg/Tag.

> ❯ Zahnärztlich-chirurgische Eingriffe nach Stentimplantation erfordern eine strenge Indikationsstellung, da ein hohes Stentthromboserisiko vorliegt. Ein vorzeitiges Absetzen von Clopidogrel stellt den stärksten Prädiktor für eine Stentthrombose dar, daher sollte vorher immer eine Rücksprache des Zahnarztes mit dem kardiologischen Zentrum erfolgen. Als Richtlinie gilt: Chirurgische Eingriffe nach BMS-Implantation frühestens nach 4 Wochen, nach DES-Implantation frühestens nach 6 Monaten.

15.2.4 Herzinfarkt

Ischämische Myokardnekrose, meist auf dem Boden einer KHK, ausgelöst durch eine hochgradige Stenose oder den akuten Verschluss einer Koronararterie, häufig infolge körperlicher und/oder psychischer Belastung.

Eine akute Koronarischämie wird als akutes Koronarsyndrom (ACS) bezeichnet. Darunter versteht man bei Patienten mit einer ST-Hebung einen sog. »STEMI« (= »ST-elevation myocardial infarction«), bei Patienten ohne ST-Hebung, aber mit positivem Troponinlabortest einen sog. »NSTEMI« (= Nicht-ST-Hebungsinfarkt) und bei Patienten ohne ST-Hebung und ohne Nachweis von Troponin eine »instabile Angina«.

Klinik

- Intensive, lang anhaltende Angina pectoris ohne Besserung durch Ruhe oder Nitrogabe.
- Schmerzausstrahlung ▶ Abschn. 15.2.3.
- Akutes Vernichtungsgefühl und Todesangst.
- Vegetative Symptomatik: Übelkeit, Erbrechen, Schweißausbrüche.
- Dyspnoe, Schwächegefühl.
- Rhythmusstörungen.
- Blutdruckabfall bis zur Synkope.
- Evtl. Zeichen der Linksherzinsuffizienz.
- Plötzlicher Herztod als häufige Folge, 20 % der Patienten sterben in den ersten Stunden nach dem Herzinfarkt.

❯ 15–20 % der Herzinfarkte treten ohne eine Schmerzsymptomatik (»stumme« Infarkte) auf, vor allem bei Diabetes mellitus und bei älteren Patienten. 40 % aller Infarktpatienten haben keine KHK-Anamnese (Erstmanifestation der KHK).

Therapie

Maßnahmen bei akutem Koronarsyndrom (die Basistherapie ist identisch für alle 3 Formen – ASS ist das wichtigste Medikament!):

- Patienten abschirmen (aufgeregte Angehörige/Personal), ruhig arbeiten.
- Unverzüglich Klinikeinweisung mit Rettungsdienst (RTW) und Notarzt (NAW) einleiten.
- Halbsitzende Position, Kragen und Gürtel öffnen.
- Sauerstoffgabe 3–5 l/min (nur bei Luftnot nötig).
- RR messen, Manschette zur Venenpunktion liegenlassen:
  - 2 Hübe Nitro bei RR syst. >120 mmHg.
  - 1 Hub Nitro bei RR syst. >100 mmHg.
  - Kein Nitro bei RR syst. <100 mmHg.

- Bei RR syst. <100 mmHg evtl. Schocktherapie.
- Venösen Zugang legen.
- 5000 I.E. Heparin i.v. und 500 mg ASS i.v. (oder p.o.).
- Bei akuter Linksherzinsuffizienz mit Lungenödem aufrechte Sitzposition und ggf. Furosemid 40 mg i.v.
- Evtl. Sedierung mit sublingualer Gabe von Diazepam, ggf. auch vorsichtige langsame i.v. Gabe möglich (5–10 mg).
- Einweisung mit Notarzt in eine Klinik mit der Option der Durchführung von Herzkathetern (24-stündige Herzkatheterbereitschaft).

15.2.5 Arterielle Hypertonie

Bei einer manifesten arteriellen Hypertonie beträgt der systolische Blutdruckwert mindestens 160 mmHg und/oder der diastolische Blutdruckwert mindestens 90 mmHg (☐ Tab. 15.6).

Die Diagnose einer Hypertonie lässt sich nur nach mehrfachen Blutdruckmessungen in Ruhe stellen.

Unterschieden werden:
- Labile Hypertonie: Hypertonie nur zeitweise bzw. bei körperlicher oder seelischer Belastung.
- Stabile Hypertonie (Dauerhypertonie): Blutdruckwerte sind ständig erhöht.

☐ **Tab. 15.6** Optimale und normale Blutdruckwerte sowie Stadien der Hypertonie

	Blutdruck systolisch (mmHg)	Blutdruck diastolisch (mmHg)
Optimal	<120	<80
Normal	120–129	80–84
Hoch normal	130–139	85–89
Arterielle Hypertonie (Bluthochdruck)		
Grad-1-Hypertonie (leicht)	140–159	90–99
Grad-2-Hypertonie (mittelschwer)	160–179	100–109
Grad-3-Hypertonie (schwer)	≥180	≥110
Isolierte systolische Hypertonie	≥140	<90

- Hypertensive Krise: Kritische Blutdrucksteigerung (>230/130 mmHg) ohne Organschäden.
- Hypertensiver Notfall: RR >230/130 mmHg mit vitaler Gefährdung durch drohende Organschäden.

Ursachen

Mehr als 90 % der arteriellen Hypertonien sind **essenzielle (primäre) Hypertonien** als Ausdruck einer multifaktoriellen polygenen Erkrankung. In etwa 60 % der Fälle ist die essenzielle Hypertonie erblich bedingt.
An weiteren **Risikofaktoren** spielen eine Rolle:
- Ernährungsfaktoren:
  - Kaffee.
  - Alkohol.
  - Kochsalz.
  - Übergewicht.
- Nikotinabusus.
- Stress.
- Endokrine Faktoren insbesondere mit einer Aldosteronerhöhung.

An seltenen **sekundären Hypertonieformen** kommen vor:
- Renale Hypertonie (z. B. Nierenarterienstenose).
- Endokrine Hypertonie.
- Aortenisthmusstenose.
- Andere Ursachen:
  - Medikamente, Drogen.
  - ZNS-Erkrankungen.
  - Hypertonieformen bei Schwangerschaft.
  - Schlafbezogene Atmungsstörung.

Klinik

Oft haben die Patienten lange keine Beschwerden.
- Kopfschmerzen (typischerweise frühmorgendlich).
- Schwindel.
- Ohrensausen.
- Nervosität.
- Herzklopfen.
- Präkordialschmerz oder Angina pectoris.
- Nasenbluten.
- Belastungsdyspnoe.

Therapie
Allgemeinmaßnahmen – Änderung des »Lifestyle«
- Gewichtsreduktion.
- Risikofaktoren vermeiden.
- Umstellung der Ernährung (salzarme Diät, mediterrane Kost).
- Behandlung weiterer kardiovaskulärer Risikofaktoren (Dyslipidämie, Diabetes mellitus).
- Regelmäßige körperliche Betätigung.
- Physikalische Therapie.
- Autogenes Training.

Medikamente
- ACE-Hemmer.
- AT1-Blocker.
- β-Blocker.
- Kalziumantagonisten.
- Diuretika (insbesondere HCT).

Maßnahmen bei hypertensivem Notfall
- Ruhigstellung des oft aufgeregten Patienten.
- Nitroglycerin 2–6 Hübe oder 1–3 Kapseln s.l. (ggf. wiederholen).
- Sofortige Klinikeinweisung mit NAW.
- Alternativ:
  - Nitrendipin (Bayotensin 5 mg Phiole) auf die Zunge träufeln (CAVE: Gefahr der Reflextachykardie) oder
  - Urapidil 12,5 bis 50 mg fraktioniert i.v.

15.2.6 Chronische arterielle Hypotonie, orthostatische Dysregulation und Synkope

Definitionen
Chronische arterielle Hypotonie: Symptomatische Blutdruckerniedrigung <100 mmHg systolisch.

Orthostatische Dysregulation: Versagen des vasokonstriktorischen Reflexes in den Beinvenen (im Stehen oder beim Übergang vom Liegen zum Stehen) bewirkt einen abrupten Abfall des Herzzeitvolumens durch ein vermindertes venöses Angebot.

Synkope: Durch passagere zerebrale Minderperfusion ausgelöste unvermittelte, spontan reversible Bewusstlosigkeit und Tonusverlust der Muskulatur. Ein hypoglykämisches Koma oder ein Krampfanfall gelten nicht als Synkope.

Therapie der vasovagalen und orthostatischen Synkope

- Lagerung auf dem Rücken.
- Beide Beine gestreckt im 45°-Winkel hochlagern.
- Einige Minuten abwarten.
- Regelmäßige Puls- und RR-Kontrolle.
- Evtl. Sympathomimetika z. B. Effortil-Lösung 10–20 Tropfen.

Nebenwirkungen von Effortil:
- Tachykardien.
- Angina pectoris bei KHK.
- Ventrikuläre Rhythmusstörungen.

Kontraindikation für eine Applikation von Effortil:
- Gravidität (v. a. 1. Trimenon).
- Hyperthyreose.
- Engwinkelglaukom.
- Prostataadenom.
- KHK.
- Herzrhythmusstörungen.

> Bei Patienten, bei denen eine der genannten Entitäten bekannt ist, sollten schnelle Lagerungswechsel vermieden werden.

Unterscheidung der Ursachen einer Synkope:
- Vasovagale oder reflektorische Synkope (häufig Auslöseereignis wie »Blut sehen«, Hitze, schlechte Luft etc.):
    - Z. B. vasovagale Synkope, Vena-cava-Kompressionssyndrom, Carotis-Sinus-Syndrom.
- Orthostatische Synkope bei Lagewechsel.
- Kardiale Synkope:
    - Rhythmogen (plötzliche Bradykardie oder Pause oder Tachykardie).
    - Strukturelle Herzerkrankung (Aortenstenose, hypertrophe Kardiomyopathie etc.).
- Zerebrale Synkope:
    - Z. B. Krampfanfall, Narkolepsie.

15.2.7 Herzschrittmacher und implantierbare Defibrillatoren

Herzschrittmacher

In Deutschland werden jährlich mehr als 75.000 Herzschrittmacher neu implantiert und bei ca. 25.000 Patienten mit Herzschrittmachern ein

◨ **Tab. 15.7** Nomenklatur der Schrittmachersysteme (NASPE-Code). Erster Buchstabe = Stimulationsort, zweiter Buchstabe = Ort der Wahrnehmung, dritter Buchstabe = Art der Reaktion des Schrittmachersystemes

Ort der Stimulation	Ort der Wahr- nehmung	Betriebsart	Frequenz- adaptation
A (= Atrium)	A (= Atrium)	T (= Triggerung)	R (= Rate Response)
V (= Ventrikel)	V (= Ventrikel)	I (= Inhibierung)	
D (= Dual A + V)	D (= Dual A + V)	D (= Dual T + I)	

Aggregatwechsel aufgrund von Batterieerschöpfung durchgeführt. Schätzungen zufolge leben in Deutschland mehr als 300.000 Menschen mit Herzschrittmacher.

Einteilung

Prinzipiell wird unterschieden zwischen 1-Kammer- und 2-Kammer-Herzschrittmachersystemen:

— 1-Kammer-Schrittmacher können entweder im rechten Vorhof (AAI-System) **oder** der rechten Herzkammer (VVI-System) stimulieren oder die Herzaktion wahrnehmen.

— 2-Kammer-Herzschrittmacher können im rechten Vorhof **und** in der rechten Herzkammer Herzaktionen wahrnehmen beziehungsweise stimulieren (DDD-System).

Zur eindeutigen Zuordnung der Schrittmachersysteme wird eine internationale Nomenklatur (NASPE-Code) verwendet. (◨ Tab. 15.7).

Im Jahr 2012 wurden in Deutschland ca. 75 % DDD-Systeme, 23 % VVI-Systeme und 2 % sonstige Systeme (3-Kammer-Schrittmacher beziehungsweise VDD-Systeme implantiert (Deutsches Zentralregister Herzschrittmacher).

Bei Herzschrittmacherträgern wird zwischen schrittmacherabhängigen und nicht schrittmacherabhängigen Patienten differenziert:

— **Schrittmacherabhängige Patienten** zeigen einen viel zu geringen (<30/min) oder keinen Eigenrhythmus und sind auf die permanente Stimulation durch das Schrittmachersystem angewiesen.

— Bei **nicht schrittmacherabhängigen Patienten** wird das System nur in bestimmten Situationen (wenn der Eigenrhythmus unter die programmierte Interventionsfrequenz absinkt) zugeschaltet und erzielt eine Verbesserung der Kreislaufsituation.

Kommt es durch externe Störquellen zu einer fehlerhaften Wahrnehmung, so kann bei schrittmacherabhängigen Patienten eine Asystolie auftreten: Durch eine externe Störquelle wie z. B. Elektrokauter kommt es zum »Oversensing« und der Schrittmacher nimmt dies fälschlicherweise als eine Eigenaktion war – und inhibiert die Impulsabgabe, d. h., eine notwendige Stimulation bleibt aus.

Ca. 40 % der Herzschrittmacherpatienten sind schrittmacherabhängig.

Bauarten

Abhängig vom Aufbau der Schrittmacherelektroden werden zwei Bauarten unterschieden:

- Die ursprünglich verfügbaren Elektroden hatten nur eine elektrische Leitung, die an der Elektrodenspitze endete (unipolare Schrittmacherelektroden). Das elektrische Feld für die Wahrnehmung und Stimulation wird hierbei zwischen der Elektrodenspitze und dem Schrittmachergehäuse gebildet.
- Eine Verbesserung stellen **bipolare Elektroden** dar. Bei diesen sind zwei elektrische Leitungen in einer Elektrode eingebracht – dabei endet die eine Leitung an der Elektrodenspitze, die andere ca. 2 cm zuvor. Der große Vorteil besteht in einem deutlich kleineren elektrischen Feld, so dass fehlerhafte Wahrnehmungen (z. B. Störungen durch Muskelartefakte) deutlich verringert werden können. Heutzutage werden in über 97 % bipolare Elektroden implantiert.

> Achtung: Bei bipolarer Stimulation ist im EKG nur ein kleiner »Schrittmacherspike« zu sehen. Häufig wird die Schrittmacheraktion deshalb vom ungeübten Auge nicht erkannt.

Besonderheiten bei der zahnärztlichen Behandlung von Patienten mit Herzschrittmacher

Durch die Interferenz mit elektromagnetischen Wellen können Schrittmacher wie folgt beeinflusst werden:

- Inhibierung des Schrittmachers (dadurch unterbleibt eine eventuelle notwendige Impulsabgabe und Stimulation – Folge: Asystolie).
- Seltener: elektrisches »Reset«, Umprogrammierung oder dauerhafte Schädigung des Schrittmacheraggregates (z. B. durch Zerstörung der Schaltkreise oder Filter).

Durch Kernspinuntersuchungen (MRI, MRT) kann es neben den Effekten auf die Programmierung vor allem auch zu Erhitzungen im Bereich der Elektroden kommen. Seit einiger Zeit gibt es spezielle MR-taugliche (»MR-safe« oder »MR-conditional«) Schrittmachersysteme, die bei entsprechender Programmierung und Beachtung von Vorgaben für die MRT-Geräteeinstellung eine MR-Untersuchung ermöglichen. Falls ein Patient ein solches MR-taugliches Schrittmachersystem (Aggregat- und Elektroden müssen MR-tauglich sein) trägt, so kann in Rücksprache mit dem betreuenden Kardiologen und Radiologen eine MR-Untersuchung erfolgen. Bei einem nicht MR-tauglichen Schrittmachersystem ist eine MR-Untersuchung immer eine Einzelfallentscheidung unter Berücksichtigung der möglichen Schädigung des Systemes einerseits und dem möglichen diagnostischen Nutzen andererseits. Eine solche MR-Untersuchung sollte nur in Rücksprache mit dem betreuenden Kardiologen durchgeführt werden.

Störsituationen im Rahmen einer zahnärztlichen Behandlung (◻ Tab. 15.8, ◻ Tab. 15.9)

Im Rahmen einer zahnärztlichen Behandlung können bei Herzschrittmacherpatienten drei unterschiedliche Störsituationen auftreten:

- Einzelne Stimulationsimpulse setzen aus, weil Elektrochirurgiegeräte ein- bzw. ausgeschaltet werden. Die dabei entstehenden Störspannungen können bei schrittmacherabhängigen Patienten als Herzsignale fehlgedeutet werden und die überlebensnotwendige Schrittmacherstimulation (vorübergehend – solange die Störspannung einwirkt) einstellen.
- Während der Anwendung von Hochfrequenzchirurgiegeräten wird beim Herzschrittmacher eine Fest- oder Störfrequenz induziert. Bei längerer Anwendungszeit kann hierdurch im Extremfall Kammerflimmern ausgelöst werden, das für den Patienten Lebensgefahr bedeuten kann.
- Durch am Schrittmacher hervorgerufene Demodulationsprodukte kann ebenfalls ein Kammerflimmern entstehen. Fällt ein Impuls in die vulnerable Phase der Herzaktion, so kann Kammerflimmern entstehen.

Prävention von Schrittmacherfehlfunktionen

Zur Prävention von Schrittmacherfehlfunktionen sollten folgende zahnärztliche technische Methoden angewandt werden:

- Zum reinen Schneiden werden **unmodulierte Hochfrequenzen** angewandt, die weder Demodulationsprodukte noch Herzflimmern erzeugen.
- Beim koagulierenden Schneiden oder der Koagulation werden bei Schrittmachersystemen ohne adäquate Schutzschaltung Demodulationsprodukte hervorgerufen, die ein Herzflimmern initiieren können – durch Verwendung einer **Neutralelektrode** wird dieses Risiko nahezu eliminiert.

▣ **Tab. 15.8** Geräte, die in Abhängigkeit von ihrer räumlichen Nähe das Herz-schrittmachersystem beeinflussen können

Geräte	Einfluss auf das Herz-schrittmachersystem	Bereitstellung
Elektromotoren mit Kollek-toren als Antrieb für Hand- und Winkelstücke	Keine Beeinflussung	
Elektrochirurgiegeräte	Kammerflimmern, Schrittmacherausfall	Pulsoxymetrie, Defibrillator, ggf. EKG-Monitor
Akupunkturgeräte mit Wechselspannung	Beeinflussung	Pulsoxymetrie
Elektrische Geräte zur Vitalitätsprüfung	Kurzfristige, minimale Beeinflussung	
Ultraschallgeräte	Keine Beeinflussung	

▣ **Tab. 15.9** Einschätzung des Risikos einer Geräteanwendung bei Herzschritt-macherpatienten und Empfehlungen

Geräte-anwendung Patient	Schrittmacher mit unipolaren Elektroden	Schritt-macher mit bipolaren Elektroden	Monitor-kontrolle
Schrittmacher-abhängiger Patient	Keine Anwendung mit kurz-zeitigen Wiederholungen	Unbe-denklich	Pulsoxy-metrie
Nicht schritt-macherab-hängiger Patient	Unbedenklich bei kurz-zeitigem Betrieb	Unbe-denklich	Pulsoxy-metrie
Neutralelektrode	Bei länger dauernder Anwen-dung von Elektrochirurgie-geräten mit unmodulierter Hochfrequenz		
Interdisziplinäre Kooperation (Kardiologe)	Bei Verdacht auf Beeinflussung durch Störungen → Vor-stellung in einer Einrichtung mit einem Programmiergerät der Schrittmacherfirma (Schrittmacherambulanz) zur Kontrolle und ggf. Umprogrammierung des Schrittmachers		

Die nachfolgenden fachlichen Kenntnisse und apparativen Voraussetzungen sichern in aller Regel die komplikationslose ambulante Behandlung von Herzschrittmacherpatienten ab:

- Erhebung einer genauen, aktuellen Anamnese (welches Schrittmachersystem? Elektrodenart? Patient schrittmacherabhängig?).
- Möglichkeit der Pulsfrequenzkontrolle (Pulsoxymetrie, automatische oszillometrische Blutdruckmessung mit Pulsfrequenzbestimmung, ggf. zentrale Pulsmessung durch Palpation der A. carotis, ggf. EKG-Monitor).
- Sofortiger Therapieabbruch bei Störungen im Schrittmachersystem.
- Unmittelbarer Zugriff auf einen funktionsfähigen Defibrillator mit Kenntnis seiner Anwendung.

Im Anschluss an einen zahnmedizinischen Eingriff mit fraglicher Beeinflussung des Herzschrittmachersystemes sollte bei Unklarheiten in Rücksprache mit dem betreuenden Kardiologen eine Schrittmacherkontrolle zur Sicherstellung der korrekten Funktion und Programmierung durchgeführt werden.

Implantierbare Defibrillatoren (ICD)

Bei Patienten mit implantierbarem Defibrillator (ICD) sind besondere Sicherheitsvorkehrungen zu treffen.

Aufgrund der Evidenz von Studien, die einen Überlebensvorteil bei Patienten mit Herzschwäche durch Vermeidung des plötzlichen Herztodes zeigten, werden in Zukunft immer mehr Patienten mit ICD versorgt werden.

Wurden bisher vor allem bei Patienten nach überlebtem Herztod (PHT = plötzlicher Herztod) Defibrillatoren implantiert (Sekundärprophylaxe), so werden in den letzten Jahren vor allem Defibrillatoren vorbeugend bei Risikopatienten für den plötzlichen Herztod eingebaut (Primärprophylaxe). Insbesondere die Daten der MADIT-II-Studie sind hierfür die Grundlage: Patienten mit chronischer koronarer Herzerkrankung und eingeschränkter Pumpfunktion der linken Herzkammer (EF <30 %) profitierten signifikant im Überleben von der ICD-Implantation. Entsprechend sind in Deutschland die ICD-Implantationszahlen in den letzten Jahren stark ansteigend.

Analog zu den Herzschrittmachern werden auch bei den implantierbaren ICD 1-Kammer- und 2-Kammer-Systeme unterschieden. Bei ausgewählten Patienten mit Linksschenkelblock und eingeschränkter Pumpfunktion kommen 3-Kammer-ICD zum Einsatz, die zusätzlich zu der rechtsatrialen Elektrode und der rechtsventrikulären Kondensatorelektrode eine über den venösen Koronarsinus platzierte linkslaterale Elektrode aufweisen. Hiermit gelingt es, die durch den Linksschenkelblock hervorgerufene Schaukelbewegung des Herzens zu harmonisieren (»Resynchronisation«). Hieraus ergibt sich die Bezeichnung kardiale Resynchronisationstherapie (CRT).

Bezüglich der Störeinwirkungen in Zusammenhang mit oralchirurgischen Maßnahmen ist bei ICD im Vergleich zu Herzschrittmachern eine höhere Vorsicht geboten, da die Patienten (meist mit Herzschwäche) per se ein höheres Gefährdungspotenzial für Komplikationen aufweisen und eine Dysfunktion des implantierten Defibrillators tödliche Konsequenzen haben kann.

❶ Für Operationen, die mit Elektrokautern durchgeführt werden, muss der ICD für die Zeitdauer der Operation ausgeschaltet werden, da ansonsten fälschlicherweise Kammerflimmern detektiert wird und es zur inadäquaten ICD-Schockabgabe kommt.

Die Leitlinien der kardiologischen Fachgesellschafen empfehlen bei Eingriffen und Operationen, bei denen es zu elektrischen Interfererenzen kommen kann (Elektrokauteranwendung), die Inaktivierung der ICD-Systeme durch Umprogrammierung und dann bis zur OP und anschließender Reaktivierung des ICD-Systemes eine kontinuierliche Überwachung. Alternativ kann ein ICD auch durch eine Magnetauflage (auf das Gehäuse im Bereich des ICD-Aggregats unterhalb der linken Klavikula) inaktiviert werden (→ ICD ist für die Dauer der Magnetauflage ausgestellt). Unabdingbar sind während dieser Zeit:

— Kontinuierliche EKG-Überwachung durch einen Monitor.
— Unmittelbare Verfügbarkeit eines externen Defibrillators sowie Kenntnisse der Defibrillatorbedienung und der Basisreanimationsmaßnahmen.

Alternativ lässt sich in Zusammenarbeit mit einem Kardiologen, dem ein Programmiergerät entsprechend der ICD-Firma des Patienten zur Verfügung steht, ein temporäres »Aus« programmieren. Der ICD muss postoperativ nach der Intervention wieder aktiviert werden (»Ein«-Programmierung der Therapie/Erkennung). Analog zur Magnetauflage ist für den perioperativen Zeitraum eine fortwährende (EKG-)Überwachung zu gewährleisten.

❶ Auch für den ICD gilt: Nach einer fraglichen Beeinflussung des ICD-Systemes im Rahmen des Eingriffes sollte eine Defibrillatorabfrage beim betreuenden Kardiologen zur Kontrolle der ICD-Funktionen und Programmierung durchgeführt werden.

15.3 Erkrankungen des Respirationstraktes

15.3.1 Asthma bronchiale

> Entzündliche Erkrankung der Atemwege, die durch bronchiale Hyperreaktivität und variable bzw. reversible Atemwegsobstruktion eine anfallsweise auftretende Atemnot auslöst.

Formen
Extrinsic Asthma (allergisch)
- Allergietyp I (Soforttyp):
  - IgE vermittelt.
  - Allergene sind z. B. Pollen, Hausstaubmilben, Insektenallergene, Tierhaare, Schimmelpilze, Mehlstaub oder Konservierungsstoffe.
- Allergietyp III (Immunkomplex-Typ) – sehr selten.

Intrinsic Asthma (nicht allergisch)
- Infektbedingt. Häufig Beginn im Erwachsenenalter.
- Irritativ:
  - Physikalisch.
  - Chemisch.
- Anstrengungsasthma.
- Pseudoallergisch:
  - Keine vorherige Sensibilisierung notwendig.
  - Bestimmte Medikamente.
  - Konservierungs- oder Farbstoffe.
  - Nahrungsmittel.
- Sonstige Asthmaformen:
  - Psychische Erregung.
  - Neurotisch.

Klinik
- Im anfallsfreien Intervall häufig völlige Beschwerdefreiheit.
- Anfallsweise auftretende Atemnot (häufig nachts und frühmorgens).
- Dyspnoe bis Orthopnoe je nach Schweregrad.
- Exspiratorischer Stridor.
- Husten.
- Tachykardie.

Therapie

Die medikamentöse Therapie richtet sich nach dem Schweregrad der Erkrankung.

- Inhalative β_2-Mimetika.
- Inhalative Kortikosteroide.
- Theophyllin.
- Systemische Kortikosteroide.

Schwerer Asthmaanfall – Status asthmaticus bei Erwachsenen

Im Falle eines Status asthmaticus kann davon ausgegangen werden, dass die Erkrankung dem Patienten seit Langem bekannt ist. Er kennt die Behandlung genau und ist geübt im Umgang mit seinen Dosieraerosolen.
Klinisch muss auch ein Herzinfarkt ausgeschlossen werden.
Weitere Maßnahmen:

- Sauerstoff 1–2 l/min → CAVE: Atemstillstand.
- 5 Hübe Salbutamol (Dosieraerosol), dann 2 Hübe alle 5 min (bis zu 20 Hübe). Selbstmedikation des Patienten mit berechnen.
- Möglichst i.v. Zugang legen:
  - Zuerst Glukokortikoid i.v.: 100–250 mg Prednisolon oder 20 mg Betamethason (schneller hochdosiert verfügbar und länger wirksam).
  - Dann Theophyllin i.v. (langsam!): 208–416 mg Theophyllin (Injektionsdauer 20 min).

🛑 Patienten beobachten, Puls und Atemfrequenz können durch zu schnelle Injektion stark ansteigen.

15.3.2 COPD

Die COPD (»chronic obstructive pulmonary disease«) stellt eine heterogene Erkrankung mit chronischem Verlauf dar. Dabei unterscheidet man die beiden Hauptgruppen chronische Bronchitis und das Lungenemphysem.

Chronische Bronchitis

Definition (WHO): Produktiver Husten (Auswurf) über je mindestens 3 Monate in 2 aufeinanderfolgenden Jahren.

Ursachen

- Tabakkonsum (90 %).
- Organische/anorganische Stäube oder Lösungsmittel.
- Immunglobulinmangel.

Klinik

- Häufiges Husten und Schleimproduktion, v. a. morgens.
- Ggf. Belastungsdyspnoe und Leistungsminderung.

Therapie

- Vermeidung der Noxen.
- Therapie von Infektquellen (Sinusitis), ggf. antibiotisch.

Lungenemphysem

Definition (WHO): Irreversible Erweiterung der Lufträume distal der Bronchioli terminales. Infolge einer Zerstörung von Lungengewebe gehen die Alveolarwände zugrunde.

Ursachen

- Tabakkonsum, häufige Vergesellschaftung mit chronischer Bronchitis.
- Homozygoter Alpha-1-Proteinaseinhibitormangel.

Klinik

- Störung der Atemmechanik aufgrund der verminderten Gasaustauschfläche bzw. der Verminderung des Gesamtgefäßquerschnittes.
- Einsatz der Atemhilfsmuskulatur, dadurch horizontal verlaufende Rippen.
- Presslippenatmung.

Therapie

- Vermeidung von Noxen.
- Behandlung von Infektionen bzw. Infektprophylaxe.
- In schweren Stadien: Langzeitsauerstofftherapie.

15.4 Erkrankungen des endokrinologischen Systemes

15.4.1 Diabetes mellitus

Gruppe von chronisch verlaufenden Stoffwechselerkrankungen, die auf einem absoluten oder relativen Insulinmangel beruhen. In der Spätfolge treten Schäden an Blutgefäßen und Nervensystem auf.

Klassifikation nach WHO und ADA (American Diabetes Association)

- **Typ-1-Diabetes: Juveniler Diabetes:**
  Betazelldestruktion, die zum absoluten Insulinmangel führt
  - Autoimmunologisch.
  - Idiopathisch.
- **Typ-2-Diabetes: Altersdiabetes:**
  - Vorwiegend periphere Insulinresistenz mit relativem Insulinmangel.
  - Vorwiegend sekretorischer Defekt mit Insulinresistenz.
- **Typ-3-Diabetes:**
  - Zusammenfassung verschiedener seltener Formen des Diabetes (genetisch, immunologisch oder als Begleiterscheinung unterschiedlicher Erkrankungen).
- **Typ-4-Diabetes: Gestationsdiabetes** (GDM).

Ätiologie
Typ-1-Diabetes

Autoimmuninsulinitis führt zur Zerstörung der B-Zellen in den Langerhansschen Inseln mit absolutem Insulinmangel. Genetische Faktoren spielen eine prädisponierende Rolle.

Typ-2-Diabetes (90 % aller Fälle)

Gestörte Insulinsekretion in der frühen postprandialen Phase, dies führt zu einer postprandialen Hyperglykämie. Die genaue Ursache dieser gestörten Insulinsekretion ist bislang unklar.

Herabgesetzte Insulinwirkung (Insulinresistenz) aufgrund von:
- Prärezeptordefekten.
- Rezeptordefekten mit Downregulation.
- Postrezeptordefekten mit Störungen der Signalweiterleitung.

Das **metabolische Syndrom (Wohlstandssyndrom)** ist Ursache für eine Mehrzahl der Erkrankungen. Hierunter wird ein gehäuftes Zusammentreffen der 4 Risikofaktoren zusammengefasst:
- Stammbetonte (abdominelle) Adipositas.
- Dyslipoproteinämie (hohe Triglyceride, niedriges HDL-Cholesterin).
- Essenzielle Hypertonie.
- Glukosetoleranzstörung bzw. Typ-2-Diabetes.

Adipositas und Überernährung sind entscheidend für die Entstehung des Typ-2-Diabetes. Hohe Insulinspiegel führen zu einer Downregulation der Insulinrezeptoren. Dies wiederum erfordert eine weitere Erhöhung des Insulinspiegels. Die Hyperinsulinämie steigert das Hungergefühl und führt damit zur Adipositas. Diesen Teufelskreis gilt es in der Therapie zu durchbrechen. Durch eine angepasste Diät und damit sinkende Insulinspiegel sollen die Sensibilität und Dichte der Insulinrezeptoren wieder erhöht werden.

Gestationsdiabetes (GDM)

Als Gestationsdiabetes wird jede erstmals während der Schwangerschaft erkannte Störung des Kohlenhydratstoffwechsels bezeichnet. Sie verschwindet in den meisten Fällen nach Beendigung der Schwangerschaft. Es bleibt jedoch ein erhöhtes Risiko für die Ausbildung eines erneuten GDM sowie eines manifesten Diabetes.

Klinik

Die Entwicklung des Typ-1-Diabetes verläuft relativ schnell, der Typ-2-Diabetes hingegen entwickelt sich oft schleichend und unbemerkt.

- Unspezifische Allgemeinsymptome:
  - Müdigkeit.
  - Leistungsminderung.
- Symptome durch Hyperinsulinismus und passagere Hypoglykämien:
  - Heißhunger.
  - Schwitzen.
  - Kopfschmerzen.
- Symptome durch Hyperglykämie:
  - Polyurie (vermehrter Harndrang).
  - Durst.
  - Polydipsie (vermehrtes Trinken).
  - Gewichtsverlust.
- Symptome durch Störungen des Elektrolythaushaltes:
  - Wadenkrämpfe.
  - Sehstörungen.
- Hauterscheinungen:
  - Pruritus.
  - Hautinfektionen (bakteriell oder mykotisch).
  - Diabetische Gesichtsröte.
  - Necrobiosis lipoidica (bräunlich rote Herde, meist an den Unterschenkeln).
- Potenzstörungen.

Im Verlauf der Erkrankung mit rezidivierenden Hyperglykämien kommt es häufig zu einer Makro- und Mikroangiopathie.

— **Makroangiopathie** mit Arteriosklerose:
    — KHK (stark erhöhtes Risiko).
    — Periphere arterielle Verschlusskrankheit (paVK).
    — Hirninfarkte aufgrund arterieller Verschlüsse.
— **Mikroangiopathie:**
    — Diabetische Nephropathie.
    — Glomerulosklerose (Morbus Kimmelstiel-Wilson).
    — Diabetische Retinopathie.
    — Diabetische Neuropathie.
    — Mikroangiopathie der Koronargefäße (small vessel disease).
    — Diabetisches Fußsyndrom.

Therapie

— Diät, Reduktion der Adipositas.
— Körperliche Aktivität.
— Medikamente:
    — Orale Antidiabetika.
    — Insulin.
— Patientenschulungen und Kontrollen.
— Therapie weiterer Risikofaktoren.
— Therapie der Komplikationen.

> Jeder Diabetiker muss seinen HbA1c-Wert kennen! Der Zahnarzt sollte die Normwerte (6–7 % bei einem gut eingestellten Diabetes, >12 % bei einem schlecht eingestellten Diabetes) kennen. Am Tag eines größeren Eingriffes sollte dieser neu gemessen werden, die Terminierung sollte abhängig von der Insulinart und Dosis sowie Häufigkeit, Zeitabstände, Broteinheiten und Gehalt der Mahlzeiten erfolgen (Wechselwirkungen mit Lokalanästhetika beachten, ▶ Abschn. 3.1).

15.4.2 Koma diabeticum

Ein absoluter oder relativer Insulinmangel ist Auslöser des Koma diabeticums. Dieser kann verursacht werden durch:
— Ungenügende oder fehlende exogene Insulinzufuhr.
— Erhöhten Insulinbedarf.

Häufigste auslösende Ursache sind Infektionen (ca. 40 %), die zu einem erhöhten Insulinbedarf führen. In etwa 25 % der Fälle ist das Koma diabeticum die Erstmanifestation des Diabetes.

Typ-1-Diabetiker entwickeln meist ein **ketoazidotisches Koma** (absoluter Insulinmangel, Blutzucker >300 mg/dl, erhöhte Ketonkörper).

Typ-2-Diabetiker entwickeln ein **hyperosmolares Koma** (relativer Insulinmangel, Blutzucker >600 mg/dl).

Die Differenzialdiagnose zur Hypoglykämie lässt sich schnell mittels eines Blutzuckertestes (Schnellteststreifen) stellen. Bei geringster Unsicherheit darf in keinem Fall Insulin gegeben werden. Dies könnte unter Umständen zum Tod eines Patienten durch Hypoglykämie führen.

Therapie

Klinikeinweisung veranlassen.

15.4.3 Hypoglykämie und hypoglykämischer Schock

Neben anderen seltenen Ursachen einer Hypoglykämie sind die häufigsten **Ursachen** beim Diabetiker:
- Relative Überdosierung von Insulin oder Sulfonylharnstoffen:
  - Unterbrechung der gewohnten Nahrungszufuhr unter Beibehaltung der Medikation.
  - Neueinstellung der Medikation.
  - Intensivierte Insulintherapie mit strenger Blutzuckereinstellung.
- Wechselwirkungen mit anderen Medikamenten.
- Absolute Überdosierung:
  - Akzidentell oder suizidal.
- Starke körperliche Belastung.
- Alkoholgenuss.

Klinik

- Autonome Symptome:
  - Heißhunger, Übelkeit, Erbrechen.
  - Unruhe, Schwitzen, Tachykardie, Tremor.
- Zentralnervöse Symptome (Unterversorgung des ZNS):
  - Kopfschmerzen.
  - Endokrines Psychosyndrom (Verstimmung, Reizbarkeit, Verwirrtheit).
  - Primitive Automatismen (Grimassieren, Schmatzen).
  - Konvulsionen.
  - Fokale Zeichen (Hemiplegien, Aphasien, Doppelbilder).
  - Somnolenz.

Die zentralnervösen Symptome treten in der Regel nach den autonomen Symptomen auf.

❶ Bei plötzlich auftretenden neurologischen Symptomen immer auch an eine Hypoglykämie denken → Blutzucker bestimmen!

Therapie

- Soweit möglich Beseitigung der auslösenden Ursache.
- **Leichte Hypoglykämie** mit vorhandenem Bewusstsein:
  - 5–20 g Glukose, Dextrose, Traubenzucker.
- Obstsäfte oder Cola sind ebenfalls geeignet.
- **Schwere Hypoglykämie:**
  - 25–100 ml 40 %ige Glukose i.v., ggf. nach 20 min wiederholen.
- Alternativ anschließend 5 %ige Glukoseinfusion.
- Wenn kein venöser Zugang möglich:
  - 1 mg Glukagon i.m. oder s.c. (wirkt nicht bei Erschöpfung der Glykogenreserve).
  - Nach Erwachen weiter Glukose oral.

15.5   Neurologische Erkrankungen

15.5.1 Schlaganfall

Unter dem Begriff Schlaganfall werden vorübergehende und plötzlich oder verzögert auftretende Funktionsstörungen des zentralen Nervensystemes als Folge von Gefäßprozessen zusammengefasst. Schlagfälle sind die dritthäufigste Todesursache und häufigste Ursache für bleibende Behinderungen. Der größte Teil (~ 80 %) beruht auf zerebralen Durchblutungsstörungen und Ischämien (ischämischer Hirninfarkt), ein kleinerer Teil (~ 20 %) auf intrazerebralen Blutungen.

Ätiologie

- Arteriosklerose mit Makroangiopathie:
  - Führt zu hämodynamisch relevanten Stenosen.
  - Ab 70 % Stenosierung Gefahr von Grenzzoneninfarkten.
  - Arterioarterielle Embolien
    typisches Infarktbild durch Abgang eines Plaques, beispielsweise aus der Karotisbifurkation, und Verschluss eines intrazerebralen Gefäßes.
- Vorhofflimmern mit kardioembolischen Ereignissen.
- Arteriosklerose mit mikroangiopathischen Veränderungen.

■ Karotisdissektion.
■ Selten Gerinnungstörungen.
■ Selten Vaskulitiden oder Fett- und Luftembolien.

Klinik

■ TIA (transitorische ischämische Attacke) mit weniger als 24 Stunden auftretenden neurologischen Symptomen.
■ Progrediente Ischämie mit zunehmenden neurologischen Symptomen.
■ Zerebrale Ischämie mit Persistenz der neurologischen Ausfälle länger als 24 Stunden.
■ Typische Syndrome je nach Lokalisation des intrazerebralen Verschlusses.

Therapie

■ Sofortige Einweisung in ein Akutkrankenhaus mit »Stroke unit« (spezielle Schlaganfallabteilung) → signifikante Prognoseverbesserung → Lysezeitfenster bis zu 6 Stunden.
■ Sicherung der Vitalfunktionen.
■ Sauerstoffgabe: 2–4 l/min über Nasensonde.
■ Blutdruck:
  ▬ Ziel: <220/120 mmHg.
  ▬ Hochnormale Werte um 160 mmHg in der Akutphase erwünscht.
  ▬ Ggf. Nitrendipin (Bayotensin Phiole 5 mg).
  ▬ Ggf. Enalapril (5 mg).
■ Blutzuckerkontrolle:
  Hypoglykämien können zerebrale Symptome vortäuschen.

15.5.2 Epilepsie

Definition: Wiederholtes Auftreten fokaler oder generalisierter Anfälle durch vorübergehende Funktionsstörungen des Gehirnes infolge synchron gesteigerter neuronaler Entladungen oder verminderter Hemmungsmechanismen.
    Man unterscheidet:
■ Gelegenheitsanfälle.
■ Wiederholt auftretende Anfälle.
■ Status epilepticus.

Ätiologie

- Idiopathische Epilepsie:
  - Ca. 75 %.
  - Manifestation oft vor dem 20. Lebensjahr.
  - Keine erkennbaren Ursachen.
- Symptomatische Epilepsie:
  - Manifestation meist im Erwachsenenalter.
  - Hirninfarkte, Hirnläsionen, Folgen von intrazerebralen Blutungen, bestimmte Auslöser (z. B. Alkoholentzug).
- Kryptogene Epilepsie:
  - Eine Ursache ist nicht feststellbar.

Klinik

- Auslöser:
  - Schlafentzug.
  - Alkoholexzesse, -entzug.
  - Infektionen.
  - Drogen.
  - Medikamente (z. B. zentralwirksame, Anästhetika, auch Penicillin i.v.).
  - Metabolische Störungen (Hypoglykämie, Diabetes).
  - Photogen (bestimmte optische Reize), audiogen (bestimmte akustische Reize).
- Prodromi, Aura.
- **Einfache fokale Anfälle** und fokal beginnende Anfälle:
  - Kein Bewusstseinsverlust.
  - Keine Amnesie.
  - Motorische Symptome unilateral, begrenzt.
  - Meist symptomatische Anfälle.
  - Symptomatik nach betroffener Hirnregion.
- **Komplex fokale Anfälle**:
  - Quantitative oder qualitative Bewusstseinsstörung.
  - Amnesie.
  - Symptomatik abhängig von der betroffenen Hirnregion.
- **Generalisierte Epilepsie**:
  - Immer Bewusstseinsverlust.
  - Retrograde Amnesie.
  - Motorische Symptome oft bilateral.
  - Absenceepilepsie, juvenile myoklonische Epilepsie, Grand-mal-Epilepsie.

Therapie

Ziel der Therapie ist die Anfallfreiheit mit einer weitest möglichen Reduktion und eine Verbesserung der Lebensqualität. Da die allgemeine sowie medikamentöse Therapie der Epilepsie sehr umfangreich und je nach Epilepsieform unterschiedlich ist, soll hier nur auf die **Therapie im Anfall** eingegangen werden.

— Schutz vor Verletzungen:
  — Entfernung gefährlicher Gegenstände.
  — Kein Gummikeil (Gefahr für Patient und Helfer).
— Patienten krampfen lassen, nur wenn der epileptische Anfall nicht nach circa zwei Minuten aufhört, dann Beginn einer medikamentösen Therapie mit:
  — Lorazepam 2,5 mg s.l./2 mg i.v. oder
  — Diazepam 5–20 mg langsam i.v. oder als Rectiole oder
  — Clonazepam 1 mg i.v.
— Postiktal, wenn komatös:
  — Stabile Seitenlagerung.
  — Freilegung von Atemwegen.
  — Bei Desorientiertheit Patienten nicht alleine lassen.

> Jeder akute Anfall muss sofort stationär mit Notarzt eingewiesen werden. Der Anfall könnte Ausdruck einer lebensbedrohlichen Erkrankung sein.

15.5.3 Morbus Parkinson

Definition: Extrapyramidale Bewegungsstörung, kennzeichnend sind die drei Kardinalsymptome Rigor (Muskelstarre), Tremor (Zittern) und Akinese (Bewegungsarmut) und eine Vielzahl von nicht motorischen Symptomen, z. B. Depression, Apathie, Psychose. Der Morbus Parkinson tritt meist in höherem Lebensalter auf, die Prävalenz beträgt ca. 200 auf 100.000 Einwohner, Männer sind häufiger betroffen als Frauen und die Letalitätsrate liegt unbehandelt 3-mal so hoch wie bei der vergleichbaren Normalbevölkerung. Aus unbekannter Ursache kommt es zur progredienten Degeneration dopaminerger, aber auch anderer, z. B. serotonerger, noradrenerger Neurone in den Basalganglien des Mittelhirns. Der im Vordergrund stehende Dopaminmagel führt zur allmählichen Manifestation der motorischen und nicht motorischen Symptome.

Klinik

— Verlangsamung der Bewegungsabläufe (Akinese).
— Tonuserhöhung der Muskulatur (Rigidität).
— Ruhetremor.

- Hypomimie (»Maskengesicht«).
- Vermehrter Speichelfluss.
- Seborrhoe.
- Apathie, Depression.
- Posturale Instabilität (Gleichgewichtsstörungen), dadurch vermehrtes Auftreten von Stürzen.
- Unkontrollierte Bewegungsabläufe (»Dyskinesien«).
- Schwankungen der Beweglichkeit (»ON«- und »OFF-Phasen«) mit und ohne Abhängigkeit zur vorherigen Einnahme Dopamin substituierender Medikamente.
- Verwirrtheitszustände.

Therapie

- MAO-B-Hemmer.
- NMDA-Antagonisten.
- Anticholinergika.
- Tiefenhirnstimulation.
- Pumpentherapie mit Apomorphin und Levodopa.
- Dopaminagonisten.
- Levodopa mit Dopadecarboxylasehemmern und Catechol-O-methyltransferasehemmern.
- Intensive krankengymnastische Behandlung.
- Ergotherapie.
- Logopädie.
- Weitere aktivierende Therapien.

15.5.4 Chorea Huntington

Definition: Choreatische Hyperkinesen zeichnen sich durch unwillkürliche arrhythmische Gesichts- und Extremitätenbewegungen sowie Schluck-, Sprech- und Phonationsstörungen aus.

Klinik

- Chorea Huntington:
    - Degeneration von Nervenzellen im Corpus striatum.
    - Beginn meist im mittleren Erwachsenenalter.
    - In Spätstadien zunehmend Persönlichkeitsveränderungen und Demenz.
    - Nach 15-jährigem Verlauf sterben ca. 66 % der Erkrankten.
    - Therapie: Kausaltherapie nicht möglich, symptomatische Therapie mittels Neuroleptika oder Tiaprid.

- Chorea minor:
  - Gutartig.
  - Bei Jugendlichen nach Streptokokkeninfekt, bei Schwangeren bzw. nach Einnahme von Ovulationshemmern als Chorea gravidarum.

15.5.5 Oromandibuläre Dystonien und Dyskinesien

Definition: Muskuläre Hyperaktivität, welche dem Spektrum der Bewegungsstörungen zugeordnet wird. Sie zeichnet sich durch unwillkürlich auftretende, länger anhaltende Muskelkontraktionen aus, welche zu abnormen Haltungen und Bewegungsmustern führen. Als Charakteristikum für diese dystonen Bewegungen sind anhaltende, simultane Kontraktionen von agonistischen und antagonistischen Muskelgruppen zu nennen. Es wird dabei die primäre von der sekundären Dystonie unterschieden, wobei viele primäre Dystonien eine genetische Determinante (z. B. Meige-Syndrom) aufweisen, während sekundäre Dystonien durch exogene Faktoren (z. B. perinataler Hirnschaden, Hirntrauma, zerebrovaskuläre Ereignisse, Enzephalitis, Tumor) ausgelöst werden können. Als häufigste Form werden sekundäre Dystonien und Dyskinesien als Nebeneffekt nach Medikation mit Neuroleptika beobachtet.

Klinik

- Betroffen vornehmlich Innervationsgebiete der Hirnnerven V, VII, X und XII.
- Dystone Kontraktionen von fazialer Muskulatur, Kaumuskulatur, oberer Gesichtshälfte, Platysma, Zunge.
- Unkoordinierte Kieferbewegungen, dadurch Kiefergelenkluxationen.
- Sprach-, Ess- und Schluckbeschwerden.
- Zahntraumata, starke Abrasionen, frühzeitiger Zahnverlust, kraniomandibuläre Dysfunktion, Morsicatio buccorum.
- Nach anterior geneigte Kopfhaltung.
- Grimassenhafter Gesichtsausdruck.
- Starke Spannungskopfschmerzen.

Therapie

- Anticholinergika, Benzodiazepine, Baclofen, Teaprid.
- Myotomien, Myektomien.
- Neurochirurgie.
- Injektion von Botulinumtoxin.

> ❯ Bei neu aufgetretenen oralen Dyskinesien sollte umgehend eine
> neurologisch-fachärztliche Untersuchung veranlasst werden,
> um eine potenziell zugrunde liegende Grunderkrankung frühzeitig
> diagnostizieren zu können.

15.5.6 Multiple Sklerose

Definition: Entzündliche Entmarkungskrankheit (demyelinisierende Erkrankung) des zentralen Nervensystemes. Vor allem jüngere Erwachsene (20.–40. Lebensjahr) sind betroffen, Frauen doppelt so häufig wie Männer. Autoimmunerkrankung mit Antikörperbildung gegen Markscheidenproteine (Myelin) des ZNS, Auslöser jedoch unbekannt. Infektionen (v. a. Epstein-Barr-Virus) werden in Kombination mit Umweltfaktoren diskutiert. Schubförmig, progredienter Verlauf, mittlere Überlebenszeit zwischen 25 und 35 Jahren. Heilung nicht möglich.

Klinik

- Visusminderungen, Doppelbilder, Nystagmus.
- Halbseitige und beidseitige spastische Lähmungen.
- Sensibilitätsstörungen (»symptomatische Trigeminusneuralgie«).
- Neuralgien (meist Trigeminus).
- Psychische Veränderungen (z. B. Demenz, Depression).
- Koordinationsschwächen.
- Sprachstörungen.
- Ataxie.
- Paraplegie aufgrund von Entzündungsherden im spinalen Myelon.
- Abnorme Ermüdbarkeit (Fatigue-Syndrom).

Therapie

- Gabe von Glukokortikoiden.
- Reduktion der Schubfrequenz und -intensität durch immunsystemmodulierende Substanzen.
- Antispastika.
- Intrathekale Therapie mit Triamcinolon (retardiertes Steroid).

> ❯ Unvermittelt auftretende Ausfälle des ZNS (Taubheitsgefühle,
> Lähmungen, Sehstörungen) sollten bei jüngeren Patienten stets an
> die Möglichkeit einer multiplen Sklerose denken lassen und eine
> neurologische Konsultation veranlassen.

15.6 Erkrankungen von Leber und Niere

15.6.1 (Terminale) Niereninsuffizienz

Über Monate und Jahre progrediente irreversible Funktionseinschränkung der Niere mit Verlust an Nephronen. 60–70/100.000 Personen werden jährlich terminal niereninsuffizient.

Ätiologie und Einteilung

- Diabetes mellitus (ca. 30 %).
- Glomerulonephritis (ca. 20 %).
- Interstitielle Nephritis/chronische Pyelonephritis (5–10 %).
- Arterielle Hypertonie bzw. renovaskuläre Erkrankungen (ca. 20 %).
- Zystennieren.
- Analgetika.
- Systemkrankheiten (Kollagenosen, Vaskulitiden).
- Andere Nephropathien.

Die Niereninsuffizienz wird in **4 klinische Stadien** eingeteilt:
- Stadium I: Volle Kompensation.
- Stadium II: Kompensierte Retention.
- Stadium III: Dekompensierte Retention.
- Stadium IV: Terminale Niereninsuffizienz.

Klinik

- Allgemeinsymptome:
  - Schwäche.
  - Foetor uraemicus (Uringeruch).
  - Ödeme.
- Herz-Kreislauf-System:
  - Hypertonie.
  - Perikarditis mit oder ohne Erguss.
- Lunge:
  - Lungenödem (»fluid lung«).
  - Pleuritis mit oder ohne Erguss.
- Blut:
  - Normochrome Anämie (Erythropoetinmangel).
  - Gerinnungsstörungen.
- Gastrointestinaltrakt:
  - Urämische Gastroenteritis (Übelkeit, Erbrechen, Diarrhoe).

- ZNS:
  - Polyneuropathie.
  - Konzentrationsschwäche.
  - Bewusstseinsstörungen.
- Haut:
  - Pruritus.
  - Schmutzig, braun-gelbliches Kolorit (»café au lait«).
- Knochen:
  - Renale Osteopathie.

Medikamentöse Therapie bei Niereninsuffizienz

Zu bevorzugen sind Medikamente, deren Ausscheidung nicht wesentlich von der Nierenfunktion abhängt.

Analgetika

Eine untergeordnete Rolle spielt die Nierenfunktion allgemein bei akutem bzw. kurzfristigem Einsatz.

Die Gefahr gastrointestinaler Blutungen bei Einsatz von NSAID (NSAR) ist besonders zu beachten, da bei terminaler Niereninsuffizienz die Gefahr gastrointestinaler Blutungen ohnehin steigt. Insbesondere Kombinationspräparate bergen in der Dauertherapie die Gefahr einer Verschlechterung der Nierenfunktion.

Eine **normale Dosierung** ist möglich bei:

- Ibuprofen.
- Metamizol.
- Diclofenac.
- Indometacin.

Einschränkungen der Dosierung betreffen insbesondere:

- Paracetamol:
  - Niedriges therapeutisches Risiko.
  - Bei terminaler Niereninsuffizienz Verlängerung der Applikationsintervalle auf das Doppelte.
- Acetylsalicylsäure:
  - Kumulation wahrscheinlich.
  - Bei fortgeschrittener Niereninsuffizienz max. 500 mg/Tag.

Antibiotika

Die **Initialdosis** (**Sättigungsdosis**) sollte der **Normdosis** des Nierengesunden entsprechen. Die weitere Dosierung bzw. das Dosierungsintervall sollte der glomerulären Filtrationsrate (GFR) angepasst werden. Dies kann bei Kenntnis der aktuellen GFR anhand entsprechender Tabellen oder in Absprache mit dem behandelnden Hausarzt, Internisten oder Nephrologen geschehen.

Bei einer Therapie mit Clindamycin ist keine Dosisanpassung erforderlich!

15.6.2 Dialyse und Nierentransplantation

In der **Dialysebehandlung** werden die Peritoneal- und die Hämodialyse angewandt.

Das Indikationsspektrum für die **Peritonealdialyse** umfasst die Therapie des akuten Nierenversagens unter stationären Bedingungen sowie als kontinuierlich-ambulante Peritonealdialyse (CAPD) die Behandlung von Patienten mit terminaler Niereninsuffizienz.

Indikationen für die **Hämodialyse** sind das akute Nierenversagen, die terminale Niereninsuffizienz, Hyperkaliämien, metabolische Azidosen, kardiovaskuläre Volumenbelastungen und Vergiftungen.

In der Regel findet eine Dialysebehandlung jeden 2. oder 3. Tag für 4–6 Stunden statt.

Konsequenzen für die zahnärztlich-chirurgische Therapie bei einem dialysepflichtigen Patienten:

- Die Behandlung wird nur bei einem subjektiven Wohlgefühl seitens des Patienten durchgeführt.
- Der günstige Therapiezeitpunkt ist der Tag nach einer Dialyse, wenn alle Urämietoxine eliminiert sind und Heparin nicht mehr wirkt, so dass eine Blutungsgefahr reduziert ist.
- Urämische Blutungsneigung, Thrombozytopathie, plasmatische Hyperkoagulopathie und Medikationen zur Therapie einer Niereninsuffizienz verursachen auch Blutgerinnungsstörungen.
- Daher muss vor jeder zahnärztlichen Therapie bei Hämodialysepatienten die Gerinnungszeit bestimmt werden.
- Bei Dialysepatienten mit einer Disposition zu einer urämischen Hyperkoagulopathie wird durch Antikoagulanzien und Thrombozytenaggregationshemmer eine Thromboseprophylaxe des Shunts (Brescia-Cimino-Shunt) erreicht.
- Das Management der Antikoagulanzien- oder Thrombozytenaggregationshemmertherapie vor einer zahnärztlichen Behandlung erfolgt unter Einbeziehung des behandelnden Nephrologen.
- Blutdruckmessungen und Injektionen werden nach Möglichkeit nicht am Shuntarm des Patienten durchgeführt.

Eine erfolgreiche **Transplantation** bietet eine bessere Lebensqualität und längere Lebenserwartung und wird v. a. bei Patienten mit chronischem Nierenversagen in Erwägung gezogen. Eine intensive Nachsorge besteht in regelmäßiger Überwachung auf Medikamententoxizität bzw. -nebenwirkungen. Eine dauerhafte medikamentöse Immunsuppression ist erforderlich. Bei Kortikosteroidtherapie sind häufig Wundheilungsstörungen, diabetische Stoffwechsellage, Osteoporose und Katarakte zu beobachten. Konsequenzen für die zahnärztliche Untersuchung vor/nach Nierentransplantation:

▬ Sanierung infektiöser Herde.
▬ Rücksprache mit jeweiligem Transplantationszentrum bzgl. antibiotischer Abdeckung vor bzw. während zahnärztlich-chirurgischer Eingriffe.
▬ Therapie der Nebenwirkungen von Immunsuppressiva (Gingivahyperplasie, Gingivitiden).
▬ Bei ambulanten Eingriffen ist eine Dosisanpassung der Kortisongabe nicht erforderlich.
▬ Bei operativen Eingriffen in ITN und stationärer Aufnahme: Steroidstressdosis (z. B. 100–200 mg Hydrokortison i.v.) am OP-Tag.

Konsequenzen für zahnmedizinisch gängige Medikamente und Dosierungen bei Patienten mit Niereninsuffizienz bzw. eingeschränkter Nierenfunktion:

▬ GFR normal:
  ▬ NSAR (z. B. Ibuprofen, Diclofenac): Als Akuttherapie möglich.
  ▬ Paracetamol, Novaminsulfon, Opioide möglich.
  ▬ Lokalanästhetika möglich.
  ▬ Antibiotika (β-Laktame, Chinolone) möglich.
▬ GFR 15–50:
  ▬ NSAR **vermeiden**.
  ▬ Paracetamol etc. möglich.
  ▬ Lokalanästhetika möglich.
  ▬ Antibiotika möglich, 50 % Dosisreduktion.
▬ GFR <15/Dialyse:
  ▬ NSAR **vermeiden**.
  ▬ Paracetamol etc. möglich.
  ▬ Lokalanästhetika möglich.
  ▬ Antibiotika möglich, 50 % Dosisreduktion.

15.6.3 Hepatitis

Die Virushepatitiden sind durch die primär hepatotropen Hepatitisviren A, B, C, D, E und G verursachte Erkrankungen. Möglich sind auch Begleithepatitiden bei allgemeinen Infektionen ausgelöst durch andere Viren, z. B. Enteroviren, Adeno- und Coxsackieviren (grippale Infekte).

Die Infektion geschieht auf folgenden Wegen:

- Fäkal-oral: Hepatitis A und E:
  Infektion über Trinkwasser und Nahrungsmittel (Reiseanamnese, geringe Hygienestandards).
- Parenteral: Hepatitis B, C, D und G:
  Infektionsgefahr besteht bei medizinischem Personal, Dialysepatienten, Transfusionen von Blutprodukten, Drogenkonsumenten, Tätowierungen.
- Sexuell, perinatal: Hepatitis B, seltener C und D.

Eine Infektion mit dem Hepatitis-D-Virus ist an das Vorhandensein des Hepatitis-B-Virus gebunden. Eine Infektion von Hepatitis-C-Virus und Hepatitis-G-Virus ist bei der Hälfte aller Drogenabhängigen nachgewiesen.

Klinik

- Häufig asymptomatischer Verlauf (in 60–70 % der Fälle, besonders bei Kindern).
- Prodromalsymptome:
  - Leistungsschwäche.
  - Müdigkeit.
  - Gelenkschmerzen.
  - Subfebrile Temperaturen.
  - Evtl. rechtsseitiger Oberbauchschmerz.
  - Übelkeit.
  - Juckreiz.
- Später evtl. Ikterus (anikterischer Verlauf jedoch häufig):
  - »Gelbsucht«.
  - Dunkler Urin.
  - Heller Stuhl.
  - Oft Besserung des allgemeinen Krankheitsgefühles.
- Hepatomegalie.

Therapie

Allgemeinmaßnahmen sind:

- Bettruhe.
- Alkoholverbot.
- Absetzen aller nicht notwendigen Medikamente.

Frühzeitige antivirale Therapie mit Interferon bei Hepatitis C kann in >95 % zur Ausheilung führen.

Prognose

Heilungsraten der akuten Virushepatitis:
- Hepatitis A → fast 100 %.
- Hepatitis B → ca. 90 % – etwa 10 % Viruspersistenz.
- Hepatitis C → symptomatische ikterische Patienten 50 % spontane Viruselimination, unter Interferontherapie >95 % Ausheilung. Asymptomatische Infektionen verlaufen meist chronisch.

Prophylaxe

- Allgemeine Hygienemaßnahmen bei Hepatitis A und E.
- Bei Hepatitis B, C, D und G vorsichtiger Umgang mit Blut und Blutprodukten, »Safer Sex«.
- Aktive und passive Immunisierung gegen Hepatitis A und B.

Vorgehen bei Kontakt mit potenziell hepatitiskontaminiertem Material (Nadelstichverletzung)

- Gründliche Reinigung/Spülung mit Wasser und Detergenzien bzw. mit 20–30 %iger alkoholischer Lösung.
- Bei Stich- oder Schnittverletzungen Förderung des Blutflusses durch Druck auf das umliegende Gewebe.
- Bei fehlendem oder unsicherem Impfschutz gegen Hepatitis B aktive/passive Immunisierung innerhalb von 24 h, vorher Blutentnahme zur Bestimmung des Anti-HBs-Titers.
- Überprüfung des Infektionsstatus 6 Wochen, 3 und 6 Monate nach dem Ereignis.
- D-Arztverfahren (entschädigungspflichtige Berufskrankheit, Meldung an Berufsgenossenschaft).

15.6.4 Leberzirrhose

Definition: Irreversibler Funktionsverlust der Leber mit einhergehender Zerstörung der Läppchen- und Gefäßstruktur sowie vermehrter Fibrose und Auftreten von Regeneratknoten. Es erkranken weit mehr Männer als Frauen, die Inzidenz in Europa beträgt ca. 250:100.000 Einwohner/Jahr, davon ca. 190 Fälle alkoholbedingt. Die Leberzirrhose geht einher mit einem erhöhten Leberkarzinomrisiko.

Ursachen

- Alkoholabusus (60 %).
- Virushepatitiden (ca. 25 %, Hepatitis C in Mitteleuropa häufiger als Hepatitis B).
- Idiopathisch.

- Autoimmunhepatitis.
- PBC (primär biliäre Zirrhose).
- Stoffwechselerkrankungen:
  - Hämochromatose, Hämosiderose.
  - Morbus Wilson.
- α_1-Antitrypsinmangel.
- PSC (primär sklerosierende Cholangitis).
- Sekundäre biliäre Zirrhose.
- Vaskuläre Ursachen:
  - Rechtsherzinsuffizienz (»Cirrhose cardiaque«).
  - Budd-Chiari-Syndrom (Lebervenenverschluss).
- Lebertoxische Medikamente und Chemikalien.

Klinik

- Allgemeinsymptome:
  - Leistungsminderung.
  - Müdigkeit.
  - Übelkeit.
- »Leberhautzeichen«:
  - Ikterus.
  - Teleangiektasien.
  - Spider naevi.
  - Glatte rote Lippen und Zunge (Lacklippen, -zunge).
  - Munkwinkelrhagaden.
  - Pruritus.
  - Dupuytren-Kontraktur.
- Endokrine Störungen:
  - Gynäkomastie.
  - Abdominalglatze.
  - Potenzstörungen/Menstruationsstörungen.
- Portale Hypertension.
- Hepatische Enzephalopathie.
- Foetor hepaticus (Mundgeruch nach frischer Leber).

Therapie

- Kausale Therapie der Ursache.
- Absolute Alkoholkarenz.
- Absetzen aller nicht vital indizierten Medikamente.
- Ernährungsberatung und Vitaminsubstitution.
- Weitere Therapiemaßnahmen je nach Ausprägungsgrad und evtl. eintretenden Komplikationen.

◘ Tab. 15.10 Dosierung von Analgetika und Antibiotika unter dem Aspekt der Hepatotoxizität

	Hohes Risiko Medikament vermeiden! Max. 25–50 % Normaldosis	Mittleres Risiko Reduktion auf 50 % der Normaldosis	Geringes Risiko Normale Dosis vertretbar
Analgetika	- Pethidin - Pentazocin - Phenacetin	- Paracetamol (in hoher Dosis*) - Metamizol - Indometacin - ASS	- Phenylbutazon** - Naproxen
Antibiotika	- INH* - Pyrazinamid* - Tetrazykline* - Sulfonamide** - Erythromycin*	- Clindamycin - Fusidinsäure - Metronidazol - Chloramphenicol - Telithromycin	- Penicilline

* toxische dosisabhängige Leberschädigung
** allergische (dosisunabhängige) Leberschädigung

> In der zahnärztlichen Praxis häufig verwendete, potenziell hepatotoxische Medikamente (◘ Tab. 15.10):
> — Tetrazykline
> — Erythromycin
> — Paracetamol

❶ Im Rahmen einer Leberzirrhose kommt es zu einer starken Einschränkung der Lebersyntheseleistung und somit zu einem Abfall der hepatischen Gerinnungsfaktoren. Die Blutungsneigung ist stark erhöht!

15.7   Schilddrüsenerkrankungen

15.7.1 Struma

Sicht- und tastbare Vergrößerung der Schilddrüse.

Ätiologie

— Jodmangel – häufigste Ursache (endemische Jodmangelstruma).
— Enzymdefekte (Jodfehlverwertung).
— Noxen (Medikamente).

- Schilddrüsenautonomie.
- Autoimmune Thyreoiditiden und andere entzündliche Erkrankungen.
- Tumoren.
- Sonstige Ursachen wie Zysten oder Systemerkrankungen.

Die Prävalenz der Jodmangelstruma beträgt in Mitteleuropa etwa 20 %, andere Ursachen sind wesentlich seltener. Frauen sind 5-mal häufiger betroffen.

15.7.2 Hypothyreose

Ätiologie

- Primäre Hypothyreose:
  - Immunogen (häufigste Form).
  - Postoperativ oder nach Strahlentherapie.
  - Medikamente (Thyreostatika, Lithium).
  - Extremer Jodmangel.
- Sekundäre Hypothyreose (hypophysär):
  - Hypophysenvorderlappen(HVL)-Insuffizienz.
- Tertiäre Hypothyreose (hypothalamisch).

Klinik

- Müdigkeit, Leistungsschwäche.
- Evtl. Gewichtszunahme.
- Kälteempfindlichkeit, trockene Haut.
- Generalisiertes Myxödem.
- Obstipationsneigung.
- Bradykardie (ggf. bis hin zur Herzinsuffizienz).

Therapie

Substitutionstherapie mit L-Thyroxin.

15.7.3 Hyperthyreose

Ätiologie

- Morbus Basedow:
  - Meist mit Struma diffusa
- Funktionelle Autonomie:
  - Hohe Prävalenz in Jodmangelgebieten.
  - Disseminiert, unifokal oder multifokal.
- Andere seltene Hyperthyreoseformen.

Klinik

- Mersburger Trias beim Morbus Basedow:
  - Struma.
  - Exophthalmus.
  - Tachykardie.
- Struma bei ca. 80 %.
- Endokrine Orbitopathie.
- Tachykardie, Rhythmusstörungen.
- Wärmeintoleranz.
- Unruhe, Nervosität.
- Appetitsteigerung, Gewichtabnahme.

Therapie

- Thyreostatika.
- β-Blocker (bei Tachykardie).
- Strumaoperationen.
- Radioiodtherapie.

15.8   Infektionserkrankungen

15.8.1 HIV-Infektion und AIDS

Die HIV-Infektion mit den ihr assoziierten Krankheitsbildern ist eine chronische Erkrankung, die in der irreversiblen Endphase als manifestes Immunmangelsyndrom (AIDS) definiert wird.

- **Erreger:** Humanes Immundefizienzvirus (HIV-1 und HIV-2), (= Retrovirus, das das Enzym Reverse Transkriptase produziert und somit eigene DNA in Wirtszellengenom einbauen kann).
- **Übertragung** durch Blut und infektiöse Körperflüssigkeiten (Sperma, Vaginalsekret);
  häufigster Übertragungsweg: Ungeschützte Sexualkontakte (Schleimhautläsionen begünstigen die Übertragung).
- Kein Infektionsrisiko über Speichel, Tränenflüssigkeit oder durch Kontakt von infektiösem Material mit intakter Hautoberfläche und Tröpfcheninfektion.

❶ Jedoch Infektionsrisiko bei Stichverletzung mit kontaminierten Instrumenten (► Abschn. 2.5.5)

- Ansteckungsfähigkeit korreliert mit der Höhe der Viruslast (Nachweis der Viruskopien pro ml Blut mithilfe quantitativer HIV-PCR-Untersuchung; derzeitige Nachweisgrenze: 20 Viruskopien/ml).

- HIV-Tests basieren auf Antikörpernachweis (zunächst ELISA-Verfahren; zur Bestätigung eines positiven Befundes Western-Blot-Methode).
- Die Serokonversion mit Nachweis von Antikörpern kann bis zu 3 Monate nach akuter Infektion dauern (diagnostische Lücke).

Klinik

Unterscheidung in:

- **Akutes Stadium** (Fieber, Lymphknotenschwellung, Durchfall) unmittelbar nach Infektion (bis max. 6 Wochen).
- **Symptomfreies Stadium** (Inkubationszeit Monate bis Jahre).
- **AIDS** (opportunistische Infektionen → AIDS-definierende Erkrankungen).

Gemäß der **CDC-Klassifikation** von 1993 werden drei klinische **Kategorien A bis C** unterschieden (◼ Tab. 15.11): Kategorie A definiert das asymptomatische Stadium der HIV-Infektion, Kategorie C Patienten mit AIDS und Kategorie B alle anderen Patienten (nicht mehr asymptomatisch, aber auch kein AIDS).

Ergänzung der Klassifikation um CD4-T-Lymphozytenzellzahl (◼ Tab. 15.12).

Therapie

- Antiretrovirale Therapie (ART) und begleitende Therapie von Sekundärinfektionen:
  - Wegen schneller Resistenzentwicklung gegenüber einzelnen Medikamenten hat sich die gleichzeitige Einnahme von mehreren Medikamenten etabliert (HAART, »highly actice antiretroviral treatment«).
  - Substanzklassen: Nukleosidische Reverse-Transkriptase-Inhibitoren (NRTI), nicht nukleosidische Reverse-Transkriptase-Inhibitoren (NNRTI), Proteaseinhibitoren (PI), Fusions-/Entry-Inhibitoren.
- Orale Erkrankungen, die bei HIV/AIDS auftreten, sind vor allem opportunistische Infektionen, die sich durch die Immunsuppression ausbreiten können (◼ Tab. 15.13):
  - Auch Nebenwirkungen der HAART manifestieren sich im Mund (▶ unten).

Unerwünschte Arzneimittelwirkungen unter HAART

- Erythema multiforme/toxische epidermale Nekrolyse.
- Rezidivierende orale Ulzerationen.
- Xerostomie.
- Lichenoide Reaktionen.

◘ Tab. 15.11 HIV/AIDS-Klassifikation des Centers for Disease Control (CDC) von 1993. Klinische Kategorien gemäß CDC-Klassifikation

Kategorie		Kriterien
A	Asymptomatische HIV-Infektion	- Akute, symptomatische (primäre) HIV-Infektion - Persistierende generalisierte Lymphadenopathie (LAS)
B	Krankheitssymptome oder Erkrankungen, die nicht in die Kategorie C fallen, dennoch aber der HIV-Infektion ursächlich zuzuordnen sind oder auf eine Störung der zellulären Immunabwehr hinweisen	- Bazilläre Angiomatose - Herpes zoster bei Befall mehrerer Dermatome oder nach Rezidiven in einem Dermatom - Idiopathische thrombozytopenische Purpura - Konstitutionelle Symptome wie Fieber über 38,5 °C oder eine >1 Monat bestehende Diarrhoe - Orale Haarleukoplakie (OHL) - Oropharyngeale Candidose - Vulvovaginale Candidose, die entweder chronisch (>1 Monat) oder nur schlecht therapierbar ist - Periphere Neuropathie
C	AIDS-definierende Erkrankungen	- Candidose von Bronchien, Trachea oder Lungen - Candidose, ösophageal - CMV-Infektionen (außer Leber, Milz, Lymphknoten) - CMV-Retinitis (mit Visusverlust) - Enzephalopathie, HIV-bedingt - Herpes-simplex-Infektionen: Chronische Ulzera (>1 Monat bestehend) - Histoplasmose, disseminiert oder extrapulmonal - Kaposi-Sarkom - Lymphom, Burkitt - Lymphom, immunoblastisches - Lymphom, primär zerebral - Pneumocystis-Pneumonie - Pneumonien, bakteriell rezidivierend (>2 innerhalb eines Jahres) - Progressive multifokale Leukenzephalopathie - Tuberkulose - Toxoplasmose, zerebral - Wasting-Syndrom - Zervixkarzinom, invasiv

■ **Tab. 15.12** HIV/AIDS-Klassifikation des Centers for Disease Control (CDC) von 1993. CD4-T-Lymphozytenzellzahl.

Kategorie	CD4-T-Lymphozyten pro µl Blut
1	≥500
2	200–499
3	<200

■ **Tab. 15.13** HIV-assoziierte orale Erkrankungen (siehe auch ► Kap. 12, Orale Pathologie)

Orale Erkrankungen (HIV-assoziiert)	Hinweis
Candidiasis	- Am häufigsten in der pseudomembranösen Form - Auftreten korreliert mit ↑ Virus-Last und ↓ CD4-T-Lymphozytenzahl - Ausgedehnter Befall erfordert systemische antimykotische Therapie - Signifikanter Rückgang unter HAART
Orale Haarleukoplakie	- Auftreten korreliert mit ↑ Virus-Last und ↓ CD4-T-Lymphozytenzahl - Keine Therapie erforderlich
Kaposi-Sarkom	- Höchste Prävalenz der intraoralen Neoplasien bei HIV/AIDS - Signifikanter Rückgang unter HAART
Humane Papillomaviren-infektionen	- Histopathologische Untersuchung zur Diagnosesicherung erforderlich - Keine medikamentöse Viruseradikation möglich → chirurgische Exzision - Behandler sollte Gesichtsschutz bei chirurgischer Therapie tragen (HPV-Aerosol!) - CAVE: Erhöhte Prävalenz von oralen HPV-Manifestationen unter HAART!
Nekrotisierende ulzerierende Gingivitis/ Parodontitis	- Ca. 5 % aller HIV-Infizierten betroffen (↔ 30 % chronische Parodontitis bei HIV-Infizierten!) - Rasch voranschreitender Verlust des Zahnhalteapparates - Schmerzhaft, nekrotisch, Blutung - Auftreten korreliert mit ↓ CD4-T-Lymphozytenzahl - Signifikanter Rückgang unter HAART

⬛ Tab. 15.13 (Fortsetzung)

Orale Erkrankungen (HIV-assoziiert)	Hinweis
Lineares Gingivaerythem	- Dunkelrotes Band im Bereich der marginalen Gingiva - Starke Blutungsneigung - Häufig im Bereich der vestibulären Frontzahngingiva - Betrifft auch die befestigte Gingiva - Ätiopathogenese unklar - Auf gute Mundhygiene achten
Lymphome	- V. a. Non-Hodgkin- und B-Zell-Lymphome - Auftreten korreliert mit ↓ CD4-T-Lymphozytenzahl - Auf allgemeine Symptome achten: Nachtschweiß, Fieber, Gewichtsverlust - Biopsie
Ulzerationen	- Am häufigsten bei HIV-Infizierten: Ausgedehnte aphthöse Ulzerationen - Herpes-simplex-Virus - Cytomegalie-Virus - Bei Neutropenie (<800/µl): Große, schmerzhafte Ulzera, die sekundär infizieren (CAVE: Differenzialdiagnose Plattenepithelkarzinom)
Xerostomie	- Signifikant häufiger bei HIV-Infizierten - Auch unerwünschte Arzneimittelwirkung bei HAART

▬ Mukokutane Hyperpigmentierung.
▬ Dysgeusie.
▬ Periorale Parästhesie.
▬ Cheilitis.

Empfehlungen für die oralchirurgische Behandlung von HIV/AIDS-Patienten

▬ Generell gleiche Therapiestrategien wie bei Nichtinfizierten.
▬ Auf klinische Erstmanifestationen bei vermeintlich Nichtinfizierten achten (Candidiasis, orale Haarleukoplakie).
▬ Blutbild/Gerinnungsstatus vor operativen Eingriffen.
▬ Koinfektionen (v. a. Hepatitis) berücksichtigen.

- Präoperative antibakterielle Mundspülung/Zahnreinigung.
- Evtl. Verwendung doppelter Handschuhe und Gesichtsmaske bei blutend-spritzenden Eingriffen; Vermeidung des »recapping«.
- Reinigung von Instrumenten, Raum und Geräten nach den Richtlinien des Hygieneplans der Zahnärztegesellschaft und der Zahnärztekammern.
- Antibiotische Prophylaxe nur nach Rücksprache mit behandelndem Arzt (Vermeidung von Resistenzbildung; derzeit keine Evidenz für erhöhte Inzidenz postoperativer Infektionen), v. a. bei Neutropenie.
- HIV-Patienten engmaschiges »Recall«/Prophylaxeprogramm anbieten.

Maßnahmen der Postexpositionsprophylaxe nach Unfall mit parenteraler oder Schleimhautexposition

- Ausblutenlassen der Wunde.
- Desinfektion.
- Zeitnahe (<2 Stunden) Konsultation eines HIV-Spezialisten, um festzustellen, ob medikamentöse Postexpositionsprophylaxe sinnvoll ist.
- Mittleres Übertragungsrisiko einer HIV-Infektion durch perkutane Verletzung bei gesicherter HIV-Erkrankung: 1:300.

15.8.2 Sepsis

Definition: Anwesenheit von Bakterien in der Blutbahn (z. B. nach einer Extraktion/Osteotomie), die zu einem systemischen inflammatorischen Response-Syndrom (SIRS) führt, wodurch es zur Dysfunktion eines oder mehrerer Organsysteme kommt. In Deutschland wird von einer Sterblichkeit von ca. 50 % bei 150.000 Fällen ausgegangen. Die Frühdiagnose und -therapie sind für die Überlebenswahrscheinlichkeit ausschlaggebend.

SIRS ist definiert durch das Auftreten von mindestens 2 der aufgeführten Symptome:

- Fieber >38 °C oder Hypothermie <36 °C.
- Leukopenie <4000 oder Leukozytose >12.000/µl.
- Atemfrequenz >20/min.
- Tachykardie >90/min.

Therapie

- Intensivstation!
- Multimodaler Behandlungsansatz: Vasopressoren (Hypotonie), Beatmung (Lungenversagen), Antibiotika (Bakteriämie).
- Ggf. Antimykotika.
- Hämodialyse (Nierenversagen).

> **❯** Entscheidend ist die Früherkennung! Durch Messung der Vitalparameter (Puls, Blutdruck, Atemfrequenz, Temperatur und Bewusstseinszustand) kann eine Diagnose frühzeitig gestellt und die Überlebenschance deutlich verbessert werden.

15.9 Organtransplantation

Innerhalb der physiologischen bakteriellen Besiedlung der Mundhöhle existieren im Parodont der Zähne pathogene Keime, zu denen Streptokokkenarten und gram-negative anaerobe Bakterien gehören. Da weder mit einer chirurgischen noch adjuvanten medikamentösen Therapie in der Mundhöhle Keimfreiheit erzielt werden kann, besteht für Organempfänger aufgrund ihrer lebenslangen immunsuppressiven Medikation ein gesteigertes Risiko, an lokalen oder hämatogen fortgeleiteten Infektionen zu erkranken.

15.9.1 Zahnärztliche Maßnahmen vor einer Organtransplantation

Vor einer Organtransplantation muss in Abhängigkeit vom intraoralen Status und den medizinischen Befunden zwischen einem konservativen oder strikt radikalen Sanierungskonzept abgewogen werden. Radikale Therapiestrategien sollen vermieden werden.

Nach eingehender klinischer und radiologischer (Panoramaschichtaufnahme) Befundung, professioneller Zahnreinigung und Unterweisung in eine effiziente Mundhygiene erfolgt die konservierende und chirurgische Sanierung. Die Eingliederung einer prothetischen Sofortversorgung und regelmäßige Nachkontrollen (Wundkontrollen!) schließen die primäre zahnärztliche Therapie ab. »Recall«-Termine sind obligat. Aus forensischen Gründen und zur Information für das Transplantationszentrum wird ein ausführlicher Behandlungsbericht erstellt, auf dessen Grundlage die Freigabe zur Organtransplantation erfolgt.

Allgemeine Maßnahmen

Extraktionen sind indiziert bei:
- Nicht erhaltungsfähigen Zähnen.
- Parodontal stark geschädigten Zähnen.
- Avitalen Zähnen ohne erfolgversprechende Wurzelkanaltherapie.
- Teilretinierten Zähnen (Schlupfwinkelinfektionen).

- **Wurzelspitzenresektionen** sind indiziert unter strenger Indikationsstellung bei einschätzbar guter Prognose aufgrund des klinischen Zustandes und der radiologischen Diagnostik des betroffenen Zahnes.
- Vollständig **impaktierte Zähne** ohne klinische und/oder radiologische Entzündungszeichen bzw. ohne Verbindung zum Desmodontalspalt der Nachbarzähne werden belassen.
- **Insuffiziente Wurzelfüllungen** werden bei klinisch und/oder radiologisch unauffälligem Befund revidiert.
- Eine Panoramaschichtaufnahme ist zum Ausschluss ossärer pathologischer Veränderungen obligat.
- Eine routinemäßige prophylaktische Antibiose ist bei zahnärztlich-chirurgischen Eingriffen nicht angezeigt.

Spezielle Maßnahmen

Bei Patienten mit zahnärztlich-chirurgischer Sanierung ist zu beachten:
- Vor einer **Herztransplantation**:
  - Endokarditisprophylaxe.
  - Marcumarisierung.
  - Wundversorgung mit Hämostyptikum.
  - Bei Einzelzahnextraktion Wundversorgung mit Rückstichnaht.
  - Bei Reihenextraktionen Papillenverschränkungsnaht nach Schuchardt.
- Vor einer **Leber-/Pankreastransplantation**:
  - Komplexe Hämostasestörungen.
  - Diabetische Stoffwechselentgleisungen.
- Vor einer **Nierentransplantation**:
  - Chronische Hämodialyse mit Heparinisierung.
  - Eingriffe an dialysefreien Tagen.
  - Kontrolle der Gerinnungsparameter (PTT ≤ 45 s).
  - Erhöhte Infektionsrate (Hepatitis-B-/HIV-Infektion).

15.9.2 Zahnärztliche Maßnahmen nach der Organtransplantation

Nach der Organtransplantation erfolgt eine Wiedervorstellung des Patienten, bei der die Mundhygiene kontrolliert und eine klinische intraorale Untersuchung durchgeführt wird. Weitere Nachkontrollen in 3-monatigen Abständen ermöglichen die unverzügliche Therapie neu aufgetretener Erkrankungen.

Bei **erstmaliger Vorstellung nach Organtransplantation** orientiert sich das Untersuchungs- und Therapieregime an der Vorgehensweise vor

Organtransplantation. Endodontische Behandlungen und implantatchirurgische Eingriffe unterliegen strengen Indikationsstellungen.

Innerhalb von 3 Monaten nach Transplantationen ist jegliches Bakteriämierisiko durch Behandlungsmaßnahmen zu vermeiden. Bei fachgebietbezogener Vitalbedrohung (Abszedierung, Phlegmone, Traumata) wird in Kooperation zwischen Transplantationszentrum und klinischer Fachabteilung therapiert.

Drei Monate nach einer Transplantation (Phase der Immuntoleranz) muss bei Behandlungen mit erhöhtem Bakteriämierisiko eine prophylaktische Antibiose entsprechend den aktuellen Richtlinien zur Endokarditisprophylaxe (»single shot«) durchgeführt werden. Dies ist beispielsweise erforderlich bei:

- Zahnextraktion.
- Osteotomie.
- Wurzelspitzenresektion.
- Replantation.
- Implantation und Explantation.
- Endodontischer Therapie mit Wurzelkanalaufbereitung.
- Parodontaldiagnostik und -therapie.
- Kieferorthopädischer Bebänderung.
- Intraligamentärer Anästhesie.

Die Hinweise zur Dosierung bei Nieren- und Leberfunktionseinschränkungen müssen beachtet werden. Eine akute Gingivitis/Parodontitis bei insuffizienter Mundhygiene rechtfertigt die zusätzliche Gabe von Metronidazol.

Knochenmarks- oder Stammzelltransplantationen können im Rahmen onkologischer Erkrankungen erforderlich werden. Primäres Ziel der zahnärztlichen Betreuung ist eine prospektive Therapiestrategie unter denselben Vorgaben, die für Sanierungen vor Organtransplantationen gelten.

Patienten mit speziellem Therapiebedarf

Jochen Jackowski, Frank Hölzle, Timm Steiner, Wolfgang Hatzmann, Marcel Hanisch

J. Jackowski et al. (Hrsg.), *Zahnärztliche Chirurgie*,
DOI 10.1007/978-3-642-54754-6_16, © Springer-Verlag GmbH Deutschland 2017

16.1 Schwangerschaft

Wolfgang Hatzmann, Jochen Jackowski

16.1.1 Grundlagen zur Medikation während Schwangerschaft und Stillzeit

Medikamente während der Schwangerschaft

Primat der Arzneimitteltherapie bei einer schwangeren Patientin ist die Wiederherstellung der Gesundheit ohne Beeinträchtigung der embryonalen Entwicklungsbedingungen. Grundsätzlich sollten alle Medikamente nur dann verordnet werden, wenn ihre Applikation einer nicht medikamentösen Therapie überlegen ist. Ein entscheidender Aspekt bei der Auswahl von Medikamenten ist die Frage, ob innerhalb der therapeutischen Dosis embryotoxische Schäden zu erwarten sind. In der Roten Liste liegt eine Einteilung in 11 mit »Gr« (Gravidität, Gr 1 bis Gr 11) gekennzeichnete Kategorien vor. Die weitaus größte Zahl der Arzneimittel findet sich innerhalb der Kategorien Gr 4 bis Gr 6, in denen die Abschätzung einer Embryotoxizität auf tierexperimentellen Daten beruht, weil beim Menschen in der Schwangerschaft verlässliche Erfahrungen nicht vorliegen.

Die nachfolgenden Überlegungen sind bei der **Rezeptierung von Arzneimitteln** zu berücksichtigen:

- Ist eine zielgerichtete, erfolgversprechende Therapie ohne Medikation möglich?
- Ist eine Monotherapie bei der vorliegenden Erkrankung durchführbar?
- Wie ist die niedrigste Dosis mit therapeutischem Effekt?
- Liegen für das rezeptierte Medikament ausreichende Erfahrungen über einen langjährigen Zeitraum vor?
- Welche Mengen an Alkohol werden mit ethanolischen Auszügen bei Phytotherapeutika zugeführt?
- Wie ist die Zusammensetzung von Tees, die zu Therapiezwecken in Mengen, die u. U. den gesamten Flüssigkeitsbedarf abdecken, eingenommen werden?
- Welches embryotoxische Risiko stellt der Verzicht auf eine Arzneimitteltherapie bei Schmerzen (Analgetika) oder psychischen Konflikten (Antidepressiva, Psychopharmaka) dar?

Genaue Informationen sind erhältlich über die Beratungsstelle für Vergiftungserscheinungen und Embryonaltoxikologie (Spandauer Damm 130, 14050 Berlin, Tel. 030 30308 111) und über die Informationsseite des

Pharmakovigilanz- und Beratungszentrums für Embryonaltoxikologie (www.embryotox.de).

Medikamente während der Stillzeit

Neugeborene reagieren in der Regel sensibler auf Arzneimittel als ältere Säuglinge, Clearance und Barrieren wie die Blut-Hirn-Schranke stellen beim Frühgeborenen einen größeren Locus minoris resistentiae dar als beim Reifgeborenen. Weitere Faktoren beim Säugling sind seine genetisch determinierten Veränderungen der Metabolisierungsprozesse und seine Sensibilität gegenüber Medikamenten.

Es gibt bisher keinen begründeten Verdacht, dass Medikamente, die der Säugling über die Muttermilch erhält, zu einer Sensibilisierung, einer höheren Atopiebereitschaft, einer Beeinflussung der intellektuellen Entwicklung oder einer Tumorentwicklung führen. Höchste Konzentrationswerte werden durch Abwarten von ein bis zwei Halbwertszeiten der eingenommenen Arzneimittel vermieden. Arzneistoffe mit guter Fettlöslichkeit, einem Molekulargewicht unter 200, alkalischer Reaktion und niedriger Eiweißbindung im Plasma der Mutter erleichtern den Übergang in die Brustdrüse. Aufgrund der Azidität der Milch (pH von 6,8–7,1) gegenüber dem Plasma gelangen alkalische Substanzen leichter in die Muttermilch, in die nur der nicht proteingebundene Anteil eines Arzneimittels gelangt. Mit dem Milch-Plasma-Quotienten (M/P-Quotient) wird das Maß der Anreicherung bzw. Verdünnung eines Medikamentes in der Muttermilch bestimmt. Dieser Quotient ist zur vergleichenden Einschätzung von Arzneimittelrisiken nur bedingt verwendbar, weil bei erhöhten mütterlichen Plasmawerten trotz M/P <1 für den Säugling toxische Konzentrationen in der Muttermilch auftreten können. Andererseits bedeutet ein hoher M/P-Quotient nicht immer eine toxische Arzneimittelmenge in der Milch. Daher ist nur die Konzentrationsbestimmung im Plasma des Neugeborenen eine präzise Untersuchungsmethode, um seine Metabolisierungsleistung und renale Exkretion abbilden und seine Gefährdung beurteilen zu können.

— Nichtstillen oder Abstillen werden durch die Anwendung von in der Stillzeit bewährten Medikamenten und die Vermeidung unnötiger Medikationen (Monotherapie) verhindert!
— Arzneimittel können die Milchproduktion und -menge beeinflussen!

16.1.2 Lokalanästhetika während Schwangerschaft und Stillzeit

▶ Tab. 3.1

Lokalanästhetika während der Schwangerschaft

Während der Schwangerschaft besteht keine Kontraindikation für die Applikation eines Lokalanästhetikums mit oder ohne Adrenalinzusatz. In erster Linie sollten Präparate angewandt werden, die schnell deaktiviert werden oder wegen ihrer hohen Proteinbindung die Plazentaschranke nur geringfügig passieren können. Articain, Bupivacain und Procain erfüllen diese Anforderungen. Obwohl Lokalanästhetika zum Feten gelangen, sind spezifische teratogene Wirkungen beim Menschen bisher nicht publiziert worden. Wegen der im Vergleich zu anderen Lokalanästhetika höheren Neigung zur Methämoglobinbildung ist Prilocain kontraindiziert.

> In der Geburtshilfe wird Bupivacain bevorzugt.

Lokalanästhetika während der Stillzeit

Adrenalinhaltige Lokalanästhetika können unter Beachtung der maximalen individuellen Grenzdosen vor einer zahnärztlichen Behandlung zur Infiltration oder Leitungsblockade verwendet werden. Auswahlkriterien sind kurze Halbwertszeiten und hohe Plasmaproteinbindungen. Eine Methämoglobinbildung stärkeren Ausmaßes sollte vermieden werden.

16.1.3 Antibiotika während Schwangerschaft und Stillzeit

▶ Tab. 7.6

Antibiotika während der Schwangerschaft

Da die meisten Antibiotika plazentagängig sind, können im Feten Konzentrationen des verabreichten Antibiotikums wie im Gewebe der Mutter nachgewiesen werden. Andererseits stellen Infektionen im enoralen Bereich unter Umständen schwerwiegende Erkrankungen dar, die nur unter Einnahme von Antiinfektiva erfolgreich therapiert werden können.

Penicilline

- Antibiotika der Wahl in der Schwangerschaft.
- Große therapeutische Breite mit Schwerpunkt im gram-positiven Bereich.
- Bei Verabreichung bisher keine Hinweise für eine Embryo- oder Fetotoxizität während der Schwangerschaft.
- Alle Derivate scheinen gleich verträglich zu sein.
- Eine Allergiebereitschaft der Mutter ist, wie auch außerhalb der Schwangerschaft, zu berücksichtigen und schon durch eine sorgfältige Anamnese zu hinterfragen.

- Penicillin G: 1–5 Mio I.E./Tag i.v./i.m. in 4–6 ED.
- Penicillin V: 3× 0,6–1,5 Mio I.E. p.o.
- Amoxicillin (mit verbreitertem Spektrum im gram-negativen Bereich): 3× 750–1000 mg p.o.

Cephalosporine

- Antibiotika der Wahl in der Schwangerschaft.
- Bei Penicillinallergie in 5–8 % Kreuzallergie zu Cephalosporinen.
- Planzentagängig ohne Hinweise für eine Embryo- oder Fetotoxizität während der Schwangerschaft bei Einhaltung therapeutischer Konzentrationen.
- **Oralcephalosporine der Gruppe 1** (bei leichten Infektionen in der Praxis):
  - Cefaclor: 3× 500 mg p.o., max 4 g/Tag.
  - Cefalexin: 3–4× 0,5–1 g p.o.
- **Oralcephalosporine der Gruppe 2** (bei mäßigen bis schweren Infektionen in der Praxis):
  - Cefuroxim: 2× 250–500 mg p.o.
- **Oralcephalosporine der Gruppe 3** (höhere Aktivität im gram-negativen Bereich als Gruppe 2):
  - Cefixim: 2× 200 mg p.o., 1× 400 mg p.o.
- **Parenterale Cephalosporine der Gruppe 1:**
  - Cefazolin: 1,5–2 g/Tag in 2–3 ED, max. 12 g/Tag.
- **Parenterale Cephalosporine der Gruppe 2:**
  - Cefuroxim:
    - 1,5–2,25 g/Tag i.v. bei unkomplizierten Infektionen.
    - 3–4 g/Tag i.v. bei schweren Infektionen.
- **Parenterale Cephalosporine der Gruppe 3a:**
  - Cefotaxim: 2× 1–2 g i.v.; 3–4× 2–3 g i.v. bei schweren Verläufen.
  - Ceftriaxon: 1× 1–2 g i.v., sehr strenge Indikation, sofern das Keimspektrum dies erfordert.

β-Lactam-Antibiotika, β-Lactamase-Inhibitoren

- Strenge Indikationsstellung und Einstufung der mütterlichen Erkrankung als ernsthaft; können eingesetzt werden, wenn das Keimspektrum dies erfordert.
- Erweitertes Wirkspektrum von Penicillinen mit β-Lactamase-induzierten Resistenzen.
- Alternative Medikation bei unzureichender Wirkung von Penicillinen bzw. Cephalosporinen.
- Plazentagängig ohne Berichte über Missbildungen beim Menschen oder in Tierversuchen.

- Amoxicillin + Clavulansäure:
    - 3× 500 + 125 mg p.o., 2× 875 + 125 mg p.o.
    - 3× 1000–2000 + 200 mg i.v.

Makrolidantibiotika

- Antibiotika der Wahl in der Schwangerschaft.
- Gut verträgliches, oral anwendbares Schmalspektrumantibiotikum.
- Alternatives Antiinfektivum bei Penicillinallergie.
- Bisher keine Hinweise auf teratogene Wirkungen.
- Erythromycinestolat wirkt u. U. lebertoxisch und wird im 2. und 3. Trimenon nicht appliziert.
- Erythromycin: 3–4× 500 mg p.o.; 4× 0,5–1 g i.v., max. 4 g/Tag.

Lincosamide

- Applikation nur, wenn Penicilline, Cephalosporine oder Erythromycin einen vorhandenen Keim oder ein Keimspektrum nicht eliminieren.
- Antibiotikum der 2. Wahl in der Schwangerschaft, ein Reservemittel bei Infektionen mit therapieresistenten Staphylokokken und Anaerobiern mit guter Knochengängigkeit.
- Eine routinemäßige Clindamycinverordnung nach zahnärztlichen Eingriffen ist nicht begründet.
- Hinweise für Embryotoxizität liegen nicht vor.
- Bei Therapie mit Clindamycin ist an das Auftreten einer pseudomembranösen Kolitis zu denken.
- Clindamycin: 4× 150–450 mg p.o.; 2–4× 200–600 mg i.v./i.m., max. 4,8 g/Tag i.v.

Antibiotika während der Stillzeit

- Antibiotika sollten generell unter den gleichen Gesichtspunkten wie in der Schwangerschaft verordnet werden.
- Unter einer Antibiose der Mutter erreichen nicht mehr als ein Prozent der auf das Körpergewicht bezogenen therapeutischen Dosis einen gestillten Säugling.
- Risiken für den Säugling: Diarrhoe, Resistenzen und Sensibilisierung.
- Antibiotika der ersten Wahl: Penicillinderivate, Cephalosporine und Erythromycin, deren M/P-Quotient kleiner 1 ist.
- Als Alternativpräparat kann Clindamycin verabreicht werden.
- Wenn bei Neugeborenen ein Ikterus besteht, ist eine Therapie der Mutter mit Makroliden nicht angezeigt.

16.1.4 **Nicht steroidale Antirheumatika (NSAR) während der Schwangerschaft**

▶ Tab. 7.1

NSAR während der Schwangerschaft

- Analgetische, antipyretische und antiphlogistische Wirkung. Hemmung der Cyclooxygenase und in der Folge der Prostaglandinsynthese.
- Keine Hinweise für Feto- oder Embryotoxizität.
- Bis zur 12. SSW: Applikation von Ibuprofen und bei entsprechender Indikation Indometacin möglich, keine Anwendung im 2. Trimenon wegen möglicher Toxizität.
- Nach der 28. Schwangerschaftswoche: Relative Kontraindikation für die Applikation von NSAR:
    - Hemmung der Wehentätigkeit (Tokolyse).
    - Vorzeitiger Verschluss des Ductus arteriosus des Feten mit der Folge einer pulmonalen Hypertonie.
    - Hemmung der fetalen Nierenfunktion durch die Minderperfusion bis hin zur Anurie.
    - Gehäuftes Auftreten von NEC (nekrotisierende Enterokolitis) bei Neugeborenen, die präpartal mit NSAR behandelt wurden.
- Bei Weitereinnahme von NSAR in der Gravidität aufgrund der vorliegenden Erkrankung der Mutter unter Risiko-Nutzen-Abwägung:
    - Regelmäßige Sonographie des fetalen Kreislaufes.
    - Ausschluss eines Oligohydramnions.

Paracetamol

- Analgetikum und Antipyretikum der Wahl während der gesamten Zeit der Gravidität.
- Orale und parenterale Applikation:
    - Orale Applikation: Paracetamol Stada: Maximaldosis 4 g/Tag.
    - Parenterale Applikation: Perfalgan: Maximaldosis 4 g/Tag.

NSAR während der Stillzeit

- M/P-Quotient, Halbwertszeit und Plasmaeiweißbindung sind die entscheidenden Kriterien für die Auswahl eines Analgetikums.
- NSAR: M/P-Quotient unter 1 wegen ihrer Azidität und hohen Plasmaeiweißbindung.
- Mittel der ersten Wahl: Ibuprofen, Flurbiprofen:
    - Ibuprofen: Halbwertszeit 2 h, bei therapeutischen Gaben von 800–1600 mg/Tag kein Nachweis in der Muttermilch, Nebenwirkungen sind bisher unbekannt.
    - Flurbiprofen: Halbwertszeit 3 h, Toxizität bisher nicht bekannt.

— Bei gelegentlicher Einnahme bieten sich als Alternativpräparate an: Diclofenac und Azapropazon.

16.1.5 Lagerung der Patientin während der Schwangerschaft

— In Rückenlage erhöht der vergrößerte Uterus den Druck auf die Vena cava inferior.
— Das Herzminutenvolumen sinkt, weil der Rückstrom zum Herzen vermindert wird.
— Es entsteht das **Vena-cava-Kompressionssyndrom:**
  — Absinken des Blutdruckes.
  — Übelkeit.
  — Schweißausbruch.
  — Atemnot.
  — Fetale Hypoxie mit pathologischem Frequenzmuster im CTG.
— Remission der Symptome, wenn die schwangere Patientin eine Seitenlage einnimmt.
— Bevorzugte linke Seitenlage ist wegen der konstruktionsbedingten Merkmale einer zahnärztlichen Behandlungseinheit für eine zahnärztliche Therapie hinderlich.
— Rechte Seitenlage ist günstiger als Rückenlage.
— Unterstützung der rechten Seitenlage durch Keil oder Kissen vor einer zahnärztlichen Behandlung.

16.1.6 Schwangerschaft und Parodontitis

Da chronische Entzündungsherde im Körper generell ein Gesundheitsrisiko darstellen, sind während einer Schwangerschaft sowohl die Mutter als auch das Kind gefährdet. Mütterliche Infektionen in der Schwangerschaft können nicht nur zu einer Frühgeburt mit allen ihren Folgen für das Kind führen, sondern auch für intrauterine Wachstumsretardierung verantwortlich sein. Fast die Hälfte aller Frühgeburten können auf mütterliche Infektionen zurückgeführt werden, und bei jeder 5. Frühgeburt kann zugleich bei der Mutter eine Parodontitis diagnostiziert werden. Eine ausgeprägte Parodontitis stellt eine mehrere Quadratzentimeter große Wundfläche dar. Zusätzlich wird durch hormonelle Veränderungen zu Beginn einer Schwangerschaft die Gewebeintegrität so verändert, dass durch pathogene Keime eine Bakteriämie induziert wird und frühzeitig Wehen ausgelöst werden können, die zu einer Frühgeburt führen. Das Risiko einer

Frühgeburtlichkeit ist bei einer Parodontitis in der Schwangerschaft etwa 7-fach erhöht.

Durch die Produktion von Zytokinen wird die Entwicklung des Kindes sowie dessen Ausreifung durch Verursachung von frühzeitiger Wehentätigkeit gestört. Diese Zytokine wirken als Trigger kontraktionsauslösend im Myometrium. In der Amnionflüssigkeit von Patientinnen mit Parodontitis konnten gram-negative, anaerobe Keime, die in der Mundhöhle ubiquitär vorkommen, nachgewiesen werden.

Trotz zahlreicher Ansätze zur Verhinderung von Frühgeburten ist das Verhältnis Frühgeborener zu reifgeborenen Kindern in den letzten 20 Jahren fast gleich geblieben. Die rechtzeitige Behandlung einer Parodontitis ist möglicherweise ein zusätzlicher Ansatz zur Senkung der Frühgeburtshäufigkeit.

Als optimaler Behandlungszeitpunkt in der Schwangerschaft gilt das 2. Trimenon. Im 1. Trimenon kann die Organogenese des Embryos durch die Therapie gestört werden. Im 3. Trimenon können allein durch den Behandlungsstress vorzeitig Wehen ausgelöst werden.

Anlässlich einer **Beratung vor der Schwangerschaft** über Impfstatus und Nahrungsergänzungsmittel sollte auch immer der Hinweis erfolgen, eine **umfassende zahnärztliche Vorsorgeuntersuchung** durchführen zu lassen, um eine Parodontitis schon vor Schwangerschaftsbeginn zu behandeln.

16.2 Zahnärztliche Chirurgie im Rahmen der behindertenorientierten Zahnmedizin

Jochen Jackowski, Marcel Hanisch

16.2.1 Behinderung durch angeborenes Leiden, Krankheit oder Verletzung

Eine Behinderung liegt vor, wenn der Patient durch ein angeborenes Leiden, eine Krankheit oder eine äußere Schädigung (z. B. Unfall) mit funktionellen Einschränkungen körperlicher, geistiger oder seelischer Art in seiner persönlichen, familiären, beruflichen und gesellschaftlichen/sozialen Entfaltung beeinträchtigt ist.

Die Behandlung behinderter Patienten stellt in der zahnärztlichen Chirurgie/Mund-, Kiefer- und Gesichtschirurgie eine schwierige Aufgabe dar wegen:

- Der zum Teil komplexen Anamnesen.
- Der diffizilen Planung mit dem Ziel einer langfristigen Rehabilitation des Kauorganes.

— Der eigentlichen Therapie.

— Der unter Umständen erheblich verlängerten Nachsorge.

Mit der »International Classification of Functioning and Disabilities« (ICIDH-2, WHO 2001) wird jede Störung des funktionellen Status auf der körperlichen, individuellen und sozialen Ebene erfasst.

Eine **schwere** Behinderung mit dauerhaft ausgeprägten Beeinträchtigungen liegt vor bei:

— Einer verminderten oder fehlenden Bewegungsfähigkeit oder Haltemotorik durch Funktionsstörungen und Fehlen von Gliedmaßen.

— Missbildungen oder Entstellungen.

— Eingeschränktem oder fehlendem Seh-, Hör- und/oder Sprechvermögen.

— Komplexen chronischen Erkrankungen des Zentralnervensystemes, der inneren Organe und des endokrinologischen Systemes.

— Chronischen Schmerzzuständen.

— Verringerten oder fehlenden geistigen oder seelischen Kräften durch Störungen der Stimmungslage, des Antriebes, des Gedächtnisses, des formalen Denkens und durch Abhängigkeit von Alkohol, Medikamenten und/oder Drogen.

— Störungen der Lernfähigkeit und des Sozialverhaltens, z. B. bei Autismus.

Als **Mehrfachbehinderung** wird das synchrone Auftreten von Funktionseinschränkungen verschiedener unterschiedlicher Organsysteme bezeichnet, z. B. Körperbehinderungen und seelisch/geistige und/oder neurologische Erkrankungen. Zerebrale Bewegungsstörungen können im Zusammenhang mit Mehrfachbehinderungen auftreten:

— Spastische Störungen: Häufigste Form, von leichter Teilbehinderung bis zur Hilflosigkeit, unterschiedlich verteilt (Para-, Tetra-, Mono-, Hemiparese).

— Choreoathetotische Hyperkinese: Unwillkürliche, emotional gebahnte, nicht zielgerichtete unkoordinierte Bewegungen.

— Ataxien: Gleichgewichtsstörungen, mangelnde Zielsicherheit.

— Hypotonien: Verminderte Muskelspannung (mit meist lebhafter Eigenreflexaktivität und raschem Tonuswechsel).

— Rigide Tonusregulationsstörungen: Gleichbleibende Widerstandserhöhung bei passiver Bewegung.

— Mischformen kommen vor. Sekundärfolgen sind Kontrakturen und Deformitäten.

Aus ärztlicher/zahnärztlicher Sicht sind bei Anamnese und Therapie-planung Abnormitäten der anatomischen, physiologischen und/oder psy-chischen Funktionen und Strukturen des Körpers (z. B. Unterbrechung der Rückenmarksbahnen mit Lähmung von Gliedmaßen → **Impairment**) und die sich hieraus ergebenden funktionellen Einschränkungen (weitgehende oder vollständige Bewegungsunfähigkeit → **Disability**) zu berücksichtigen. Hieraus entstehen in der Regel vielfältige Beeinträchtigungen im sozialen Umfeld (**Handicap**), die sich unter zahlreichen Aspekten manifestieren können:

- Beeinträchtigung des Orientierungsvermögens (Fähigkeit des Indi-viduums, sich in seiner Umgebung zurechtzufinden).
- Beeinträchtigung der körperlichen Unabhängigkeit (der Umstand, dass ein Individuum eine normale und effektive Existenz nur durch Hilfsmittel, Vorrichtungen, Anpassungen der Umgebung und die Hilfe Anderer aufrechterhalten kann).
- Beeinträchtigung der Mobilität (Fähigkeit eines Individuums, sich in seiner Umgebung ausreichend zu bewegen).
- Beeinträchtigung der Beschäftigungsfähigkeit (Fähigkeit des Indi-viduums, seine Zeit in der für sein Geschlecht, Alter und seine Kultur üblichen Weise zu verbringen).
- Beeinträchtigung der sozialen Integration (Fähigkeit des Individuums, sich an sozialen Beziehungen zu beteiligen und solche aufrechtzuer-halten).
- Beeinträchtigung der wirtschaftlichen Eigenständigkeit.

16.2.2 Problematik der zahnärztlichen Behandlung

Das eingeschränkte motorische Geschick und/oder ein vermindertes intellektuelles Potenzial von körperlich und/oder geistig behinderten Pa-tienten führt zu Mundgesundheitsproblemen, die insbesondere durch eine hohe Rate an parodontalen Erkrankungen und kariösen Läsionen gekenn-zeichnet sind. Neben dem fehlenden Verständnis für eine notwendige zahnärztliche Behandlung sind übermäßige Angstzustände Ursachen für den immer wieder erkennbar niedrigen Sanierungsgrad. Der durch die fehlende Compliance bedingte Aufschub von indizierten Therapien (pro-fessionelle Zahnreinigung, praktische Mundhygieneübungen mit den be-hinderten Patienten und den Betreuenden, parodontale und restaurative Therapien, zahnärztlich-chirurgische Eingriffe) führt zu einer »notfall-orientierten« Konsultation zahnärztlicher Einrichtungen. Eine fehlende behindertengerechte Ausstattung im ambulanten oder klinischen Bereich kann die Versorgung von Menschen mit Behinderungen erschweren. Zudem muss der erhöhte personelle und zeitliche Aufwand in der Therapieplanung berücksichtigt werden.

Schwierigkeiten und Herausforderungen:
- Anatomische Anomalien (z. B. LKG-Spalten).
- Verbindung zwischen Syndrom und parodontaler Erkrankung (z. B. Morbus Down).
- Medikamentenassoziierte Veränderungen in der oralen Strukturbiologie (z. B. Gingivahyperplasie durch Antikonvulsiva).
- Vorstellung erst bei ausgeprägter Schmerzsymptomatik oder alarmierenden Schwellungszuständen im MKG-Bereich als Folge:
  - Einer Verkennung der Situation durch den behinderten Patienten selber oder die Betreuenden.
  - Einer erhöhten Schmerzschwelle.
  - Einer erschwerten oder fehlenden Kommunikation.
- Vielschichtige medizinische Befunde und Therapien (Multimorbidität, Multimedikation).
- Berührungsängste auf Seiten der Behandler und des Assistenzpersonales.

Die Durchführung einer Behandlung erfolgt in Abhängigkeit vom Grad der Behinderung und Kooperationsfähigkeit:
- Im Wachzustand.
- Unter Sedierung (▶ Abschn. 3.2).
- In Narkose (▶ Abschn. 3.3).

16.2.3 Behandlungsabläufe und vorbereitende Maßnahmen

Organisatorische Regelung zum Behandlungsablauf
- Zahnmedizinische Aufklärung durch Zahnarzt.
- Anästhesiologische Aufklärung durch Anästhesisten.

Vorstellung und Erstuntersuchung durch den Zahnarzt mit zahnmedizinischer/oralchirurgischer Indikationsstellung
- Erstellen eines Behandlungsplanes unter Beteiligung des Patienten und der Eltern bzw. des gesetzlich bestellten Betreuers.
- Berücksichtigung von Therapiemodifikationen oder Therapieerweiterungen, deren Notwendigkeit erst unter der Allgemeinnarkose erkennbar wird. Vorsorgliche Zustimmung durch den gesetzlichen Vertreter im Rahmen der Zwei-Stufen-Aufklärung.

- Erfassung aller aktuellen medizinischen und zahnmedizinischen Befunde und Medikationen und Festlegung, ob eine zahnmedizinische/oralchirurgische Behandlung unter ambulanten Bedingungen mit keinem erhöhten Risiko verbunden ist.
- Beurteilung der Kooperationsfähigkeit des behinderten Patienten und der Betreuenden (Unterstützung bei der Mundhygiene, u. U. tägliche Reinigung von herausnehmbarem Zahnersatz).

Vorstellung des Patienten beim Anästhesisten: Überprüfung der Narkosetauglichkeit und ggf. Durchführung/Einholung ergänzender Befunde

- Abstimmung zur Fortführung/Absetzung medizinisch indizierter Medikamenteneinnahmen vor der Operation/Allgemeinnarkose erfolgt jeweilig unter fachgebietsspezifischen Gesichtspunkten.
- Terminmanagement (Datum/Uhrzeit der Therapie, Vermeidung von Wartezeiten, Organisation des Patiententransportes).
- Sicherstellung einer ggf. 24-stündigen Nachbetreuung zuhause oder in betreuten Wohneinrichtungen.
- Einbestellung des Patienten mit mindestens einer Begleitperson.
- **Vor Beginn der Behandlung**: Erneute Überprüfung aller Behandlungsunterlagen.
- Aufklärungsbögen von den Eltern/gesetzlich bestellten Betreuern unterschrieben?

Nach Beendigung der zahnmedizinischen Behandlung in Sedierung/Analgosedierung/Allgemeinnarkose

- Anästhesiologische Abschlussuntersuchung durch den Anästhesisten und die zahnmedizinische Abschlussuntersuchung durch den Zahnarzt.
- Vermerk in der Patientenakte, dass zum Zeitpunkt der Entlassung keine intraoralen Komplikationen vorliegen (z. B. Nachblutungen).
- Entlassung des Patienten (mündliche Instruktion der Eltern/Betreuer zum postoperativen Verhalten und der Medikamenteneinnahme(n), Mitgabe einer schriftlichen Zusammenfassung unter Angabe von Ansprechpartnern und Tel.-Nr. im Notfall, Nachkontrolltermine).

Organisatorische Regelung zwischen Zahnarzt und Anästhesisten

Aus rechtlicher Vorsorge ist bei zahnärztlichen Behandlungen in ambulanter Allgemeinnarkose immer zu empfehlen:

- Prüfung der räumlichen, personellen und apparativen Ausstattung auf die Eignung für ambulantes Operieren in Allgemeinnarkose.

— Gemeinsame Begehung der Praxis durch Zahnarzt und Anästhesisten, insbesondere des Eingriffsraumes, in dem die Behandlung unter Allgemeinnarkose stattfindet, und des Aufwach-/Ruheraumes (▶ Abschn. 3.3.1).

Anfertigung eines Protokolles
— Über die Begehung der Praxisräumlichkeiten mit dem Anästhesisten.
— Über die Erhebung der räumlichen, personellen und apparativen Ausstattung der Praxis.
— Über die daraufhin vom Anästhesisten abgegebene Erklärung, dass die Praxis räumlich, personell und apparativ grundsätzlich für die Durchführung ambulanter Vollnarkosen geeignet ist bzw. unter bestimmten, noch zu schaffenden Voraussetzungen geeignet ist, deren Realisation dann wiederum zu protokollieren ist.

Schriftliche Zusammenarbeitsvereinbarung zwischen Operateur und Anästhesisten
— Aus der sich eine klare Abgrenzung der Aufgaben- und Verantwortungsbereiche ergibt.
— In der sich der Anästhesist verpflichtet, die Vorbereitung, Einleitung, Durchführung und Nachbetreuung stets nach dem anerkannten Standard entsprechend durchzuführen.
— Mit der Erklärung, dass es keine wechselseitigen Weisungsrechte gibt.
— Mit der Festlegung, dass allein der Anästhesist über die Art und Dauer der postnarkotischen Überwachung entscheidet und diese dokumentiert.
— Mit der Festlegung, in welchem Raum und mit welcher apparativen Ausstattung und personellen Fachkompetenz die postnarkotische Überwachung grundsätzlich durchzuführen ist.

Organisationspflicht

🛇 Der Patient darf »keinem höheren Risiko (auch in Zusammenhang mit der postoperativen Betreuung) ausgesetzt sein, als bei einer Behandlung unter stationären Bedingungen« (BÄK 1994).

16.2.4 Besonderheiten in der zahnärztlich-chirurgischen Therapie und Nachsorge

Patienten mit Behinderung sollen prinzipiell in gleicher Weise behandelt werden wie Patienten ohne Behinderung. Der Grad der Behinderung und die individuelle Kooperationsfähigkeit können zu Abweichungen von generell geübten Therapiestrategien führen. Diese therapeutischen Abänderungen müssen begründet werden. Ein zahnärztlich-chirurgischer Eingriff erfordert präoperativ eine genaue radiologische Diagnostik. Auswertbare Röntgenbilder können bei nicht kooperativen Patienten im Wachzustand routinemäßig nicht angefertigt werden. Während der Intubationsnarkose ist in der Regel die Erstellung von Einzelzahnfilmen, nicht jedoch von Panoramaschichtaufnahmen möglich. Damit entfällt eine übersichtliche radiologische Darstellung des gesamten Kauorganes und die Möglichkeit der eindeutigen topographischen Zuordnung von anatomisch-topographischen Beziehungen (z. B. Verlauf des Canalis mandibulae/Wurzel des dritten Molaren) oder größerer radiologischer Befunde (z. B. Ausdehnung eines zystischen Prozesses). Außerdem kann der hohe Anteil von Nebenbefunden beim Einsatz der Orthopantomographie (OPG) im Rahmen einer Eingangsuntersuchung nicht erhoben werden. Durch die Behinderung können Fehler wegen der Position des Patientenkopfes (zu weit nach vorn, hinten oder seitlich geneigt, Mittelposition nicht realisierbar) oder einer nicht gestreckten Halswirbelsäule entstehen, die die Aussagekraft einer Panoramaschichtaufnahme beeinflussen.

Vor umfassenden zahnärztlich-chirurgischen Maßnahmen sind folgende Aspekte zu bedenken:

- Prognose der geplanten Therapie (Rezidivneigung, erneute psychische und physische Belastung des Patienten bei Misserfolg).
- Funktionelle, phonetische und ästhetische Bedeutung jedes einzelnen chirurgisch behandelten Zahnes.
- Zugänglichkeit der Mundhöhle bei Mikrostomie oder besondere morphologische Merkmale bei Syndromen mit kraniofazialen Fehlbildungen (z. B. LKG-Spalten).
- Begleiterkrankungen, die eine prä- und/oder postoperative Antibiose erfordern.
- Begleiterkrankungen, die eine medikamentöse Umstellung oder die Absetzung von Medikamenten erfordern.
- Durchführbarkeit chirurgischer Nachkontrollen bei größeren zahnärztlich-chirurgischen oder Implantat-chirurgischen Interventionen.

Das zahnärztlich-chirurgische Sanierungskonzept umfasst im Wesentlichen:

- Entfernung aller harten und weichen Beläge am Restzahnbestand zur Vermeidung von Infektionen/Wundheilungsstörungen im OP-Gebiet.

- Extraktionen oder operative Entfernung von fortgeschritten parodontal geschädigten, kariös zerstörten oder teilretinierten Zähnen mit der Gefahr von Schlupfwinkelinfektionen.
- Chirurgische Zahnerhaltung (Wurzelspitzenresektion bei avitalen Zähnen, die Reposition nach Trauma, die Replantation nach Totalavulsion).
- Exzision von Schleimhautläsionen und deren pathohistologische Begutachtung.
- Exzision von Lippen-, Zungen- und Wangenbändchen.
- Abtragung von Schlotterkamm und Lappenfibromen.
- Abtragung von Knochenzacken/-kanten und Exostosen (vor einer prothetischen Versorgung).
- Parodontale Chirurgie.
- Insertion von dentalen Implantaten.

Die chirurgische Wundversorgung erfolgt mit resorbierbarem Nahtmaterial, und die postoperative Mundhygiene wird vorzugsweise mit chlorhexidinhaltigen Sprays oder Gelen unterstützt.

> Ein prophylaktisch-orientiertes Nachsorgeprogramm ist unentbehrlich zur Sicherung des zahnärztlich-chirurgischen Behandlungserfolges.

16.3 Patienten mit Bestrahlungstherapie

Frank Hölzle, Timm Steiner

Die Bestrahlung stellt neben der Operation und der Chemotherapie einen unverzichtbaren Bestandteil der onkologischen Behandlung von Tumoren im Kopf-Hals-Bereich dar. Beim lokal häufigsten Malignom, dem Mundhöhlen- und Rachen- (Oropharynx-) Karzinom, wird mittlerweile bei über 40 % der Patienten eine (adjuvante oder alleinige) Radiatio durchgeführt, sodass für den chirurgisch tätigen Zahnarzt die fachgerechte Betreuung dieser Patienten zunehmend an Bedeutung gewinnt. In der Regel beträgt die Strahlendosis ≥60 Gy, wobei signifikante Nebenwirkungen der Strahlentherapie ab 40 Gy auftreten.

  ◨ Abb. 16.1 zeigt einen Patienten mit Strahlenkaries und ◨ Abb. 16.2, ◨ Abb. 16.3 und ◨ Abb. 16.4 stellen die Befunde einer infizierten Osteoradionekrose (IORN) klinisch, intraoperativ und als Resektat dar.

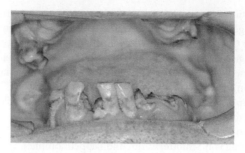

◘ Abb. 16.1 Patient mit Strahlenkaries nach einer Gesamtstrahlendosis von 66 Gy

16.3.1 Nebenwirkungen der Kopf-Hals-Bestrahlung

— Akute, temporäre Nebenwirkungen:
  — Radiogene Mukositis.
  — Radiogene Stomatitis.
— Chronisch, meist irreversible Nebenwirkungen:
  — Radioxerostomie.
  — Strahlenkaries.
  — Infizierte Osteoradionekrose (IORN).

❶ Vorbestrahltes Gewebe weist eine sehr schlechte Regenerations- und Heilungspotenz auf, Komplikationen sind häufiger und schwieriger zu beherrschen. Aus diesen Gründen müssen bereits vor und während der Bestrahlung prophylaktische Maßnahmen ergriffen werden, sodass größere chirurgische Eingriffe post radiationem vermieden werden können.

16.3.2 Maßnahmen prä radiationem

— Entfernung sämtlicher Beläge am Restzahnbestand.
— Konservierende Therapie am erhaltungswürdigen Restzahnbestand mit Glättung scharfer Kanten.
— Extraktion von avitalen, fortgeschrittenen PA-geschädigten, kariös zerstörten oder teilretinierten Zähnen (Risiko der Schlupfwinkelinfektion).
— Chirurgische Sanierung persistierender Epitheldefekte (Mukosaläsionen), ggf. Abtragen scharfer Knochenkanten (prominente Linea mylohyoidea).

- Kontroverse Diskussion über Umfang der Extraktionen → selektive und individuelle Indikationsstellung über das Ausmaß der Extraktionstherapie.
- Komplett retinierte (Weisheits-)Zähne sollten kurz vor anstehender Bestrahlung nicht operativ entfernt werden.

❶ Beginn der Radiatio nach Abschluss der primären Wundheilung (möglichst Karenz von 10–14 Tagen einhalten), die durch Beseitigung scharfer Alveolarkanten und plastischer Schleimhautdeckung (»speicheldichter Verschluss«) optimiert werden sollte.

16.3.3 Maßnahmen intra radiationem

- Intensive konventionelle (nicht blutende) Mundhygienemaßnahmen.
- Keine invasiven zahnärztlichen oder chirurgischen Maßnahmen (bis 6 Wochen post radiationem).
- Absolute Prothesenkarenz (Vermeiden von Druckstellen).
- Einsatz von Schleimhautretraktoren zur Reduktion der Sekundärstrahlung.
- Fluoridierungsschienen oder Spülung mit Fluoridlösungen.
- Mukositisprophylaxe mit Pantothensäurelösung (Bepanthen), lokalem Antimykotikum (Moronal, Nystaderm), Salbeitee (Benzydamin, Tantumlösung) und PVP-Jodlösung.
- Karenz externer Noxen (Nikotin, Alkohol) sowie heißer, scharfer und säurehaltiger Speisen und Getränke.
- Dermatitisprophylaxe (äußere Waschungen ohne Hautreizung, Anwendung von Externa, Azulonpuder).
- Trismusprophylaxe bei Ankündigung einer Kieferklemme durch forcierte Mundöffnungsübungen (z.B. Tera-Bite).

16.3.4 Maßnahmen post radiationem

- Weitere Fluoridapplikation.
- Bei schleimhautgetragenen Prothesen weitere Prothesenkarenz für 3 Monate.
- Kaufunktionelle Rehabilitation häufig nur durch implantatgetragenen Zahnersatz möglich (Ausnahmeindikation der GKV: § 28 Abs. 2, Satz 9 SGB V).
- Radioxerostomiebehandlung durch Speichelersatzmittel (Salive-medac, BioXtra) und Speicheldrüsenstimulanzien (Pilocarpin → Sialor, Sulfarlem S25).

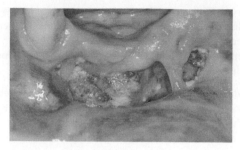

Abb. 16.2 Patient mit infizierter Osteoradionekrose. Klinischer Befund präoperativ, 2 Jahre nach Bestrahlung mit 62 Gy

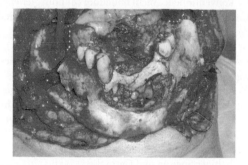

Abb. 16.3 Patient mit infizierter Osteoradionekrose. Befund intraoperativ mit chirurgisch herausgelöstem N. alveolaris inferior beidseits

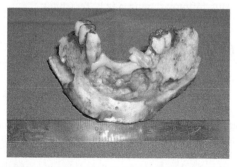

Abb. 16.4 Patient mit infizierter Osteoradionekrose. Resektat des avaskulären Unterkieferknochens, das weit über die präoperativ klinisch sichtbare Läsion hinausgeht

— Trismusbehandlung durch forcierte Mundöffnungsübungen
(z. B. Tera-Bite); falls keine Mundöffnungsübungen während der
Bestrahlung, schwierige und rezidivträchtige Therapie.

16.3.5 Extraktionen und Eingriffe am bestrahlten Kiefer

🛈 Unkompliziert erscheinende Zahnextraktionen können nach Bestrahlung über eine lokale, weitgehend asymptomatische Alveolitis zur IORN fortschreiten (vgl. ◘ Abb. 16.2, ◘ Abb. 16.3 und ◘ Abb. 16.4).

Retrospektive Studien zur IORN-Inzidenz geben den Anteil dentogener
Ursachen mit 60–90 % an.

— Perioperative, systemische antiinfektive Prophylaxe (z. B. Augmentan,
beginnend spätestens 24 h präoperativ bis 4–6 Tage postoperativ.
— Atraumatische Zahnentfernung (möglichst keine Osteotomie).
— Abtragen aller scharfen Knochenkanten (Alveolotomie).
— Primär plastische Schleimhautdeckung ohne Denudierung des
bestrahlten Knochens.
— Epiperiostale Schleimhautdeckung, d. h. möglichst ohne subperiostale Mobilisierung.
— Ansonsten Mobilisierung durch epiperiostale Entlastung, die die
periostale Blutversorgung nicht weiter reduziert.

16.4 Patienten mit antiresorptiver Therapie

Frank Hölzle, Timm Steiner

Die antiresorptive Therapie hat in den letzten zwölf Jahren einen hohen
Stellenwert sowohl im Rahmen der onkologischen Behandlung als auch im
Rahmen von Knochenerkrankungen wie der Osteoporose eingenommen.
Antiresorptive Medikamente greifen in den Knochenstoffwechsel ein und
verhindern den Knochenabbau bzw. -umbau. Grundsätzlich sind diese
Medikamente sehr wirksam und verbessern die Lebensqualität dieser
chronisch kranken Patienten. Eine Nebenwirkung dieser Therapieform ist
die Kiefernekrose (ONJ, OsteoNecrosis of the Jaw). Derzeit sind jedoch
Ätiologie und Pathogenese der Erkrankung immer noch unklar. Die Prävalenz der Osteonekrose ist abhängig vom Medikament und seiner Dosierung. So zeigen sich beispielsweise bei der Behandlung der Osteoporose
Prävalenzraten der assoziierten Kiefernekrose von 0,01 bis 0,04 % (Kwon
2015), ungleich mehr als in der Normalbevölkerung.

Werden Bisphosphonate (BP) z. B. in der Gruppe der onkologisch betreuten Patienten intravenös appliziert, dann sind die Prävalenzraten deutlich höher (siehe Risikoprofil).

Es gilt jedoch zu bedenken, dass meist der Nutzen des Medikamentes deutlich höher liegt als das potenzielle Risiko des Auftretens einer Kiefernekrose. Der Zahnarzt sollte deshalb insbesondere dann sein Augenmerk auf den Kieferknochen richten, wenn anamnestisch ein antiresorptives Medikament bekannt ist.

Eine weitere wichtige Aufgabe in diesem Zusammenhang ist die Prävention, die immer in enger Zusammenarbeit zwischen dem Onkologen und einem versierten Spezialisten im Mundbereich erfolgen sollte. Auch der Zahnarzt muss in diesem Zusammenhang ganzheitlich handeln. Wichtig dabei ist die zeitliche Koordination von Eingriffen am Kiefer unter Kenntnis der Pharmakokinetik dieser unterschiedlichen Medikamentengruppen.

16.4.1 Definition

Eine Medikamenten-assoziierte Kiefernekrose (MRONJ, Medication-Related Osteonecrosis of the Jaw) liegt bei folgender Trias vor:

- Mehr als 8 Wochen freiliegender Kieferknochen.
- Antiresorptive Medikation oder antiangiogenetische Medikation in der Anamnese.
- Keine Kopf-Hals-Radiatio in der Anamnese.

Gemäß der diagnostischen Kriterien der AAOMS (American Association of Oral and Maxillofacial Surgeons) 2014 (Ruggiero et al. 2014).

16.4.2 Bisphosphonat-assoziierte Kiefernekrosen (BRONJ)

BP werden seit den 1990er Jahren zunehmend bei der Behandlung von primären oder sekundären Knochenerkrankungen eingesetzt. Demoskopische Veränderungen und Fortschritte in der Onkologie haben zu einer beträchtlichen Steigerung der Verordnungen geführt. Im Jahr 2003 wurden erstmals Fälle von therapierefraktären Osteonekrosen der Kiefer bei Patienten beschrieben, bei denen zuvor Zahnextraktionen erfolgt waren und bei denen anamnestisch eine BP-Therapie auffiel (Marx 2003). Knapp ein Jahr später berichtete die Deutsche Arzneimittelkommission erstmals über dieses Thema.

Seit der Erstbeschreibung häufen sich Fallberichte und retrospektive Studien über dieses Krankheitsbild und dessen Therapie. Die Bisphosphonat-assoziierte Kiefernekrose hat sich zu einer wichtigen klinischen Herausforderung entwickelt. Dies adressiert die im Jahre 2012 auch in Deutschland entstandene S3-Leitlinie (http://www.awmf.org/uploads/tx_szleitlinien/007-091l_S3_Bisphosphonat-assoziierte_Kiefernekrose_2012-verlängert.pdf). Die Pathogenese ist nach wie vor unbekannt.

Therapeutischer Einsatz der Bisphosphonate

BP werden bei Erkrankungen eingesetzt, welche die Knochenstruktur verändern und sind deshalb bei folgenden Krankheiten indiziert:

- Knochenmetastasen solider Tumoren wie z. B. Mamma-Ca. und Prostata-Ca..
- Multiples Myelom (Plasmozytom).
- Tumorassoziierte Hyperkalzämie.
- Morbus Paget.
- Osteogenesis imperfecta.
- Transitorische Osteoporose.

Wirkungsweise und Medikamentenübersicht

BP ähneln chemisch dem natürlichen Pyrophosphat, das eine P-O-P-Bindung besitzt. BP weisen im Zentrum ihrer Strukturformel eine P-C-P-Bindung auf. Dies verhindert die hydrolytische Spaltung und ermöglicht den klinischen Einsatz. Die beiden freien Bindungen des zentralen Kohlenstoffatomes weisen bei allen BP charakteristische Liganden auf. Der eine Ligand besteht bei den meisten BP aus einer Hydroxylgruppe, die zweite Bindung ist durch unterschiedlich lange Alkylgruppen, basische, stickstoffhaltige Heterozyklen oder durch Aminogruppen gekennzeichnet. Modifikationen der zweiten funktionellen Gruppe beeinflussen die Stärke der antiresorptiven Wirkung und vermutlich auch die Prävalenz von Kiefernekrosen.

◘ Tab. 16.1 zeigt die für die zahnärztlich-chirurgische Praxis wichtigsten Medikamente mit Handelsnamen und Indikationen.

Wirkungsprinzip der Bisphosphonate

BP binden spezifisch an Hydroxylapatit und werden beim Knochenabbau von Osteoklasten, deren Apoptose sie verursachen, aufgenommen. Damit bewirken BP:

- Eine quantitative Reduktion und Hemmung der Osteoklastentätigkeit.
- Eine Blockade der resorptionsbedingten Kalziumfreisetzung aus dem Knochen und damit den Stopp einer generalisierten Osteolyse.
- Eine positive Bilanz im Knochenstoffwechsel, indem sie relativ den Knochenaufbau fördern.

▣ Tab. 16.1 Für die zahnärztlich chirurgische Praxis wichtige Bisphosphonate mit Medikamentennamen und Indikationen

Bisphosphonat	Handelsname	Indikation
Clodronsäure (Clodronat)	Bonefos Ostac	- Osteolytische Knochenmetastasen solider Tumoren - Hämatologische Neoplasien, dadurch bedingte Hyperkalzämie
Ibandronsäure (Ibandronat)	Bondronat Bonviva	- Tumorinduzierte Hyperkalzämie - Prävention von Osteolysen bei Mammakarzinom mit Knochenmetastasen
Pamidronsäure (Pamidronat)	Aredia Pamidronat-Mayne	- Hyperkalzämie, Senkung der skelettbezogenen Morbidität beim Mammakarzinom, Plasmozytom, Morbus Paget und Prostatakarzinom
Zoledronsäure (Zoldedronat)	Zometa Aclasta	- Tumorinduzierte Hyperkalzämie - Osteolytische und osteoplastische Metastasen von Mammakarzinom und Prostatakarzinom - Plasmozytom - Osteoporose
Alendronat, Risedronat	Actonel Fosamax	Zur Stärkung der Knochensubstanz bei Osteoporose (insbes. postmenopausale), Morbus Paget

16.4.3 Medikamenten-assoziierte Kiefernekrosen (MRONJ)

Auch andere, neu auf dem Markt eingeführte, den Knochenstoffwechsel beeinflussende Medikamente, wie z. B. der monoklonale Antikörper Denosumab (Prolia, Xgeva) können eine ONJ auslösen. Denosumab wies in Zulassungsstudien ähnliche ONJ-Raten auf wie Zolendronat (Kwon 2015, Dodson 2015, Felsenberg 2006, Khan et al. 2016).

Des Weiteren wird auch eine Prävalenzerhöhung der ONJ bei gleichzeitiger Einnahme von BP und Angiogenesehemmern (Bevacizumab, Pazopanip, Sunitinib) vermutet.

Therapeutischer Einsatz der Antikörper und Angiogenesehemmer

In der modernen Tumortherapie kommen im Rahmen klinischer Studien immer tumorspezifischere Medikamente zum Einsatz. In Abgrenzung zur klassischen Chemotherapie werden bei der sog. Zieltherapie (»targeted therapy«) Antikörper und Stoffwechselhemmer eingesetzt. Intention dabei ist immer, den Tumor maximal zu schädigen und die Nebenwirkungen möglichst gering zu halten.

Auch bei der Osteoporose ist man vom klassischen Ein-Behandlungsschema abgekommen, so dass je nach Ursache folgende Behandlungswege zur Verfügung stehen:

- Osteoporose bei Frauen nach der Menopause (postmenopausal) und Männern mit erhöhtem Risiko für Frakturen zur Verminderung des Risikos von Knochenbrüchen insbesondere der Wirbelsäule und der Hüfte.
- Knochenschwund aufgrund einer Verringerung der Hormonspiegel (Testosteron), der durch eine Operation oder medikamentöse Behandlung bei Patienten mit Prostatakrebs verursacht wurde.
- Prävention von skelettbezogenen Komplikationen (pathologische Fraktur, Bestrahlung des Knochens, Rückenmarkkompression oder operative Eingriffe am Knochen) bei Erwachsenen mit Knochenmetastasen aufgrund solider Tumoren.

Wirkungsweise und Medikamentenübersicht

Wirkungsweise der Antikörper

Denosumab ist ein humaner monoklonaler Antikörper (IgG2-anti-RANKL-Antikörper), der im Stoffwechsel des Knochens die Wirkung von Osteoprotegerin nachahmt. Dieser bindet mit sehr hoher Affinität an RANKL (Receptor Activator of NF-κB Ligand) und hemmt dadurch die Interaktion mit RANK (Receptor Activator of NF-κB).

Bevacizumab ist ein humanisierter monoklonaler Antikörper aus der Gruppe der Immunglobuline (IgG1). Dieser Angiogenesehemmer bindet an den Wachstumsfaktor VEGF. So kann dieser nicht mehr an seine Rezeptoren andocken, wodurch die Wachstumssignale unterbunden werden. Durch diese gezielte Blockade des VEGF bilden sich neu entstandene aber noch unreife Blutgefäße zurück und die Bildung neuer Gefäße wird unterbunden.

Wirkungsweise weiterer Angiogenesehemmer (◘ Tab. 16.2)

Pazopanib ist ein Tyrosinkinasehemmer, der die Neubildung von Blutgefäßen unterbindet. Die Wirkung tritt über die Hemmung mehrerer Proteinkinasen ein.

◘ **Tab. 16.2** Für die zahnärztlich chirurgische Praxis wichtige Angiogenesehemmer mit Medikamentennamen und Indikationen

Präparat	Handelsname	Wirkungsweise	Indikation	Einnahmeform
Bevacizumab	Avastin	Monoklonaler Antikörper	mCRC, NSCLC, Glio, mRCC	i.v. Infusion
Denosumab	Prolia, Xgeva	Monoklonaler Antikörper	Osteoporose, Knochenmetastasen, Riesenzelltumoren	Subkutane Injektion
Pazopanip	Votrient	Tyrosin-Kinase-Inhibitor	RCC, Subtypen eines fortgeschrittenen Weichteilsarkomes	Per os
Sorafenib	Nexavar	Tyrosin-Kinase-Inhibitor	HCC, RCC	Per os
Sunitinib	Sutent	Tyrosin-Kinase-Inhibitor	GIST, RCC, pNET	Per os
Everolimus/ Sirolimus	Afinitor/ Rapamune	mTOR-Inhitor	Hormonrezeptorpositives, fortgeschrittenes Mammakarzinom, pNET, gNET, Nierenzellkarzinom	Per os

Abkürzungen: *GIST*, nicht resezierbarer und/oder metastasierter maligner GastroIntestinaler StromaTumor; *Glio*, Glioblastoma multiforme; *HCC*: Nicht mehr resezierbares Leberzellkarzinom (HepatoCellular Carcinoma); *mCRC*, metastasiertes ColoRectal Carcinom; *mRCC*, metastasiertes Nierenzellkarzinom (metastasized RenalCell Carcinoma); *NSCLC*, Nicht-kleinzelles Lungenkarzinom (Non SmallCell Lung Carcinoma); *RCC*, fortgeschrittenes und/oder metastasiertes Nierenzellkarzinom (RenalCell Carcinoma); *pNET*, primitiver neuroektodermaler Tumor (primitive NeuroEctodermal Tumor); *gNET*, gastrointestinaler neuroektodermaler Tumor in Progression (gastrointestinal NeuroEktodermal Tumor)

Sorafenib ist ein Proteinkinaseinhibitor aus der Gruppe der Multi-Kinase-Inhibitoren. Er wird in Form von Tabletten angewendet und wirkt, indem er die Blutversorgung, welche die Krebszellen zum Wachstum benötigen, unterbindet.

Sunitinib ist ein Rezeptor-Tyrosinkinase-Inhibitor. Diese Rezeptoren blockieren das Tumorwachstum und sollen die pathologische Angiogenese und Entwicklung von Metastasen bei Krebserkrankungen verhindern.

Everolimus und Sirolimus gehören in die Medikamentenklasse der mTOR-Inhibitoren. Sie werden als Immunsuppressiva, aber auch in der onkologischen Therapie als Angiogenesehemmer eingesetzt.

16.4.4 Klinisches Erscheinungsbild der Kiefernekrosen (ONJ)

Für die Osteonekrose des Kieferknochens (ONJ) nach antiresorptiver Medikation gilt, dass sie wie die Osteonekrose nach Radiatio über lange Zeit symptomlos verlaufen kann und erst über einen freiliegenden Knochen in der Mundhöhle diagnostizierbar wird. Diese Läsionen werden aufgrund ihrer Infektion schnell symptomatisch, so dass die manifeste Erkrankung als infizierte Osteonekrose abgegrenzt werden kann.

◨ Abb. 16.5 zeigt einen 62 jährigen Patienten mit metastasiertem Prostatakarzinom unter Zometa-Therapie. Die spontan aufgetretene Osteonekrose befindet sich im unbezahnten Kieferabschnitt in der Molarenregion rechts.

Klinische Symptome
— Zunächst symptomlos, dann Weichteilschwellung, Infektion und teilweise Schmerzen.

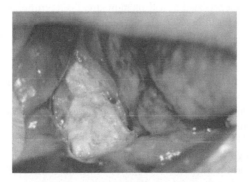

◨ **Abb. 16.5** 62 jähriger Patient mit metastasiertem Prostatakarzinom unter Zometa-Therapie. Die spontan aufgetretene Osteonekrose befindet sich im unbezahnten Kieferabschnitt an der Prädilektionsstelle im Unterkiefer auf dem Alveolarkamm in der Molarenregion rechts

- Zahnlockerungen.
- Freiliegender Kieferknochen (oftmals Erstsymptom).
- Nach Keimbesiedlung Foetor ex ore.
- Dysästhesien und Anästhesien, z. B. im Verlauf des N. alveolaris inferior (Vincent-Symptom).
- Im Verlauf oronasale/-antrale oder orokutane Fisteln.

Radiologische Folgen der Antiresorptiva-Einnahme

- Aufgrund der pharmakologischen Zielwirkung treten Osteolysen als Hinweise auf die Befundprogression einer entzündlichen Knochenerkrankung sehr spät, mitunter überhaupt nicht auf.
- Persistierende Alveolen nach Zahnentfernungen.
- »Kortikales« Gesamtbild des Unterkiefers mit Verlust des scharfen Überganges von Kortikalis zu Spongiosa.
- »Verschwinden« des Canalis mandibulae.

Bei den Osteolysen im Rahmen einer MRONJ ist es wichtig, mögliche Knochenmetastasen und Tumorrezidive im Kieferbereich und ihre Folgezustände differenzialdiagnostisch zu berücksichtigen.

16.4.5 Prävalenz und Prophylaxe der Kiefernekrosen

Das Risikoprofil der Patienten bestimmt den Umfang der Osteonekroseprophylaxe.

Aus diesem Grund ist es sinnvoll, die Patienten nach Antiresorptiva-Medikation, hier speziell BP-Medikation, drei Risikogruppen zuzuordnen.

1. **Niedriges Risikoprofil:** Patienten mit alleiniger oraler Bisphosphonattherapie (meist Patienten mit primärer Osteoporose); Prävalenz: 0,1 %.
2. **Mittleres Risikoprofil:** Patienten mit therapieinduzierter Osteoporose; Prävalenz: 1 %.
3. **Hohes Risikoprofil:** Patienten mit intravenöser Bisphosphonattherapie und oft zusätzlicher Chemo-, Strahlen- oder Kortikoidtherapie (meist Patienten mit malignem Grundleiden und Knochenmetastasen); Prävalenz: 1–19 %.

Bei bzw. möglichst vor Beginn der Antiresorptivatherapie erfolgt die nach dem Risikoprofil ausgerichtete Prophylaxe, ergänzt durch Aufklärung über die Nekrose-Risiken und deren Vermeidung.

Prophylaxe und Prävention vor Langzeittherapie mit Antiresorptiva:

- Sanierung aller potenziellen Infektionsherde.
- Restaurierung der erhaltungswürdigen Zähne.
- Beseitigung scharfer Knochenkanten.
- Überprüfung auf und Beseitigung von Druckstellen.
- Intensivierung konventioneller Mundhygienemaßnahmen.
- Bei avitalen Zähnen werden Extraktionen endodontischen Maßnahmen vorgezogen.
- Kontinuierlicher Recall (mind. alle 6 Monate).

Sind Zahnextraktionen oder andere den Kieferknochen exponierende chirurgische Behandlungen erforderlich, sollten sie durch einen MKG-Chirurgen, Oralchirurgen oder chirurgisch erfahrenen Zahnarzt durchgeführt werden.

Grundsätze zur Vermeidung von Kiefernekrosen bei antiresorptiver Therapie

- Atraumatische Extraktionen.
- Obligater speicheldichter Wundverschluss, keine Sekundärheilungen.
- Chirurgische Maßnahmen nur unter hochdosierter Breitspektrumantibiose.
- Nahtentfernung eher prolongiert.
- Längerfristige Nachkontrolle wegen Gefahr von Spätdehiszenzen, insbesondere bei zytostatischen Begleittherapien.
- Patienten mit bereits vor der Antiresorptivatherapie inserierten Implantaten bedürfen intensiverer Nachsorge.

❶ Die Insertion von enossalen Implantaten nach oder unter einer laufenden Antiresorptivatherapie ist in Abhängigkeit vom bestehenden Risikoprofil individuell abzuwägen, wobei die Indikation zur Insertion von Implantaten mindestens so streng wie nach tumortherapeutischer Kopf-Hals-Bestrahlung gestellt werden muss.

16.4.6 Therapie der Kiefernekrosen

Die manifeste ONJ ist ein therapierefraktäres, schwer zu behandelndes Krankheitsbild. Die lokale Behandlung von frei liegenden und nekrotischen Knochenbezirken oder Sequestern gelingt nur sehr schwerfällig.

Sinnvoll ist daher eine Behandlung nach abgestufter Invasivität:
Initial:
— Minimal-invasiv bzw. konservative Behandlung von Läsionen:
     — Debridement des Knochens zur Beseitigung scharfer Kanten.
     — Spannungsfreier Wundverschluss bei gut vaskularisiertem Gewebe durch lokal plastische Maßnahmen.
— Prolongierte, perioperative, systemische antibiotische Abschirmung (z. B. Amoxicillin, Amoxicillin + Clavulansäure, Clindamycin).
— Supportiv Mundhygienemaßnahmen mit Mundspülungen (Chlorhexamed oder H_2O_2-Lösung 1 %ig).
— Fakultativ intraoperative Begleitmaßnahmen:
     — Fluoreszenzmarkierung (Otto et al. 2016).
     — Einsatz von Lasertherapie (Low-Level-Laser).

Bei fortschreitender Osteonekrose, Sequestrierung, Fistelbildung und dauerhaften Schmerzzuständen:
— Therapie an Möglichkeiten zur Narkose, stationären Behandlung, Sondenernährung und intravenösen, systemischen Antibiotikabehandlung gebunden.
— Nekrose muss vollständig entfernt und eine spannungsfreie Defektdeckung mit gut vaskularisiertem Gewebe erzielt werden.
— Bei ausgedehnten Resektionen mit Kasten- und Kontinuitätsresektionen kommt als ultima ratio die mikrochirurgische Rekonstruktion zur Wiederherstellung der Kau-, Schluck- und Sprechfunktion zur Anwendung.

Bei der Bewertung der jeweilig adäquaten Therapieform besteht derzeit noch großer Wissens- und Erfahrungsbedarf, so dass sich die Frage nach der optimalen Behandlung der MRONJ noch nicht abschließend beantworten lässt.

Die ◘ Abb. 16.6, ◘ Abb. 16.7 und ◘ Abb. 16.8 zeigen einen typischen Krankheitsverlauf bei einer Patientin mit MRONJ.

Bei Erstmanifestation 52 jährige Patientin mit bestehendem Mammakarzinom.
— ED 04/08 mit ossärer Metastasierung (Becken, BWS, Rippen, Humerus links).
— Leberzirrhose, chronischer Nikotinabusus.
— I.v. Zometa-Therapie.
— 10/11: Extraktion 13 in LA.
— 06/12: 3×1 cm große freiliegende Knochennekrose Oberkiefer rechts (◘ Abb. 16.6).

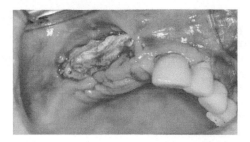

■ **Abb. 16.6** Typischer Krankheitsverlauf bei einer Patientin mit BRONJ. Zunächst 3×1 cm große freiliegende Knochennekrose Oberkiefer rechts

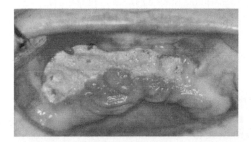

■ **Abb. 16.7** Nach Extraktion der Zähne 21, 22, 25, 27 und ausgedehnter Dekortikation regio 16–23 und plastischer Deckung erneute weite Dehiszenz regio 016–022

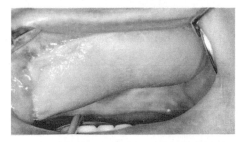

■ **Abb. 16.8** Nach erneuter ausgiebiger Nekrosektomie und Dekortikation Defektdeckung mit einem mikrochirurgisch anastomosierten fasziokutanen Radialislappen

— 07/12 ITN: Extraktion 21, 22, 25, 27; Dekortikation 16–23; plastische Deckung PE: Osteomyelitis.

— 08/12 weite Dehiszenz regio 016–022 (◘ Abb. 16.7).

— 09/12 ITN: Erneute Dekortikation, plastische Deckung mittels Wangenlappen.

— 09/12 LA: Sekundärnähte OK-Front.

— 02/13 ITN: Aufgrund weiterer Progression und zunehmender Schmerzen sowie Leidensdruck: Erneute ausgiebige Nekrosektomie und Dekortikation sowie Defektdeckung mit einem mikrochirurgisch anastomosierten fasziokutanen Radialislappen (◘ Abb. 16.8).

❯ BP unterliegen im Gewebe einer Halbwertszeit von vielen Jahren, so dass ein Absetzen der BP-Therapie im Hinblick auf den kurzfristigen Behandlungserfolg einer BRONJ von fraglichem Nutzen für den Patienten ist.
Die derzeit auf dem Markt befindlichen BP haben jedoch ein unterschiedliches Risikoprofil was die Prävalenz einer BRONJ betrifft. Die Entscheidung über ein Absetzen bzw. eine Unterbrechung einer BP-Therapie oder einen Wechsel auf andere Substanzen sollte interdisziplinär mit dem Onkologen nach Risiko-Nutzen-Abwägung getroffen werden.
Bei der Therapie mit Antikörpern und anderen Angiogenesehemmern ist schon nach Einnahme z. B. von Denosumab von nur wenigen Tagen mit einer Wundheilungsstörung bei intraoralen Eingriffen zu rechnen. Anders als bei einer BP-Therapie ist nach Absetzen der Medikation schon nach drei Monaten mit einer vergleichsweisen normalen Wundheilung zu rechnen (Langzeitergebnisse bleiben abzuwarten). Dies sollte für die zeitlich-koordinierte Planung des behandelnden Zahnarztes in das ganzheitliche Therapiekonzept miteinbezogen werden.

Literatur

awmf (2012) Bisphosphonat-assoziierte Kiefernekrosen. S3-Leitlinie, Registernummer 007 - 091 (http://www.awmf.org/uploads/tx_szleitlinien/007-091l_S3_Bisphosphonat-assoziierte_Kiefernekrose_2012-verlängert.pdf)
BÄK Richtlinie zur Qualitätssicherung ambulante Operationen (1994) www.bundesaerztekammer.de/downloads/R_Ambulante_OP.pdf
Dodson TB (2015) The frequency of medication-related osteonecrosis of the jaw and its associated risk factors. Oral Maxillofac Surg Clin North Am 27(4):509–516

Felsenberg D (2006) Osteonecrosis of the jaw--a potential adverse effect of bisphosphonate treatment. Nat Clin Pract Endocrinol Metab 2(12):662–663

Khan A, Morrison A, Cheung A, Hashem W, Compston J (2016) Osteonecrosis of the jaw (ONJ): diagnosis and management in 2015. Osteoporos Int 27(3):853–859

Kwon T-G (2015) Risk Factors for Medication-Related Osteonecrosis of the Jaw In: Otto S (ed) Medication-Related Osteonecrosis of the Jaws Bisphosphonates, Denosumab, and New Agents. Springer, Berlin Heidelberg, p 27–43

Marx RE (2003) Pamidronate (Aredia) and zoledronate (Zometa) induced avascular necrosis of the jaws: a growing epidemic. J Oral Maxillofac Surg 61(9):1115–1117

Otto S, Ristow O, Pache C, Troeltzsch M, Fliefel R, Ehrenfeld M et al (2016) Fluorescence-guided surgery for the treatment of medication-related osteonecrosis of the jaw: A prospective cohort study. J Craniomaxillofac Surg 44(8):1073–1080

Ruggiero SL, Dodson TB, Fantasia J, Goodday R, Aghaloo T, Mehrotra B et al (2014) American Association of Oral and Maxillofacial Surgeons position paper on medication-related osteonecrosis of the jaw--2014 update. J Oral Maxillofac Surg 72(10):1938–1956

WHO (2001) International Classification of Functioning and Disabilities (ICIDH-2). World Health Organization, Genf

Seltene Erkrankungen mit orofazialen Manifestationen

Marcel Hanisch, Jochen Jackowski

J. Jackowski et al. (Hrsg.), *Zahnärztliche Chirurgie*,
DOI 10.1007/978-3-642-54754-6_17, © Springer-Verlag GmbH Deutschland 2017

In der Europäischen Union (EU) wird eine Erkrankung als selten eingestuft, wenn weniger als 5 von 10.000 Menschen betroffen sind. Gegenwärtig erfüllen 5000–8000 Erkrankungen, vom kutanen Lupus erythematodes (geschätzte Prävalenz 50/100.000) bis zum hepatosplenischen T-Zell-Lymphom (geschätzte Prävalenz 0,03/100.000), diese statistische Norm. In Deutschland sind etwa 4 Millionen Menschen von einer Seltenen Erkrankung betroffen und in der gesamten EU gibt es ca. 30 Millionen Erkrankte (6–8 % der EU-Bevölkerung). In einigen Ländern liegt zum jetzigen Zeitpunkt keine formale Definition für Seltene Erkrankungen vor.

Charakteristisch für Seltene Erkrankungen ist die in vielen Fällen schwierige Diagnostik dieser zum Teil komplexen Krankheitsbilder und deren chronischer Verlauf. In 80 % der Fälle sind sie genetisch bedingt oder mitverursacht.

Die ersten Symptome können sich kurz nach der Geburt oder in der frühen Kindheit ausprägen (z. B. Neurofibromatose, Osteogenesis imperfecta). Bei über 50 % manifestiert sich die Erkrankung erst im Erwachsenenalter (z. B. Chorea Huntington, Morbus Crohn, Kaposi-Sarkom).

Der Status »selten« unterliegt temporären und regionalen Abweichungen. AIDS beispielsweise ist in der Gegenwart in vielen Bevölkerungen eine häufige Erkrankung, während sie in der Vergangenheit zunächst extrem selten aufgetreten ist. In einigen Gebieten kann eine erbliche oder infektiöse Krankheit selten, in anderen häufig diagnostiziert werden. Während Lepra in Deutschland selten vorkommt, tritt diese Erkrankung in Zentralafrika häufig auf. An einer genetisch bedingten Form der Blutarmut, der Thalassämie, erkranken Menschen in Nordeuropa selten, häufig aber in den Mittelmeerregionen. Einige Krankheiten sind in ihren Haupterscheinungsformen überall häufig, während sie sich in Sonderformen nur selten entwickeln.

Bei den »orphan diseases« kann eine Differenzierung zwischen »rare diseases« und »neglected diseases« vorgenommen werden. Für »rare diseases« ist eine niedrige Prävalenz maßgeblich, während »neglected diseases« durch eine niedrige Prävalenz in den Industrieländern und eine hohe Prävalenz in den Entwicklungsländern (Helminthosen [Elephantiasis, Flussblindkrankheit], bakterielle Infektionen [Lepra, Buruli-Ulkus], virale Erkrankungen [Gelbfieber, japanische Enzephalitis]) gekennzeichnet sind.

In der Regel fehlen effiziente Therapien, weil unter anderem pharmakologische Substanzen aufgrund der geringen Absatzchancen bisher nicht entwickelt wurden und daher als »orphan drugs« bezeichnet werden.

Detaillierte Informationen zu den Seltenen Erkrankungen (»rare disease databases«) können insbesondere über Orphanet, NORD (National Organization for Rare Disorders), GARD (Genetic and Rare Diseases

---

◘ Tab. 17.1 Orofaziale Manifestationen bei Seltenen Erkrankungen

- Veränderungen im Bereich der oralen Weichgewebe
- Zahnanomalien
- Ossäre Veränderungen
- Kraniofaziale Fehlbildungen
- Dysgnathien
- Vegetative Symptome
- Orale Dyskinesien
- Kombinationen von mindestens 2 Symptomen

Information Center), OMIM (Online Mendelian Inheritance in Man) und GeneReviews eingeholt werden. Daneben sind Berichte und Mitteilungen über Seltene Erkrankungen bei ACHSE e.V. (Allianz Chronischer Seltener Erkrankungen), NAMSE (Nationales Aktionsbündnis für Menschen mit Seltenen Erkrankungen), ROMSE (Register zur Erfassung orofazialer Manifestationen bei Menschen mit Seltenen Erkrankungen), se-atlas (Kartierung von Versorgungseinrichtungen für Menschen mit Seltenen Erkrankungen), ZIPSE (Zentrales Informationsportal über Seltene Erkrankungen), »E-Rare« (Europäische ERA-Net Initiative) und RESEARCH FOR RARE erhältlich.

Etwa 15 % der Seltenen Erkrankungen können sich im Zahn-, Mund- und Kieferbereich manifestieren (◘ Tab. 17.1). In ◘ Tab. 17.2 sind Seltene Erkrankungen mit den dazugehörigen orofazialen Manifestationen aufgelistet.

◘ Tab. 17.2 Seltene Erkrankungen mit orofazialen Manifestationen

Seltene Erkrankung	Orofaziale Manifestation(en)
Aase-Smith-Syndrom	LKG, unvollständige Mundöffnung
Ablepharon-Makrostomie-Syndrom	LKG
Abruzzo-Ericksson-Syndrom	LKG
Akatalasämie	Ulzeration und Gangrän der Mundhöhle
Akrodermatitis enteropathica, Zinkmangeltyp	Gingivitis, Glossitis, Stomatitis
Akromegalie	Dysgnathie, Malokklusion, Makroglossie, getrennt stehende Zähne

▫ Tab. 17.2 (Fortsetzung)

Seltene Erkrankung	Orofaziale Manifestation(en)
Alpha-Mannosidose	Dysgnathie, Makroglossie, weit auseinander stehende Zähne
Apert-Syndrom	Dysgnathie (hypoplastische Maxilla, Progenie), LKG
Axenfeld-Rieger-Syndrom	Dysgnathie (hypoplastische Maxilla), Zahnanomalien
Beckwith-Wiedemann-Syndrom	Makroglossie
Behçet-Syndrom	Rezidivierende aphthöse Läsionen
Bernard-Soulier-Syndrom	Hämorrhagische Diathesen, Gingivitis
Blepharocheilodentales Syndrom	LKG, Zahnanomalie (konische Zähne)
Botulismus	Hyposalivation
Branchioskeletogenitales Syndrom	Dysgnathie (hypoplastischer Oberkiefer, Progenie), LKG, odontogene Zysten, Zahnanomalie (Dentindysplasie)
Branchiookulofaziales Syndrom	Hoher Gaumen, prominente Oberlippe, Pseudospalte, Zahnanomalien
Carey-Fineman-Ziter-Syndrom	Dysgnathie (Mikrogenie, hoher Gaumen), Fazialisparese, Glossoptose, LKG
Carpenter-Syndrom	Zahnanomalien (Hypodontie, verlängerte Retention der Milchzähne)
Catel-Manzke-Syndrom	Dysgnathie (Mikrogenie), Glossoptose, LKG
CHANDS-Syndrom	Zahnanomalie (Hypodontie)
Char-Syndrom	Dreieckiger Mund
Cherubismus	Symmetrische Knochenauftreibungen/ Osteolysen (in OK und UK möglich), Zahnanomalien (Hypodontie, Retentionen), Malokklusion
CLAPO-Syndrom	Kapillarfehlbildungen der Unterlippe
Cockayne-Syndrom	Zahnanomalien
CODAS-Syndrom	Zahnanomalien (Dentitio tarda, Schmelzfortsätze an den Inzisalkanten)

▣ Tab. 17.2 (Fortsetzung)

Seltene Erkrankung	Orofaziale Manifestation(en)
Coffin-Lowry-Syndrom	Breiter, offener Mund mit vorstehender Zunge; volle, evertierte Lippen; Zahnanomalien (kleine, unregelmäßige oder fehlende Zähne)
Cohen-Syndrom	Dysgnathie, Parodontitis, Zahnanomalie (prominente Schneidezähne)
Cornelia-de-Lange-Syndrom	Dysgnathie (Mikrogenie, mandibuläre Mikrognathie), nach unten gerichtete Mundwinkel, dünne Oberlippe
Cowden-Syndrom	Papillomatose der Mundschleimhaut
Cri-du-chat-Syndrom	Dysgnathie (Mikrogenie)
Darier-Krankheit	Leukoplakien
Dellemann-Syndrom	LKG
Dermoodontodysplasie	Zahnanomalien
Dihydropteridinreduktasemangel	Hypersalivation, Schluckbeschwerden
Down-Syndrom	Dysgnathie, Parodontitis
Dubowitz-Syndrom	Ungewöhnliche Mundform, Zahnanomalien
Duplikation 12p	Prominente, evertierte Lippe
Dyskeratosis congenita	Leukoplakien der MSH, Zahnanomalien
Dysostose, kleidokraniale	Mittelgesichtshypoplasie, Zahnanomalien (Hypodontie, Zahnretentionen, persistierende Milchzähne)
Dysplasie, akromikrische	Mikrostomie
Dysplasie, fibröse	Knochenauftreibungen/Osteolysen (CAVE: Kann maligne entarten!), Zahnanomalien (Zahnretentionen, Zahnfehlstellungen, ggf. Wurzelresorptionen)
Dysplasie, frontometaphysäre	Dysgnathie (Mikrognathie), Zahnanomalie
Dysplasie, kraniometaphysäre	Dysgnathie (Progenie)
Dysplasie, mandibuloakrale	Dysgnathie (hypoplastischer Unterkiefer), Zahnanomalien
Dysplasie, odontomaxilläre segmentale	Hypertrophie des OK-Alveolarfortsatzes und der Gingiva, Zahnanomalien

◱ **Tab. 17.2** (Fortsetzung)

Seltene Erkrankung	Orofaziale Manifestation(en)
Dysplasie, odontoonychoder-male	Zahnanomalien (konische Zähne, Hypodontie)
Dysplasie, okulodentodigitale	Dysgnathie (vergrößerter Unterkiefer), LKG, Zahnanomalien (Mikrodontie, partielle Anodontie, Schmelzhypoplasie, multiple Karies, früher Zahnverlust)
EEC-Syndrom	LKG, Zahnanomalien (Hypodontie, Dysplasien)
EEM-Syndrom	Zahnanomalien
Ehlers-Danlos-Syndrom	Parodontitis, Zahnanomalien (Schmelzhypoplasie, Mikrodontie)
Ektodermale Dysplasie (verschiedene Formen)	Zahnanomalien (Hypodontie, Oligodontie, Anodontie, Formanomalien) Dysgnathien
Epidermolysis bullosa	Blasenbildung der Mundschleimhaut
Fibrodysplasia ossificans progressiva	Kieferklemme nach Zahnextraktion
Fibromatose (verschiedene Formen)	Fibromatose der Gingiva, Gingivahypertrophie
Fibromatose, gingivale-Zahnanomalien	Zahnanomalien (Amelogenesis imperfecta, Dentitio tarda)
Filippi-Syndrom	Dysgnathie (Mikrogenie), LKG, Zahnanomalien
Floating-Harbor-Syndrom	Breiter Mund, schmale Lippen, Zahnanomalien (Malokklusion, Hyperdontie im Oberkiefer)
Flynn-Aird-Syndrom	Zahnanomalien
Frank-ter-Haar-Syndrom	Dysgnathie (Mikrogenie)
Fraser-Syndrom	Hoher Gaumen, Zahnanomalien
GAPO-Syndrom	Dysgnathie (Mikrognathie, hypoplastische Maxilla), Zahnanomalien (Retention der Milchzähne und der bleibenden Zähne
Gardner-Syndrom	Multiple Osteome, Zahnanomalie (Hyperdontie)

◼ **Tab. 17.2** (Fortsetzung)

Seltene Erkrankung	Orofaziale Manifestation(en)
Gaumenspalte-Laterale-Synechie-Syndrom	Dysgnathie (Mikrogenie), intraorale Synechien, LKG
Glanzmann-Thrombasthenie	Hämorrhagische Diathesen, Gingivitis
Glykogenspeicherkrankheit durch Phosphoglukomutasemangel	Uvula bifida
Goldenhar-Syndrom	Dysgnathie, LKG
Gordon-Syndrom	LKG
Gorlin-Goltz-Syndrom	Multiple odontogene Tumoren (keratozystischer odontogener Tumor/Keratozyste), faziale Basalzellkarzinome, LKG
Hämophilie A	Hämorrhagische Diathesen
Hämophilie B	Hämorrhagische Diathesen
Haim-Munk-Syndrom	Parodontitis bereits im Milchgebiss
Hallermann-Streiff-Francois-Syndrom	Dysgnathie (Mikrogenie), Glossoptose, Zahnanomalie (Hypodontie)
Hennekam-Syndrom	Gingivahypertrophie, Mikrostomie, Zahnanomalien
Heimler-Syndrom	Zahnanomalie (Amelogenesis imperfecta bei normalem Milchgebiss)
Histiozytose X	Knochenauftreibung/Osteolyse
Hyper-IgE-Syndrom, autosomal-dominantes	Zahnanomalien (Dentitio tarda). Aufgrund einer verminderten Wurzelresorption der Milchzähne ist der normale Durchbruch der Dentes permanentes gestört.
Hypophosphatasie/HPP	Zahnanomalien (frühzeitiger Zahnverlust, Mineralisationsstörung von Zähnen und Alveolarfortsatz)
Hypoplasie, fokale-dermale	LKG, Zahnanomalien (Zahnfehlstellungen, überzählige Zähne und Schmelzdefekte, Hypodontie)
Incontinentia pigmenti	Zahnanomalien (konische Zahnform, Zapfenzähne, Hypodontie)
Jalili-Syndrom	Zahnanomalie (Amelogenesis imperfecta)
Joubert-Syndrom	Offener Mund, auffällige Mundform

◘ Tab. 17.2 (Fortsetzung)

Seltene Erkrankung	Orofaziale Manifestation(en)
Juberg-Hayward-Syndrom	LKG
Kabuki-Syndrom	Hoher Gaumen, LKG, Zahnanomalien (unregelmäßige und weit auseinander stehende Zähne, Hypodontie)
Kallmann-Syndrom	LKG, Zahnanomalie (Hypodontie)
Kaposi-Sarkom	Tumor der Mundschleimhaut
Katzenaugensyndrom	LKG
KBG-Syndrom	Zahnanomalie (Makrodontie der oberen mittleren Schneidezähne)
KID-Syndrom	Erhöhtes Risiko zur Entwicklung von Karzinomen der Mundschleimhaut
Kohlschütter-Tönz-Syndrom	Zahnanomalie (Amelogenesis imperfecta)
Kleinwuchs/Mikrosomie	Dysgnathie (Mikrogenie), LKG, Zahnanomalien
Lakrimo-aurikulo-dento-digitales Syndrom	Hyposalivation, LKG, Zahnanomalie
Lelis-Syndrom	Zahnanomalie (Hypodontie)
Leukämie, akute myeloische	Gingivitis, Gingivahyperplasie
Leukozytenadhäsionsdefekt Typ II	Parodontitis
Limb-Mammary-Syndrom	LKG, Zahnanomalie (Hypodontie)
Lupus erythematodes	Mundschleimhautbeteiligung möglich
Marden-Walker-Syndrom	Dysgnathie (Mikrogenie), hoher Gaumen, LKG
Marfan-Syndrom	Dysgnathie, Zahnanomalie (Hypohyperdontie)
Meige-Syndrom	Oromandibuläre Dystonie
Melkersson-Rosenthal-Syndrom	Rezidivierende orofaziale Schwellungen (Lippen/Gingiva), rezidivierende Fazialisparese, Fissuren auf dem Zungenrücken
Moebius-Syndrom	Dysgnathie (Mikrognathie), Zahnanomalie
Morbus Crohn	Aphthen, Ulzerationen, noduläre Hyperplasien der Mundschleimhaut

◪ Tab. 17.2 (Fortsetzung)

Seltene Erkrankung	Orofaziale Manifestation(en)
Morbus Osler	Hämorrhagische Teleangiektasien der Mundschleimhaut, hämorrhagische Diathesen
Morbus Paget	Knochenauftreibungen/Osteolysen (meist OK-Alveolarfortsatz), Zahnanomalien (Ankylose, Hyperzementose)
Morbus Reiter	Ulzerationen der Mundschleimhaut
Mowat-Wilson-Syndrom	Offener Mund mit M-förmiger Oberlippe, Zahnanomalien
Muenke-Syndrom	Dysgnathie (Hypoplasie der Maxilla), hoher Gaumen, LKG, Zahnanomalien
Myhre-Syndrom	Dysgnathie (Progenie, hypoplastische Maxilla), dünne Lippen, LKG
Naegeli-Franceschetti-Jadassohn-Syndrom	Zahnanomalie (frühzeitiger Zahnverlust)
Nance-Horan-Syndrom	Zahnanomalien (Diastema, Hyperdontie, impaktierte Zähne, Formanomalien)
Neutropenie, kongenitale schwere	Erosive Gingivitis, Hämorrhagien und Papeln auf Zunge und Schleimhäuten
Nijmegen-Chromosomenbruch-Syndrom	LKG
Odontodysplasie, regionale	Multiple Zahnanomalien (»Geisterzähne«)
Odontotrichomelisches Syndrom	Zahnanomalien
Okulodentales Syndrom Typ Rutherfurd	Gingivahypertrophie, Zahnanomalien
Okulozerebrofaziales Syndrom Typ Kaufman	Dysgnathie (Mikrogenie), hoher Gaumen
Orofaziodigitales Syndrom Typ 1	Dysgnathie (Mikrogenie), hoher Gaumenbogen, Pseudospalte der Oberlippe, LKG, Zungenanomalien, Zahnanomalien (Hyperdontie, Schmelzdysplasie)
Orofaziodigitales Syndrom Typ 3	LKG, Zahnanomalien
Orofaziodigitales Syndrom Typ 4	Dysgnathie (Mikrogenie), LKG

◻ Tab. 17.2 (Fortsetzung)

Seltene Erkrankung	Orofaziale Manifestation(en)
Orofaziodigitales Syndrom Typ 5	LKG, gedoppeltes Frenulum, mediane Oberlippenspalte
Osteodysplastie Typ Melnick-Needles	Dysgnathie (Mikrogenie), LKG, Zahnanomalien
Osteogenesis imperfecta/ Glasknochenkrankheit	Zahnanomalie (Dentinogenesis imperfecta)
Osteopetrosis Albers-Schönberg/ Marmorknochenkrankheit	Knochen ist fragil und infektionsanfällig (CAVE: Osteomyelitis), Zahnanomalien (Schmelzhypoplasien, Kronen- und Wurzelmissbildungen, Dentitio tarda, Zahnretentionen)
Otodentales Syndrom	Zahnanomalie (Globodontie)
Otopalatodigitales Syndrom	LKG
Pai-Syndrom	Hoher Gaumen, Uvula bifida, LKG
Papillon-Lefèvre-Syndrom	Gingivitis, Parodontitis
Pemphigoid, bullöses/vernarbendes Schleimhautpemphigoid	Blasenbildung der Mundschleimhaut
Pemphigus vulgaris	Blasenbildung der Mundschleimhaut (CAVE: Neoplastisches Potential)
Peutz-Jeghers-Syndrom	Hamartöse Polyposis der Mundschleimhaut/Lippen, Hyperpigmentierung der Mundschleimhaut/Lippen
Pierre-Robin-Syndrom	Dysgnathie (Retrognathie), Glossoptose, LKG
Plummer-Vinson-Syndrom	Cheilitis der Mundwinkel, erhöhtes Risiko für ein Plattenepithelkarzinom des Pharynx und der Speiseröhre
Rachitis	Mineralisationsstörungen in Knochen und Zähnen, Dysgnathie
Robinow-Syndrom	Gingivahyperplasie
Rothmund-Thomson-Syndrom	Zahnanomalien
Rubinstein-Taybi-Syndrom	Dysgnathie (Mikrogenie), Zahnanomalien
Sarkoidose	Schwellungen an Gaumen, Gingiva, Lippe, Wangenschleimhaut

□ Tab. 17.2 (Fortsetzung)

Seltene Erkrankung	Orofaziale Manifestation(en)
Schwartz-Jampel-Syndrom	Dysgnathie (Mikrogenie)
Seckel-Syndrom	Dysgnathie (Mikrognathie), Gingivahyperplasie, Zahnanomalien (Hypodontie, Schmelzdysplasie, unvollständiges Wurzelwachstum im bleibendem Gebiss, frühzeitiger Zahnverlust)
SHORT-Syndrom	Zahnanomalie (Dentito tarda)
Simpson-Golabi-Behmel-Syndrom	Dysgnathie, LKG
Sklerodermie	Mikrostomie, Mikrocheilie, periorale Fältelung (Tabaksbeutelmund), extra- und intraorale Teleangiektasien, Skleroglosson, »Stafne-Zeichen« (erweiterter PA-Spalt bei fehlender klinischer Symptomatik)
Small-Patella-Syndrom	Dysgnathie (Mikrogenie), LKG
Smith-Lemli-Opitz-Syndrom	Dysgnathie (Mikrogenie), LKG
Sotos-Syndrom	Zahnanomalien (Schmelzdefekte, Hypodontie)
Stevens-Johnson-Syndrom	Blasenbildung der Mundschleimhaut
Sjögren-Syndrom	Hyposalivation/Xerostomie
Tuberkulose	Ulzerationen der Mundschleimhaut, Lymphknotenbefall
Van-der-Woude-Syndrom	Fistelbildungen der Unterlippe, LKG
Von-Willebrand-Syndrom	Hämorrhagische Diathesen
Wegener-Granulomatose	Gingivahyperplasie
Williams-Beuren-Syndrom	Lippenanomalie, Zahnanomalie (Schmelzhypoplasie), CAVE: Anästhesiologische Komplikationen!

Literatur

Orphanet Berichtsreihe – Prävalenz seltener Krankheiten: Bibliographische Angaben – November 2016 – Nummer 1

Craniomandibuläre Dysfunktionen

Heike Schmidt, Frank Hölzle, Jochen Jackowski

J. Jackowski et al. (Hrsg.), *Zahnärztliche Chirurgie*,
DOI 10.1007/978-3-642-54754-6_18, © Springer-Verlag GmbH Deutschland 2017

18.1   Craniomandibuläre Dysfunktionen

18.1.1 Terminologie

Der Begriff Craniomandibuläre Dysfunktionen (CMD) umfasst eine Reihe muskuloskelettaler Symptome des Kiefergelenkes, der Kaumuskulatur sowie der dazugehörigen Strukturen im Mund- und Kopfbereich (American Academy of Orofacial Pain 1996). Eine CMD äußert sich oft durch ausstrahlende Schmerzen des Kiefergelenkes, abnorme Bewegungsmuster des Unterkiefers, aber auch durch nicht schmerzhafte Symptome und Befunde wie beispielsweise Knackgeräusche, Hörstörungen und Tinnitus. In der Schweiz wird der Begriff *Myoarthropathie* bevorzugt, im englischen Sprachraum der Terminus *Temporomandibular Disorders* oder *Temporo-Mandibular Joint Disease* (TMDs, TMJ), die der oben genannten Bezeichnung entsprechen (Ridder 2011).

Erweiterte taxonomische Einteilung der Craniomandibulären Dysfunktionen (Peck et al. 2014)

I. **Craniomandibuläre Dysfunktionen**
   1. Gelenkschmerzen:
      A. Arthralgie.
      B. Arthritis.
   2. Funktionsstörungen des Kiefergelenkes:
      A. Funktionsstörung des Discus.
         1. Discusverlagerung mit Senkung der Muskelspannung.
         2. Discusverlagerung mit Senkung der Muskelspannung und intermittierender Sperrung.
         3. Discusverlagerung mit Senkung der Muskelspannung ohne Sperrung mit verminderter Mundöffnung.
         4. Discusverlagerung ohne Senkung der Muskelspannung ohne limitierte Mundöffnung.
      B. Hypomobile Funktionsstörungen.
         1. Adhäsion/Adhärenz.
         2. Ankylose.
            a. Fibrotisch.
            b. Verknöchernd.
      C. Hypermobile Funktionsstörungen.
         3. Subluxation.
         4. Luxation.
   3. Erkrankungen des Kiefergelenkes:
      A. Degenenerative Kiefergelenkserkrankungen.
         1. Arthrose.
         2. Arthritis.

B. Systemische Arthritis.
C. Idiopathische Resorption des Kondylus.
D. Osteochondritis dissecans.
E. Osteonekrose.
F. Neoplasien.
G. Synoviale Chondromatose.
4. Frakturen.
5. Kongenitale/Entwicklungsstörungen:
   A. Aplasie.
   B. Hypoplasie.
   C. Hyperplasie.
II. **Mastikatorische Störungen der Muskulatur**
1. Muskelschmerz:
   A. Myalgie.
      1. Lokale Myalgie.
      2. Myofaszialer Schmerz.
   B. Tendinitis.
   C. Myositis.
   D. Spasmus.
2. Kontraktur.
3. Hypertrophie.
4. Neoplasie.
5. Bewegungsstörung:
   A. Orofaziale Dyskinesie.
   B. Oromandibuläre Dystonie.
6. Mastikatorischer Muskelschmerz ausgehend von systemischen/
   zentralen Schmerzstörungen:
   A. Fibromyalgie.
III. **Kopfschmerz**
1. Kopfschmerz ausgelöst durch CMD.
IV. **Assoziierte Strukturen**
1. Koronoide Hyperplasie.

18.1.2 Epidemiologie

Die Prävalenz der Craniomandibulären Dysfunktion ist in der Literatur sehr uneinheitlich mit Variationsbreiten zwischen 5 % und 58 % (Chuang et al. 2002) angegeben. In einer Studie von Gesch et al. zeigten 49,9 % der Probanden mehr als ein klinisches Symptom einer CMD, jedoch bestand bei nur 2,7 % eine Schmerzsymptomatik (Gesch et al. 2004). In der dritten deutschen Studie für Mundgesundheit lag der Anteil der Probanden mit klinischen Symptomen einer CMD bei über 50 %, jedoch gaben lediglich 3 % der Befragten eine subjektiv behandlungsbedürftige CMD an. Dabei waren Frauen deutlich häufiger betroffen als Männer. Als Hauptsymptom wurde Kauschmerz angegeben. Die Ursachen für die enorme Schwankungsbreite in den bestehenden Studien liegen sowohl in der Auswahl der Probanden als auch in der unterschiedlichen Definition und Diagnostik einer CMD.

18.1.3 Leitsymptome

Als Leitsymptome bezeichnet man besonders auffällige Symptome einer Erkrankung, die vom Patienten primär wahrgenommen werden. Die Leitsymptome einer CMD, die bei der Diagnosestellung wegweisend sein können, sind:

- Schmerzen im Kiefergelenk.
- Funktionseinschränkungen des Kauorganes.
- Geräusche des Kiefergelenkes.
- Anomalien der Kieferbewegung (Deviation bei Mundöffnung).
- Eingeschränkte Interinzisalöffnung.
- Psychosoziale Faktoren.

Für die Diagnosefindung müssen nach Angaben der International Headache Society (IHS) drei der sechs oben aufgeführten Leitsymptome erfüllt sein.

Schmerzen treten in der Kaumuskulatur, präaurikulär und/oder im Bereich der Kiefergelenke auf. Eine Verschlimmerung der Beschwerden wird durch Kauen oder andere Unterkieferbewegungen hervorgerufen. Funktionsstörungen äußern sich in Einschränkungen und Asymmetrien der Unterkieferbewegungen sowie Kiefergelenkgeräuschen wie Knacken oder Reiben. Kieferschmerzen, Zahnschmerzen und Ohrenschmerzen sowie vor allem Kopf- und Gesichtsschmerzen werden im Zusammenhang mit CMD beobachtet. Häufig stellt sich die Kaumuskulatur hypertroph dar, intraoral zeigen sich Abnutzungserscheinungen der Zahnhartsubstanz. Vor allem bei akuten Beschwerden berichten die Betroffenen, dass ihre Zähne nicht mehr richtig aufeinander passen (CMD Stellungnahme DGFTD).

Ätiologie
Die Ätiologie der CMD ist multifaktoriell und beruht auf einem komplexen Zusammenspiel verschiedener Funktionsabläufe im gesamten Körper (◘ Tab. 18.1).

◻ Tab. 18.1 Ätiologie der CMD (Ridder 2011)	
Dentogene/okklusiogene Faktoren	- Okklusionsstörung durch Frühkontakte - Diskludierende Bereiche der Seitenzähne
Myogene/ligamentöse Faktoren	- Körperfehlhaltung, Kopffehlhaltung - Posttraumatische persistierende Muskelspasmen, Muskelspasmen nach Zahnextraktion - Psychogen (Bruxismus)
Ossäre Faktoren	- Traumata mit Verschiebung der Mandibula - Dysfunktion des Temporomandibulargelenkes (TMG)
Neurogene Faktoren	- Parese von Kau- und Mundbodenmuskeln
Arthrogene Faktoren	- Traumatische/entzündliche Zerstörung des Knorpels - Fehlbelastung - Inadäquate Stellung der Mandibula - Tumoren

18.1.4 Klassifikation

Für den Symptomenkomplex der Craniomandibulären Dysfunktion existieren verschiedene Klassifizierungen. In vielen Studien wurde zur besseren Standardisierung und Vergleichbarkeit der Ergebnisse der Dysfunktionsindex nach Helkimo verwendet (Helkimo 1974). Heute gelten die Research Diagnostic Criteria for Temporomandibular Disorders (RDC/TMD) (Dworkin u. LeResche 1992) als diagnostische Leitlinie. Die RDC/TMD stellen ein zweiachsiges System dar (◻ Abb. 18.1). Mit der Achse I

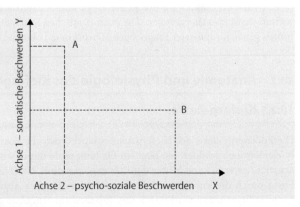

◻ **Abb. 18.1** RDC/TMD – Bewertungssystem nach Dworkin und LeResche

◘ Tab. 18.2 Achse 1: Somatische Beschwerden

Gruppe I: Schmerzen im Bereich der Kiefermuskulatur

I.a. Myofaszialer Schmerz
I.b. Myofaszialer Schmerz mit eingeschränkter Kieferöffnung

Gruppe II: Verlagerungen des Discus articularis

II.a. Discusverlagerung mit Reposition bei Kieferöffnung
II.b. Discusverlagerung ohne Reposition mit eingeschränkter Kieferöffnung
II.c. Discusverlagerung ohne Reposition ohne eingeschränkte Kieferöffnung

Gruppe III: Arthralgie, Arthritis, Arthrose

III.a. Arthralgie
III.b. Arthritis des Kiefergelenkes
III.c. Arthrose des Kiefergelenkes

◘ Tab. 18.3 Achse 2: Psychosoziale Beschwerden

Schmerzbezogene psychosoziale Diagnostik

- Schmerzbezogene Beeinträchtigung täglicher Aktivitäten
- Depressive Verstimmung
- Unspezifische somatische Symptome

(◘ Tab. 18.2) werden physische, mit der Achse II (◘ Tab. 18.3) schmerzassoziierte, psychosoziale Parameter erfasst. Die diagnostische Vorgehensweise (z. B. Druck bei Palpation), die Reihenfolge und Ausführung der Untersuchungen ist exakt vorgegeben. Die anamnestischen Erhebungen erfolgen mittels genau formulierter Fragebögen (Dworkin u. LeResche 1992).

18.2   Anatomie und Physiologie des Kiefergelenkes

18.2.1 Kiefergelenk

Die knöcherne Basis des Kiefergelenkes wird durch die Fossa articularis (Gelenkgrube) gebildet. Sie liegt im Os temporale direkt vor dem Porus acusticus externus und hinter dem Os zygomaticum. Nach medial ist die Fossa durch die knöcherne Wand der Pars tympanica abgegrenzt. Die ventrale Begrenzung wird durch das Tuberculum articulare gebildet. Die Fossa articularis ist im ventralen Bereich (Facies articularis) von Faserknorpel überzogen, der dorsale Anteil ist mit Bindegewebe bedeckt. Die Form der Gelenkanteile entsteht während des Wachstumes durch funktionelle Belastungen. Bei Neugeborenen ist die Fossa mandibularis flach und die Eminentia articularis noch nicht vorhanden. Im Zuge der Dentition kommt es zu Umbauvorgängen im Kiefergelenk, wodurch sich die knöchernen Strukturen formen (Platzer 1991; Waldeyer 1986).

In der Fossa articularis liegt der walzenförmige Condylus mandibularis. Die virtuellen Mittelachsen der Kondylen schneiden sich am Vorderrand des Foramen magnum und bilden einen stumpfen Winkel von 135 Grad.

Discus articularis

Der Discus articularis besteht aus Faserknorpel, straffem, kollagenen Bindegewebe und ist mit der Gelenkkapsel verwachsen (◘ Abb. 18.2, ◘ Abb. 18.3). Die Ernährung erfolgt per diffusionem über die bilaminäre Zone. Durch seine bikonkave Form kompensiert er die Inkongruenz zwischen der Form und Größe der Kondylen und den temporalen Gelenkflächen.

Der Discus unterteilt das Kiefergelenk in eine obere (Articulatio discotemporalis) und eine untere (Articulatio discomandibularis) Kammer. Die Articulatio discotemporalis führt Gleit- und Schiebebewegungen, die Articulatio discomandibularis die Drehbewegungen aus.

Im medialen und lateralen Anteil ist der Discus über Fasern direkt am Kondylus befestigt. Anterior geht der Discus in den M. pterygoideus lateralis pars superior und teilweise in den M. temporalis über, dorsal erfolgt der Übergang in die bilaminäre Zone.

Bilaminäre Zone

Die bilaminäre Zone ist das dorsale Befestigungsband des Discus articularis an der Schädelbasis, am Kondylus sowie am Unterkiefer. Sie besteht aus dem Stratum superius, das überwiegend aus elastischen Fasern besteht und in die Fossa petrotympanica mündet, und dem Stratum inferius, das überwiegend aus kollagenen Fasern besteht und am dorsalen Bereich des Collum mandibulae verankert ist (◘ Abb. 18.2, ◘ Abb. 18.3). Beide Anteile sorgen für die Stabilisierung des Discus articularis bei Mundöffnungs- und Schließbewegungen sowie für die Bildung der Synovialflüssigkeit des Kiefergelenkes. Die Aufgabe der Discusrückführung bei Vorwärtsbewegung fällt hauptsächlich dem Stratum superius zu.

Dorsal befindet sich das Genu vasculosum, das Rezeptorfeld, ein gut vaskularisierter und innervierter Gefäß-Nerven-Plexus. So hat die Kapsel propriozeptive, neuroreflektorische sowie nozizeptive Funktionen während der Kieferbewegung. Bei Überbelastung oder Traumatisierung lösen die Nozizeptoren eine reflektorische Ruhigstellung der Kiefergelenkmuskulatur aus.

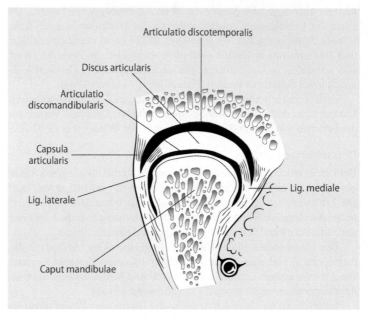

□ **Abb. 18.2** Sagittaler Schnitt durch das Kiefergelenk (Zeichnung: Michaela von Aichberger)

Gelenkkapsel

Das Kiefergelenk wird zirkulär von der bindegewebigen Gelenkkapsel umgeben. Sie umschließt den kaudalen Rand des Kondylus, ist zirkulär an der Fossa articularis angeheftet und lässt den dorsalen Fossabereich frei. Als Gewebeverstärkung dient neben dem Lig. sphenomandibulare et stylomandibulare das Lig. laterale, bestehend aus einer Anreicherung von Kollagenfasern in der Kapselwand. Das Lig. discotemporale und das Lig. discocondylare dienen der Discusstabilisierung auf dem Kondylus. Weitere in die Kapsel inserierende Strukturen sind der Musculus pterygoideus lateralis pars superior von ventral und Faserbündel des unteren Teils des Musculus masseter pars profunda von anterior lateral.

18.2.2 Bandapparat

Die gelenkexternen Bänder sind die Ligg. sphenomandibulare und stylomandibulare (□ Abb. 18.4). Das Lig. sphenomandibulare hat seinen Ur-

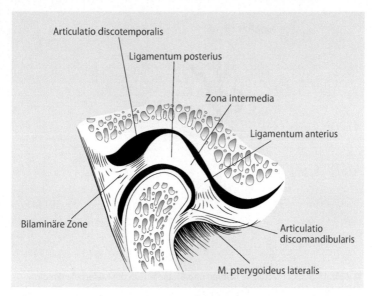

Abb. 18.3 Darstellung des Kiefergelenkes in sagittaler Richtung (Zeichnung: Michaela von Aichberger)

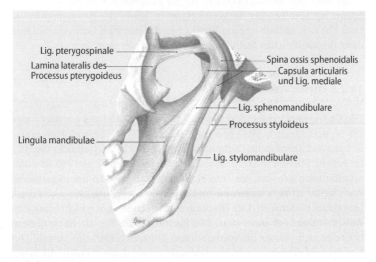

Abb. 18.4 Bandapparat des Kiefergelenkes: Processus styloideus, Ligamentum stylo- und sphenomandibulare. (Aus Zilles u. Tillmann 2010)

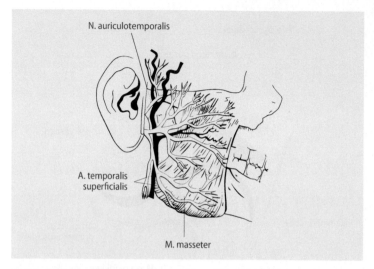

◻ Abb. 18.5 Oberflächliche Nerven und Blutgefäße in der Kiefergelenkregion (Zeichnung: Michaela von Aichberger)

sprung an der Spina angularis des Os sphenoidale und kommt bei maximaler Pro- und Mediotrusion sowie bei maximaler Kieferöffnung unter Spannung. Somit dienen die gelenkexternen Bänder der Bewegungslimitation. Das Lig. laterale ist eine Verdickung der lateralen Gelenkkapsel und dient der zusätzlichen Stabilisierung des Kiefergelenkes.

18.2.3 Innervation

Die Kiefergelenkkapsel wird sensibel durch Rr. articulares von drei Ästen des N. mandibularis (V3) versorgt (◻ Abb. 18.5): N. auriculotemporalis, N. temporalis profundus (temporaler Anteil) und N. massetericus (ventraler Anteil). Hierbei wird ein kleiner Teil der medialen Kapsel von Rr. communicantes innerviert, die vom N. facialis stammen. In der bilaminären Zone befinden sich insgesamt mehr Nerven und Blutgefäße als ventral, lateral mehr als medial. Der Discus articularis ist in seinen nicht belasteten Außenrändern gut innerviert. Die Eintrittsstellen für die Nervenfasern befinden sich primär im vorderen und hinteren Anteil des Discus. Der Kondylus wird zirkulär von Nervenfasern versorgt, die ebenfalls die Synovialmembran, den Kapselansatz am Köpfchen und den Gelenkknorpel versorgen.

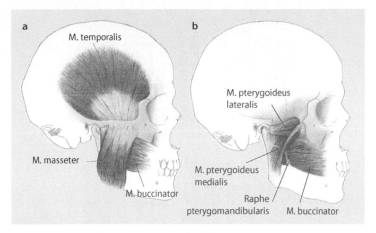

◘ Abb. 18.6 Kaumuskultur. Der Ramus mandibularis ist zur Darstellung der Muskelinsertionen partiell transparent gezeichnet. (Aus Bruch u. Treister 2010)

18.2.4 Muskulatur

Die Muskulatur nimmt eine zentrale Bedeutung im Kausystem ein. Sie umfasst im engeren Sinne den M. masseter, den M. temporalis, den M. pterygoideus medialis und den M. ptrerygoideus lateralis (◘ Abb. 18.6, ◘ Tab. 18.4). In Funktion bewirken diese Muskeln den Mundschluss, also das Heben der Mandibula sowie die Mahlbewegungen des Unterkiefers gegen den Oberkiefer, wobei der M. masseter und der M. pterygoideus medialis primär für die Kraftentwicklung beim Mundschluss zuständig sind. Der M. temporalis und der M. pterygoideus lateralis nehmen eine stabilisierende Funktion ein. Fasern des M. pterygoideus lateralis strahlen in den Discus articularis ein und spielen eine wichtige Rolle in der Führung des Kiefergelenkes. Die Mundöffnung erfolgt durch die supra- und infrahyoidale Muskulatur und die Schwerkraft. Die Mandibula ist in einer Muskelschlinge aus M. masseter und M. pterygoideus medialis aufgehängt. Für die Innervation ist der N. mandibularis, der dritte Ast des N. trigeminus zuständig. Die Mundöffnung wird vom M. pterygoideus lateralis eingeleitet und von den suprahyoidalen Muskeln fortgeführt.

Tab. 18.4 Die Kaumuskulatur (vgl. ◻ Abb. 18.7)

Muskel	Innervation	Ursprung	Ansatz	Funktion
M. masseter	N. massetericus (N. trigeminus, V3)	Arcus zygomaticus	Ramus mandibulae (Arcus zygomaticus)	Kieferschluss
M. temporalis	Nn. temporales profundi (N. trigeminus, V3)	Fossa et Fascia temporalis	Processus coronoideus mandibulae	Kieferschluss, Retrusion des Unterkiefers
M. pterygoideus lateralis	N. pterygoideus lateralis (N. trigeminus, V3)	Caput laterale: Processus pterygoideus ossis sphenoidalis Caput mediale: Ala major ossis sphenoidalis	Fovea pterygoidea, Processus condylaris mandibulae, Discus articularis und Gelenkkapsel	Kieferöffnung und Lateralbewegung des Unterkiefers
M. pterygoideus medialis	N. pterygoideus medialis (N. trigeminus, V3)	Fossa pterygoidea ossis sphenoidalis	Tuberositas pterygoidea	Kieferschluss

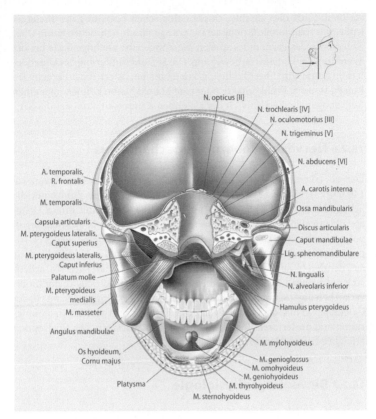

N. opticus [II]
N. trochlearis [IV]
N. oculomotorius [III]
N. trigeminus [V]
N. abducens [VI]
A. carotis interna
Ossa mandibularis
Discus articularis
Caput mandibulae
Lig. sphenomandibulare
N. lingualis
N. alveolaris inferior
Hamulus pterygoideus
M. mylohyoideus
M. genioglossus
M. omohyoideus
M. geniohyoideus
M. thyrohyoideus
M. sternohyoideus

A. temporalis, R. frontalis
M. temporalis
Capsula articularis
M. pterygoideus lateralis, Caput superius
M. pterygoideus lateralis, Caput inferius
Palatum molle
M. pterygoideus medialis
M. masseter
Angulus mandibulae
Os hyoideum, Cornu majus
Platysma

◘ **Abb. 18.7** Ansatz und Ursprung der Kaumuskulatur (Zeichnung: Michaela von Aichberger)

18.2.5 Zähne und Okklusion

Der Okklusion kommt eine Schlüsselrolle bei den Dysfunktionen des temporomandibulären Systemes zu. Sie steuert die Position der Kondylen im Kiefergelenk. Die maximale Interkuspidation oder maximale Okklusion stellt den festen Endpunkt des Kiefergelenkes dar. Die Abstützung in der Zentrik sowie die Fixierung der vertikalen Dimension durch die Seitenzähne ermöglichen eine physiologische Einstellung des Discus-Kondylus-Komplexes in Bezug auf die temporalen Gelenkstrukturen (Fovea articularis, Tuberculum articulare). Geht die Stützzone im Seitenzahnbereich verloren, führt dies zu einer unphysiologischen Belastung der Kiefergelenke, was strukturelle Gelenkveränderungen nach sich ziehen kann. Über Rezeptoren des Parodontes spielen die Zähne eine wichtige Rolle bei der Steuerung der Unterkieferbewegung. Die Stellungsänderung des Unterkiefers im Raum wird über Okklusionskontakte signalisiert, die außerdem den Kauakt steuern. Frühkontakte oder eine Malokklusion können über einen Reflexbogen die Restaktivität der ruhenden Kaumuskulatur beeinflussen.

18.2.6 Nervöser Steuerungsmechanismus

Der N. trigeminus versorgt mit seinem sensorischen Anteil von ca. 140.000 Fasern die Haut des Gesichtes, die Kornea, die Bindehaut, die Schleimhäute der Nasen- und Mundhöhle, die Zähne mit ihrem Halteapparat und den größten Teil der harten und weichen Hirnhäute (Benningoff u. Drenkhahn 2003). Das Kiefergelenk wird sensibel durch Äste des N. trigeminus versorgt. Der N. trigeminus teilt sich u.a. in den N. mandibularis auf, der den N. auriculotemporalis abgibt, von dem schließlich Nn. articulares entspringen. Weiterhin sind Fasern des M. massetericus an der Innervation beteiligt (Schünke et al. 2006). Sensible Fasern finden sich nur in der Gelenkkapsel und der bilaminären Zone. Feine Fasern strahlen in die anterioren und posterioren Ränder des Discus articularis ein. Die Nozizeption erfolgt über freie Nervenendigungen.

18.2.7 Bewegungsphysiologie

Das Kiefergelenk wird aufgrund seiner besonderen Physiognomie auch als Drehgleitgelenk bezeichnet. Die anfängliche Dreh- oder Scharnierachsenbewegung wird im weiteren Öffnungsverlauf durch eine Gleitbewegung abgelöst, bei der sich Discus und Kondylus gemeinsam nach anterior bewegen. Hierbei verschiebt sich der Discus auf dem Kondylus relativ nach dorsal und kehrt bei Mundschluss wieder in seine zentrale Ausgangsposition zurück (◘ Abb. 18.8). Diese Position wird als zentrische Kondylenposition bezeichnet. Eine häufige Ursache für Kiefergelenkgeräusche stellen anteriore Verlagerungen des Diskus dar.

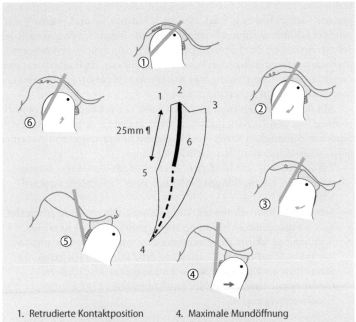

1. Retrudierte Kontaktposition
2. Maximale Interkuspidation
3. Okklusale Position
4. Maximale Mundöffnung
5. Öffnung durch Rotation
6. Ruheschwebe

▫ **Abb. 18.8** Bewegungsphysiologie des Kiefergelenkes: Positionen des Discus articularis und des Caput mandibulae bei der Öffnungs- und Schließbewegung. 1 Retrudierte Kontaktposition, 2 Maximale Interkuspidation, 3 Okklusale Position, 4 Maximale Mundöffnung, 5 Öffnung durch Rotation, 6 Ruheschwebe (Zeichnung: Michaela von Aichberger)

18.3 Diagnostik

18.3.1 Klinische Untersuchung

Anamnese

Essenziell ist ein ausführliches Anamnesegespräch, in dem der Patient seine Beschwerden frei vorbringt. Meist besteht eine akute Schmerzsymptomatik ggf. begleitet von Kiefergelenksgeräuschen. Der Patient wird nach der Entstehung der Beschwerden, nach früheren prothetischen oder kieferorthopädischen Behandlungen, daraus entstandenen Veränderungen der

Okklusion, nach Unfällen, Ohrgeräuschen oder Funktionseinschränkungen des Kiefergelenkes gefragt. Für die umfangreiche und präzise Erfassung der Schmerzanamnese kommen validierte Bögen mit Fragen nach der Schmerzintensität, der Schmerzqualität, nach dem Schmerzerleben sowie nach schmerzbeeinflussenden Faktoren zum Einsatz. Im Hinblick auf eine mögliche psychische Ursache von Kiefergelenkerkrankungen kommt der Sozialanamnese ein hoher Stellenwert zu.

Mit den erhaltenen Informationen sollte der Behandler eine objektivierbare funktionelle Kiefergelenkserkrankung von einem subjektiv empfundenen chronischen Kiefer- und Gesichtsschmerz ausgehend von einer psychischen Erkrankung unterscheiden können:

- Kopfschmerzen sind häufig mit Erkrankungen der Ohren, Migräne, Neuralgien, Entzündungen der Mund- oder Kieferhöhle vergesellschaftet.
- Schwindel, Ohrenschmerzen, Ohrgeräusche, Ohrensausen geben Hinweis auf mögliche okklusionsbedingte Fehlposition der Kondylen.
- Spannungsgefühle in der Kaumuskulatur sprechen für eine muskuläre Inkoordination mit Überlastung der Zähne und Kiefergelenke.
- Schmerzen der Kiefergelenke sind oft ausgelöst durch frühere Gewalteinwirkung, ggf. Fehlbehandlungen wie zu hohe Brücken/Kronenversorgungen.

Klinische Funktionsanalyse

Bei der Befunderhebung werden primär das Kiefergelenk und die umliegenden Strukturen untersucht. Für die klinische Funktionsanalyse nimmt man sich einen standardisierten Befundbogen (z. B. der Arbeitsgemeinschaft für Funktionsdiagnostik in der DGZMK) zur Hilfe. Ein Beispiel eines solchen Befundbogens ist der 9-Punkte-Katalog nach Krogh-Poulsen (◘ Tab. 18.5).

Bewegungsanalyse und Kiefergelenkbefund

Bei der klinischen Bewegungsanalyse führt der Patient zunächst aktive Unterkieferbewegungen durch. Wichtigster Befund ist die Mundöffnung, die differenziert in *aktiv, aktiv mit Schmerz* oder *passiv* gemessen wird. Die physiologische Schneidekantendistanz (SKD) wird mit >40 mm beziffert (◘ Abb. 18.9), variiert jedoch je nach Körpergröße und Wachstumstyp des Patienten. Ist die schmerzfreie Mundöffnung geringer als die unter Schmerzen maximal erreichbare, ist eine weitere Differenzierung in myogen/arthrogen vorzunehmen. Das Maß der Vorschub- und Seitwärtsbewegung, geringfügige Deviationen oder S-förmige Unterkieferbewegungen sind nicht obligatorisch Zeichen einer bestehenden CMD. Zur Ermittlung der Gewebequalität der Gelenkkapsel sowie zur Differenzierung einer physio-

■ Tab. 18.5 9-Punkte-Katalog nach Krogh-Poulsen (1966)		
	Ja	Nein
Maximale Schneidekantendistanz (aktiv) <40 mm		
Abweichung des Unterkiefers bei der Öffnung		
Interokklusaler Abstand (mm) >4 mm		
Palpationsschmerz im Bereich eines oder beider Kiefergelenke		
Palpationsschmerz im Bereich der Kaumuskeln		
Geräusche in einem oder beiden Kiefergelenken		
Maximale Kontaktposition		
Strecke retrale Kontaktposition zur Interkuspidationsposition >1 mm		
Gleiten von retraler Kontaktposition zur Interkuspidationsposition unsymmetrisch		

logisch arthrogen oder einer myogen begrenzten Unterkieferbewegung wird durch den Zahnarzt eine passive Mundöffnung durchgeführt.

Durch Palpation der Kiefergelenke (■ Abb. 18.10) bei Öffnungs- und Schließbewegungen lassen sich Dysfunktionen des Discusbandapparates ermitteln. Diese äußern sich meist in Knackgeräuschen. Bei einem initialen Öffnungsknacken liegt fast immer eine Discusverlagerung vor. Knacken bei Mundöffnung und -schluss wird als reziprokes Gelenkknacken bezeichnet und deutet auf eine anteriore Discusverlagerung mit Repositionsmöglichkeit hin. Von entscheidender diagnostischer Bedeutung ist der Zeitpunkt des Knackgeräusches. Andere feststellbare Gelenkgeräusche wie

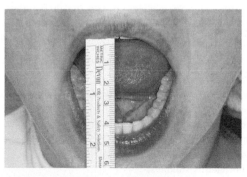

■ **Abb. 18.9** Messung der maximalen Schneidekantendistanz

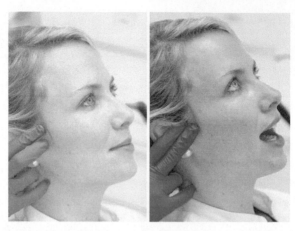

◨ **Abb. 18.10** Palpation der Kiefergelenke bei Öffnungs- und Schließbewegungen

Knirschen oder Reiben unterliegen meist einer anderen Pathologie. Palpatorische Schmerzen des lateralen Kondylenpoles deuten auf eine Kapsulitis bzw. Synovitis hin, Druckdolenzen des dorsalen Gelenkanteiles auf eine Retrodiszitis (Schwenzer u. Ehrenfeld 2000).

Untersuchung der Muskulatur

Die Palpation der Muskulatur und des lateralen Gelenkpoles dient dem Aufspüren generalisierter Muskelverspannungen, palpationsempfindlicher Muskelbereiche oder Triggerpunkte. Während der Mundöffnung oder der Protrusionsbewegung des Unterkiefers wird der laterale Gelenkpol mit dem flachen Finger unter einer Kraft von ca. 10 N getastet. Befundet werden Schmerzen sowie Gelenkgeräusche. Auf gleiche Art und Weise erfolgt die bilaterale Palpation der Kaumuskulatur. Nur so lassen sich Seitendifferenzen hinsichtlich Größe, Elastizität und Verspannung feststellen.

❶ CAVE: Jeder Patient besitzt eine subjektive Schmerzempfindlichkeit.

Zu untersuchende Muskeln:
- M. temporalis.
- M. masseter.
- M. digastricus venter posterior.
- M. pterygoideus medialis/lateralis.
- Unterzungenmuskulatur.
- M. sternocleidomastoideus.
- Muskeln des Kopf-Hals-Bereiches (M. trapezius, M. suboccipitalis).

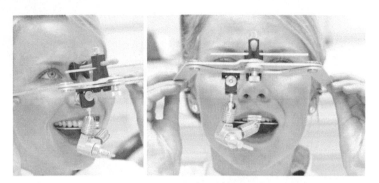

Abb. 18.11 Ermittlung der Lagebeziehung des Oberkiefers zu den Kiefergelenken und zur Schädelbasis mittels Gesichtsbogenübertragung

18.3.2 Instrumentelle Funktionsanalyse

Die instrumentelle Funktionsanalyse umfasst Verfahren, die den Funktionszustand des stomatognathen Systemes messtechnisch erfassen, ihn
beschreiben und analysieren. Benötigt werden Systeme, die eine simultane
dreidimensionale Registrierung der Unterkieferdynamik und der artiku-
lären Führung der Kondylen ermöglichen (DGZMK 2002).

Die Kieferrelation wird bei vollbezahnten Patienten mittels geführtem
Zentrikregistrat oder einer intraoralen Stützstiftregistrierung (Pfeilwinkel-
registrat nach Gerber) bestimmt (■ Abb. 18.11). Die Gesichtsbogenübertragung definiert die Inklination des Oberkiefers in dreidimensionaler
Ebene, exzentrische Registrate geben näherungsweise Werte für die sagittale und horizontale Kondylenbahn an. Mit den ermittelten Werten erfolgt
eine für die Basisdiagnostik obligate schädelbezügliche Montage des Ober-
kiefermodelles und die anschließende Montage des Unterkiefermodelles
im Artikulator.

Auf dem Gebiet der elektronisch gestützten Aufzeichnungssysteme der
Kondylenbahnen fand in den letzten Jahren eine rasante Entwicklung statt.
Registriergeräte wie das FREECORDER BlueFox, das modulare FastLink-
Schnellkupplungssystem oder das JMA-Zebris-System bieten eine neue
Dimension der Registrierung und der Artikulatorprogrammierung.

Beim Zebris-Kieferregistriersystem werden beispielsweise die Frei-
heitsgrade der Unterkieferbewegungen mittels Laufzeitmessung von Ultra-
schallimpulsen erfasst (■ Abb. 18.12).

Über einen Gesichtsbogen mit integrierten Empfängermodulen und
mit einem gelenknah messenden Unterkiefersensor werden die Bewegun-

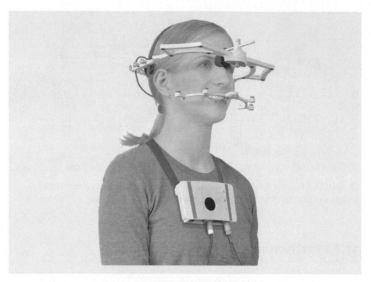

◘ **Abb. 18.12** Zebris-Kieferregistriersystem. (Mit freundlicher Genehmigung von
zebris Medical GmbH)

gen des Unterkiefers registriert. Möglich ist eine Scharnierachsenbestim-
mung, die in zentrischer Kondylenposition oder als kinematische Achse
aus Protrusions- und Öffnungsbewegungen bestimmt wird.

18.3.3 Bildgebende Verfahren

Damit der Einsatz eines bildgebenden Verfahrens sinnvoll erscheint, müssen ein hohes Maß an diagnostischer Sensitivität, an diagnostischer Spezifität, ein positiver und ein negativer Vorhersagewert (die Wahrscheinlichkeit, dass die Störung nicht vorhanden ist, wenn aus der Aufnahme ein
negativer Befund abgeleitet werden kann) vorliegen. Die meisten bildgebenden Verfahren können diese Ansprüche nicht erfüllen, obwohl die
Meinung vertreten wird, dass z.B. auch die Kiefergelenkarthrographie
sowohl eine hohe Sensitivität als auch Spezifität besitzt. Diejenigen Verfahren, die einen hohen Grad an Sensitivität, Spezifität und Genauigkeit bei der
Krankheitserkennung aufweisen, sind für die Diagnosestellung nicht nötig
und stehen in einem ungünstigen Kosten-Nutzen-Verhältnis (Ash 2006).
    Indikationen für bildgebende Verfahren im Rahmen der Funktions-
diagnostik (DGZMK 2005):

- Kongenitale Defekte und postnatale Wachstumsstörungen.
- Schwere mandibuläre Asymmetrien.
- Verdacht auf Mitbeteiligung des Kiefergelenkes bei systemischen Erkrankungen (z. B. chronische Polyarthritis, psoriatrische Polyarthritis).
- Traumatisch bedingte Veränderungen.
- Verdacht auf Vorliegen eines Tumores.
- Schwellung der Kiefergelenkregion.
- Schmerzen und Palpationsempfindlichkeit des Kiefergelenkes.
- Eingeschränkte Unterkiefermotilität.
- Anamnestisch unklare Okklusionsstörungen (z. B. unilaterale Nonokklusion).

Mögliche radiologische Verfahren:
- Auf Röntgentechnik basierende Verfahren (transkranielle Röntgentechnik, Panoramaschichtaufnahmen, laterale Tomographie, Computertomographie, Arthrographie).
- Magnetresonanztomographie.
- Ultraschallverfahren (Sonographie).
- Endoskopische Methoden (Arthroskopie).

Orthopantomogramm (OPT)

Im OPT können Formveränderungen der knöchernen Gelenkstrukturen sowie Asymmetrien festgestellt werden (◘ Abb. 18.13). Vormals galten diese als Indikator für eine CMD bzw. für eine Prädisposition der Craniomandibulären Dysfunktionen.

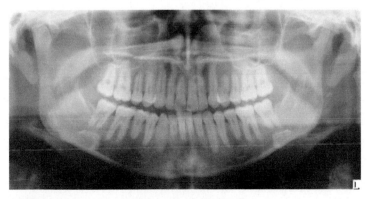

◘ **Abb. 18.13** OPT mit deutlich atrophiertem Kiefergelenksköpfchen links bei einer Patientin mit Schmerzen der Nackenmuskulatur und Deviation des Unterkiefers bei MÖ um 4 mm nach rechts

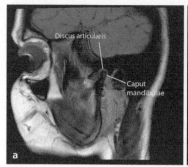
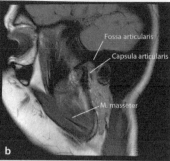

◻ Abb. 18.14 Funktions-MRT der Patientin aus ◻ Abb. 18.13 zur Abklärung der weichgewebigen Strukturen des Kiefergelenkes, **a** bei geschlossenem Mund, **b** bei Mundöffnung

Heute dient die radiologische Diagnostik wesentlich dem Aufdecken von Tumoren, der Bestimmung des Arthrosegrades sowie der Darstellung der Gelenksituation bei speziellen Fragestellungen. Es können keine zuverlässigen Aussagen über die Breite des Gelenkspaltes und damit verbundene Gelenkveränderungen getroffen werden.

Digitale Volumentomographie (DVT)

Das DVT bietet aufgrund seiner dreidimensionalen Darstellung der Hartgewebe eine verbesserte Diagnostik von Veränderungen der knöchernen Strukturen im Kiefergelenkbereich. Gleichzeitig ist die Strahlenbelastung verglichen mit einer CT-Aufnahme deutlich reduziert.

Magnetresonanztomographie (MRT)

Das MRT ist das Verfahren der Wahl bei der Diagnostik der Weichgewebe des Kiefergelenkes (◻ Abb. 18.14). Der Patient wird keiner Strahlenbelastung ausgesetzt, gleichzeitig wird eine sehr gute Weichteildarstellung in dreidimensionaler Richtung gewährleistet. Beispielsweise kann die Position und Struktur des Discus articularis bei geräuschfreien Gelenken ermittelt werden, um einen eufunktionellen Discus von einem ohne Reposition anterior verlagerten Discus zu unterscheiden. Die zu untersuchende Schicht kann beliebig gewählt werden, die animierte Darstellung von Bildsequenzen auf dem Monitor erlaubt über die Negativdarstellung unter Umständen sogar eine Beurteilung der knöchernen Strukturen des Kiefergelenkes.

Die zu untersuchenden Positionen werden vom Behandler je nach klinischem Befund festgelegt. Als Referenz dient immer eine Aufnahme in habitueller Interkuspidation.

Computertomographie (CT)

Das CT bietet eine sehr hohe Auflösung und Möglichkeit der dreidimensionalen Darstellung der knöchernen Strukturen des Kiefergelenkes. Die Indikationsstellung beschränkt sich auf mögliche resorptive Veränderungen oder Neubildungen der Kiefergelenke. Aufgrund der unzureichenden Darstellung der Weichgewebe können die Disci nur in streng sagittalen Tomogrammen beurteilt werden.

Arthrographie

Bei der Arthrographie wird unter röntgenologischer Kontrolle Kontrastmittel in den unteren Gelenkspalt injiziert. Mittels transkranieller Röntgenaufnahmen oder Tomogrammen können Schlüsse auf die Discuslage oder eine mögliche Discusperforation gezogen werden. Wird Kontrastmittel in den oberen und den unteren Gelenkspalt injiziert, spricht man von einer Zweikammerarthrographie. Die Methode bietet eine hohe Sensitivität in Bezug auf die korrekte Lagebeurteilung des Discus articularis, in Bezug auf den Nachweis von Perforationen sowie bei Adhäsionen des Discus. Aufgrund der Invasivität und der hohen Strahlenbelastung bei der Arthrographie wird zur Beurteilung der Weichgewebe dem MRT der Vorzug gegeben.

18.4 Therapie

Indiziert ist eine Therapie bei Schmerzsymptomen oder Einschränkungen der Funktion des temporomandibulären Systemes. Die Behandlung der Craniomandibulären Dysfunktion sollte einem ganzheitlichen Konzept unterliegen. Eine Zusammenarbeit mehrerer Fachdisziplinen (Medizin, Zahnmedizin, Physiotherapie) ist für eine adäquate Therapie des Patienten unumgänglich. Die aus der Anamnese und der Funktionsdiagnostik hervorgegangenen pathophysiologischen Zustände definieren das Therapiekonzept. Zunächst stellen reversible Therapiemaßnahmen wie Okklusionsschienen und andere Aufbissbehelfe das Mittel der Wahl dar. Die Indikation für irreversible Maßnahmen wie Einschleifen von Okklusion, kieferorthopädische Korrekturmaßnahmen, die Rekonstruktion von Einzelzähnen, Zahngruppen oder des gesamten Kausystemes sollten sehr zurückhaltend gestellt werden (Freesmeyer et al. 1993).

18.4.1 Schienentherapie

Die Schienentherapie dient vornehmlich der Behandlung arthrogener Probleme durch Neupositionierung bzw. Rekonstruktion der Kondylen, um eine möglichst belastungsfreie Zentralstellung wiederherzustellen (Pedersen et al. 1995) sowie okklusale Störungen und Parafunktionen zu beseitigen. Okklusionsschienen besitzen aufgrund ihrer Reversibilität ein weites Indikationsspektrum und stellen die zahnärztliche Standardmaßnahme in der Primärtherapie dar (DGZMK 2005). Der Beginn der physiotherapeutischen Behandlung vor der Herstellung der Schiene ist in Erwägung zu ziehen. Der Muskel-Bänder-Komplex wird primär durch den Physiotherapeuten gelockert, Restriktionen werden gelöst und die Kiefergelenke manuell entlastet. Erst dann ist eine präzise Bissnahme möglich.

Schema:

— Beseitigung der bestehenden Dysfunktionen (Physiotherapie vor Anfertigung der Schiene).

— Herstellung und Eingliederung der Schiene nach der ersten physiotherapeutischen Sitzung.

— Vier- bis sechswöchige Physiotherapie (24-stündiges Tragen der Schiene).

— Regelmäßige Kontrolltermine, Feinadjustierung der Schiene.

— Weiterführung der Physiotherapie für bis zu zehn Wochen (nächtliches Tragen der Schiene).

— Kontrolltermine nach zwei bis drei Monaten und nach weiteren vier bis sechs Monaten.

— Bei stabilen Verhältnissen: Kontrolle einmal pro Jahr, Tragen der Schiene nur nachts.

— Definitive Einstellung der neuen Okklusion, um stabiles Dauerergebnis zu erzielen.

Schienen:

1. Relaxationsschiene (Michigan-Schiene, ◨ Abb. 18.15): Harmonisierung von Zahn-, Muskel- und Kiefergelenkfunktionen, Ausschaltung okklusaler Interferenzen, Reduktion parafunktioneller Aktivitäten; Schiene meist im Unterkiefer, Einstellung einer Eckzahnführung; Einsatz als Kurz- oder Langzeitschiene möglich.

2. Dekompressionsschiene (Distraktionsschiene): Bei Discusverlagerungen (anterior-medial, mit oder ohne Reposition) oder Stellungsänderungen in den Kiefergelenken, Schaffung eines ausreichenden Gelenkspaltes zur Reduktion der Reibung an Gelenkkopf und Gelenkpfanne, Wiederherstellung einer zentrischen Kondylenposition (physiologische Kondylus-Discus-Fossa-Relation), keine Dauerschiene.

3. Repositionierungsschiene (Farrar-Schiene): Einsatz bei Gelenkknacken induziert durch eine Discusverlagerung, Versuch der Reposition des Discus, Feststellung der Position des Kondylus mittels MRT-Diagnostik, gelenkelektronische Vermessung und genaue

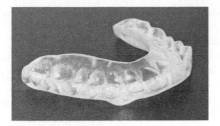

☐ **Abb. 18.15** Beispiel für eine Oberkiefer-Michigan-Schiene

Übertragung der Kondylusposition auf die Repositionierungsschiene; bei Behandlungserfolg stückweises Überführen der Repositionierungsschiene in eine Relaxationsschiene.

18.4.2 Physiotherapie und alternativmedizinische Therapieansätze

Eine erfolgreiche CMD-Therapie wird sinnvollerweise durch Physiotherapie eingeleitet. Die Auswahl der Techniken ist dabei zweitrangig, der Physiotherapeut sollte die Prinzipien der durch die CMD bedingten Störungen verstehen und diese adäquat behandeln.

Einen wesentlichen Teil der Behandlung nimmt die Therapie der Kaumuskeln in Anspruch. Idealerweise wird gemeinsam mit dem Patienten ein Programm zur Eigenbehandlung erarbeitet, welches nach Beendigung der physiotherapeutischen Behandlung zuhause weitergeführt wird. Ergänzend zur physiotherapeutischen Behandlung können physikalisch-medizinische Methoden angewandt werden. Hierzu gehören Thermo- bzw. Kryotherapie in Form der konventionellen Anwendung von Wärme oder Kälte, aber auch Rotlicht oder Mikrowelle.

18.4.3 Medikamentöse Therapie

Eine medikamentöse Therapie ist in den meisten Fällen nur Teil eines therapeutischen Gesamtkonzeptes, kann aber auch einen wesentlicher Bestandteil der Therapie darstellen. Das Wirkprinzip der verschriebenen Medikamente sollte bekannt und die Wirkung wissenschaftlich nachgewiesen sein. Indikationsgebiete sind Arthropathien, Myopathien, Neuropathien, Entzündungen, chronische Schmerzen und damit sehr häufig verbundene Schlafstörungen (List et al. 2003; Padilla et al. 2000; Dionne 1997).

Zum Einsatz kommen möglichst gezielt nach den Symptomen und in Rücksprache mit dem behandelnden Hausarzt:

— Analgetika: Opioid- oder Nichtopioid-Analgetika.
— Nonsteroidale Antirheumatika (NSAR/NSA, systemisch/topisch, z. B. Aspirin, Ibuprofen, Diclofenac).
— Muskelrelaxantien (z. B. Tetrazepam, Tolperison).
— Trizyklische Antidepressiva (z. B. Amitriptylin, Cianopramin).
— Antikonvulsiva.
— Kortikoide.
— Schlaffördernde Medikamente und Benzodiazepine.

18.4.4 Chirurgische Therapieansätze

Die Indikation für eine chirurgische Therapie ist mit Bedacht zu stellen. Lediglich bei Misserfolg der konservativen Behandlung und andauernder Schmerzsymptomatik des Patienten sollte an eine chirurgische Intervention gedacht werden. Die Notwendigkeit zu einem chirurgischen Eingriff ist bei Craniomandibulären Dysfunktionen extrem selten. Die Häufigkeit liegt bei <1 %.

Das Ziel einer chirurgischen Intervention ist die Wiederherstellung der schmerzfreien Funktion des Gelenkes in Ruhe und Funktion unter normaler Belastung.

Indikationen:
— Morphologisch begründbare Schmerzen/Funktionsstörungen.
— Durch konservative Verfahren nicht zu beseitigende Schmerzen.
— Aussichten auf eine wesentliche Besserung oder Beseitigung der Beschwerden.

OP-Methoden entsprechend einer Therapieleiter:
— Arthroskopie, ggf. mit Gelenkspülung (Lavage).
— Chirurgische Reposition des Discus.
— Diskusresektion.
— Modellierende Osteotomie der Gelenkflächen.
— Alloplastischer Kiefergelenkersatz.

Literatur

Ash MM (ed.) (2006) Schienentherapie. Elsevier (Urban & Fischer), München

Benninghoff A, Drenckhahn D (Hrsg) (2003) Anatomie Band 1. Elsevier (Urban & Fischer), München

Bruch JM, Treister NS (2010) Clinical Oral Medicine and Pathology. Humana Press, New York Heidelberg Dordrecht London

Chuang SY (2002) Incidence of temporomandibular disorders (TMDs) in senior dental students in Taiwan. J Oral Rehabil 29:1206–1211

Deutsche Gesellschaft für Zahn- Mund- und Kieferheilkunde (2004) Instrumentelle, bildgebende und konsiliarische Verfahren zur CMD-Diagnostik. Wissenschaftliche Stellungnahme, Vol. 2.0

Deutsche Gesellschaft für Zahn- Mund- und Kieferheilkunde (2005) Zur Therapie der funktionellen Erkrankungen des kraniomandibulären Systems. Wissenschaftliche Stellungnahme

Dionne R (1997) Pharmacologic treatments for temporomandibular disorders. Oral Surg Oral Med Oral Pathol 83:134–142

Dworkin SF, LeResche L (1992) Research diagnostic criteria for temporomandibular disorders: review, criteria, examinations and specifications, critique. J Craniomandib Disord 6:301–355

Freesmeyer WB, Lotzmann U (1995) Die Befunderhebung (Klinische, instrumentelle und radiologische Aspekte). Klinische Prothetik, Band 1. Hüthig, Heidelberg

Gesch D, Bernhardt O, Alte D, Schwahn C, Kocher T, John U, Hensel E (2004) Prevalence of signs and symptoms of temporomandibular disorders in an urban and rural German population: results of a population-based Study of Health in Pomerania. Quintessence Int 35(2):143–150

Helkimo M (1974) Studies on function and dysfunction of the masticatory system. II. Index for anamnestic and clinical dysfunction and occlusal state. Sven Tandlak Tidskr 67(2): 101–121

Ide Y, Nakazawa K, Hongo T, Tateishi J (1991) Anatomical Atlas of the Temporomandibular Joint. Quintessence, Tokyo, pp. 37, 42, 43, 46, 47, 62, 63, 71, 72, 78, 80

Kahle W, Leonhardt H, Platzer W (Hrsg) (1991) Taschenatlas der Anatomie für Studium und Praxis. Thieme, Stuttgart

Krogh-Poulsen W (1966) Die Bewegungsanalyse. Dtsch Zahnärztl Z 21: 877–880

List T et al. (2003) Pharmacologic interventions in the treatment of temporomandibular disorders, atypical facial pain and burning mouth syndrome. A qualitative systematic review. J Orofacial Pain 17: 301–310

Okeson JP (ed.) (1996) Orofacial pain: guidelines for assessment, diagnosis, and management. American Academy of Orofacial Pain, Chicago

Padilla M, Clark G, Merrill R (2000) Topical medications for orofacial neuropathic pain: a review. J Am Dent Assoc 131: 184–195

Peck CC, Goulet J-P, Lobbezoo F, Schiffman EL et al. (2014) Expanding the taxonomy of the diagnostic criteria for temporomandibular disorders. J Oral Rehabil 41(1): 2–23

Pedersen T, Gronhoj J, Melsen B, Herlin T (1995) Condylar condition and mandibular growth during early functional treatment of children with juvenile chronic arthritis. Eur J Orthod 17(5): 385–394

Ridder P (Hrsg) (2011) Craniomandibuläre Dysfunktion – Interdisziplinäre Diagnose- und Behandlungsstrategien. Elsevier (Urban & Fischer), München

Schünke M, Schulte E, Schumacher U (Hrsg) (2006) PROMETHEUS – Kopf und Neuroanatomie. Thieme, Stuttgart

Schwenzer N, Ehrenfeld M (Hrsg) (2000) Zahn-Mund-Kiefer-Heilkunde, Band 1, Allgemeine Chirurgie. Thieme, Stuttgart

Tarro AW (1993) TMJ Arthroscopy Diagnostic & Surgical Atlas, Lippincott Williams and Wilkins, Philadelphia, pp. 8, 9

Waldeyer A, Mayet A (Hrsg) (1986) Anatomie des Menschen 2. de Gruyter, Berlin

Zilles K, Tillmann B (2010) Anatomie. Springer, Berlin Heidelberg

Implantatchirurgie

Hajo Peters, Jochen Jackowski, Frank Hölzle

J. Jackowski et al. (Hrsg.), *Zahnärztliche Chirurgie*,
DOI 10.1007/978-3-642-54754-6_19, © Springer-Verlag GmbH Deutschland 2017

19.1 Einleitung

Unter dentalen Implantaten werden alloplastische Körper verstanden, die in den Kieferknochen eingebracht werden, um als Pfeiler Einzelkronen, Brücken und partielle oder Totalprothesen abzustützen. Eine Implantatchirurgische und -prothetische Therapie kann nur dann als erfolgreich bewertet werden, wenn ein reizlos im Knochen verankertes Implantat über eine Suprakonstruktion Kaukräfte aufnehmen und funktionellen Belastungen ausgesetzt werden kann.

Bereits 1937 implantierten der deutsche Zahnarzt Müller und 1943 der schwedische Zahnarzt Dahl subperiostale Gerüste. Die Misserfolge mit diesem Implantattyp wurden zunächst auch bei enossalen Implantaten beobachtet, die von Strock (1939), Linkow (1966), Formiggini (1947), Cherchève (1962) und Scialom (1962) entworfen wurden. Heinrich, Pruin und Sandhaus beschäftigten sich mit der Weiterentwicklung von Implantatkörpern und berichteten hierüber 1971 in der deutschsprachigen Fachliteratur. In den Folgejahren entstanden aus einer nun beginnenden universitären Grundlagenforschung heraus neue enossale Implantate, zu denen anfänglich die IMZ-Implantate (Koch), die ITI-Hohlzylinderimplantate (Schroeder), die TPS-Schrauben (Ledermann), die ITI-Bonefit-Implantate (Buser) und das BRANEMARK-Implantat (Branemark) gezählt werden müssen.

Das zunächst begrenzte Indikationsspektrum wurde durch die gesteuerte Geweberegeneration und die Entwicklung von Knochenersatzmaterialien so erweitert, dass auch komplexe Ausgangssituationen mithilfe enossaler Implantate versorgt werden können. Defizitäre mandibuläre und/oder maxilläre Abschnitte und problematische vertikale, horizontale und sagittale intermaxilläre Relationen werden durch zum Teil anspruchsvolle chirurgische Augmentationstechniken so vorbereitet, dass eine Implantat-vermittelte Therapie durchgeführt werden kann. Die Form und Oberflächengestaltung der heutigen Implantate und die Indikationen zum Einsatz von Implantaten entstammen einer intensiven implantologischen Grundlagenforschung, klinischen Studien und empirisch gewonnenen Erfahrungen.

Gesicherte Indikationen für den Einsatz von Implantaten sind Einzelzahn- und Schaltlücken, Freiendsituationen und der vollständig zahnlose Ober-/Unterkiefer. Die Nichtanlage von Zähnen und der traumatische Zahnverlust stellen ebenfalls eindeutige Indikationen für eine Versorgung mit Implantaten dar. Sie gewinnen in der kieferorthopädischen Therapie bei fehlenden Molaren zunehmend an Bedeutung, weil sie als Verankerungselemente in orthodontische Bewegungen miteinbezogen werden. Bei Patienten mit Lippen-, Kiefer-, Gaumenspalten oder Fehlbildungssyndromen und nach ablativer Tumorchirurgie besitzen intraorale Implantate inzwischen einen hohen Stellenwert bei der funktionellen und ästhetischen Rehabilitation. Während intraorale Implantate die Befestigung von Obturatoren und Defektprothesen ermöglichen, können extraorale Implantate Epithesen (z. B. Augen- und Ohrenepithesen) lagestabil fixieren.

Die dentale Implantologie gehört daher zu den Routinebehandlungen mit verlässlichen Langzeiterfolgen und muss in einem Aufklärungsgespräch als eine therapeutische Alternative (z. B. zur chirurgischen Zahnerhaltung oder konventionellen Versorgung mit Zahnersatz) genannt werden.

Die deutsche Gesellschaft für Zahn-, Mund- und Kieferheilkunde hat im Jahr 1982 die zahnärztliche Implantologie als enorale Therapie wissenschaftlich anerkannt. Im Jahr 1988 erfolgte die staatliche Legitimation durch die Aufnahme in die Gebührenordnung für Zahnärzte (GOZ).

> ❶ Als alloplastische Materialien erweitern dentale Implantate die zahnärztlichen und mund-, kiefer- und gesichtschirurgischen Therapieoptionen, sind aber nicht die vollkommeneren Zähne.

19.2   Vergleichende Anatomie Zahn/Implantat

- Fehlender parodontaler Halteapparat beim Implantat (fehlende Schockabsorption) → »funktionelle Ankylose«.
- Kein bindegewebiges Attachment am Implantathals (mechanische/chemische/bakterielle Einflüsse können den periimplantären Knochen direkt beeinflussen).
- Keine periimplantäre ossäre Blutversorgung wie aus dem PA-Spalt am natürlichen Zahn.
- Fehlendes Wurzelzement mit seinen spezifischen Funktionen.
- Keine dentoperiostalen und dentogingivalen Faserbündel in der periimplantären Gingiva.
- Periimplantäres Bindegewebe ist relativ azellulär (weniger Fibroblasten) und avaskulär im Vergleich zum parodontalen Bindegewebe → der hohe Kollagengehalt des dichten periimplantären Bindegewebes ist eher einem Narbengewebe ähnlich.

19.3   Osseointegration

Definition (Brånemark et al. 1969):
- Direkter struktureller und funktioneller Verbund zwischen organisiertem lebenden Knochen und der Oberfläche eines belasteten Implantates.

Phasen der Implantat-Osseointegration:

- Frühphase: Bildung eines Blutkoagulums am Implantat-Knochen-Übergang unmittelbar nach Implantatinsertion; Einwanderung von neutrophilen Granulozyten und Makrophagen; Ausbildung eines Fibrinleitgerüstes; Einsprossen von Kapillaren und Einwanderung von Präosteoblasten.
- Maturationsphase: Zelluläre Differenzierung zu Osteoblasten; Matrixsynthese auf der Implantatoberfläche; Osteogenese durch Sekretion von Osteopontin und Kalziumphosphat-Komplex-Ablagerung.
- Spätphase: Geflechtknochensynthese; Umbau zu lamellärem Knochen.

Klinische Anzeichen erfolgreicher Osseointegration:

- Keine Implantatmobilität.
- Asymptomatisch.
- Gesundes periimplantäres Weichgewebe.
- Radiologisch krestaler Knochenverlauf ohne Einbrüche.
- Keine radiologische periimplantäre Transluzenz.

Primärstabilität:
Rein mechanische Stabilität des Implantates beim Einbringen in den Knochen, die allein durch die Klemmpassung und Knochenverdrängung/-verdichtung erreicht wird. Bei schraubenförmigen Implantaten kann die Primärstabilität beim Eindrehen des Implantates in den Knochen als Eindrehmoment bestimmt werden. Die Primärstabilität ist abhängig von Länge und Durchmesser des Implantates, Implantatdesign, Mikromorphologie der Implantatoberfläche, Insertionstechnik, Kongruenz von Implantat und Lagerknochen sowie der Knochenqualität und -quantität.

Sekundärstabilität:
Nach der Einheilphase wird die Stabilität des Implantates durch die abgelaufene Osseointegration mit abschließender Bildung von Lamellenknochen bestimmt. Experimentell wird die Sekundärstabilität gemessen als Drehmoment, das aufgebracht werden muss, um ein osseointegriertes Implantat aus dem Knochen auszudrehen.

19.4 Weichgewebsintegration

- Epitheliale und bindegewebige Wundheilung um ein Implantat bilden den Weichgewebsmantel zum Schutz gegen bakterielle und mechanische Angriffe am Implantat.

— Es gibt kein bindegewebiges Attachment zwischen Weichgewebe und Implantat oder dessen Suprastruktur.

— Gesundes periimplantäres Weichgewebe ist für den langfristigen Implantaterfolg genauso wichtig wie die erfolgreiche Osseointegration.

19.5   Vorbereitende orale Untersuchung

19.5.1 Systemische Faktoren

Alter:

— Knochenwachstum muss abgeschlossen sein (16–19 Jahre), ansonsten führt Implantatinsertion zu lokaler Wachstumshemmung um das Implantat.

Diabetes mellitus:

— Hyperglykämie hat negativen Einfluss auf Knochenbildung und das Knochenremodelling/Osseointegration von Implantaten.

— Mikrovaskulopathien beeinträchtigen die Wundheilung.

— HbA1c < 7% vor geplanter Implantat-OP anzustreben.

— Perioperative antibiotische Abschirmung und lokale CHX-Anwendung zur Infektionsprophylaxe.

— Diabetologisches Konsil zur präoperativen Abklärung der aktuellen Medikamenteneinstellung empfohlen.

— Keine Implantation bei fraglichem metabolischen Status des Patienten.

Raucher:

— Niedrigere Implantaterfolgsrate bei Rauchern (Aufklärung!).

— Verminderte Immunabwehr führt zu steigendem Infektionsrisiko und verschlechterter postoperativer Wundheilung.

— Höheres Risiko von:
  1. Periimplantärem Knochenverlust nach Implantatsetzung.
  2. Periimplantitisinzidenz.
  3. Verlust von Knochenaugmentaten.

— Doppelt so hohe Implantatverlustrate bei Rauchern gegenüber Nichtrauchern bei Sinuslift-Implantaten.

— Strenge Aufklärung des Patienten zur Therapiegefährdung durch das Rauchen.

— Risiko abhängig *von Packungsjahren* (Packung pro Tag mal Rauchjahre).

Schwangerschaft:
- Implantatoperationen stellen elektive Eingriffe dar und sollten deswegen erst nach der Schwangerschaft durchgeführt werden (Vermeidung von Strahlenbelastung durch Röntgenbilder, Medikamentennebenwirkungen und physischen OP-Belastungen).

Zustand nach Chemo-/Radiotherapie und Infarktgeschehen:
- Zur Vermeidung lokaler und systemischer Risiken sollte eine Rekonvaleszenzzeit von 6 Monaten vor oraler Implantation eingehalten werden.
- Rücksprache immer mit behandelndem Arzt.

Osteoporose:
- Häufigste Knochenmetabolismusstörung.
- Prävalenz von Osteoporose nimmt mit Lebensalter und bei Frauen nach Menopause zu.
- Stellt keine Kontraindikation für orale Implantation dar.
- Möglicherweise verminderte Erfolgsrate oder verzögerte Heilung bei ossären Augmentationen im Rahmen von implantologischen Eingriffen.

❶ CAVE: Genaue Evaluation der antiosteoporotischen Medikation (▶ Abschn. 16.4 »Patienten mit antiresorptiver Therapie«)

19.5.2 Lokale Untersuchung

Hartgewebe

Besonderheiten der knöchernen Alveolarfortsatz-Morphologie beim zahnlosen Kiefer:

1. Oberkiefer-Frontzahnbereich:
   - Aufgrund der vor Zahnverlust häufig nur papierdünnen vestibulären Bedeckung der OK-Frontzahnwurzeln ergibt sich nach Zahnverlust und transversaler Resorption eine reduzierte orovestibuläre Dimension des knöchernen Alveolarfortsatzes.
   - Um eine zu starke Proklination der Implantatachse zu verhindern, sollte bei der Pilotbohrung auf eine palatinale Führung des Bohrers (Steilstellung) geachtet werden. Häufig ist eine vestibuläre Augmentation erforderlich, um die optimale Implantatachse zu gewährleisten und stark abgewinkelte Implantataufbauten mit prothetischen Nachteilen zu verhindern.

2. Oberkiefer-Seitenzahnbereich:
   - Vertikale Alveolarfortsatz-Dimension ab dem ersten oder zweiten Prämolaren wird häufig durch weit ausgedehnte Kieferhöhle (Recessus alveolaris) reduziert
     → Sinusbodenelevation mit Augmentation als präimplantologische Maßnahme.
3. Unterkiefer-Frontzahnbereich:
   - Deutlich transversal reduziertes Knochenangebot.
   - Häufig messerscharfer zahnloser Alveolarkamm
     → Augmentation präimplantologisch oder simultan erforderlich.
4. Unterkiefer-Seitenzahnbereich:
   - Nach kranial besteht eine lingual konvergierende Inklination des Alveolarfortsatzes.
   - Hieraus ergibt sich ein deutlicher Unterschnitt im lingualen UK-Seitenzahnbereich (v. a. Regio 7er).

❶ CAVE: Perforation der lingualen Kortikalis im Unterkiefer nach apikal bei zu wenig lingual inklinierter Implantationsrichtung (Verletzungsgefahr der A.-facialis-Gefäße mit inneren Blutungen in den Mundboden mit konsekutiver Schwellung und Verlegung der Atemwege; Lebensgefahr!).

Knochenklassifikationen
- Makroskopische Unterscheidung:
  - Äußere dichte kortikale Knochenschicht.
  - Unter der Kortikalis liegender trabekulärer Knochen mit unterschiedlich großen Markräumen (Spongiosa).
- Knochenqualität:
  - Abhängig von Elastizität, Dichte und Architektur (= Form und Lage der Trabekel).
  - Unterliegt funktioneller (belastungsabhängiger) biomechanischer Adaptation und Vaskularisationsgrad.
- Klassifikationssysteme:
  - Lekholm/Zarb (1985, ◘ Tab. 19.1).
  - Misch (1990, ◘ Tab. 19.2) einschließlich klinische Konsequenz für Implantattherapie.
  - Vercellotti (2009).
- Berücksichtigung der knöchernen »Sandwich«-Struktur.
- Kortikalisdicke in mm: 0, 1, 2, ≥3.
- Röntgenologische Dichte des trabekulären Knochens: Hoch, mittel, gering.

■ **Tab. 19.1** Klassifikation nach Lekholm und Zarb (1985)

	Kompakta	Spongiosa	Vaskularisation	Vorkommen
1	Dicht	Wenig	Reduziert	UK-Front
2	Breit	Engmaschig	Gut	UK/OK anterior
3	Dünn	Engmaschig	Gut	OK
4	Fehlt	Weitmaschig	Gut	OK posterior

■ **Tab. 19.2** Klassifikation nach Misch (1990)

D1	Dichte Kortikalis	Gute Primärstabilität, reduzierte Blutversorgung, große Implantat-Knochen-Kontaktfläche, höhere chirurgische Komplikationsrate (Temperaturschädigung!) - UK anterior - Gute Primärstabilität (»Eichenholz«)
D2	Poröse Kortikalis	Gute Primärstabilität und Blutversorgung - UK PM – Region/OK anterior - Gute Primärstabilität (»Buchenholz«)
D3	Dünne Kortikalis Feine trabekuläre Spongiosa	Gute Blutversorgung, reduzierte Knochen-Implantat-Kontaktfläche, ggf. Implantate mit größerer Oberfläche verwenden, Knochenkondensation; Implantatanzahl maximieren - UK posterior/OK posterior - Eingeschränkte Primärstabilität (»Fichtenholz«)
D4	Feine trabekuläre Spongiosa	Geringe Primärstabilität, verminderte Knochen-Implantat-Kontaktfläche, Knochenkondensation, längere Einheilzeiten, höhere prothetische Komplikationsrate (Implantatlockerung unter prothetischer Belastung) - OK posterior - Geringe Primärstabilität (»Balsaholz«)

❶ CAVE: Knochendichte (Mineralgehalt; radiologische Bewertung durch Hounsfield-Einheiten) wird häufig fälschlicherweise mit Knochenqualität gleichgesetzt.

Weichgewebe

- Gingivaler Biotyp (Ochsenbein u. Ross 1971):
  - Dicker Biotyp:
    - Starke Bindegewebsschicht unter keratinisierter Gingiva; niedrige und breite Papillen; gut für periimplantären Verschluss; widerstandsfähiger gegen Rezessionen und periimplantäre Infektionen; gut prothetisch ausformbar in ästhetisch relevanten Zonen.
  - Dünner Biotyp:
    - Geringe Weichgewebsdicke; lange Papillen; Rezessionen nach Implantation möglich; Bindegewebsaugmentation zum Erreichen ästhetisch anspruchsvoller Ergebnisse nötig.
- Benachbartes Parodont:
  - Kompromittiertes Parodont an den Implantatnachbarzähnen (vertikaler Knochenverlust) führt zu längerer klinischer Implantatkrone und verkürzten oder fehlenden Papillen.
  - Entzündungsfreie Nachbarzähne sind Voraussetzung für Implantation.
- Breite der keratinisierten Gingiva:
  - Mindestens 3 mm keratinisiertes Band um Implantat steigert die periimplantäre Resistenz gegen Infektionen und mechanischen Muskelzug.

Okklusion

- Kontrolle des Implantatantagonisten bezüglich Supraokklusion (Elongation bei vormals fehlendem Antagonisten) und Mesioangulation.
- Vermeidung nichtaxialer Implantatbelastung durch achsengerechte Implantatpositionierung.
- Ausreichende Lückenbreite für Implantat und Suprakonstruktion (alternativ: KFO-Lückenöffnung oder rein prothetische Versorgung mittels Brücke).

Lippenlinie

- Lachlinie des Patienten bestimmt ästhetischen Behandlungsaufwand (»gummy smile«!).
- UK weniger ästhetisch anspruchsvoll als OK.

Bruxismus

- Vor Implantattherapie Bruxismusbehandlung, um Überbelastung/ Materialfraktur vorzubeugen.
- Z. T. komplexe prothetische Vorbehandlung notwendig (Bisshebung, KFO).

Anamnese des Zahnverlustes

— Hart-/Weichgewebsdefekte abhängig von Ursachen des Zahnverlustes.
— Zustand nach WSR, chronisch apikaler Parodontitis, Zysten etc.

Mundöffnung

— Vor allem für posteriore Implantationen: Ausreichende Mundöffnung
  für das Einbringen aller Implantatkomponenten und Instrumente
  muss gewährleistet sein.

19.6 Socket Preservation

— Horizontale und vertikale Dimensionen der Extraktionsalveole
  nehmen nach Zahnentfernung durch Resorptionsprozesse unterschiedlich stark ab.
— Ziel der sog. Socket Preservation ist der größtmögliche Erhalt der
  knöchernen und Weichgewebsstrukturen nach Zahnentfernung durch
  das Einbringen von Biomaterialien in die Alveole, sodass eine funktionell und ästhetisch optimale Implantatrehabilitation möglich ist
  (und ggf. aufwendige Augmentationen vermieden werden können).
— Knöcherne Veränderungen nach Zahnextraktion sind ausgeprägter
  in transversaler als in vertikaler Dimension und betreffen bukkale
  Alveolarwände mehr als linguale/palatinale.
— **Fünf Heilungsphasen der Postextraktionsalveole:**
  1. Koagulation.
  2. Nach ca. 5 Tagen: Granulationsgewebe ersetzt den Blutpfropf;
     Angiogenese.
  3. Bis zu 16 Tage: Bindegewebe (Kollagenfasern/Fibroblasten) ersetzt
     das Granulationsgewebe; epithelialer Verschluss.
  4. Apikaler Beginn der Kalzifizierung des osteoiden Gewebes;
     trabekulärer Knochen in gesamter Alveole nach etwa 6 Wochen.
  5. Vollständiger Epithelverschluss nach 4 Wochen; komplette
     Knochenauffüllung der Alveole nach 16 Wochen.
— Klassifikation von Extraktionsalveolen (Elian et al. 2007):
  — Typ I: Vestibuläre Alveolarwand und vestibuläres Weichgewebe
    befinden sich auf normaler Höhe im Vergleich zur ehemaligen
    Schmelz-Zement-Grenze des entfernten Zahnes.
  — Typ II: Vestibuläres Weichgewebe ist vorhanden, aber die vesti-
    buläre Alveolarwand fehlt teilweise nach der Extraktion.
  — Typ III: Sowohl vestibuläres Weichgewebe als auch vestibuläre
    Alveolarwand zeigen deutliche Dimensionsverluste nach Zahn-
    entfernung.

Operative Technik:

1. Extraktion:
   - Minimalinvasive/atraumatische Techniken zur Zahnentfernung sind die wichtigste Voraussetzung zur Vermeidung von alveolärem Knochenverlust.
2. Auffüllen der Extraktionsalveole mit Biomaterialien:
   - Autologer Knochen, xenogene/alloplastische Materialien.
   - Studien zeigen keine Überlegenheit eines speziellen Materiales.
3. Membranabdeckung und Wundverschluss:
   - Verhindert den Verlust des eingebrachten Biomateriales.
   - Verhindert Einwachsen von Bindegewebe und Epithel in die Extraktionsalveole.
   - Resorbierbare Materialien bevorzugt.
   - Primärer Wundverschluss wenn möglich (CAVE: Beeinträchtigung der mukogingivalen Architektur durch Verschiebeplastiken; Ästhetik!).
   - CHX-Gel/Spülung bis zum vollständigen Wundverschluss.
   - Alternativ: Freie, autogene Mukosatransplantate vom Gaumen zum Verschluss der Alveole; noch bessere Prognose haben gestielte Bindegewebstransplantate vom Gaumen.

19.7   Radiologische Diagnostik des Implantatlagers

Anhand intraoraler Aufnahmen sowie Übersichtsaufnahmen werden in der präoperativen Diagnostik zielgerichtete Untersuchungen zur Erhebung eines röntgenologischen Befundes durchgeführt. Einzelzahnaufnahmen ermöglichen eine detaillierte radiologische Bewertung des Ober- und Unterkieferfrontzahnbereiches, der in der Panoramaschichtaufnahme (OPT) aufgrund von Überlagerungseffekten der Wirbelsäule häufig ungenau dargestellt wird. Insbesondere im Oberkiefer können sich im OPT fragliche apikale Veränderungen zeigen, die die zusätzliche Anfertigung von intraoralen Aufnahmen rechtfertigen. Der Einzelzahnfilm und das OPT sind diagnostische Verfahren zur Bestimmung des vertikalen Knochenangebotes. Der Einsatz der dentalen digitalen Volumentomographie (DVT) oder der Computertomographie (CT) gibt Aufschluss über die vertikalen und horizontalen Kieferdimensionen. DVT und CT sind notwendig, wenn vor einer Sinusbodenelevation pathologische Prozesse im Sinus maxillaris ausgeschlossen werden müssen oder Underwoodsche Septen dargestellt werden sollen. Bei Gefahr der Perforation des Nasen- oder Kieferhöhlenbodens bzw. des Canalis mandibularis im Rahmen einer Implantation sollte eine präimplantologische Diagnostik mittels DVT oder CT in

Erwägung gezogen werden. Transversale Schichtaufnahmen mit Spezialprogrammen von OPT-Geräten erlauben nur eine eingeschränkte Beurteilbarkeit der genannten anatomischen Strukturen.

> **❗** In der Orthopantomographie führt der kurze Fokus-Objekt-Abstand und der relativ große Objekt-Film-Abstand zu einem Vergrößerungsfaktor von 1,2–1,35, der bei der metrischen Analyse von Panoramaschichtaufnahmen berücksichtigt werden muss.

Als Planungshilfe bieten verschiedene Hersteller Implantatumrissschablonen des eingesetzten Systemes mit unterschiedlichen Vergrößerungsmaßstäben an. Zur genauen Vermessung des vertikalen Knochenangebotes werden individuelle Messschablonen (Tiefziehschienen) oder prothetische Setups hergestellt, in denen Metallkugeln mit bekanntem Durchmesser (z. B. 5 mm) an den ausgewählten Implantatorten platziert und befestigt werden. Nach Fixierung im Munde des Patienten wird ein Orthopantomogramm erstellt, und anschließend werden der jeweilige Kugeldurchmesser (runder bis ovoider Metallschatten) sowie das vertikale Knochenangebot vom Limbus alveolaris bis zur limitierenden anatomischen Struktur (Canalis mandibularis, Kieferhöhlenboden, Nasenboden) im Röntgenbild ausgemessen. Zur Vermeidung einer Nervschädigung (Neurapraxie, Axonotmesis, Neurotmesis) sollte zwischen Implantatapex und dem Mandibularkanal ein Mindestsicherheitsabstand von 1–2 mm liegen.

Beispiel zur Bestimmung der Implantatlänge im Unterkieferseitenzahnbereich (◨ Abb. 19.1):

- Kugeldurchmesser $_{real}$: 5 mm.
- Vertikaler Kugeldurchmesser $_{Rö}$: 5,83 mm.
- Vertikale Distanz $_{Rö:\ Limbus\ alveolaris\ –\ Nervdach}$: 18,46 mm.

Die Berechnung des realen vertikalen Knochenangebotes wird nach folgender Formel berechnet:

$$\frac{Kugeldurchmesser_{real} \times Vertikale\ Distanz_{Rö:\ Limbus\ alveolaris - Nervdach}}{Vertikaler\ Kugeldurchmesser_{Rö}}$$

$$= \frac{5\ mm \times 18,46\ mm}{5,83\ mm} = 15,83\ mm$$

Es ergibt sich ein nutzbares vertikales Knochenangebot von 13,8 mm nach Subtraktion eines Sicherheitsabstandes von 2 mm zum Mandibularkanal. Unter strikter intraoperativer Einhaltung der präoperativ ermittelten Längenwerte ist eine Nervschädigung nahezu ausgeschlossen. Bei der modellierenden Osteotomie im Bereich des Limbus alveolaris muss der hieraus resultierende vertikale Knochenverlust in die Berechnung mit einbezogen werden.

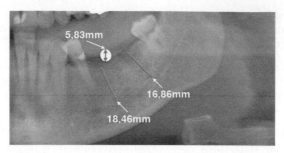

□ Abb. 19.1 Orthopantomogramm mit dem Metallschatten der Messkugel und den relevanten Distanzen: Kugeldurchmesser im Röntgenbild und vertikales Knochenangebot

❶ Aufgrund der syphonartigen Schleife des N. mentalis (»anterior loop«) ist ein Sicherheitsabstand von 3 mm mesial zum Foramen mentale unbedingt einzuhalten.

❶ Die Schleimhautdickenmessung (»bone mapping«) dient zur indirekten Darstellung des Knochenprofiles im Sägeschnittmodell. Sie ersetzt nicht eine radiologische Untersuchung in der 3. Ebene.

19.8   Implantatplanung

Die chirurgische Insertion von Implantaten erfolgt heute unter prothetischen und funktionellen Gesichtspunkten und wird primär nicht mehr durch die knöcherne Anatomie vorgegeben. Bei defizitärem vertikalen und/oder horizontalen Knochenangebot kann das Implantatlager mithilfe erweiterter operativer Techniken (augmentative Verfahren/GBR) so vorbereitet werden, dass eine chirurgisch korrigierte anatomische Ausgangssituation die Voraussetzung für die Insertion von Implantatkörpern an den für die prothetische Versorgung notwendigen Positionen im Kiefer schafft (»das Implantat ist die Extension der prothetischen Suprakonstruktion«).

Die Planung einer Implantat-vermittelten Versorgung des Kauorgans erfolgt daher nach dem Prinzip der Rückwärtsplanung (»backward planning«). Im Rahmen der eingehenden Aufklärung des Patienten wird das prothetische Ziel definiert und in der Therapieplanung sowohl die provisorische prothetische Versorgung als auch der endgültige Zahnersatz festgelegt. Indizierte parodontale, konservierende, prothetische, kieferorthopädische und chirurgische Vorbehandlungen sollten zum Zeitpunkt der implantologischen Therapie mit Augmentation und/oder Implantatinser-

◼ Tab. 19.3 Vorbehandlungen vor Implantatinsertion

Konservierend, endodontisch, parodondontal	Eindeutige Bewertung der Prognose von Nachbarzähnen vor einer definitiven Implantatplanung im Lückengebiet **unumgänglich**: Therapie von Infektionen, die von den Nachbarzähnen ausgehen und die Implantatregion mit einbeziehen könnten
Funktionell	Einschleiftherapie, additive Maßnahmen (z. B. Aufbau einer Eckzahnführung)
Kieferorthopädisch	Aufrichtung gekippter Zähne zur Erzielung eines ausreichenden mesiodistalen Knochenangebotes und einer korrekten Implantatposition
Chirurgisch	Extraktionen, chirurgische Zahnerhaltung/Zystektomien an Nachbarzähnen, augmentative Verfahren bei zweizeitigem Vorgehen

tion abgeschlossen sein (◼ Tab. 19.3). Eine erfolgreiche Implantat-chirurgische und -prothetische Therapie basiert auf einer implantologisch ausgerichteten Erhebung von Anamnese und Befund und der fallspezifischen präoperativen Diagnostik mit diagnostischem Waxup/Setup, Röntgenmess- und Bohrschablone oder 3D-gestützter Implantationshilfe.

❗ Vor dem Implantat-chirurgischen Behandlungsbeginn müssen die prothetischen Möglichkeiten objektiv bewertet werden. Es ist unabdingbar, dem Patienten im Detail Alternativlösungen mit ihren Vor- und Nachteilen vorzustellen. Im Sinne einer rückwärtsgerichteten Planung (»backward planning«) wird die ausreichende Anzahl von Implantaten und ihre genaue Position im Kiefer bestimmt.

19.9 Bohrschablone und 3D-gestützte Implantationshilfe

Eine Bohrschablone muss bei einfacher Handhabung die präoperativ festgelegte Position der Implantate während der Insertion sicherstellen. Sie ist intraoperativ nur verwendbar, wenn eine freie Sicht auf das Operationsgebiet gewährleistet ist und die Führung der jeweiligen Implantatsystembedingten Bohrinstrumente nicht eingeschränkt wird. Führungshülsen aus Metall stellen sicher, dass der Knochen während der Aufbereitung der Implantatschächte nicht mit dem Kunststoffmaterial der Bohrschablone kontaminiert wird. Die Gestaltung der Bohrschablone ermöglicht zudem eine ausreichende Kühlung des Knochens mit physiologischer Kochsalzlösung während der einzelnen Präparationsschritte.

Bei prothetischen Versorgungen in ästhetisch sensiblen Regionen, bei anatomischen Konfigurationen im Grenzbereich und bei rein Implantatgetragenen festsitzenden Totalrehabilitationen ist nach dreidimensionaler Analyse des Knochenangebotes eine 3D-gestützte Implantationshilfe empfehlenswert. Dafür ist die Anfertigung von Situationsmodellen, deren Einartikulation und die Herstellung eines Waxups im Artikulator erforderlich. Aus der Dublierung des Waxups wird eine diagnostische Schablone mit radioopaken Kronen (Setup) erstellt. Diese prothetischen und die Planungssystem-spezifischen Referenzen stellen eine Erkennung der 3D-Daten bei der Weiterverarbeitung in den zur Verfügung stehenden Planungsprogrammen sicher. Drei Gruppen von Planungssystemen werden für die Verwendung der 3D-Bilddaten angeboten, und zwar Systeme ohne Anbindung zur Schienenherstellung, Systeme zur Herstellung von Bohrschablonen und Systeme für den Einsatz der navigierten Implantatbettpräparation.

❶ Vor der DVT/CT-Bildgebung müssen die Schablonen auf ihre eindeutige Position überprüft werden. Die Position im Mund während der radiologischen Aufnahme muss mit der Position der konventionellen oder 3D-Bohrschablone während der Implantatinsertion identisch sein. Dies ist Voraussetzung für eine 1:1-Umsetzung der prothetischen Planung in die Implantat-chirurgische Durchführung mit der festgelegten Implantatposition und passgenauer Suprakonstruktion.

Indikationen für 3D-Planungsprogramme sind:
- Komplexe Implantat-prothetische Rehabilitationen mit Mehrfachimplantationen.
- Implantationen bei starker Kieferatrophie unter direkter Sichtkontrolle relevanter anatomischer Strukturen.
- Minimalinvasive Implantatinsertion mit geringer Traumatisierung von Schleimhaut und Knochen.
- Sofortprothetische Versorgungen mit Interimsimplantaten.
- Sofortprothetische Versorgungen bei komplexen Therapiefällen mit definitiven Implantaten.

19.10 Behandlungsablauf

Für den Ablauf einer geplanten Implantattherapie gelten die folgenden allgemeinen Kriterien:

1. Abklärung der Erwartungen des Patienten.
2. Anamnese: Ausschluss von medizinischen und zahnmedizinischen Kontraindikationen.
3. Intraorale Untersuchung: Abklärung der Indikation, Befunderhebung (z. B. Beschaffenheit der »attached« Gingiva, pathologische Schleimhautveränderungen), Ausschluss lokaler Kontraindikationen.
4. Bewertung des quantitativen Knochenangebotes (Form des Alveolarfortsatzes, Kieferrelationsverhältnisse).
5. Bewertung der Knochenqualität.
6. Modellanalyse, Waxup-Simulation des geplanten Implantat-gestützten Zahnersatzes.
7. Unterrichtung des Patienten über Befunde und Diagnosen.
8. Darstellung und Besprechung der Therapie und therapeutischen Alternativen mit dem Patienten.
9. Erläuterung des zeitlichen Ablaufes und der Gesamtdauer der Therapie (Therapieabschnitte: Implantat-/Augmentationschirurgie mit »Einheilzeiten«, Implantatprothetik).
10. Festlegung des endgültigen Behandlungsplanes, Erstellung eines Heil- und Kostenplanes.
11. Aufklärungsgespräch, Patienteneinwilligung.

Vor der Implantatinsertion sind alle vorbereitenden Maßnahmen abgeschlossen:
- Anamnese (allgemein und speziell), Kontraindikationen, Patientenselektion (◨ Tab. 19.4).
- Vorbehandlungen.
- Reevaluation.
- Beratung der alternativen therapeutischen Optionen: Konventioneller versus implantatgestützter Zahnersatz.
- Planung der Implantatbehandlung (Situationsmodelle, Waxup/Setup, Röntgenschiene, erforderliche Röntgenaufnahmen).

Bei der Durchführung der **allgemeinen Anamnese** werden Risikofaktoren (◨ Tab. 19.4) identifiziert, die eine absolute, relative, temporäre oder lokale Kontraindikation für einen Implantat-chirurgischen Eingriff und eine Implantat-gestützte prothetische Versorgung darstellen können. Schwere Erkrankungen des Herzens, des Kreislaufes, der Blutgerinnung, des Stoffwechsels, des Knochens und des Immunsystemes werden als hohe Risiko-

Tab. 19.4 Planung einer Implantattherapie unter Berücksichtigung allgemeinmedizinischer/medikamentöser Aspekte (nach Cacaci et al. 2006)

Erkrankungen	Medikamentöse Therapien, Bestrahlungstherapie	Risiko	Problem	Mögliche lokale Konsequenz
ASA-Klassifikation (ASA 1–5)		Physische Belastung durch den Implantatchirurgischen Eingriff?	Verantwortbarkeit eines quod vitam unnötigen Eingriffes?	Infektanfälligkeit und Stabilität des Weichgewebes (Perimukositis, Periimplantitis)? Lasteinleitung in den Knochen? Eingeschränkte Reaktivität des Knochens? Stabilität des Implantates?
Z. B. Erkrankungen des rheumatischen Formenkreises (ASA III, P3)	Kortikosteroidtherapie Sonstige immunsuppressive Therapie	Eingeschränkte Funktion der körpereigenen Abwehr?	Wundheilung?	Stabilität der Alveolarmukosa an der Pfeilerdurchtrittsstelle? Erhöhte peripiläre Infektanfälligkeit? Blutungskomplikation?
Z. B. Osteoporose, Mammakarzinom, Prostatakarzinom	Antiresorptive Therapie	Implantatdurchtrittsstellen? Ossäre Regenerationsfähigkeit?	Keimeintrittspforte?	Osteochemonekrose? - Antiresorptive Therapie
Z. B. Karzinome im Kopf-Hals-Bereich	Radiatio	Implantatdurchtrittsstellen? Ossäre Regenerationsfähigkeit?	Keimeintrittspforte?	Osteoradionekrose?

faktoren aufgefasst. Zusammen mit psychischen Störungen, Alkohol- und Drogenabusus und einer immunsuppressiven Therapie gelten sie als absolute Kontraindikationen. Unter einem allgemeinen Risikofaktor werden der schwere Diabetes mellitus, die hämorrhagischen Diathesen und Antikoagulation, die Radiatio und der Nikotinabusus angeführt. Eine lokale Infektion (z. B. Ostitis) oder eine nicht therapierte Parodontitis werden als temporäre Kontraindikation verstanden. Schleimhautalterationen (z. B. vesikuläre oder bullöse Autoimmundermatosen) gelten als lokale Risikofaktoren und werden als relative lokale Kontraindikation eingeschätzt.

Die **spezielle Anamnese** soll Aufschluss über die Motivation zur Implantattherapie und die Patientencompliance geben.

Bei der **detaillierten Planung** einer Implantattherapie sind durch Messungen und Berechnungen anhand von Modellen und Röntgenaufnahmen (Zahnfilme, Panoramaschichtaufnahmen, DVT, CT) die nachfolgenden Fragen zu beantworten:

1. Wieviel Knochenvolumen ist an den festgelegten Implantatorten vorhanden?
2. Welche augmentativen Maßnahmen (chirurgisches Augmentationsverfahren, Augmentationsmaterial) sind in welchem Umfang zur Verbesserung des Implantatlagers notwendig?
3. Welche Knochenqualität ist auf der Grundlage der vorliegenden Röntgenuntersuchungen zu erwarten?
4. Welche Implantatdurchmesser und -längen können eingebracht werden?
5. Wie viele Implantate sind aus prothetischer Sicht in welcher Kieferregion erforderlich?
6. Welche axiale Einschubrichtung muss erzielt werden?

❗ Das orovestibuläre Knochenangebot sollte mindestens 2 mm größer sein als der Kerndurchmesser des Implantates.

Vor der chirurgischen Durchführung sollten sowohl für den einfachen als auch den anspruchsvollen oder komplexen Fall folgende Faktoren bekannt sein:

- Knochenangebot
- Anatomisches Risiko
- Ästhetisches Risiko (z. B. Erwartungen des Patienten nicht erfüllt)
- Schwierigkeitsgrad des geplanten chirurgischen Eingriffes (z. B. extraorale Knochenentnahme)
- Komplikationen nach dem chirurgischen Eingriff (z. B. Morbidität an Entnahmestellen für Transplantate)
- Folgen von Komplikationen (z. B. Stabilität des Implantates gefährdet, prothetische Versorgung nicht durchführbar).

19.11 Ästhetische Aspekte bei einer Implantatversorgung

Im Rahmen einer ästhetischen Risikoanalyse sollten die Vorstellungen und Ansprüche des Patienten dokumentiert werden. Anhand der Bewertung der Lachlinie, des gingivalen Biotypes, der Breite und Höhe des Gewebes in der Lücke, der Position und Form der benachbarten Zähne, der Dimension der Lücke und der Relation des zahnlosen Alveolarfortsatzes zum Antagonisten werden anschließend dem Patienten die Möglichkeiten und Grenzen einer Implantat-getragenen Versorgung (insbesondere Gestaltung des Überganges vom Zahn zum Alveolarfortsatz) dargestellt (◘ Tab. 19.5).

❶ **Das Anspruchsprofil des Patienten**

Der »Koryphäen-Killer« (Gieler u. Augustin 2000)

Merkmale u. a.:

— Hohe Anspruchshaltung

— »Doktor-Shopping«

— Drängen nach Aktion

Empfehlungen u. a.:

— CAVE: »Sie sind der einzige Arzt, der mir helfen kann.«

— Eigene Möglichkeiten und Grenzen offen darlegen

— Zielsetzung gemeinsam formulieren und ggf. schriftlich fixieren

◘ **Tab. 19.5** »Pink Esthetic Score« (PES) (nach Führhauser et al. 2005)

Bewertung	0	1	2
Mesiale Papille	Nicht ausgebildet	Unvollständig ausgebildet	Vollständig ausgebildet
Distale Papille	Nicht ausgebildet	Unvollständig ausgebildet	Vollständig ausgebildet
Gingivakontur	Große Abweichung (>2 mm)	Abweichung innerhalb 1 mm	Keine Abweichung
Gingivakontur	Unnatürlicher Verlauf	Mäßig natürlicher Verlauf	Natürlicher Verlauf
Knöchernes Defizit	Deutlich erkennbar	Gering erkennbar	Nicht erkennbar
Farbe Gingiva	Deutlich unterschiedlich	Leicht unterschiedlich	Kein Unterschied
Textur Gingiva	Deutlich unterschiedlich	Leicht unterschiedlich	Kein Unterschied

19.12 Platform Switching und Emergenzprofil

Der anteriore Oberkiefer ist in der prothetischen Rehabilitation ein ästhetisch anspruchsvoller Bereich. Da der Platz in der apikalen Region oft eingeschränkt ist, müssen wurzelförmige Implantate eingebracht werden, die idealerweise krestal einen zahnanalogen Durchmesser aufweisen. Ästhetische Rekonstruktionen erfordern ein ausreichend dimensioniertes periimplantäres Knochenniveau, sodass eine adäquate knöcherne Abstützung für das periimplantäre Gewebe zur Verfügung steht. Entsprechend strukturierte Implantatoberflächen für den Knochen, das Epithel- und Bindegewebe im Übergangsbereich unterstützen die Ausbildung einer »naturanalogen« weichgeweblichen Ästhetik. Eine Anlagerung von Weichgewebe auf der Oberkante von Implantaten kann durch eine Verkleinerung des Durchmessers von Aufbauteilen induziert werden (»**platform switching**«). Das Weichgewebe liegt auf dem Implantat auf und erhält hierdurch bei physiologischer Belastung eine bessere mechanische Unterstützung. In ästhetisch sensiblen Kieferabschnitten müssen Implantate mit »platform switch« etwas unterhalb des krestalen Knochenniveaus eingesetzt werden, um ein der Natur entsprechendes Erscheinungsbild der Krone auf Gingivaniveau (**Emergenzprofil**) zu erreichen.

19.13 Implantatdesign

In der modernen Implantologie kommen rotationssymmetrische Implantate zum Einsatz, die aufgrund verschiedener Konstruktionsparameter klassifiziert werden können:

1. Anzahl der Implantatteile:
   - Die meisten Implantate sind zweiteilig und bestehen aus der eigentlichen Implantatschraube und dem Verbindungsteil (Abutment) zum Anschluss an die prothetische Suprakonstruktion.
   - Am Übergang zwischen Implantat und Abutment entsteht ein Mikrospalt (bakterielle Besiedlung!), der sich auf die Ausbildung der biologischen Breite am Implantat auswirkt.
   - Einteilige Implantate beinhalten das Abutment bereits als Teil der Implantatschraube.
2. Relation zur Gingiva bei Implantateinheilung:
   - Transgingivale Einheilung: Implantate mit langem, polierten Implantathals, der auf der Höhe der Gingiva oder darüber hinaus zu liegen kommt.
     → Vorteil: Keine Freilegungsoperation notwendig; gleichzeitige Stützung und Ausformung des periimplantären Weichgewebes möglich.

→ Nachteil: Keine schützende Weichteilgewebsdecke über dem Implantat bei Einheilung.

— Subgingivale (gedeckte) Einheilung: Die Implantatplattform liegt auf krestalem Knochenniveau und wird von Weichgewebe überwachsen, sodass das Implantat vor prothetischer Versorgung operativ freigelegt werden muss (kein Kontakt zur Mundhöhle während der Einheilzeit).

3. Gewinde:
   — Die meisten Implantate sind für einfache Platzierung (Eindrehen) in den vorbereiteten Knochen mit einem Gewinde versehen → hohe Primärstabilität auch in weniger dichtem Knochen (Sofortbelastung).
   — Gewindedesign wird charakterisiert durch:
     – Gewindeform.
     – Gewindesteigung.
     – Gewindegänge.
     – Gewindebreite/-tiefe.
   — Implantate ohne Gewinde werden in den vorbereiteten Knochen durch Presspassung verankert (Einklopfen).

4. Implantatgeometrie:
   — Parallelwandige Implantate besitzen bei gleichem Durchmesser größere Oberfläche als konische Implantate.
   — Konische Implantate sind der sich nach apikal verjüngenden Wurzelform nachempfunden und benötigen apikal bei der Implantatbettaufbereitung weniger Platz.

5. Übergang zum Abutment:
   — Externe Verbindung: »Männliche« Verbindung ragt aus dem Implantat heraus und dient der Abutmentstützung.
   — Interne Verbindung: Im Implantat liegende »weibliche« Verbindung dient der Aufnahme von Abutmentteilen, die im Implantat verankert werden.

6. Material:
   — Titan oder Titanlegierungen.
   — Zirkonoxid.

7. Implantatoberfläche:
   — Ziel der unterschiedlichen Verfahren zur Oberflächenvergrößerung bei Implantaten ist die Erhöhung des Knochen-Implantat-Kontaktes während der Einheilung.
   — Man unterscheidet additive und subtraktive Verfahren:
     – Additiv:
       – Titan-Plasma-Spray (TPS): Flüssige Titanpartikel werden auf die Implantatoberfläche gesprüht, wo sie kondensieren und eine aufgelagerte Schicht bilden.

– Plasma-Spray-Hydroxylapatit-Beschichtung: Kalziumphosphatauflagerung auf metallischer Implantatoberfläche.
– Subtraktiv:
– Maschinierung: Durch Fräsen wird aus einem Rohkörper die Implantatform hergestellt
– Strahlung: Bestrahlung mit Feststoffen (Siliziumoxid, Titanoxid, Aluminiumoxid).
– Ätzung: Aufrauung des korrosionsresistenten Titans mit Säuren (HCl, H_2SO_4, HNO_3, HF).
– Kombination aus Strahlen und Ätzen.
– Oxidation: Thermische oder elektrochemische Behandlung zur Vergrößerung der nativen Titanoxidschicht, die sich immer auf Reintitan oder Titanlegierungen bildet.

19.14 Kurze Implantate

Implantate mit einer Länge ≤ 8 mm und einem Durchmesser ≥ 3,75 mm werden als kurze Implantate (short implants) bezeichnet. Implantate, die kürzer als 6 mm sind, werden auch als ultrakurze Implantate bezeichnet. Eine von allen Fachgesellschaften allgemeingültige Klassifikation existiert weder für kurze noch ultrakurze Implantate (11. Expertensymposium des BDIZ EDI, Februar 2016).

▬ Indikation (v. a. im posterioren UK-Bereich): Vermeidung von vertikalen Augmentationen (→ geringere Morbidität, kürzerer Gesamtbehandlungsdauer, geringere Gesamtkosten).
▬ Keine Evidenz, dass kurze Implantate schlechtere Prognose haben als Implantate mit Standardlängen.
▬ Große Implantatoberfläche ist wichtige Voraussetzung für klinische Langzeitresultate.
▬ CAVE: Kontamination der rauen Implantatoberfläche von kurzen Implantaten resultiert in vergleichsweise schnellem Implantatverlust.
▬ Optimaler Lagerknochen für kurze Implantate ist von hoher Knochendichte und gut vaskularisiert.
▬ Im Seitenzahnbereich wenn möglich mehrere kurze Implantate setzen und diese über die Suprakonstruktion verblocken.
▬ Große Implantatdurchmesser (≥4 mm) verwenden, um Implantat-Knochen-Kontakt zu erhöhen.
▬ Einheilzeiten: 4–6 Monate.
▬ Zweizeitiges Vorgehen (gedeckte Einheilung) wird bevorzugt.
▬ Genaue okklusale Belastungsanalyse als Voraussetzung für Therapie mit kurzen Implantaten (Bruxismus!).

❗ — Insertion von kurzen Implantaten kann zu einem erfolgreichen
Therapieergebnis führen
— Die Insertion kurzer Implantate sollte nur in ortsständigem
Knochen erfolgen
— Ästhetische Aspekte sind kritisch zu bewerten
— Auch beim Einsatz kurzer Implantate sollten die längstmöglichen
zur Anwendung kommen
— Fragen zum periimplantären Knochenabbau bzw. zu periimplan-
tären Entzündungen an kurzen Implantaten sind nicht endgültig
geklärt
— Aufklärung über therapeutische Alternativen (Augmentations-
möglichkeiten) sind geboten

19.15 Prinzipien der Schnittführung

Die Schnittführung im Bereich der oralen Mukosa/Gingiva berücksichtigt
die Gefäßversorgung. Sie muss durch die Gestaltung des Mukoperiost-
lappens nach Möglichkeit gut erhalten werden. Verschiedene arterielle
Gefäßzweige versorgen in der oralen Mukosa ganz bestimmte Sektoren
(Piehslinger et al. 1991):
— Jeweils die rechte und linke Hälfte des harten Gaumens.
— Die vestibuläre freie Gingiva im Bereich der oberen Molaren und
Prämolaren.
— Jeweils die rechte und linke Hälfte der sublingualen Mukosa.

Die Hauptrichtung der versorgenden Gefäße erstreckt sich von posterior nach
anterior, wobei die Hauptgefäße parallel zum Alveolarkamm im Vestibulum
verlaufen. Die Kammregion wird im zahnlosen Zustand durch eine avasku-
läre Zone ohne überkreuzende Anastomosen bedeckt (Kleinheinz et al. 2005).
Für Schnittführungen empfiehlt sich daher folgende Vorgehensweise:
— Entlastungsschnitte sollten nur an der anterioren Grenze der
gesamten Inzisionslinie durchgeführt werden.
— Vermeidung von Inzisionen, die den Alveolarkamm überkreuzen.

Inzisionen und Präparationen müssen atraumatisch erfolgen, um die Zir-
kulation so wenig wie möglich zu beeinträchtigen. Bei der Empfehlung für
Schnittführungen müssen drei unterschiedliche Regionen und Übergänge
beachtet werden:
— In zahnlosen Bereichen der **krestale Anteil**.
— Am Übergang vom zahnlosen zum bezahnten Kieferanteil die
Papillenregion.

— Im Bereich des anterioren und posterioren Schnittendes die **Entlastungsregion**.

Im zahnlosen Bereich ist der Alveolarkammschnitt in der avaskulären Zone die Inzision der Wahl. Im Frontzahngebiet sollte wegen der Ästhetik nur eine marginale Schnittführung erfolgen. Vestibuläre Entlastungsschnitte bergen das Risiko, ästhetisch definierte Bereiche nicht an deren Grenzen, sondern schräg zu durchtrennen. Wenn ein Entlastungsschnitt unumgänglich wird, sollte er nur am anterioren Ende der Gesamtschnittführung ausgeführt werden. In der Regel gewährleistet die anteriore Inzision einen ausreichenden Überblick auf das OP-Gebiet. Über die Periostschlitzung ist zudem eine hinreichende Mobilisierung des Mukoperiostlappens möglich. Aus diesem Grund ist der Trapezlappen mit einem anterioren und einem posterioren Entlastungsschnitt nur noch in wenigen Fällen unvermeidlich. Bei der marginalen Schnittführung wird die Papille in die Inzision mit einbezogen, schonend (z. B. mit einem Papillenretraktor) abgelöst und bei der Wundversorgung mit mikrochirurgischem Instrumentarium und Nahtmaterial readaptiert (z. B. mit der Interdentalnaht nach Laurell). Mit einer parallelen Schnittführung zum Alveolarfortsatz im Bereich des Vestibulums kann die marginale Gingiva unverändert belassen werden. Ohne Entlastungsschnitte ist dann eine tunnelierende Präparation auf den Alveolarfortsatz möglich.

❗ Für die Wahl der Inzisionslinie ist die Kenntnis über den Verlauf der Gefäße und deren Versorgungsgebiete maßgeblich. Der Erhalt des Weichgewebes ist nach der Wundversorgung von einer ungestörten Zirkulation abhängig.

19.16 Präparation des Implantatbettes

Die Insertion von Implantatkörpern erfolgt systemspezifisch nach vorgegebenen Protokollen. Bei der Knochenglättung, der Lagerpräparation und beim Gewindeschneiden sind unbedingt die angegebenen Umdrehungszahlen für die jeweiligen Bohrvorgänge einzuhalten.

Eine komplikationslose Implantatchirurgie erfolgt unter
— Einhaltung der Regeln für Hygiene und Asepsis.
— Vermeidung einer möglichen Überhitzung des Knochens durch eine zu hohe Umdrehungszahl, unzureichende Kühlung und eines zu hohen Druckes beim Fräsvorgang.
— Verwendung von scharfen Bohrinstrumenten.
— Genauer Tiefenmessung nach jeder einzelnen Implantatlagerpräparation.
— Vermeidung des Verkantens des Implantatkörpers bei der Insertion.

❗ Die Darstellung des Implantatgebietes durch schonende Präpara-
tion der Weichgewebsstrukturen, die sorgfältige Adaptation der
Wundränder, die Instruktion des Patienten über das postoperative
Verhalten (Mundhygiene, Medikationen) und mehrfache postopera-
tive Kontrollen sind weitere Voraussetzungen für eine erfolgreiche
Osseointegration.

19.17 Sofortimplantation

— Im Gegensatz zur verzögerten Implantation (traditionelles chirur-
gisches Protokoll: Wartezeit vor Implantation von etwa 8 Wochen
nach Zahnextraktion) erfolgt bei der Sofortimplantation die
Implantatinsertion in der gleichen Sitzung wie die Entfernung des
Zahnes.
— Studien zeigen vergleichbare Implantatüberlebensraten wie bei ver-
zögerter Implantation.
— Vorteil: Verkürzung der Gesamtbehandlungsdauer und weniger
chirurgische Eingriffe.
— Nachteil:
    — Schwierige Weichteildeckung über Extraktionsalveole.
    — Technik-sensible OP-Verfahren (schwierig zu erreichende Primär-
    stabilität und prothetisch optimale Positionierung).
    — Häufig gleichzeitige Augmentationen nötig (Kosten!).
    — Erhöhtes Infektionsrisiko.
    — Höheres Rezessionsrisiko.
— Indikationen:
    — Zahnentfernung ohne Infektionen.
    — Traumatischer Zahnverlust bei erhaltenem Alveolarfortsatz.
— Kontraindikationen:
    — Fehlende Knochenwände um das Implantat.
    — Fehlende Primärstabilität.
    — Akute apikale Infektionen.
    — Weichgewebserhalt ist bei Sofortimplantation NICHT besser als
    bei verzögerter Implantation.

❗ CAVE: Keine signifikanten Unterschiede bei interproximalem
Knochenverlust zwischen Sofort- und verzögerter Implantation;
Sofortimplantation verhindert Knochenverlust NICHT.

— Chirurgische Besonderheiten:
    — Bei Implantatpositionierung soll die Breite des bukkalen Knochens
    2 mm nicht unterschreiten.

- Vertikale Positionierung 3 mm apikal der Schmelz-Zement-Grenze der benachbarten Zähne.
- Bei oberen Frontzähnen: Palatinal geführte Implantatbohrung in der Extraktionsalveole verhindert zu weit bukkal liegende Implantatschulter (ästhetisch-funktionelle prothetische Rehabilitation).
- Bei zweiwurzeligen Prämolaren erfolgt die Implantatverankerung entweder im interradikulären Septum oder in der palatinalen Alveole.
- Bei Oberkiefermolaren mit drei Wurzeln eingeschränkte Primärstabilität von Sofortimplantaten → besser verzögerte Implantation.
- Bei Unterkiefermolaren Implantatverankerung im interradikulären Septum.
- Da der Alveolardurchmesser nicht kreisrund ist, ergibt sich ein Spalt (»jumping gap«) zwischen Implantat und Alveolarwand → Auffüllung (autolog/xenogen) bei ≥2 mm empfohlen.

19.18 Freilegung

- Notwendig bei zweizeitigen, geschlossen einheilenden Implantatsystemen.
- Ziel: Eröffnung der bedeckenden Weichteilschicht, Entfernung der Verschlussschraube des Implantates, Einsetzen des Gingivaformers zur Ausformung eines straffen, bindegewebigen entzündungsfreien periimplantären Weichgewebes.

Techniken
1. Resektion:
   - Bei ausreichend breiter Zone periimplantärer keratinisierter Gingiva (min. 3 mm) erfolgt Schleimhautstanzung oder Resektion mittels Skalpell oder Laser (CAVE: Nicht elektrochirurgisch wegen Funkenschlag auf das Implantat und somit Gefährdung der Osseointegration).
2. Spreizung:
   - Bei schmaler Breite der keratinisierten Gingiva Inzision mittels Skalpell und anschließende Schleimhautspreizung.
   - Nahtfixierung (mesial/distal) nach Einbringen des Gingivaformers.
3. Verschiebelappen:
   - Zur Verbreiterung der keratinisierten Gingiva erfolgt zusätzlich zur krestalen Inzision über dem Implantat ein jeweils mesialer und distaler vertikaler Entlastungsschnitt in die bewegliche vestibuläre Mukosa.

— Apikales Verschieben des reinen Mukosalappens.

— Fixierung mit Einzelknopfnähten an den vertikalen Entlastungs-
schnitten und Befestigung des koronalen Randes mit Einzelknopfnähten an dem freigelegten Periost.

— Die freie Wundfläche epithelisiert im Zeitraum von etwa 2 Wochen.

4. In Kombination mit Weichgewebsaugmentationen (▶ Abschn. 19.18.1,
▶ Abschn. 19.18.2):

— Eine optimale periimplantäre Schleimhaut ist keratinisiert, dick,
nicht beweglich.

— Vorteile: Schutz vor mechanischer Verletzung und Infektion;
Rezessionsschutz; einfache Plaque-Kontrolle; Widerstand vor
Bändchen- und Muskelzug; natürliche Ästhetik.

19.18.1   Generelle chirurgische Prinzipien zur Trans-
plantation von Weichgewebsaugmentaten

Ausreichende Größe des Transplantates:

— Vollständige Augmentation der Empfängerregion wird gewährleistet.

— Ausreichende periphere Versorgung des Transplantates durch Diffusion.

Ausreichende Dicke des Transplantates:

— Min. 2 mm, so dass initiale, oberflächliche Nekrose des Transplantates (fehlende Gefäßversorgung!) genügend Gewebe übrig lässt,
welches als Matrix für die von der Peripherie einsetzende Epithelisierung dienen kann.

Ausreichende Vaskularisation der Empfängerregion:

— Das freie Transplantat wird zunächst durch Diffusion ernährt; mit
zunehmender Heilung sprießen Kapillaren von der Empfängerbasis
ins Transplantat.

— Ausreichende Transplantatadaptation und -fixierung:
→ Bildung eines Koagulums zwischen Transplantat und Empfänger-
bett soll verhindert werden.
→ Voraussetzung hierfür: Gleichmäßige Transplantatdicke, manuelle
Kompression (NaCl-getränkter Tupfer) auf das Transplantat, sichere
Nahtfixierung (an Periost und umgebener keratinisierter »attached«
Gingiva).

Zeitpunkt:

— Am häufigsten: Gleichzeitig mit Implantatfreilegung.

— Vor/gleichzeitig mit Implantation.

— Nach prothetischer Versorgung.

19.18.2 Spezielle chirurgische Techniken der Weichgewebsaugmentation

Verbreiterung der keratinisierten Gingiva mit freiem Schleimhauttransplantat (FST) vom Gaumen

- Lang etablierte und zuverlässige Technik (analog der Rezessionsdeckung am natürlichen Zahn).
- Am besten vor (8–12 Wochen) Implantation → verhindert Wunddehiszenzen und Exposition der Abdeckschraube nach Implantation.
- Faustregel: FST vor Implantation, wenn keratinisierte Gingiva <3 mm oder Alveolarfortsatzhöhe <10 mm.
- Alternativ: Min. 8–12 Wochen nach Abutmenteinsetzen, um funktionelle Weichgewebsdefekte um die finale Implantatsuprakonstruktion zu therapieren.
- Chirurgisches Vorgehen:
  - Präparation des Empfängerbettes vor Transplantation.
  - Horizontale Inzision leicht koronal zur späteren Augmentationsgrenze.
  - Vertikale Entlastungsinzisionen mesial und distal zur U-förmigen vestibulär gestielten Umschreibung des Augmentationsgebietes.
  - Streng supraperiostale Präparation des Mukosalappens, der an der Basis abgetrennt und entfernt wird, um Faltenbildung basal des Augmentates zu verhindern (alternativ: Apikale Verschiebeplastik des Mukosalappens; z.B. bei Alveolarkammatrophie).
  - Entfernung der am freigelegten Periost anhaftenden Epithel-, Bindegewebs- und Muskelreste (Gingivaschere).
  - Präparation der Entnahmeregion: Bevorzugt im Bereich der oberen Prämolaren/Molaren am Gaumen (alternativ: Tuber maxillae); Exzision eines »full-thickness flaps« (Epithel und Lamina propria; CAVE: Periost und submuköse Fettschicht werden nicht exzidiert und verbleiben auf dem Knochen) von Empfängerbett-kongruenter Größe.
  - Nahtbefestigung in der Empfängerregion sorgt für Immobilisation des Transplantates.
  - Exakte Randadaptation des Transplantates beachten.
  - Druckapplikation mittels NaCl-Tupfer zur Vermeidung der Unterblutung des Transplantates.
  - Ggf. Anlegen eines Zahnfleischverbandes.
- Heilung von freien Transplantaten:
  - Initiale Phase (0–3 Tage):
    - Exsudat zwischen Empfängerbett und Transplantat.
    - Ernährung des Transplantates durch Diffusion.

— Revaskularisierung (3–14 Tage):
  – Anastomosen zwischen Gefäßen von Transplantat und Empfängerbett.
  – Wiederaufnahme der Zirkulation in bestehenden Gefäßen des Transplantates.
  – Kapillarproliferation in das Transplantat.
  – Fibröse Verbindung zwischen Transplantat und Empfängerbett.
  – Epithelisierung des Transplantates von den Rändern des Empfängerbettes her.
— Maturation (14–45 Tage):
  – Gefäßreduktion im Transplantat.
  – Epitheliale Keratinisierung.

Rolllappen

— Für kleine vestibuläre transversale Weichgewebsdefizite bei Implantatfreilegung.
— Krestal über dem Implantat gestielter Splitflap wird unter dem palatinalen Epithel präpariert und am palatinalen Rand mit Periost vom Knochen gelöst.
— Einrollen des palatinalen epithelfreien Bindegewebslappens unter die vestibuläre Gingiva (die hierzu taschenförmig präpariert wird) und Nahtfixierung.
— Einsetzen des Gingivaformers und Adaptation der so augmentierten Gingiva mittels Naht.

Freies subepitheliales Bindegewebstransplantat (BGT)

— Vor/während/nach Implantation möglich.
— Auch mehrfach möglich zur Behandlung größerer Defekte (im Abstand von 8–12 Wochen).

Arten der chirurgischen Vorbereitung des Empfängerbettes
Geschlossener Zugang

— Envelope-Technik.
— Präparation einer supraperiostalen Tasche im Rezessionsumfeld zur besseren Ernährung des Transplantates.
— Ausdehnung etwa 3-mal so breit wie eigentlich exponiertes Implantatteil.
— Vorsichtiges Unterminieren der Schleimhaut ohne Perforation der Mukosa.
— BGT-Entnahme vom Gaumen (▶ unten), Trimmung und Größenanpassung an das Empfängerbett.
— Einschieben des Transplantates in die supraperiostale Tasche.

- Apikale Sicherung des Transplantates mit Matratzennaht.
- Koronale Sicherung mit Einzelknopfnähten, die durch das Transplantat und die Aproximalräume verlaufen.
- Wegen des taschenartigen Zuganges kann eine vollständige Deckung des Transplantates nach koronal nicht erreicht werden (Ziel ist allerdings eine mindestens Zweidrittelabdeckung des Transplantates).
- NaCl-Tupfer zur Druckapplikation für 10 min.

Offener Zugang
- Präparation eines vestibulär gestielten Splitflaps in Trapezform.
- Horizontale Schnittführung auf Höhe der späteren Augmentationsgrenze.
- Vertikale Entlastungsschnitte bis weit über die mukogingivale Grenzlinie hinaus.
- Benachbarte Papillenoberflächen werden deepithelisiert.
- Fixierung des BGT auf dem freigelegten Periost und koronale Sicherung um das Implantat herum mittels resorbierbaren Einzelknopfnähten.
- Außerdem seitliche und apikale Nahtfixierung des BGT.
- Überdeckung des nahtgesicherten BGT mit dem gestielten Mukosalappen, der nach koronal verschoben wird.
- Laterale Nahtfixierung des Verschiebelappens im Bereich der deepithelisierten Papillen.
- Zum Abschluss Nahtfixierung im Bereich der vertikalen Entlastungen.

Transplantatentnahme
- Ausmaß des Transplantates hängt von Größe und Form des Gaumens ab (je höher der Gaumen, desto größer das Transplantat in apikokoronaler Länge).
- Vollschichtige gebogene Inzision 3 mm apikal des palatinalen Gingivarandes in Höhe der oberen Prämolaren bis zum zweiten Prämolaren.
- Leichte Anschrägung dieser Inzision ergibt bessere Deckung beim späteren Adaptieren der Wundränder (geringere Morbidität!).
- Ausgehend von dieser Inzision: Subepitheliale Unterminierung (Tiefe ca. 1 mm) parallel zur äußeren Oberfläche der Gaumenschleimhaut in Richtung Gaumenmitte im Sinne einer rechteckigen Tasche.
- Mesiale/distale und koronale Umschneidung des unterliegenden Bindegewebes und Periostes legt den Umriss des BGT fest.
- Subperiostale Anhebung des Periostbindegewebes und apikale Inzision zur Lösung des Transplantates aus der rechteckigen Tasche.
- Lagerung des Transplantates in physiologischer Kochsalzlösung.
- Trimmung des Transplantates (gleichmäßige Dicke; Entfernung Epithelreste/Drüsen- oder Fettgewebsanteile).

Gefäßgestielter interponierter Periostbindegewebslappen

— Zur transversalen (und vertikalen) Weichgewebsaugmentation im Bereich anteriorer Oberkieferimplantate.

— Anterior-palatinal gestielter Bindegewebsstreifen aus dem Gaumen wird nach subepithelialer Präparation über die distale Kante der zu augmentierenden Frontzahnlücke in die Empfängerregion rotiert und zwischen Periost und Mukosa des vestibulär präparierten Splitflaps positioniert.

— Großvolumige Weichteilaugmentationen im ästhetisch anspruchsvollen Frontzahnbereich in einer Sitzung.

— Chirurgisches Vorgehen:
    — Zuerst Präparation der Empfängerregion mittels vestibulärem Splitflap (angeschrägte und kurvilineare Schnittführung).
    — Die mesiodistale Inzision auf dem Kieferkamm in der Zahnlücke wird nach palatinal mit kurzen vertikalen Entlastungen erweitert.
    — Von der distalen vertikalen Entlastung geht die weiterführende subepitheliale Schnittführung aus, die 2 mm entfernt und parallel zum palatinalen Gingivasaum bis zum distalen Ende des zweiten Prämolaren verläuft.
    — Wie bei der Gewinnung eines freien BGT wird beginnend von distal das Transplantat gehoben, welches die Form eines nach anterior offenen Rechteckes hat, indem die langen Seiten (paramarginal und apikal) und die distale kurze Seite (vertikale Inzision auf Höhe des zweiten Prämolaren) scharf bis auf den Knochen inzidiert werden.
    — Rotation des Transplantates in die Empfängerregion und laterale sowie apikale Nahtfixierung auf dem vestibulären Periost.
    — Überdeckung des fixierten Transplantates mittels vestibulär gestieltem Mukosalappen im Sinne einer koronalen Verschiebeplastik.

19.19 Periimplantitis

Bakterielle Infektionen mit entzündlicher Infiltration des periimplantären Weichgewebes ohne Mitbeteiligung des periimplantären Knochens werden als periimplantäre Mukositis bezeichnet. Als Periimplantitis (richtiger: Periimplantäre Entzündung, weil sich das Implantatmaterial nicht entzünden kann) wird eine entzündlich bedingte ossäre Komplikation um einen Implantatkörper definiert, bei der ein progressiver Knochenverlust auftreten kann. Entsprechend der periimplantären Defektausbildung werden horizontale, schüsselförmige, trichterförmige und spaltförmige Defekt-

◨ Tab. 19.6 Diagnose Mukositis und Periimplantitis (nach Renvert et al. 2007)	
Perimukositis	BOP +, kein Knochenverlust, Pseudotasche
Periimplantitis superficialis	BOP +, Knochenverlust, PPD <6 mm, Suppuration
Periimplantitis profunda	BOP +, Knochenverlust, PPD >6 mm, Suppuration

BOP Blutung auf Sondierung (»bleeding on probing«), *PPD* Taschentiefe bei Sondierung (»probing pocket depth«)

konfigurationen beschrieben. In der Ätiologie der Periimplantitis werden mikrobielle, biomechanische und kofaktorielle Ursachen genannt. Die Diagnose einer periimplantären Mukositis kann mithilfe klinischer Parameter gestellt werden, während die Diagnostik der Periimplantitis eine radiologische Untersuchung erfordert (◨ Tab. 19.6).

Die klinische Bewertung des periimplantären Weich- und Hartgewebes erfolgt über die Bestimmung des klinischen Attachment-Levels, der sich aus der Addition der Werte für die Sondierungstiefe (»probing depth«, PD) und der Distanz von der Implantatschulter zum marginalen Rand (DIM) berechnen lässt (Buser 1990). Die Implantatmobilität (IM) kann mithilfe eines Perkussionstestes (Adell 1985), der Periotestmessung (Derhami et al. 1995; Meredith 1998) oder über die Resonanzfrequenzmessung (Meredith et al. 1996) bewertet werden. Die Effektivität der Implantatpflege wird über für die Implantologie modifizierte Indices, wie den Plaqueindex (PLI) und den Sulkusblutungsindex (SBI), ermittelt.

An dentalen Implantaten müssen regelmäßig klinische und radiologische Nachuntersuchungen durchgeführt werden, um über die frühzeitige Diagnose Periimplantitis das Fortschreiten der Erkrankung möglicherweise aufhalten zu können. Die Indikation für eine nichtchirurgische Therapie oder eine chirurgische Intervention unter visueller Kontrolle wird durch die diagnostischen Werte bestimmt. Das Therapieziel besteht in der Beseitigung der Infektionsursachen zur Unterbindung einer weiteren Progression der Entzündung. Die Unterbrechung des weiteren Knochenabbaues soll letztlich den Verlust eines Implantates verhindern. Die Optimierung der Plaquekontrolle durch den Patienten zielt klinisch auf eine Abnahme der Blutungswerte und der Sondierungstiefen.

19.19.1 Therapiemöglichkeiten

Im Rahmen von nicht chirurgischen Therapien werden mechanische, physikalische/elektrophysiologische und chemische Methoden eingesetzt.

Mechanische Therapie

Die mechanische Biofilmentfernung kann mit Scalern und Küretten aus Kunststoff oder Titan durchgeführt werden. Kunststoffinstrumente schonen die Implantatoberfläche im Vergleich zu den Titaninstrumenten mehr, aber der durch den Abrieb auf der mikrorauen (»zerklüfteten«) Oberfläche entstehende Debris bleibt möglicherweise in der Tasche liegen. Mit Titaninstrumenten können sehr harte und feste Beläge wirksamer entfernt werden, wobei Kratzer auf der Titanoberfläche nicht ausgeschlossen werden können. Strukturbedingt können aufgeraute Titanoberflächen mit Handinstrumenten nicht vollständig gereinigt werden. Modifizierte Ultraschallsysteme sind mit carbonfaserverstärkten Arbeitsenden ausgestattet, um bei effizienter Entfernung des Biofilmes die Oberfläche der Titanimplantate vor Verkratzungen zu schützen. Bei diesen Systemen verlangt die Aerosolbildung eine permanente und konzentrierte Absaugtechnik.

Moderne Pulverstrahlgeräte mit niedrigabrasiven Pulverpartikeln werden auch im subgingivalen Bereich eingesetzt. Die Partikel, deren Größe 25 µm beträgt, bestehen aus einer essenziellen Aminosäure, einem wasserlöslichen Glycin, das bei Verbleib in einer Tasche keine Infektionsgefahr birgt. Bei Taschentiefen ab 4 mm ermöglichen schmalere Aufsätze die horizontale Umlenkung des Pulverstrahles. Um die Ausbildung von Emphysemen einzuschränken, wird der Druck abgesenkt, wenn der Pulverstrahl in einem Winkel von 120 Grad eingesetzt wird.

Physikalische/elektrophysiologische Therapie

Bei der Laserbehandlung von periimplantären Infektionen wird der Einsatz eines Er:YAG-Lasers empfohlen, weil er gegenüber dem CO_2-Laser weniger Temperatursteigerung aufweist. Nach heutigen Erkenntnissen zeigt die Lasertherapie gegenüber anderen Dekontaminationsverfahren keine höhere therapeutische Wirksamkeit. Sowohl unter nichtchirurgischem als auch unter chirurgischem Zugang konnte im Vergleich zum Einsatz mit Plastikküretten und zur Oberflächenreinigung mit Wattepellets und steriler Kochsalzlösung keine Überlegenheit der Laseranwendung bezüglich »Heilung«, Blutung auf Sondierung (BOP, »bleeding on probing«) und Knochenverlust(CAL)-Werten nachgewiesen werden (Meyle 2012; Schwarz et al. 2012). Bei der photodynamischen Therapie werden photosensitive Farbstoffe aufgetragen, die nach Bestrahlung mit einem entsprechenden Laserlicht (I=906 nm) bakterizid wirken sollen.

Chemische Therapie

Bei der chemischen Therapie werden Antiseptika (z. B. Chlorhexidindigluconat, Natriumhypochlorid, Wasserstoffperoxid, Zitronensäure) eingesetzt. Sie reduzieren die Keimbelastung nur unter gleichzeitiger mechanischer Reinigung, weil sie den Biofilm in der Regel nicht vollkommen durchdringen können. Eine lokale Antibiose (z. B. mit Doxycyclin) kann in Kombination mit mechanischer Reinigung und chemischer Desinfektion eine periimplantäre Therapie bei tief reichenden Defekten wirksam unterstützen. Auf der Grundlage der heutigen wissenschaftlichen Datenlage ist eine lokale oder systemische Gabe von Antibiotika nicht zwingend indiziert.

Chirurgische Therapieoptionen

Die Indikation zu einer regenerativen oder resektiven chirurgischen Therapie liegt vor, wenn

- trotz vorgeschalteter nichtchirurgischer Behandlung Sondierungstiefen von mehr als vier Millimetern bestehen bleiben und
- unter einem marginalen Knochenabbau von über zwei Millimetern das »bleeding on probing« oder die Suppuration andauern.

Nach Bildung eines Mukoperiostlappens für den chirurgischen Zugang werden bei einer moderaten bis fortgeschrittenen periimplantären Läsion ein Debridement, die Dekontamination der Implantatoberfläche und zusätzlich eine Antibiose empfohlen.

Der OP-Ablauf kann in drei Stufen eingeteilt werden:
- Mechanische Entfernung des entzündeten periimplantären Granulationsgewebes mit Küretten, Ultraschallscalern oder Titanbürsten.
- Dekontamination der Implantatoberfläche mit Pellets, die zuvor in steriler Kochsalzlösung bzw. Antiseptika getränkt werden oder mittels Pulverstrahl- oder Laseranwendung.
- Einbringen von Knochenersatzmaterial in die gereinigten Defekte zur Stabilisierung und Abdeckung mit einer resorbierbaren Membran.

Die regenerative Therapie ist bei 3- bis 4-wandigen Defekten der Therapieversuch der Wahl, während 1- bis 2-wandige Defekte die Indikation für eine resektive Behandlung darstellen. Zur Unterstützung der chirurgischen Therapie werden die orale Einnahme mit einer Kombination aus Amoxicillin (z. B. 3× 500 mg/Tag) und Metronidazol (z. B. 3× 400 mg/Tag) und eine adjuvante CHX-Spülung (0,2 %, 2×/Tag) empfohlen (Heitz-Mayfield et al. 2012). Eine Regeneration des knöchernen Lagers ist mit einer antimikrobiellen Therapie nicht erreichbar. Die antibiotische Therapie ermöglicht keine Oberflächendekontamination, und es ist die Gefahr einer potenziellen Resistenzentwicklung von Keimen bei wiederholter Anwendung nicht zu unterschätzen. Bei erfolgloser Therapie mit rezidivierenden Verläufen oder ästhetisch sehr unbefriedigendem Ergebnis ist die Indikation für eine Explantation gegeben.

Implantatplastik

Eine weitere Therapieoption besteht in der Dekontamination der Implantatoberfläche mit Polierbohrern (Schwarz et al. 2011; Wiltfang et al. 2012). Die möglicherweise hieraus resultierende geringere Widerstandskraft des Implantatkörpers sollte berücksichtigt werden.

❶ Bis heute liegt kein Behandlungsprotokoll vor, das als Goldstandard in der Therapie pathologischer periimplantärer Veränderungen angesehen werden kann (Esposito et al. 2012).

❶ Die Therapie der periimplantären Mukositis besteht aus einem nicht operativen mechanischen Débridement und einer äußerst sorgfältigen Plaquekontrolle insbesondere durch den Patienten.

Nach heutigem Wissenstand sollten folgende Aspekte bei der Therapie von periimplantären Defekten Berücksichtigung finden:

- Unter Bildung eines Mukoperiostlappens als Zugang zum Defekt und systemischer Antibiose werden ungefähr drei Fünftel der Entzündungsverläufe **zum Stillstand** gebracht (Claffey et al. 2008).
- In vielen Fällen ist bei Patienten mit einem Knochenabbau von bis zu vier Millimetern eine periimplantäre Therapie wirksam. Ein **anhaltendes Entzündungsgeschehen** wird ab einem Knochenabbau von fünf Millimetern beobachtet (Serino u. Turri 2011).
- Eine **vollständige periimplantäre Defektregeneration** unter einer gesteuerten Knochenregeneration wird in etwa einem Zehntel der Fälle beobachtet (Sahrmann et al. 2011).

19.20 Kieferkammatrophie

19.20.1 Grundlagen der Kieferkammatrophie

Definition und Ursachen der Alveolarkammatrophie siehe ▶ Abschn. 11.10 »Ambulante präprothetische und kieferorthopädische Eingriffe«.

Vier Monate nach Zahnverlust beginnen zunächst ein transversaler, später auch vertikaler Abbau des Kieferkammes. Die Resorptionsrate verläuft im ersten Jahr am stärksten und erstreckt sich mehr auf den Unter- als auf den Oberkiefer.

Die Klassifikation nach Cawood und Howell (▶ Abschn. 11.10 »Ambulante präprothetische und kieferorthopädische Eingriffe«) beschreibt diesen

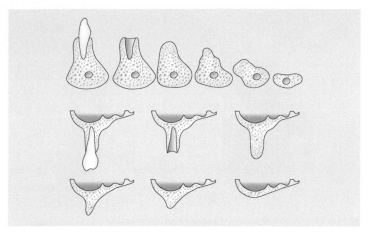

▣ Abb. 19.2 Horizontale und vertikale Resorption des Unter- und Oberkiefers nach Cawood und Howell (1988, anfangs vornehmlich horizontale Knochenresorption, darauf folgende vertikale Knochenresorption)

physiologischen Abbau, welcher über verschiedene Stufen verläuft, sehr gut (▣ Abb. 19.2):

- Klasse I: Bezahnter Kiefer.
- Klasse II: Unmittelbar nach Extraktion.
- Klasse III: Abgerundeter Alveolarfortsatz mit adäquater Höhe und Breite.
- Klasse IV: Scharfkantiger Alveolarfortsatz mit adäquater Höhe aber ungenügender Breite.
- Klasse V: Abgeflachter Alveolarfortsatz mit inadäquater Höhe und Breite.
- Klasse VI: Total atrophierter Alveolarfortsatz mit Verlust des basalen Kieferknochens.

> Das exakte anatomische Ausmaß der Kieferkammatrophie ist nur mittels dreidimensionaler Röntgentechnik, am sinnvollsten durch ein DVT bestimmbar.

Bei Vorliegen einer Kieferkammatrophie diente die klassische präprothetische Chirurgie dazu, die Retention von schleimhautgetragenen Prothesen zu verbessern. Mit diesen Verfahren konnten allerdings nur die Symptome gemildert, die Ursachen der Atrophie jedoch nicht kausal angegangen werden. Die Atrophie des Kieferkammes bestand weiter und zeigte sich häufig progredient.

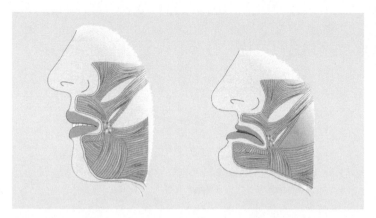

🔲 **Abb. 19.3** Zentripetale Knochenresorption im Oberkiefer und zentrifugaler Knochenschwund im Unterkiefer führen zu ungünstiger sagittaler und horizontaler Kieferrelation mit zunehmendem Abstand der Kieferbasen und Pseudoprogenie

Der Wiederaufbau des Kieferkammes und der Einsatz der überlegenen Verankerungsmöglichkeit mit Implantaten haben die klassische präprothetische Chirurgie weitestgehend verdrängt.

🔲 Abb. 19.3 stellt die klassische zentripetale Atrophie im Oberkiefer und die zentrifugale Atrophie im Unterkiefer mit ihrer Auswirkung auf das Weichgewebe dar.

Durch den Rückgang der knöchernen Unterlage nimmt die straff damit verbundene keratinisierte Gingiva ab, was zur Bildung von fibromartigen Schleimhautwülsten (Schlotterkamm) insbesondere in der Oberkieferfront führen kann.

Für eine langfristig erfolgreiche implantologische Versorgung muss bei vorliegender Kieferkammatrophie neben dem Ausgleich des Knochendefizites auch die Optimierung des Weichgewebes berücksichtigt werden. Dies gelingt über chirurgische Maßnahmen wie Vestibulumplastiken und den Einsatz von freien Schleimhauttransplantaten.

19.20.2   Knochenkondensation

Die Kondensation des Knochens führt zu einer Verdichtung des überwiegend spongiösen Knochens der Dichteklassen 3 und 4. Dadurch gelingt es, die Knochenqualität zu verbessern und die Stabilität der zu inserierenden Implantate zu erhöhen.

Vorgehen

Nach einer initialen Knochenbohrung erfolgt die zirkuläre Verdichtung des Knochens mit Knochenkondensatoren aufsteigenden Durchmessers unter Verzicht von rotierenden Knochenfräsen. Durch wiederholte Kompression mit unterschiedlichen Arbeitsspitzen bis zum Durchmesser und der Länge des einzusetzenden Implantates wird die Spongiosa kondensiert.

19.20.3 Einteilung des Knochenersatzes

Bei reduziertem ortsständigen Knochenangebot und dem Wunsch nach einer Implantation stehen zahlreiche Transplantatarten mit unterschiedlichen Eigenschaften zur Verfügung (◘ Abb. 19.4). Nach wie vor gilt autogener Knochen für die Augmentation als Goldstandard. Es muss allerdings beachtet werden, dass bei einer Beurteilung der Einfluss der Defektgröße, das augmentierte Volumen und die Regenerationsfähigkeit der Defektregionen erheblich sein können.

Osteokonduktiv bedeutet bei der Knochentransplantation, dass das Transplantat als Leitstruktur dient. Wirkt das Transplantat osteogen, dann

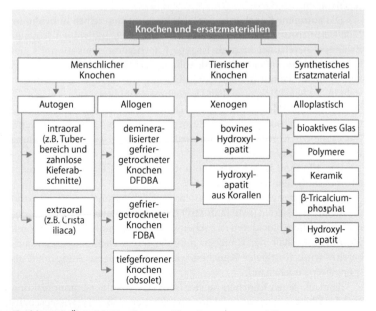

◘ **Abb. 19.4** Übersicht Knochen- und Knochenersatzmaterialien

Tab. 19.7 Terminologie Knochen- und Knochenersatzmaterialien

Begriff	Erklärung
Autogen	Spender und Empfänger sind dieselbe Person
Allogen	Verschiedene Individuen gleicher Spezies
Xenogen	Andere Spezies
Alloplastisch	Synthetisch hergestellt
Osteokonduktiv	Transplantat dient als Leitstruktur
Osteogen	Knochenbildung durch Zellen des Transplantates
Osteoinduktiv	Knochenneubildung im benachbarten Weichgewebe

findet eine Knochenbildung durch Zellen des Transplantates statt, und bei einer osteoinduktiven Wirkung wird neuer Knochen zusätzlich im benachbarten Weichgewebe gebildet.

Tab. 19.7 zeigt einen Überblick über die Einteilung der Knochentransplantate und erläutert die wichtigsten Begrifflichkeiten zur Knochenregeneration.

Das **autogene Knochentransplantat** stammt vom selben Individuum. Eine Verpflanzung zwischen genetisch identischen Individuen (eineiige Zwillinge) bezeichnet man als isogene Knochentransplantation. Es gibt kein Risiko einer allergischen Abstoßungsreaktion, allerdings steht das Knochenmaterial nur in begrenztem Umfang zur Verfügung, und es entsteht in der Regel eine zusätzliche Entnahmemorbidität.

Die transplantierte Spongiosa ist charakterisiert durch Porosität, gute Gefäßdurchwachsung, schnelle Resorption und eine osteogene Potenz. Merkmale der Kortikalis sind Kompaktheit, geringe Gefäßeinsprossung und eine langsamere Resorption.

Das **allogene Knochentransplantat** (allograft) stammt von einem anderen Individuum gleicher Spezies.

Man unterscheidet tiefgefrorenen, mineralisierten (osteokonduktiv) und demineralisierten (osteoinduktiv) gefriergetrockneten Knochen. Knochenmineralien blockieren Knochenwachstum-stimulierende Faktoren wie BMPs, weshalb der Knochen mitunter durch Demineralisation aufbereitet wird. Kortikaler Knochen weist eine geringere Antigenität als spongiöser Knochen auf.

Beim allogenen Knochentransfer ist die Gefahr einer Immunreaktion und der Übertragung von Infektionskrankheiten, z. B. HIV, wissenschaftlich belegt.

Xenogene Knochentransplantate (xenografts) stammen von einer anderen Spezies. Grundsätzlich kommen hier als Quellen Korallen und porcine, equine sowie bovine Knochenxenotransplantate infrage, wobei letztere die am häufigsten eingesetzten Transplantate dieser Gruppe darstellen (z. B. Bio-Oss).

Diese auf tierischem Knochen basierenden Hydroxylapatite (im humanen Knochen die vorherrschende nichtorganische Komponente) bestehen aus der natürlichen mikroporösen Struktur des Knochens und sind deproteiniert. Neu einwachsender Knochen ersetzt sukzessive das allmählich resorbierte Knochentransplantat. Diese Transplantate weisen osteokonduktive Eigenschaften auf, unterscheiden sich aber durch unterschiedliche Oberflächenstrukturen, Mikroporosität, Korngrößen, Kristallinitätsgrade, Löslichkeit und ihren Resorptionsgrad. Bei bovinem Knochen besteht grundsätzlich die Möglichkeit einer Übertragung von Prionen (»proteinaceous infectious particle«), die sehr wahrscheinlich die Creutzfeld-Jakob-Erkrankung auslösen. Transplantate auf porciner Basis dürfen bei gläubigen Muslimen und Juden nicht angewendet werden. Erfolgreiche Inaktivierungsbedingungen von Herstellern bestimmter boviner Produkte zur Verhinderung einer Infektionsübertragung durch Prionen wurden vom Bundesamt für Arzneimittel und Medizinprodukte anerkannt. Ob ein Produkt ohne Infektionspotenzial vorliegt, muss also im Einzelfall recherchiert werden. Ansonsten muss dieses Risiko bei der Patientenaufklärung berücksichtigt werden.

Bei **alloplastischen Materialen** (alloplasts) handelt es sich um synthetisch hergestellte Ersatzmaterialien. Man unterscheidet bioaktives Glas, Polymere, Biokeramiken, Trikalziumphosphat und Hydroxylapatit.

Die Präparate weisen meist osteokonduktive Eigenschaften auf. Einschränkungen in infektiologischer oder religiöser Hinsicht gibt es nicht.

19.20.4 Augmentationsverfahren und Spenderregionen

Augmentationen werden durchgeführt, um ein horizontales und/oder vertikales Knochendefizit auszugleichen, wobei es sich häufig um einen kombinierten Knochenmangel handelt. Transplantierte kortikospongiöse Knochenblöcke werden sorgfältig angepasst und dort positioniert, wo später auch ein Implantat inseriert werden soll. Meist erfolgt die Fixation mittels Osteosyntheseschrauben. Es sollte nur so viel Knochen augmentiert werden, wie es für eine sichere Implantation notwendig ist. Damit wird eine spannungsfreie Weichgewebsbedeckung gewährleistet und Dehiszenzen der Wundränder vermieden.

Charakteristika Kortikalistransplantate:
- Kompakte Architektur.
- Osteosynthetische Fixierung möglich.
- Revaskularisation eher schwierig.

Charakteristika Spongiosatransplantate:
- Trabekuläre Struktur.
- Müssen meist durch Periost oder Membran abgedeckt werden.
- Häufig zügige und vollständige Revaskularisation.

Wenn eine Primärstabilität des Implantates gewährleistet ist, kann eine Augmentation einzeitig, d. h. simultan mit der Implantation erfolgen. Bei größeren Knochendefiziten ist eine zweizeitige Augmentation angezeigt. Als Einheilzeiten für intraoral gewonnene Transplantate werden 4 Monate empfohlen, bei extraoralen Augmentaten, die einer verstärkten Resorption unterliegen, sollte die Implantatinsertion bereits nach 3 Monaten erfolgen. Sobald die Implantate einer funktionellen Belastung ausgesetzt sind, verringert sich der Fortgang der Atrophie im Augmentat und auch im autochthonen Knochen signifikant.

Eine mögliche Interimsprothese sollte für mindestens 3 Wochen bis zum sicheren Abheilen der Wunde nicht getragen werden, um eine Perforation der Mundschleimhaut über dem eingebrachten Knochen zu verhindern.

◘ Tab. 19.8 stellt die häufigsten Entnahmeregionen für autologe Knochentransplantate dar.

Volumina der intraoralen Knochentransplantate:
- Aufsteigender Unterkieferast, Block, 5–10 ml.
- Anteriorer Unterkiefer, Block und/oder partikulär, 5 ml.
- Tuber maxillae, partikulär, 2–4 ml.
- Abgehobelter Knochen, Späne, 0,5–2,5 ml.

◘ Tab. 19.8 Übersicht über die Spenderregionen	
Intraorale Spenderregionen	- Kinn (mandibuläre Symphyse) - Retromolarregion (OK und UK) - Ramus mandibulae (ant. und lat.) - Spina nasalis anterior - Proc. coronoideus
Extraorale Spenderregionen (ohne mikrochirurgische Entnahmestellen)	- Tibiakopf - Tabula externa (Schädelkalotte) - Beckenkamm

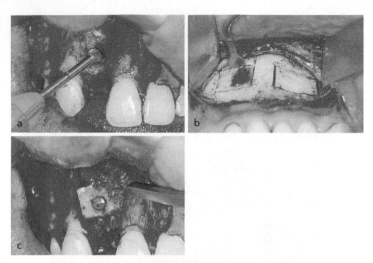

◘ **Abb. 19.5** Anfrischung der konkaven Empfängerregion Regio 012 mit Setzen von Blutungspunkten durch linksdrehenden Rosenbohrer (**a**), Knochenblockentnahme am Kinn mittels Piezochirurgie (**b**) und Onlay-Grafting mit Feinkonturierung mittels Kinnspongiosa (**c**)

Knochen aus der **Kinnregion** weist bei fortgeschrittener Atrophie im Vergleich zu retromolarem Knochen ein relativ günstigeres Knochenvolumen auf. Bei der Entnahme muss auf ausreichend Abstand zu den Wurzelspitzen eventuell noch vorhandener Frontzähne geachtet werden.

Bei der Knochenentnahme **retromolar** im Unterkiefer und im **Ramusbereich** kann der N. alveolaris inferior verletzt werden. Speziell hier empfiehlt sich die Knochenentnahme mithilfe der Piezochirurgie-Technik. Diese Methode beruht auf einer dreidimensionalen Ultraschallschwingung und durchtrennt den Knochen bei einer gleichzeitigen Schonung von Weichgewebe. Für die Knochengewinnung können ansonsten auch rotierende Instrumente wie kleine Rosenbohrer und Lindemann-Fräsen bzw. kleine Sägen und Osseoskalpelle eingesetzt werden.

Knochen vom **Processus coronoideus** wird als sehr resorptionsstabil beschrieben, kommt aber meist in der Rekonstruktion von Knochendefekten in der Orbita zum Einsatz.

Der paranasale Bereich ist gut zugänglich, das vorhandene Knochenvolumen aus dem Bereich der **Spina nasalis anterior** jedoch gering.

Die ◘ Abb. 19.5 a–c zeigen das Anfrischen der defizitären, konkaven Empfängerregion Regio 012 mit Setzen von Blutungspunkten durch links-

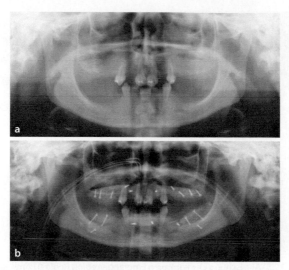

◻ Abb. 19.6 OPT-Aufnahmen vor (a) und nach (b) Augmentation mit kortikospongiösem Beckenknochen bei einer 17-jährigen Patientin mit ektodermaler Dysplasie.

drehenden Rosenbohrer, die Knochenblockentnahme am Kinn mittels Piezochirurgie und die Augmentation mittels Zugschraubentechnik.

Bei der Beurteilung der extraoralen Spenderregionen (ohne mikrochirurgische Entnahmestellen) wird das freie Knochentransplantat aus der **Beckenschaufel** in der Regel favorisiert. Das Knochenangebot ist fast unerschöpflich und eine komplette Augmentation von Ober- und Unterkiefer kann aus einer Beckenseite erfolgen. Durch den hohen Spongiosaanteil kann es optimal an den Restkieferknochen angepasst werden, wenn die dünne Kortikalis zusätzlich etwas geschwächt wird.

Knochen aus dem **Tibiakopf** kann wie Beckenknochen ebenfalls relativ komplikationsarm entnommen werden. Seine spongiösen Anteile erweisen sich allerdings als relativ fettreich.

Die kräftigste Kortikalis weist das Knochentransplantat von der **Kalotte** auf. Auch wenn die Knochenentnahme aus der **Tabula externa** mit <2 % quantitativ die geringsten Komplikationen aufweist, sind Verletzungen der Dura bzw. des Gehirns beschrieben.

Die ◻ Abb. 19.6 a–b zeigen die OPT-Aufnahmen vor und nach Augmentation mit kortikospongiösem Beckenknochen bei einer 17-jährigen Patientin mit ektodermaler Dysplasie.

Im Regelfall erfolgen mit den extraoralen Knochentransplantaten Auflagerungsosteoplastiken, d. h. sog. Onlay-Grafts. Besteht zusätzlich zu einer ausgedehnten Atrophie ein Missverhältnis in der skelettalen Lagebeziehung zwischen Ober- und Unterkiefer, kann auch eine LeFort-I-Osteotomie indiziert sein. Der Oberkiefer wird osteotomiert und in der Regel nach anterior und kaudal verlagert. In den entstehenden Knochenspalt werden nun Knochenblöcke, meist aus der Beckenregion, eingelagert und osteosynthetisch fixiert. Ein Vorteil besteht darin, dass die Gingiva propria auf dem ursprünglichen konturbildenden Oberkieferanteil belassen werden kann und die ursprüngliche Struktur des Oberkiefers erhalten bleibt.

Limitierend für eine Implantation im Unterkieferseitenzahngebiet ist der Abstand des Alveolarkammes vom N. alveolaris inferior. Als Alternative zu einer Augmentation müssen grundsätzlich auch kurze Implantate erwogen werden. Im Falle einer Augmentation mittels Knochenblöcken muss darauf geachtet werden, den Nerven bei der osteosynthetischen Fixation des Augmentates nicht zu verletzen. Genauso wie bei der Implantation können Gefühlsstörungen im Innervationsgebiet der Nerven auch durch Kompression auf bzw. Impression in das Kanaldach verursacht werden. Ein Abstand von möglichst 2 mm zur oberen knöchernen Begrenzung des Nervkanales ist zu empfehlen. Eine Alternative stellt die Nervlateralisation dar, bei welcher der N. alveolaris inferior aus dem Kanal herauspräpariert wird. Auch wenn nervschonende Verfahren wie die Piezochirurgie eingesetzt werden, kommt es immer wieder auch zu irreversiblen Sensibilitätsstörungen, sodass die Indikation zu diesem Verfahren streng gestellt werden sollte.

Zusätzlich zu den hier beschriebenen Möglichkeiten, den atrophen Kieferkamm wieder aufzubauen, gibt es die Techniken der **Alveolarkammdehnung** und -**spreizung** sowie die **Distraktionsosteogenese**. Größere Knochendefekte oder komplett verloren gegangene Kieferabschnitte können häufig nur durch den Einsatz von mikrochirurgischen Knochentransplantaten wieder aufgebaut werden. Diese Eingriffe sind chirurgisch sehr fordernd, sodass ihre Beschreibung in eine Operationslehre gehört.

19.20.5 Sinuslift (intern und extern)

Bei der Sinusbodenelevation wird in der Regel über einen vestibulären Zugang ein ca. 2 cm × 1 cm großes rechteckiges, trapezförmiges oder spindelförmiges Knochenfenster präpariert. Dies erfolgt entweder konventionell mittels Rosenbohrer und Diamantfräse oder durch den Einsatz von Piezochirurgie. Der vestibuläre Kieferhöhlenknochen bleibt mit der Kieferhöhlenschleimhaut verbunden und wird nach kranial luxiert. Alternativ kann der vestibuläre Knochen auch komplett abgetragen werden.

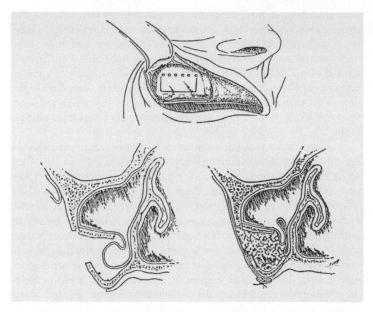

Abb. 19.7 Externer Sinuslift, schematische Darstellung

Dies ist insbesondere sinnvoll bzw. notwendig, wenn sog. Underwood-Septen, knöcherne Septen innerhalb der Kieferhöhle, vorhanden sind. Nach Anheben der basalen Kieferhöhlenschleimhaut kann Knochenersatzmaterial auf den knöchernen Kieferhöhlenboden aufgelagert werden.

Für die Belüftung der Kieferhöhle ist ein offenes Ostium naturale zur Nase hin obligat. Aus diesem Grund darf der Boden der Kieferhöhle nicht über das Niveau des Nasenbodens hinaus augmentiert werden.

Abb. 19.7 zeigt das Vorgehen beim externen Sinuslift schematisch und die Abb. 19.8 a–f an einem klinischen Fall.

Soll eine einzeitige Implantation beim externen Sinuslift vorgenommen werden, wird eine Mindestknochenhöhe des basalen Kieferhöhlenbodens von 5 mm gefordert, um eine sichere Primärstabilität des Implantates zu erreichen. Als Augmentationsmaterialien kommen autologer Knochen, seine Mischung mit Fremdmaterial oder ausschließlich der Einsatz von allogenem, xenogenem oder alloplastischem Material zur Anwendung.

Beim Inserieren von einzelnen Implantaten und noch gutem Restknochenangebot kann ein interner Sinuslift erfolgen. Nach Anlage eines Bohrloches vom Alveolarkamm aus wird der Bohrstollen mit Osteomen aufsteigenden Durchmessers präpariert. Ohne Perforation der Kieferhöhlen-

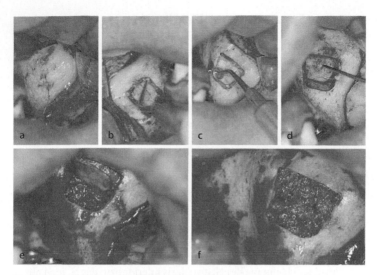

◻ **Abb. 19.8** Externer Sinuslift, klinische Darstellung

schleimhaut wird der verbliebene Restknochen des basalen Kieferhöhlen-knochens (ca.1–2 mm) mithilfe der Osteome nach kranial geklopft und damit der entstandene Hohlraum mit Knochen aufgefüllt. Bei einer ver-bliebenen Restknochenhöhe von 6 mm ist dieses Verfahren relativ sicher anzuwenden. Im Gegensatz zum offenen Sinuslift kann man hier außer einer möglichen transnasalen endoskopischen Kontrolle das Ergebnis nicht direkt klinisch überprüfen.

19.21   Komplikationsmanagement

Grundsätzlich muss man zwischen normalen Operationsfolgen und Kom-plikationen unterscheiden. Unter Operationsfolgen können Schwellung, moderate Hämatombildung und Schmerzen subsumiert werden. Kompli-kationen lassen sich in allgemeine und spezielle unterteilen.

19.21.1   Allgemeine Komplikationen

— Ausgedehntere Hämatome.
— Wunddehiszenzen.
— (Nach-)Blutungen.
— Infektionen.

19.21.2   Spezielle Komplikationen

— Vitalitätsverluste von Zähnen nach Knochenblockentnahme in der Unterkieferfront.

— Verletzung von Nachbarzähnen.

— Implantat- und Instrumentenfrakturen.

— Sensibilitätsstörungen im Unterlippenbereich nach Knochenentnahme, Augmentation oder Implantation im Unterkieferseitenzahngebiet.

— Sinusitis maxillaris nach Sinusbodenaugmentation (meist bei zusätzlicher Perforation der Schneiderschen Membran).

19.21.3   Vorbeugung von Komplikationen

Eine wichtige Maßnahme, Komplikationen zu vermeiden, besteht in einer gründlichen Anamnese und einer Abschätzung der bestehenden Risikofaktoren für eine Implantation bzw. Augmentation.

Um eine Schädigung des N. alveolaris inferior bzw. des N. mentalis zu vermeiden, muss eine aussagefähige röntgenologische Bildgebung vorliegen. Immer wenn zusätzliche relevante Erkenntnisse mithilfe einer dreidimensionalen Bildgebung gewonnen werden können, sollte eine DVT- bzw. CT-Diagnostik durchgeführt werden. Auch vor der Durchführung einer Sinusbodenelevation ist es hilfreich, präoperativ genaue Kenntnisse über die Anatomie der Kieferhöhle und ggf. vorliegende Underwood-Septen zu haben.

Um Blutungen und Nachblutungen zu vermeiden, ist es wichtig zu wissen, ob ein Patient mit Antikoagulanzien behandelt wird. Anatomisch zeichnet die Region des anterioren Mundbodens verantwortlich für die folgenreichsten Blutungen. Durch die mandibuläre Begrenzung nach anterior kann sich eine Blutung bzw. ein Hämatom nur Richtung Zungenkörper ausdehnen. Dies kann in der Folge in einer Verlegung des Oropharynx mit Atemnot resultieren.

Um Entzündungen zu vermeiden, wird eine intraoperative antibiotische Therapie empfohlen, wobei das Antibiotikum ca. 30–60 min vor dem Eingriff eingenommen werden sollte. Eine Therapie mit Antibiotika über den Eingriff hinaus kann bei normalem Verlauf nach aktueller Literatur nicht mehr empfohlen werden.

Komplikationsmanagement bei Perforationen der Kieferhöhlenschleimhaut im Rahmen des offenen Sinusliftes (abhängig von der Perforationsgröße):

— Abdecken der Perforation mit überschüssiger Kieferhöhlenschleimhaut.

- Abdecken der Perforation mit einer Membran.
- Verkleben der Perforation mittels Fibrinkleber.
- Ggf. Naht mit Nahtstärke 7.0 (CAVE: Kann weiter einreißen).
- Einlegen eines Kortikalisblockes und Verschrauben von krestal her.

Literatur

Adell R (1985) Surgical procedures. In: Branemark PI, Zarb G, Albrektsson T (eds) Osseointegration in Clinical Dentistry. Quintessence, Chicago, p 232

American Society of Anesthesiologists (2009) Physical Status Classification. http://www.asahq.org/clinical/physicalstatus.htm. Accessed July 28, 2009

Brånemark PI, Adell R, Breine U, Hansson BO, Lindström J, Ohlsson A (1969) Intra-osseous anchorage of dental prostheses. I. Experimental studies. Scand J Plast Reconstr Surg 3(2): 81–100

Buser D, Weber HP, Lang NP (1990) Tissue integration of non-submerged implants. 1-year results of a prospective study with 100 ITI hollow-cylinder and hollow-screw implants. Clin Oral Implants Res 1(1): 33–40

Cacaci C, Neugebauer J, Schlegel A, Seidel F (2006) Checklisten Zahnmedizin Orale Implantologie. Georg Thieme Verlag, Stuttgart, S. 25–40

Cawood JI, Howell RA (1988) A classification of the edentulous jaws. Int J Oral Maxillofac Surg 17(4): 232–236

Claffey N, Clarke E, Polyzois I, Renvert S (2008) Surgical treatment of peri-implantitis. J Clin Periodont 35(8): 316–332

Derhami K, Wolfaardt JF, Faulkner G, Grace M (1995) Assessment of the Periotest device in baseline mobility measurement of craniofacial implants. Int J Oral Maxillofac Implants 10: 221–229

Elian N, Cho SC, Froum S, Smith RB, Tarnow DP (2007) A simplified socket classification and repair technique. Pract Proced Aesthet Dent 19(2):99–104

Esposito M, Grusovin MG, Worthington HV (2012) Treatment of peri-implantitis: what interventions are effective? A Cochrane systematic review. Eur J Oral Implantol 5 (Suppl): S21–41

Führhauser R, Florescu D, Benesch T, Haas R, Mailath G, Watzek G (2005) Evaluation of soft tissue around single-tooth implant crowns: the pink esthetic score. Clin Oral Implants Res 16: 639–644

Gieler U, Augustin M (2000) Der Problempatient in der Hautarztpraxis. In: Plettenberg A, Meigel WN, Moll I (Hrsg.) Dermatologie an der Schwelle zum neuen Jahrtausend. Aktueller Stand von Klinik und Forschung. Springer, Berlin, S. 725–730

Heinrich B (1971) Schraubenimplantate. Quintessenz, Berlin 22(10): 21–25

Heitz-Mayfield LJA, Salvi GE, Mombelli A, Faddy M, Lang NP (2012) Anti-infective surgical therapy of peri-implantitis. A 12. month prospective clinical study. Clin Oral Implants Res 23: 205–210

Kleinheinz J, Büchter A, Kruse-Lösler B, Weingart D, Joos U (2005) Inzision design in implant dentistry based on vascularization of the mucosa. Clin Oral Implants Res 16: 518–523

Leckholm U, Zarb GA (1985) Patientenselektion und Aufklärung des Patienten. In: Branemark PI, Zarb GA, Albrektson T, eds. Gewebeintegrierter Zahnersatz. Berlin-Chicago-London-Rio de Janeiro-Tokio: Quintessenz Verlag: 197–198

Meredith N, Alleyne D, Cawley P (1996) Quantitative determination of the stability of the implant-tissue interface using resonance frequency analysis. Clin Oral Implants Res 7: 261–267

Meredith N (1998) Assessment of implant stability as a prognostic determinant. Int J Prosthod 11: 491–501

Meyle J (2012) Mechanical, chemical and laser treatments of the implant surface in the presence of marginal bone loss around implants. Eur J Oral Implantol 5 (Suppl): S71–81

Misch CE (1990) Density of Bone: Effect on treatment plans, surgical approach, healing, and progressive bone loading. Int J Oral Implantol 6: 23–31

Ochsenbein C, Ross S (1969) A reevaluation of osseous surgery. Dent Clin North Am 13(1): 87–102

Piehslinger E, Choueki A, Choueki-Guttenbrunner K, Lehmbacher H (1991) Arterial supply of the oral mucosa. Acta anatomica 142: 374–378

Pruin EH (1971) Ergebnisse und Beobachtungen des D.A.I.O.S. In: Rheinwald U (Hrsg). Die Quintessenz der zahnärztlichen Implantologie. Quintessenz, Berlin

Renvert S, Roos-Jansaker AM, Lindahl C, Renvert H, Persson RG (2007) Infection at titanium implants with or without a clinical diagnosis of inflammation. Clin Oral Implants Res 23: 888–894

Sahrmann P, Attin T, Schmidlin PR (2011) Regenerative treatment of peri-implantitis using bone substitutes and membrane: a systematic review. Clin Implant Dent Relat Res 13(1): 46–57

Sandhaus S (1971) Ein wissenschaftlicher Beitrag zum Gebiet der Oralrehabilitation mit Hilfe des Implantationsverfahrens C.B.S. Zahnärztl. Welt/Reform 80: 597

Schwarz F, John G, Mainusch S, Sahm N, Becker J (2012). Combined surgical therapy of peri-implantitis evaluating two methods of surface debridement and decontamination. A two-year clinical follow up report. J Clin Periodontol 39(8): 789–797

Schwarz F, Sahm N, Iglhaut G, Becker J (2011) Impact of the method of surface debridement and decontamination on the clinical outcome following combined surgical therapy of peri-implantitis: a randomized cntrolled clinical study. J Clin Periodontol 38: 276–284

Serino G, Turri A (2011) Outcome of surgical treatment of peri-implantitis: results from a 2-year prospective clinical study in humans. Clin Oral Implants Res 22(11): 1214–1220

Vercellotti T (2009) Piezosurgery. Elementi Essenziali. Vantaggi clinici in Odontoiatria. Quintessenza Edizioni, Mailand: 91–94

Wiltfang J, Zernial O, Behrens E, Schlegel A, Warnke PH, Becker ST (2012) Regenerative treatment of peri-implantitis bone defects with a combination of autologous bone and a demineralized xenogenic bone graft: a series of 36 defects. Clin Implant Dent Relat Res 14: 421–427

Notfallbehandlung

Jörg Brokmann, Hajo Peters, Thomas Hartmann

J. Jackowski et al. (Hrsg.), *Zahnärztliche Chirurgie*,
DOI 10.1007/978-3-642-54754-6_20, © Springer-Verlag GmbH Deutschland 2017

20.1 Vorbeugung und Anamnese

» Der Arzt ist auch verantwortlich für das, was der Patient verschweigt;
er hätte danach fragen müssen. (Hippokrates)

Erheben Sie vor der Behandlung des Patienten eine Anamnese, aus der die
persönliche Krankengeschichte des Patienten mit den wichtigsten Informationen hervorgeht, und notieren Sie sich diese so in Ihren Unterlagen,
dass Sie sie bei den Folgeuntersuchungen, Behandlungen und im Notfall
immer schnell verfügbar und gut ersichtlich haben.

Wenn ein Notfall nicht mehr verhindert werden kann, ist es das Beste,
gut auf ihn vorbereitet zu sein. Üben Sie daher regelmäßig mit Ihrem Personal, dann sind Sie auch für außergewöhnliche Ereignisse immer gut aufgestellt.

Das Wichtigste, was Sie im Rahmen eines jeden Kontaktes den Patien-
ten fragen sollten, ist:
- **S**ymptome (Leitsymptome).
- **A**llergien (Haben sie sich ggf. verändert?).
- **M**edikamente (regelmäßige, sowie im Notfall evtl. einzunehmende).
- **P**ersönliche Vorgeschichte (medizinische Vorgeschichte, z.B. Vor-
erkrankungen).
- **L**etzte Mahlzeit (letzte Nahrungs-/Flüssigkeitsaufnahme).
- **E**reignis (Was passierte kurz vor dem akuten Beschwerdebeginn?).
- **R**isikofaktoren (z. B. Hypertonus, Hyperlipidämie, Diabetes mellitus,
Alkohol-/Nikotinabusus).

Diese grundlegenden Fragen können ggf. noch erweitert werden durch:
- **O**nset: Wann traten die Beschwerden auf?
- **P**allation/Provocation: Auslösbarkeit der Beschwerden.
- **Q**uality: Qualität/Art der Beschwerde (stechend, ziehend).
- **R**adiation/Location: Ausstrahlung/Lokalisation der Beschwerden.
- **S**everity: Stärke: Schmerzskala 1–10.
- **T**ime: Zeitlicher Verlauf seit Beginn der Beschwerden.

Aus dieser Struktur erhalten Sie viele Informationen, sodass Sie jeden eventuell aufkommenden Notfall Symptomen-zentriert beherrschen können.

Das Vorgehen bei einem Notfall:
- Beenden Sie sofort die Behandlung und verhindern Sie Komplikatio-
nen, die durch deren Abbruch entstehen können.
- Leiten Sie umgehend erste lebensrettende Maßnahmen mittels des
unten beschriebenen ABCDE-Schemas ein.
- Informationen »SAMPLER« (▶ oben).

- Holen Sie sich sofortige Unterstützung.
- Alarmieren Sie den Rettungsdienst unter 112.

20.2 Grundlegendes zur Untersuchung und Behandlung

Durch die orientierende Erstuntersuchung sollen die akut bedrohlichen Verletzungen oder Erkrankungen unmittelbar erfasst und therapiert werden. Dazu werden die Vitalfunktionen nach ABCDE-Schema (Airway, Breathing, Circulation, Disability, Exposure) evaluiert und bereits mit den ersten therapeutischen Maßnahmen verknüpft. Das wichtigste Ziel in den ersten Minuten ist es, lebenswichtige Organe ausreichend mit Sauerstoff zu versorgen und damit die bedrohlichsten Probleme zu beheben.

A. Airway (Atemwege, frei).
B. Breathing (Belüftung der Lunge).
C. Circulation (Kreislauf).
D. Disability (Defizite, neurologisch).
E. Exposure (Entkleiden/Schutz vor Auskühlung).

20.2.1 A(irway)

Die Sicherung der Atemwege hat neben der Aufrechterhaltung des Kreislaufes oberste Priorität. Eine Atemstörung ist die häufigste Ursache einer lebensbedrohlichen Situation für den Patienten. Normale Atemfrequenz 12–20/min.

20.2.2 B(reathing)

Sind die Atemwege frei, ist die Belüftung der Lungen ein weiterer Meilenstein, um die Zellen mit ausreichend Sauerstoff zu versorgen. Ist der Patient dyspnoisch, so hören Sie den Brustkorb ab. Ist ein »Brodeln« zu hören, spricht alles für ein Lungenödem, »giemt« oder »brummt« der Patient beim Atmen, leidet er unter einer Spastik.

Checken Sie die Oxygenierung mittels Pulsoxymetrie: Die SaO_2 sollte >90 % sein.

20.2.3 C(irculation)

Die Durchblutung des Körpers erkennen Sie an
- Hautkolorit.
- Venenfüllung.
- Blutdruck.

Sie können die Körperdurchblutung am besten an der Durchblutung der Fingerbeere erkennen. Drücken Sie diese kurz und fest zwischen zwei Finger und lassen dann los. Füllt sich die Fingerbeere des Patienten in weniger als zwei Sekunden, liegt eine gute Durchblutung vor. Dauert es länger als zwei Sekunden, bis die Fingerbeere wieder rosig wird, liegt sehr häufig ein niedriger Blutdruck mit der Gefahr einer Mangeldurchblutung vor.

Das Anlegen eines i.v. Zuganges und das Anhängen von 500 ml balancierter Ringer-Lösung, die in Abwägung des führenden Notfallsymptomes appliziert wird, ist häufig sinnvoll.

Wenn möglich sollten im weiteren Verlauf ein 12-Kanal-EKG oder zumindest ein 4-Kanal-EKG angefertigt werden, um die kardiale Situation beurteilen zu können.

20.2.4 D(isability)

Untersuchung:
- Bewusstseinszustand:
  - Wach oder bewusstlos.
  - Erweckbar auf Ansprache.
  - Erweckbar durch Schmerzreiz.
- Pupillenstatus und Funktion:
  - Pupillen isokor.
  - Klein, mittel oder weit.
  - Lichtreaktion.
- Motorik:
  - Spontanbewegungen.
  - Gezielte Bewegungen auf Aufforderung.
  - Reaktion auf Schmerzreiz.
- Reflexe:
  - Seitengleich oder -verschieden.
  - Verstärkt oder vermindert.
- Blutzucker:
  - Messung.

20.2.5 E(xposure)

Im Untersuchungsschritt E wird nochmals das Umfeld des Patienten untersucht und ggf. wird er zur weiteren Befundung und Therapie teilweise entkleidet.

20.3 Kardiale Notfälle

20.3.1 Angina pectoris

Jede erstauftretende Angina pectoris (AP) gilt als akutes Koronarsyndrom und ist zumindest als instabile AP zu werten.

Bei Patienten, bei denen diese Beschwerden bereits aufgetreten sind und ärztlich abgeklärt wurden, sind die typischen Symptome meist bekannt und ein Therapieprocedere festgelegt.

Symptome
- Retrosternaler Druck.
- Ggf. Rückenschmerz oder Oberbauchschmerz.

Therapie
- Sofortige körperliche Schonung.
- Oberkörperhochlagerung.
- Glyceroltrinitrat 0,4–0,8 mg s.l.

20.3.2 Akutes Koronarsyndrom (AKS)

Das akute Koronarsyndrom unterteilt sich in:
- Instabile Angina pectoris.
- Nicht-ST-Hebungsinfarkt (NSTEMI).
- ST-Hebungsinfarkt (STEMI).

Symptome
- Akuter, retrosternaler Schmerz, ggf. mit Ausstrahlung in Arm oder Schulter.
- Ggf. Druckgefühl im Oberbauch oder auch akuter Oberbauchschmerz.
- Ggf. Rückenschmerz.

Treten diese Symptome kombiniert mit Blässe, Kaltschweißigkeit, Unruhe, Angst, Übelkeit oder Erbrechen auf, verhärtet sich der Verdacht eines akuten koronaren Geschehens.

Instabile Angina pectoris:
Jeder erstauftretende akute Brustschmerz gilt zunächst als eine instabile Angina pectoris und bedarf der sofortigen Therapie.

Nicht-ST-Hebungsinfarkt (NSTEMI):
Klagt der Patient über einen akuten Schmerz im Brustraum und lässt sich im Labor ein signifikanter Troponinanstieg nachweisen, so liegt ein NSTEMI vor, wenn keine signifikanten EKG-Veränderungen vorhanden sind.

ST-Hebungsinfarkt (STEMI):
Zeigen sich im 12-Kanal-EKG signifikante ST-Hebungen oder ein neu aufgetretener Linksschenkelblock, ist eine akute kardiale Ischämie im Sinne eines STEMI sehr wahrscheinlich.

Therapie

- Oberkörperhochlagerung.
- Morphin 2–3 mg i.v. titriert.
- Sauerstoff (falls SaO_2 unter 94 %).
- Glyceroltrinitratspray 0,4–0,8 mg s.l. (wenn RR >100 mmHg).
- Acetylsalicylsäure 300 mg i.v.).
- Heparin (40 I.E./kg Körpergewicht).
- Ggf. β-Blocker i.v. titriert.
- Schnellstmöglicher Transport des Patienten mit dem Rettungsdienst in eine »Chest-Pain-Unit« bzw. Krankenhaus mit Herzkatheterlabor.

Differenzialdiagnose

Bei einem plötzlich rückenbetont zwischen den Schulterblättern auftretenden Schmerz mit reißendem Charakter muss immer an eine akute Aortendissektion gedacht werden!

20.3.3 Hypertensiver Notfall

Unter einem hypertensiven Notfall versteht man eine akute Blutdrucksteigerung.

Symptome und Differenzierung

- RR über 230 mmHg systolisch und/oder diastolisch >130 mmHg.
- Ohne Endorganschäden (hypertensive Dringlichkeit).

- Mit Endorganschäden wie:
  - Hypertensive Enzephalopathie.
  - Akute Linksherzinsuffizienz.
  - Lungenödem.
  - Akutes Koronarsyndrom.

Therapie

Eine zu schnelle und radikale Blutdrucksenkung ist zu vermeiden. Zunächst sollte eine RR-Senkung um 10–15 % des Ausgangswertes angestrebt werden. Die akuten klinischen Symptome sollten darunter rückläufig sein.

Medikation:
- Urapidil 5–10 mg i.v. titrierend oder
- Nitrendipin 10 mg s.l.

20.4   Synkope

Unter einer Synkope versteht man einen anfallsartigen, kurzdauernden Haltetonusverlust mit Bewusstseinsverlust infolge einer transienten globalen zerebralen Minderperfusion.

Unter einer Präsynkope versteht man das Prodromalstadium einer Synkope mit Schwinden der Sinne (Schwarzsehen, Leisehören), ggf. mit Schwitzen und ausgeprägter Hyperventilation. Diese muss nicht zu einer Synkope führen.

In ca. 30–40 % der Fälle bleibt die Ursache der Synkope ungeklärt.

20.4.1 Einteilung

- Orthostatische Synkope.
- Neural vermittelte Synkope.
- Kardiale, rhythmogene Synkope.
- Zerebrovaskuläre Synkope.

20.4.2 Ursachen

- Bradykardien: Bradyarrhythmia absoluta, AV-Block, Sinusknotensyndrom, Schrittmacherdysfunktion.
- Tachykardien: Vorhofflimmern/-flattern, verborgenes WPW-Syndrom, Bigeminus mit Pulsdefizit, ventrikuläre Tachykardie, Long-QT-Syn-

drom, Vitium mit Rechts-Links-Shunt, Aortenklappenstenose, hypertrophe obstruktive Kardiomyopathie, Mitralklappenstenose, Pulmonalklappenstenose, Subclavian-Steal-Syndrom, Aortenbogensyndrome.
- Synkopen assoziiert mit thorakalem Schmerz: Z. B. Lungenembolie, Lageveränderungen des Kopfes (Karotissinussyndrom).
- Nahrungsabhängige Synkopen: Z. B. Schlucksynkope.
- Pressorisch-postpressorische Synkopen: Z. B. Hustensynkope oder Miktionssynkope, Synkopen bei Pharmakotherapie: Z. B. Antiarrhythmika, β-Blocker, Digitalis.
- Psychiatrische Ursachen: Z. B. psychogene Ohnmacht.

20.4.3 Symptome

- Hypotonie: Ermüdbarkeit, Depression, innere Unruhe.
- Orthostatische Hypotonie: Schwindel, Benommenheit, Sehstörung, Kopfschmerz.
- Synkope: Schwindel, Schwarzwerden vor Augen, Herzklopfen, Schwitzen, Nausea und plötzlicher Blutdruckabfall mit anfallsartiger kurzandauernder Bewusstlosigkeit; hier Gefahr der Sekundärkomplikationen durch Sturz.

20.4.4 Therapie

- Oxygenierung sicherstellen.
- Bei niedrigem RR:
  - I.v. Zugang und ggf. Akrinor i.v. titriert.
- Bei anhaltender Bradykardie:
  - Atropin 0,5 mg i.v.
- Akrinor: 10 mg Theodrenalin plus 200 mg Cafedrin, 1 ml Ampulle:
  - Praxistipp: 2 ml Ampulle in 8 ml NaCl 0,9 % verdünnen (1:10).
  - Applikation: Langsam i.v., titrierend nach Blutdruck.

20.5 Schlaganfall

Es wird die ischämische (ca. 70–80 %) von der hämorrhagischen (20–30 %) Form unterschieden.

20.5.1 Symptome

- Allgemeine unspezifische:
  - Kopfschmerzen.
  - Übelkeit, Erbrechen.
  - Bewusstseinsstörung.
- Spezielle:
  - Fazialisparese.
  - Hemiparese.
  - Sprachstörung bis Aphasie.
  - Sehstörung (Gesichtsfeldausfälle, Hemianopsie etc.).
  - Koordinationsstörung.

20.5.2 Therapie

- O_2-Gabe.
- Oberkörperhochlagerung.
- I.v. Zugang möglichst auf nicht paretischer Seite.
- RR >220 mmHg senken:
  - Urapidil 5–10 mg. i.v. titriert.
- RR <120 mmHg anheben:
  - Akrinor i.v. titriert.
- Schnellstmöglicher Transport des Patienten mit dem Rettungsdienst in eine »Stroke Unit«.

Die Senkung des Blutdruckes ist nur sinnvoll, wenn dieser über 200–220 mmHg liegt. Er sollte dann nicht mehr als um 10–20 % vermindert werden.
Bei hypotonen Patienten und/oder Exsikkose sollte der RR auf >120 mmHg angehoben und das Volumendefizit ausgeglichen werden.

20.6   Krampfanfall

Krampfanfälle können durch endogene oder exogene Faktoren sowie durch Medikamente, Alkohol, Drogen oder auch durch Intoxikationen ausgelöst werden. Eine Hypoglykämie oder intrakranielle Blutung müssen ebenfalls als Differenzialdiagnosen in Betracht gezogen werden.

20.6.1 Symptome

Tonische und/oder klonische Verkrampfungen der Muskulatur im Gesichts-bereich, einer Extremität, zweier oder aller Extremitäten unterschiedlicher Ausprägung und Dauer

20.6.2 Therapie

━ Der Patient ist zunächst vor der Umgebung zu schützen.
━ Lorazepam 1–2 mg s.l. oder i.v.:
  ━ Ggf. Clonazepam 1 mg i.v. oder Diazepam 5–10 mg i.v. alternativ zu Lorazepam.
━ BZ-Messung.

20.7 Anaphylaxie/anaphylaktoide Reaktion

━ **Anaphylaxie:** Schwere, lebensbedrohliche, generalisierte Hyper-sensitivitätsreaktion.
━ **Anaphylaktischer Schock:** Akuter distributiver Schockzustand, aus-gelöst durch anaphylaktische und/oder anaphylaktoide Reaktionen.

Symptome

Die Zunahme der vaskulären Membranpermeabilität während der Ana-phylaxie kann zu einer 50 %igen Volumenverschiebung von intra- nach extravaskulär innerhalb von nur 10 min führen.

▪ Tab. 20.1 Stadienabhängige Symptomatik bei Anaphylaxie

Stadium	Symptome
0	Lokale, auf den Kontaktort beschränkte kutane Reaktion (ohne klinische Bedeutung)
1	Allgemeinreaktion Unruhe, Kopfschmerzen, Haut- und Schleimhautreaktionen, Beginn mit Jucken und Brennen, Urtikaria, Erythem, Flush
2	Wie 1 oder: Ausgeprägte pulmonale und/oder vaskuläre Reaktion Übelkeit, Erbrechen, Tachykardie, Atemnot, Hypotonie, ggf. Stuhl-/Harndrang, ggf. Quincke-Ödem
3	Lebensbedrohliche Reaktionen mit Schock, schwere Dyspnoe, Bronchospasmus
4	Herz-Kreislauf-Stillstand

20.7.1 Therapie

- STOP der Allergenzufuhr!
- Sicherstellung der O_2-Versorgung.
- Bei langsamen Verläufen:
    - H1-Blocker: Dimetinden 4–8 mg i.v.
    - H2-Blocker: Ranitidin 50–100 mg i.v.
    - Kortikosteroide: Prednisolon 250 mg i.v.
    - Katecholamine: Adrenalin 0,01–0,1 mg i.v. titriert.
    - Kristalline Lösung: Balancierte Ringer-Lösung 500–2000 ml.

Bei schweren anaphylaktischen Reaktionen stellt Adrenalin das Medikament der ersten Wahl dar und kann ohne i.v. Zugang sofort i.m. appliziert werden!

- Dosierung: Adrenalin 0,5 mg i.m.

20.8   Hypoglykämie

Eine Hypoglykämie liegt vor, wenn der Glukosespiegel im Plasma unter 50 mg/dl abfällt und evtl. unten stehende Symptome auftreten.

❶ Symptomatik kann sehr ähnlich sein zu Schlaganfall, Delir, Hyperglykämie, Epilepsie, Intoxikation.

Symptome

- Unruhe.
- Verwirrtheit.
- Aggressive und delirante Zustandsbilder.
- Schweißausbruch.
- Zittern.
- Heißhunger.
- Seh-/Sprachstörungen.

20.8.1 Therapie

- Glukose G20 % bis zum Sistieren der Symptomatik.

20.9   **Hyperglykämie**

Durch absoluten oder relativen Insulinmangel verursachte, unten aufge-
führte Symptome mit Plasmaglukosespiegel >250 mg/dl.

20.9.1   **Symptome**

- Durst, trockene Haut und Schleimhäute.
- Bauchschmerzen.
- Übelkeit, Erbrechen.
- Hypotonie.
- Tachykardie.
- Azetonfötor.
- Komatöser Zustand.

20.9.2   **Therapie**

- Balancierte Ringer-Lösung i.v.

20.10   **Respiratorische Notfälle**

20.10.1   **Asthma**

Akute variable und reversible Atemwegsobstruktion, beruhend auf einer
bronchialen Hyperreagibilität und (chronischen) Entzündung der Bron-
chialschleimhaut.

Symptome

Akutes schweres Asthma:
- Sprechunvermögen.
- Dyspnoe bis Orthopnoe bei exspiratorischem Stridor.
- Einsatz der Atemhilfsmuskulatur.
- Atemfrequenz ≥25/min.
- Herzfrequenz ≥110/min.
- Ggf. »silent chest«.

Therapie

- Oberkörperhochlagerung.
- Salbutamol 1,25–2,5 mg p.i.
- Ipratropiumbromid 250–500 μg p.i.
- Reproterol 0,09 mg/ml 1:10-Verdünnung langsam titrierend.
- Kortikosteroide 50–100 mg i.v.
- Magnesium.

20.10.2 COPD

Eine vorbestehende chronisch-obstruktive Lungenerkrankung kann trotz ihres chronischen Charakters insbesondere bei einem additiven viralen oder bakteriellen Infekt exazerbieren.

Eine differenzialdiagnostische Abgrenzung zum ansonsten symptomatisch ähnlich verlaufenden Asthmaanfall ist die über Stunden zunehmende Intensivierung der Erkrankung.

Therapie

- Salbutamol 1,25–2,5 mg p.i.
- Ipratropiumbromid 250–500 μg p.i.
- Reproterol 0,09 mg/ml 1:10-Verdünnung langsam titrierend.
- Kortikosteroide 50–100 mg i.v.

20.10.3 Hyperventilation

Hierbei handelt es sich meist um eine pathologische Zunahme der Atemfrequenz ohne organische Ursache. Häufig ist die Hyperventilation psychisch bedingt.

So können Angst, Stress, akute Konflikte oder Auseinandersetzungen dazu führen.

Pathophysiologie

Durch eine Steigerung der Atemfrequenz wird vermehrt CO_2 ausgeatmet, und es resultiert eine respiratorische Alkalose. Dies führt zu einer erhöhten Eiweißbindung des freien Kalziums. Die so entstehende relative Hypokalziämie verursacht Parästhesien mit Verkrampfungen (Pfötchenstellung der Arme) und Missempfindungen.

Symptome

- Subjektive Atemnot.
- Erhöhte Atemfrequenz.
- Tachykardie.
- Pfötchenstellung der Arme.
- Sensibilitätsstörungen.

Therapie

- Ausschluss einer organischen Ursache.
- Klare Aufforderung, anders zu atmen und ggf. auch versuchen, die Luft anzuhalten.
- Rückatmung (Tüte).
- Nur bei Therapieresistenz besteht die Notwendigkeit, den Rettungsdienst zu alarmieren und ggf. eine medikamentöse Therapie einzuleiten.

20.10.4 Aspiration

Transglottisches Eindringen von Fremdmaterial in das Tracheobronchialsystem.

- Flüssigkeitsaspiration:
  - Speichel, Magensaft, Blut.
- Fremdkörperaspiration:
  - Nahrungsstücke, Prothesenteile etc.

Symptome

- Husten.
- Reizhusten.
- Dyspnoe.
- Erstickungsangst, Unruhe, Panik.
- Stridor.
- Bronchospasmus.

Bolusaspiration kann innerhalb kurzer Zeit bis zum reflektorischen Herz-Kreislauf-Zustand führen.

Therapie

- Inspektion Mundhöhle.
- Optimierung Oxygenierung.
- Patienten zum Husten auffordern.
- Ggf. Heimlich-Handgriff (durch Kompression des Bauchraumes wird versucht, den Fremdkörper durch den entstandenen Überdruck aus den Atemwegen zu befördern).

- Analgesie.
- Ggf. Oberkörperhochlagerung.
- Bei Bewusstlosigkeit ist eine professionelle Atemwegssicherung erforderlich.

20.10.5   Reanimation

Die Basismaßnahmen der Reanimation bestehen aus Herzdruckmassage und Beatmung. Erweitert werden diese durch elektrische und medikamentöse Maßnahmen.

Symptome
- Bewusstlos.
- Keine Atmung oder Schnappatmung:
- → DANN REANIMATION!

Therapie
Herzdruckmassage und Beatmung im Wechsel 30:2.
Minimieren Sie Unterbrechungen!

Thoraxkompression:
- Rhythmus 30:2.
- Mitte der unteren Brustbeinhälfte.
- Drucktiefe 5–6 cm.
- Frequenz: Ca. 110/min.
- Helferwechsel alle 2 min.

Beatmung:
- Nach 30 Thoraxkompressionen wird 2× beatmet.

Erweiterte Maßnahmen:
- Adrenalin 1 mg alle 3–5 min, möglichst mit 10–20 ml Flush-NaCl 0,9 % im direkten Anschluss.
- Defibrillation bei Kammerflimmern bzw. pulsloser ventrikulärer Tachykardie:
  - 200–360 J biphasisch/herstellerabhängig.
  - 360 J monophasisch.
- Bei therapieresistentem Kammerflimmern Amiodaron 300 mg i.v.

Denken Sie an die potenziell reversiblen Ursachen, schließen Sie diese aus oder behandeln Sie entsprechend. Die ◨ Tab. 20.2 zählt die acht häufigsten reversiblen Ursachen für einen reanimationspflichtigen Zustand auf.

◼ **Tab. 20.2** Die häufigsten reversiblen Ursachen für einen reanimations-pflichtigen Zustand

4 H	HITS
Hypoxie	Herzbeuteltamponade
Hypovolämie	Intoxikation
Hypo/Hyperkaliämie	Thrombose
Hypothermie	Spannungspneumothorax

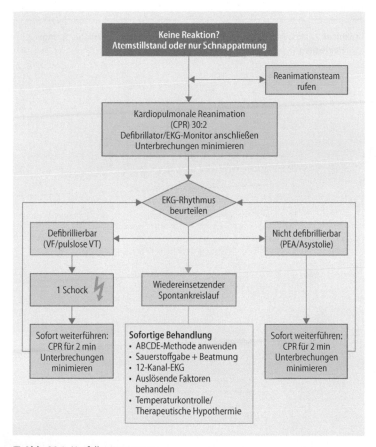

◼ **Abb. 20.1** Notfallmanagement

Maßnahmen während Reanimation:
- Qualität der Thoraxkompressionen:
    - Frequenz, Tiefe, Entlastung.
- Maßnahmen vor Unterbrechung planen.
- Sauerstoffgabe.
- Atemwegssicherung + Kapnographie.
- Sobald Atemweg gesichert, erfolgt durchgehende Thoraxkompression.
- Gefäßzugang intravenös oder intraossär.
- Adrenalin alle 3–5 min.

Literatur

Brokmann J, Rossaint R (2012) Repetitorium Notfallmedizin, 2. Auflage. Springer, Heidelberg

Erratum

Erratum zu:
J. Jackowski, H. Peters, F. Hölzle (Hrsg.):
Zahnärztliche Chirurgie

Im Autorenverzeichnis wurde versehentlich die Adresse des Beitragsautors
Dr. Dr. Andreas Wysluch nicht veröffentlicht.

Seine Adresse lautet:

Wysluch, Andreas, Dr. med. Dr. med. dent.
Praxisklinik für Mund-, Kiefer- und plastische Gesichtschirurgie
Flössaustraße 22
90763 Fürth
info@mkg-wysluch.com

Die aktualisierte Onlineversion des Buches kann hier abgerufen werden
DOI 10.1007/978-3-642-54754-6

J. Jackowski et al. (Hrsg.), *Zahnärztliche Chirurgie*,
DOI 10.1007/978-3-642-54754-6_21, © Springer-Verlag GmbH Deutschland 2017

Serviceteil

J. Jackowski et al. (Hrsg.), *Zahnärztliche Chirurgie*,
DOI 10.1007/978-3-642-54754-6, © Springer-Verlag GmbH Deutschland 2017

Stichwortverzeichnis

F

G

U

V

W